国家卫生健康委员会"十四五"规划教材

全国高等学校配套教材

供本科护理学类专业用

外科护理学
实践与学习指导

主　编　李乐之　路　潜

副主编　张美芬　许　勤　汪　晖　龚　姝

编　者　（按姓氏笔画排序）

王　泠　（北京大学人民医院）　　　　　张美芬　（中山大学护理学院）

王国蓉　（四川省肿瘤医院）　　　　　罗翱翔　（广东药科大学护理学院）

尹心红　（南华大学护理学院）　　　　　岳树锦　（北京中医药大学护理学院）

卢惠娟　（复旦大学护理学院）　　　　　庞　冬　（北京大学护理学院）

叶　曼　（中南大学湘雅二医院）（兼秘书）　郑　瑾　（中国医科大学附属第一医院）

田建丽　（承德医学院护理学院）　　　　赵丽萍　（中南大学湘雅二医院）

史　蕾　（南方医科大学护理学院）　　　赵博伦　（大连大学护理学院）

刘　敦　（福建医科大学护理学院）　　　秦　颖　（郑州大学护理与健康学院）

许　勤　（南京医科大学护理学院）　　　袁　华　（吉林大学护理学院）

孙　蓉　（南京中医药大学护理学院）　　高　丽　（首都医科大学护理学院）

李　津　（西安交通大学医学部）　　　　龚　姝　（四川大学华西医院）

李　领　（海南医学院国际护理学院）　　韩　媛　（广州医科大学护理学院）

李乐之　（中南大学湘雅护理学院）　　　路　潜　（北京大学护理学院）

李树雯　（安徽医科大学护理学院）　　　臧小英　（天津医科大学护理学院）

汪　晖　（华中科技大学同济医学院附属
　　　　　同济医院）

人民卫生出版社
·北京·

图书在版编目（CIP）数据

外科护理学实践与学习指导/李乐之，路潜主编
. —北京：人民卫生出版社，2022.6（2024.5重印）
ISBN 978-7-117-32924-8

Ⅰ.①外… Ⅱ.①李… ②路… Ⅲ.①外科学 – 护理
学 – 高等学校 – 教材 Ⅳ.①R473.6

中国版本图书馆 CIP 数据核字（2022）第 043171 号

| 人卫智网 | www.ipmph.com | 医学教育、学术、考试、健康，购书智慧智能综合服务平台 |
| 人卫官网 | www.pmph.com | 人卫官方资讯发布平台 |

外科护理学实践与学习指导
Waike Hulixue Shijian yu Xuexi Zhidao

主　　编：李乐之　路　潜
出版发行：人民卫生出版社（中继线 010-59780011）
地　　址：北京市朝阳区潘家园南里 19 号
邮　　编：100021
E - mail：pmph @ pmph.com
购书热线：010-59787592　010-59787584　010-65264830
印　　刷：天津市光明印务有限公司
经　　销：新华书店
开　　本：850×1168　1/16　印张：25
字　　数：774 千字
版　　次：2022 年 6 月第 1 版
印　　次：2024 年 5 月第 5 次印刷
标准书号：ISBN 978-7-117-32924-8
定　　价：69.00 元

前　言

　　本书是国家卫生健康委员会"十四五"规划教材、全国高等学校本科护理学类教材《外科护理学》(第 7 版)配套使用的实践与学习指导。全书分为两部分,第一部分为实践指导,涉及外科基础、普通外科、心胸外科、骨科、泌尿外科、神经外科,包括实践时数、目标、内容及相关护理技术;第二部分为学习指导,包括主教材各章节的重点和难点、习题、参考答案及部分习题解析。

　　全书内容力求简明、扼要、实用。实践指导部分的实践时数、目标和内容的制定参考教育部高等学校护理学专业本科教学指导委员会制定的相关标准和要求,基本涵盖了外科护理学领域常用的护理技术。学习指导部分的重点和难点介绍可以帮助学生进一步理解和把握学习的重点,便于学生对重点内容及考核内容的理解和掌握。习题有 4 种题型:选择题、名词解释、简答题和病例分析题,其中选择题题型是根据全国护士执业资格考试的要求设计,包括 A1/A2 型题、A3/A4 型题 2 种。A1/A2 型题有 5 个备选答案,从中选择一个最佳正确答案;A3/A4 型题提供一个案例,下设若干道考题,每题有 5 个备选答案,从中选择一个最佳正确答案。名词解释和简答题要求重点、扼要回答。病例分析题要求根据所提供病例,结合所学知识,进行分析说明。习题均给出参考答案,所有选择题还进行了详细的习题解析,以帮助学生进一步掌握相关知识点。通过习题练习,学生可以达到熟悉考试题型,复习、巩固和强化所学知识,同时评价学习效果的目的。

　　本教材的 29 位编者既有护理教育专家,也有护理临床专家,来自全国 23 所大学。本书在编写过程中得到了中南大学湘雅护理学院、北京大学护理学院及编者所在单位的大力支持。谨在此一并表示诚挚的谢意!

　　为保证辅导教材内容的"新、精、准",主编和编者们尽最大努力,进行了反复斟酌和修改。由于时间和水平所限,错漏之处难免,恳请广大读者批评指正。

李乐之　路　潜

2022 年 4 月

目 录

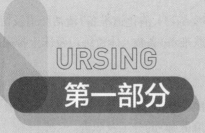

第一部分

实 践 指 导

一、外科基础实践指导

【实践时数】

建议 9~15 学时;其中术前常规准备 3 学时,手术室工作 3~6 学时,伤口护理 3~6 学时。

【目标】

通过实践,学生能够:

1. 复述外科手术病人常规术前准备的内容、目的及注意事项。
2. 在示教室内进行术前常规准备的操作,包括备皮、配血、药物过敏试验和准备麻醉床等。
3. 描述手术间的布局、环境和设施要求。
4. 复述手术室人员的分工,器械护士和巡回护士的职责,手术室的规章制度。
5. 说明常用手术器械、敷料、布单的清洗、消毒及保存方法。
6. 描述外科手消毒、穿脱手术衣、戴无菌手套、准备无菌手术桌、手术体位准备的过程及注意事项。
7. 在示教室内进行外科手消毒、穿脱手术衣、戴无菌手套、手术体位准备和准备无菌手术桌。
8. 描述伤口的缝合、拆线和换药的过程及注意事项。
9. 在示教室内进行一般手术伤口的缝合、拆线和换药操作。

【内容】

(一) 术前评估

1. 健康史 了解病人的性别、年龄、教育程度、家庭经济状况及职业背景等一般资料;了解病人既往的健康状况,关注心脑血管、呼吸、消化、血液、内分泌系统等疾病史,以及药物使用史、过敏史、手术史、家族史、婚育史、女性病人月经史等。

2. 身体状况 通过询问健康史、全面的体格检查和辅助检查,了解主要内脏器官的功能情况,有无心、肺、肝、肾等重要器官功能不全,有无营养不良和水、电解质、酸碱失衡等高危因素,判断手术的耐受性和术中护理重点,如皮肤潜在损伤风险。

3. 心理 - 社会状况 全面评估病人的心理状况,以及病人对手术、麻醉、疾病及其预后等知识的了解程度,同时了解家庭成员的态度,以利于发挥社会支持系统的作用。

(二)术前常规准备

包括心理护理、呼吸道准备(深呼吸、有效咳嗽及排痰练习)、消化道准备(清洁肠道及留置胃管)、配血、药物过敏试验(普鲁卡因或抗生素过敏试验)、手术区皮肤准备(备皮)、体位练习及床上排尿练习、准备麻醉床、信息支持等。

(三)手术室工作

1. 手术室位置,手术间的布局、环境、设施及管理制度。
2. 手术人员(包括术者、助手、洗手护士、巡回护士、麻醉师)的分工及职责。
3. 常用手术器械及其清洗、消毒和保管。
4. 手术室常用敷料、布单的清洗、消毒。
5. 常用手术包、器械包、敷料包的准备。
6. 外科手消毒、穿脱手术衣、戴无菌手套、准备无菌手术桌。

(四)伤口护理

1. 外科切口的缝合和拆线。
2. 外科常见创面的换药方法。

【相关护理技术】

(一)皮肤准备

术前皮肤准备是预防手术部位感染的重要措施。分为去除毛发的皮肤准备和不去除毛发的皮肤准备,以去除毛发的皮肤准备为例:

1. 目的　在不破坏皮肤完整性的前提下减少皮肤细菌数量,去除手术部位皮肤的毛发和污垢,利于手术进行,预防切口感染。

2. 去除毛发的操作前准备

(1) 物品准备:托盘内电剪推、脱毛膏、脱脂去污清洁剂(肥皂水、松节油等)、75% 乙醇溶液、弯盘、纱布、治疗巾、纸巾数张、毛巾、棉签、手电筒。

(2) 操作者准备:洗手,戴好帽子和口罩。

(3) 病人准备:①手术医师评估病人手术部位毛发是否影响手术操作,如不影响操作可不去除毛发;②评估病人手术部位皮肤的清洁程度并确认病人已经沐浴,如病人未进行沐浴则嘱其沐浴;③向病人解释皮肤准备目的、范围及配合要求。

3. 操作程序　手术部位去除毛发的操作步骤、用物及注意事项见表 1-1-1。不同手术部位皮肤准备的范围见表 1-1-2。

表 1-1-1　手术部位去除毛发的操作步骤、用物及注意事项

步骤	用物	注意事项
① 核对解释:核对病人,解释备皮目的、范围		关闭门窗,调节室温,遮挡
② 安置体位:解开衣扣和腰带,垫治疗巾	治疗巾	充分暴露备皮区域
③ 备皮:左手持纱布绷紧皮肤,右手持电剪推呈 30° 角,从上至下轻轻去除毛发;手术区皮肤准备范围包括切口周围至少 15cm 的区域	电剪推	去除毛发时应顺着毛发生长的方向,以免损伤毛囊;皮肤松弛的地方应将皮肤绷紧,以避免损伤;若毛发生长部位不规则,使用脱毛膏
④ 检查:剃毕,用手电筒照射,在水平视线上,仔细检查;腹部手术者用棉签蘸脱脂去污清洁剂,去除脐窝部污垢,然后用 75% 乙醇溶液消毒	手电筒、纸巾数张、棉签、75% 乙醇溶液	检查皮肤有无割痕或刮伤
⑤ 整理:安置病人,整理用物,洗手		

表 1-1-2 不同手术部位的皮肤准备范围

手术部位	皮肤准备范围
颅脑手术	剃除全部头发及颈项部毛发、保留眉毛
颈部手术	上自唇下,下至乳头水平线,两侧至斜方肌前缘
乳房手术	上至锁骨上部,下至脐水平,两侧至腋后线,包括同侧上臂上 1/3 及腋窝,剃腋毛
胸部手术	上自锁骨上及肩上,下至脐水平,包括患侧上臂和腋下,胸背均超过中线 5cm
上腹部手术	上自乳头水平,下至耻骨联合,两侧至腋后线
下腹部手术	上自剑突,下至大腿上 1/3 前内侧及会阴部,两侧至腋后线,剃除阴毛
腹股沟手术	上自脐平线,下至大腿上 1/3 内侧,两侧至腋后线,包括会阴部,剃除阴毛
肾手术	上自乳头平线,下至耻骨联合,前后均过正中线
会阴部及肛门手术	上自髂前上棘,下至大腿上 1/3,包括会阴及臀部,剃除阴毛
四肢手术	以切口为中心包括上、下方各 20cm 以上,一般超过远、近端关节或为整个肢体

(二) 外科手消毒

外科手消毒是指外科手术前医护人员用流动水和洗手液揉搓冲洗双手、前臂至上臂下 1/3,再用手消毒剂清除或者杀灭手部、前臂至上臂下 1/3 暂居菌和减少常居菌的过程。

1. 目的　清除指甲、手、前臂的污物和暂居菌;将常驻菌减少到最低程度;抑制微生物的快速再生。

2. 操作前准备

(1) 物品准备:洗手液、手消毒剂、无菌巾。

(2) 外科洗手人员准备:摘除手部饰物,修剪指甲,清洁甲下污垢,戴好帽子和口罩。

3. 操作程序　目前外科手消毒方法很多,常用的消毒剂有乙醇、异丙醇、氯己定、碘伏以及含醇类和护肤成分的各种快速手消毒剂等。消毒方法有刷洗法、冲洗法和免冲洗法。本节介绍免冲洗法(表 1-1-3)以及冲洗法(表 1-1-4)的操作步骤、用物及注意事项。

表 1-1-3 免冲洗法的操作步骤、用物及注意事项

步骤	用物	注意事项
① 清洗双手及手臂	洗手液	从指尖至上臂下 1/3,手部采用"七步洗手法",揉搓至上臂下 1/3
② 擦干	无菌巾	从指尖至上臂下 1/3,不能超过外科洗手范围,不能回擦
③ 涂抹消毒液	速干型手消毒剂	取适量的手消毒剂放置在左手掌上,将右手手指尖浸泡在手消毒剂中(≥5s),将手消毒剂涂抹在右手、前臂直至上臂下 1/3,确保通过环形运动环绕前臂至上臂下 1/3,将手消毒剂完全覆盖皮肤区域,持续揉搓 10~15s,直至消毒剂干燥。取适量的手消毒剂放置在右手掌上,在左手上重复上述步骤
④ 再次涂抹消毒液	速干型手消毒剂	取适量的手消毒剂放置在手掌上,揉搓双手直至手腕,揉搓方法按照"七步洗手法"(无须揉搓指尖)揉搓至手部干燥
⑤ 自然待干		保持拱手姿势,不下垂,不接触未消毒的物品

表 1-1-4 冲洗法的操作步骤、用物及注意事项

步骤	用物	注意事项
① 清洗双手及手臂	洗手液	同外科洗手法
② 揉搓双手及手臂(3~5min)	适量的手消毒剂	揉搓步骤同免冲洗法
③ 冲洗双手及手臂	流动水	在流动水下从指尖向手肘单一方向地冲净双手、前臂和上臂下 1/3。冲洗水应符合 GB 5749 的规定。冲洗水水质达不到要求时,手术人员在戴手套前,应用速干手消毒剂消毒双手
④ 擦干	无菌巾	不能超过外科洗手范围,不能回擦;保持拱手姿势,不下垂,不接触未消毒的物品

（三）穿脱手术衣

1. 目的　建立手术无菌区，避免术中沾染。

2. 操作前准备　手术人员外科手消毒；无菌手术衣。

3. 操作程序

（1）穿传统对开式手术衣法：操作步骤及要点说明见表1-1-5。

表 1-1-5　穿传统对开式手术衣的操作步骤及要点说明

步骤	要点说明
① 取手术衣并展开	双手提起衣领，整边面向自己，左右摇晃轻轻抖开，使手术衣的内侧面对着自己
② 两臂伸入衣袖	将手术衣向上轻轻抛起，双手顺势插入袖中，两臂前伸，双手避免露出袖口，不可高举过肩，也不可向左右侧展开，以免碰触非无菌物品引起污染
③ 系带	穿衣者双手交叉，身体略向前倾，用手指夹起腰带递向后方，巡回护士在其背后接住腰带并系好；双手保持在腰以上、肩以下、两侧腋前线的胸前位置

（2）穿全遮盖式手术衣法：操作步骤及要点说明见表1-1-6。

表 1-1-6　穿全遮盖式手术衣的操作步骤及要点说明

步骤	要点说明
① 取手术衣并展开	双手提起衣领，整边面向自己，左右摇晃轻轻抖开，使手术衣的内侧面对着自己
② 两臂伸入衣袖	将手术衣向上轻轻抛起，双手顺势插入袖中，两臂前伸，双手不露出袖口，不可高举过肩，也不可向左右侧展开，以免碰触非无菌物品引起污染
③ 系衣领后带	巡回护士在穿衣者背后抓住衣领内面，并系住衣领后带，同时系住左叶背部与右侧腋下的一对系带
④ 戴无菌手套	隔衣服取手套置于同侧的掌侧面，指端朝向前臂，拇指相对，反折边与袖口平齐，隔衣袖抓住手套边缘并将之翻转包裹手及袖口
⑤ 系腰带	解开腰间活结，将腰带递给已戴好手套的手术人员或由巡回护士用无菌持物钳夹持腰带绕穿衣者一周后交穿衣者自行系于腰间

（3）脱手术衣：以脱全遮盖式手术衣为例，操作步骤及要点说明见表1-1-7。

表 1-1-7　脱手术衣的操作步骤及要点说明

步骤	要点说明
① 解开腰间系带	
② 解开衣领后带、左叶背部与右侧腋下系带	由巡回护士从后背解开
③ 脱手术衣	左手抓住手术衣右肩拉下，使衣袖翻向外，同法拉下手术衣左肩，脱下手术衣，使衣里外翻，保护手臂及洗手衣裤不被手术衣外面所污染
④ 脱手套	用戴手套的手抓取另一手的手套外面，翻转脱下；用已脱手套的拇指伸入另一手套的里面，翻转脱下。注意保护双手，不接触手套的外侧面
⑤ 洗手	脱下手套后，用洗手液清洗双手

（四）手术区铺单法

1. 目的　建立无菌安全区，显露手术切口所必需的皮肤区域，遮盖切口周围，以避免和减少术中污染。

2. 操作前准备　外科手术人员手消毒；无菌手术巾/单。

3. 操作程序

（1）铺皮肤巾：①器械护士把无菌巾折边1/3，第1、2、3块无菌巾的折边朝向第一助手，第四块巾的折边朝向器械护士自己,按顺序传递给第一助手。②第一助手接过折边的无菌巾,分别铺于切口下方、上方及对侧,最后铺自身侧。每块巾的内侧缘距切口线 3cm 以内。③手术巾的 4 个交角处分别用布巾钳固定,或用无菌皮肤保护膜粘贴固定。

(2) 铺手术中单:将 2 块无菌中单分别铺于切口的上、下方。铺巾者需注意避免自己的手或手指触及未消毒物品,无菌单不可触及腰以下的无菌手术衣。

(3) 铺手术洞单:将有孔洞的剖腹大单正对切口,短端向头部、长端向下肢,先向上方再向下方、分别展开,展开时手卷在剖腹单里面,以免污染。要求短端盖住麻醉架,长端盖住器械托盘,两侧和足端应垂下超过手术台边 30cm。已铺下的无菌单只能由手术区向外拉,不可向内移动。

4. 注意事项

(1) 铺单层数:手术切口周围及手术托盘上应铺 4 层以上无菌单,其他部位应至少 2 层以上。

(2) 无菌单的传递:护士在传递无菌单时,手持两端向内翻转遮住双手,医师接时可避免接触护士的手。

(3) 无菌单的移动:已铺好的无菌单不可随意移动,如需移动只能向切口外移动。

(五) 手术体位准备

1. 目的 获得良好的手术视野显露(尤其是深部手术),防止神经、肢体等意外损伤的发生。

2. 操作前准备 病人已麻醉。

3. 操作程序 几种常用手术体位的摆放程序如下:

(1) 仰卧位:是指病人仰卧于手术床、头部置于枕上,双上肢置于身体两侧或自然伸开,双下肢自然伸直的一种体位。

1) 水平仰卧位

A. 适用手术:胸腹部、下肢等手术。

B. 用物准备:头枕、上下肢约束带。根据评估另备肩垫、膝枕、足跟垫等。

C. 安置方法:①头部置头枕并处于中立位置,颈部不可悬空。头枕高度适宜。②上肢掌心朝向身体两侧,肘部微屈用布单固定。远端关节略高于近端关节,有利于肌肉韧带放松和静脉回流。上肢外展不超过 90°,以免损伤臂丛神经。③膝下宜垫膝枕,足下宜垫足跟垫。④距离膝关节上 5cm 处用约束带固定,松紧适宜,以能容纳一指为宜,防腓总神经受伤。

D. 注意事项:①根据需要在骨突处(枕后、肩胛、骶尾、肘部、足跟等)垫保护垫,以防局部组织受压。骶尾部要注意抬起,扒开臀沟、分散局部压力,预防挤压。②上肢固定不宜过紧,预防骨筋膜室综合征。③防止颈部过度扭曲,牵拉臂丛神经引起损伤。④妊娠晚期孕妇在仰卧位时需适当左侧卧,以预防仰卧位低血压综合征的发生。

2) 头(颈)后仰卧位

A. 适用手术:口腔、颈前入路等手术。

B. 用物准备:肩垫、颈垫、头枕。

C. 安置方法:①方法一:利用体位垫安置,肩下置肩垫(平肩峰),按需抬高肩部。颈下置颈垫、使头后仰,保持头颈中立位,充分显露手术部位。②方法二:利用手术床调节,头部置头枕,先将手术床调至头高脚低位,再按需降低头板形成颈伸位。

D. 注意事项:①防止颈部过伸,引起甲状腺手术体位综合征。②注意保护眼睛。③有颈椎病的病人,应在病人能承受的限度之内安置体位。

3) 头高脚低仰卧位

A. 适用手术:上腹部手术。

B. 用物准备:肩垫、颈垫、头枕、脚挡。

C. 安置方法:根据手术部位调节手术床至适宜的倾斜角度,保持手术部位处于高位。

4) 头低脚高仰卧位

A. 适用手术:下腹部手术。

B. 用物准备：肩垫、颈垫、头枕、肩挡。

C. 安置方法：肩部可用肩挡固定，防止躯体下滑。根据手术部位调节手术床至适宜的倾斜角度。一般头低脚高（15°~30°），头板调高约15°；左倾或右倾（15°~20°）

D. 注意事项：①评估病人术前视力和心脏功能情况。②手术床头低脚高一般不超过30°，防止眼部水肿、眼压过高及影响呼吸循环功能。③肩挡距离颈侧以能侧向放入一手为宜，避免臂丛神经损伤。

（2）侧卧位：将病人向一侧自然侧卧，头部向健侧方向，双下肢自然弯曲，前后分开放置。双臂自然向前伸展，病人脊柱处于水平线上，保持生理弯曲的一种手术体位。在此基础上，根据手术部位及手术方式的不同，安置各种特殊侧卧位。

1）一般侧卧位

A. 适用手术：颞部、肺、食管、侧胸壁、侧腰部（肾及输尿管中上段）等手术。

B. 用物准备：头枕、胸垫、固定挡板、下肢支撑垫、托手板及可调节托手架、约束带。

C. 安置方法：①向健侧卧，头下置头枕，高度平下侧肩高，使颈椎处于水平位置。腋下距肩峰10cm处垫胸垫。②术（患）侧上肢屈曲呈抱球状置于可调节托手架上，远端关节稍低于近端关节；下侧上肢外展于托手板上，远端关节高于近端关节，共同维持胸廓自然舒展。肩关节外展或上举不超过90°；两肩连线和手术台成90°。③腹侧用固定挡板支持耻骨联合，背侧用挡板固定骶尾部或肩胛区（离手术野至少15cm），共同维持病人90°侧卧位。④双下肢约45°自然屈曲，前后分开放置，保持两腿呈跑步时姿态屈曲位，两腿间用支撑垫承托上侧下肢，下肢及双上肢用约束带固定，避开膝外侧距膝关节上方或下方5cm处，防止损伤腓总神经。

D. 注意事项：①注意病人心肺功能的保护；注意保护骨突部（肩部、健侧胸部、髋部、膝外侧及踝部等）。②注意安置后评估：病人脊椎是否在一条水平线上，脊椎生理弯曲是否变形；健侧眼睛、耳郭及男性病人外生殖器是否受压，固定挡板是否压迫腹股沟；下侧肢体及腋窝处是否悬空。髋部手术侧卧位，评估病人胸部及下侧髋部固定的稳定性，避免手术中体位移动，影响术后两侧肢体长度对比。③术中调节手术床时需密切观察，防止体位移位。④安置肾脏、输尿管等腰部手术侧卧位时，手术部位对准手术床背板与腿板折叠处，腰下置腰垫，调节手术床呈"∧"形，使病人凹陷的腰区逐渐变平，腰部肌肉拉伸，肾区显露充分。双下肢屈曲约45°错开放置，下侧在前，上侧在后，两腿间垫一大软枕，约束带固定肢体。缝合切口前及时将腰桥复位。⑤安置45°侧卧位时，病人仰卧，手术部位下沿手术床纵轴平行垫胸垫，使术侧胸部垫高约45°；健侧手臂外展置于托手板上，术侧手臂用棉垫保护后屈肘呈功能位固定于麻醉头架上；患侧下肢用大软枕支撑，健侧大腿上端用挡板固定。注意患侧上肢必须包好，避免肢体直接接触麻醉头架，导致电烧伤；手指外露以观察血供；保持前臂稍微抬高，避免肘关节过度屈曲或上举，防止损伤桡神经、尺神经。

2）脑科侧卧位

A. 适用手术：颞部、颅后窝、枕大孔区等手术。

B. 用物准备：头枕、胸垫、固定挡板、下肢支撑垫、托手板及可调节托手架、约束带。

C. 安置方法：病人侧卧90°；头下垫头圈或置于头架上，下耳郭置于圈中防止受压，上耳孔塞棉花球以防进水；侧胸部垫软垫，束臂带固定双上肢于支架上；于背部、髋部、耻骨联合部各上一挡板或用宽约束带固定肩部、髋部以固定身体；下腿屈曲、上腿伸直，以放松腹部，两腿间垫软枕，约束带固定髋部。

D. 注意事项：注意评估侧卧时肩部肌肉牵拉是否过紧，肩带部位应用软垫保护。

（3）俯卧位：病人俯卧于床面，面部朝下，背部朝上，保证胸腹部最大范围不受压，双下肢自然屈曲的手术体位。

1）适用手术：头颈部、背部、脊柱后路、盆腔后路、四肢背侧等部位手术。

2）用物准备：俯卧位支架或弓形体位架或俯卧位体位垫、外科头托、头架、托手架、腿架、会阴保护垫、约束带、各种贴膜等。

3）安置方法：①根据手术方式及病人体型，选择适宜的体位支撑用物，并置于手术床上相应位置。②麻醉完成后，麻醉医师保护麻醉管路，手术室护士保护液体，医护人员共同配合，采用轴线翻身法将病人安置于俯卧位支撑用物上，妥善约束，避免坠床。③检查头面部：根据病人脸型调整头部支撑物的宽度，将头部置于头托上面,保持颈椎呈中立位,维持人体正常的生理弯曲;选择前额、两颊及下颌作为支撑点,避免压迫眼部眶上神经、眶上动脉、眼球、颧骨、鼻及口唇等。④将前胸、肋骨两侧、髂前上棘、耻骨联合作为支撑点,胸腹部悬空,避免受压,避开腋窝。保护男性病人会阴部及女性病人乳房部。⑤将双腿置于腿架或软枕上,保持功能位,避免双膝部悬空,给予体位垫保护,双下肢略分开,足踝部垫软枕,踝关节自然弯曲,足尖自然下垂,约束带置于膝关节上 5cm 处。⑥将双上肢沿关节生理旋转方向,自然向前放于头部两侧或置于托手架上,高度适中,避免指端下垂,用约束带固定。肘关节处垫防压力性损伤体位垫,避免尺神经损伤;或根据手术需要双上肢自然紧靠身体两侧,掌心向内,用布巾包裹固定。

4)注意事项:①轴线翻身时需要至少 4 名医护人员配合完成,步调一致。麻醉医师位于病人头部,负责保护头颈部及气管导管;一名手术医师位于病人转运床一侧,负责翻转病人;另一名医师位于病人手术床一侧负责接住被翻转病人;巡回护士位于病人足部,负责翻转病人双下肢。②眼部保护时应确保双眼眼睑闭合,避免角膜损伤,受压部位避开眼眶、眼球。③病人头部安置合适位置后,应处于中立位,避免颈部过伸或过屈;下颌部支撑应避开口唇部,并防止舌外伸后造成舌损伤,头面部支撑应避开两侧颧骨。④安置双上肢时,应遵循远端关节低于近端关节的原则,约束腿部时应避开腘窝。⑤妥善固定各类管道,粘贴心电监护电极片的位置应避开俯卧时的受压部位。⑥安置体位后,应逐一检查受压部位及各重要器官,应尽量分散各部位承受的压力,并妥善固定。⑦术中应定时检查病人眼睛、面部等受压部位的情况,检查气管插管的位置,各管道是否通畅。⑧若术中唤醒或体位发生变化,应检查体位有无改变,支撑物有无移动,并按上述要求重新检查病人体位保护及受压情况。⑨肛门、直肠手术时,双腿分别置于左右腿板上,腿下垫体位垫,双腿分开,中间以可站一人为宜,角度 <90°。⑩枕部入路手术、后颅凹手术可选用专用头架固定头部,各关节固定牢靠,避免松动。

(4)膀胱截石位:病人仰卧时,双腿放置于腿架上,臀部移至床边,最大限度地暴露会阴部,多用于肛肠手术和妇科手术。

1)适用手术:会阴部及腹会阴联合手术。

2)用物准备:体位垫、约束带、截石位腿架、托手板等。

3)安置方法:①病人取仰卧位,在近髋关节平面放置截石位腿架,腘窝部垫一软枕,并用约束带固定;膝关节摆正,不压迫腓骨小头,以免损伤腓总神经。②如果手臂需外展,同仰卧位。用约束带固定下肢。③放下手术床腿板,必要时,臀部下方垫体位垫,以减轻局部压迫,同时臀部也得到相应抬高,便于手术操作。双下肢外展 <90°,大腿前屈的角度应根据手术需要而改变。④当需要头低脚高位时,可加用肩托,以防止病人向头端滑动。

4)注意事项:①手术中防止重力压迫膝部;②手术结束复位时,双下肢应单独、慢慢放下,并通知麻醉医师,防止因心回血量减少引起低血压。

(六)缝合

1. 目的　使切开或离断的组织创缘对合,消除残腔,促进伤口早期愈合;止血、重建器官结构或整形。

2. 操作前准备　手术人员的外科手消毒、戴无菌手套,缝针缝线剪刀等。

3. 操作程序　以单纯间断缝合法为例,单纯间断缝合法即每逢 1 针打 1 个结、剪断 1 次线。此法简单,使用广泛。可用于缝合皮肤、皮下组织、筋膜、神经鞘等。单纯间断缝合法的操作步骤及要点说明见表1-1-8。

表 1-1-8　单纯间断缝合法的操作步骤及要点说明

步骤	要点说明
① 进针	一手持镊子提起伤口一侧的组织边缘,另一手持已夹住针线的持针器,用手腕旋前或旋后的力量使缝针垂直进入皮肤,沿针体弧度继续推进使针穿出组织少许
② 出针	针体的前半部穿过被缝合的一侧组织后,即可用镊子或持针器夹住针体沿针体弧度方向拔针,然后用持针器夹住针体后半部垂直进入伤口对侧组织,并从对侧皮肤穿出
③ 打结	将针拔出后,使组织创缘对合,然后将缝线进行结扎
④ 剪线	将剪刀沿缝线滑至线结,再侧转 15°~30° 剪线,以免掉线结

4. 注意事项

(1) 缝针、缝线和缝合方法的选择:根据组织器官类型选择合适的缝针、缝线和缝合方法。皮肤缝合宜选用三角针,软组织缝合一般选用圆针。缝线的拉力要大于组织的张力,粗丝线可耐受较大的张力和避免脆性组织割裂,细丝线可减少组织反应,可吸收缝线在伤口愈合后被组织吸收而不留异物。缝合前需用生理盐水将缝线浸湿。

(2) 缝合顺序:按组织层次由深到浅逐层缝合、对合严密、勿留无效腔,注意避免边缘内翻,以免影响组织愈合。

(3) 缝合针数和针距适当:针数过多,增加切口异物;针数过少,组织对合不严密。针距应均匀一致、整齐美观。

(4) 缝线的结扎松紧度适宜:结扎过紧,影响局部血液循环;结扎过松,易留间隙或无效腔。

(5) 打结的注意事项:打结时第 1 结及第 2 结的方向必须相反;收紧线结时要求 3 点成一直线(即两手用力点与结扎点);打第 2 结扣时,注意第 1 结扣不能松弛。

(6) 剪线的注意事项:剪线必须在直视下进行,剪刀开口不要过大,以免误伤周围组织。剪断缝线所留线头的长度应适当,过长会增加伤口内异物,过短则易滑脱。一般皮肤缝线线头留 0.5~1cm,偏于一侧,以便拆线。

(七) 换药

换药又称更换敷料,是对创伤、手术切口、感染性伤口、体表溃疡及窦道等做进一步的处理。

1. 目的 观察和了解伤口情况,清除伤口的分泌物、异物、坏死组织和脓液,保持引流通畅,改善伤口局部环境,控制感染;促进新生上皮和肉芽组织生长,改善肉芽组织状态,促进伤口愈合。

2. 操作前准备

(1) 物品准备:按需准备手术镊、持物钳、换药碗、弯盘、血管钳、手术剪、无菌刀片、持针器、刮匙,探针,缝针、缝线、注射器、引流管、胶布、绷带、无菌棉球、纱布或美敷等。

(2) 药品准备:按需准备生理盐水、3%~5% 高渗盐水、75% 乙醇、2.5% 碘酊、0.5% 碘伏、3% 过氧化氢、0.01% 苯扎溴铵溶液,0.02% 高锰酸钾、0.02% 呋喃西林、10% 硝酸银、1% 醋酸、1%~2% 苯氧乙醇、收敛溶液等。

(3) 病人准备:向病人说明换药的目的,对于小儿,与患儿家长做好沟通,以取得配合;评估伤口的部位、类型、深度及创面情况,准备合适的换药物品。

(4) 操作者准备:按无菌原则穿工作服、戴口罩和帽子、修剪指甲、洗手,若为特殊感染的伤口换药,应穿隔离衣、戴手套,并严格执行消毒隔离制度。

(5) 环境准备:环境清洁,温度适宜,光线明亮。

3. 操作程序

(1) 安置体位:根据伤口的不同部位,协助病人取适当卧位,充分暴露换药部位,注意遮挡,并注意保暖,避免受凉。铺垫巾于伤口下。

(2) 打开伤口敷料:解开胸带、腹带或绷带,用手揭除胶布及外层敷料,用镊子取下内层敷料。如敷料粘连则以生理盐水棉球浸湿后再轻轻揭开,切忌强硬撕去,以免损伤肉芽组织、导致创面出血、疼痛。

(3) 消毒创面:用 2 把镊子操作,1 把镊子接触伤口,另 1 把镊子用于夹持无菌物品,传递棉球、敷料等,不可混用。清洁伤口用 75% 乙醇棉球以画同心圆的方式由创缘开始向外消毒皮肤,消毒的范围一般应达伤口外周围皮肤 10cm 以上(大于敷料覆盖的范围);感染伤口用 2.5% 碘酊、75% 乙醇或 0.5% 碘伏自伤口周围 10cm 处向创缘消毒,直至伤口周围皮肤清洁为止。要防止碘酊、乙醇、碘伏流入伤口内损伤组织和引起疼痛。

(4) 创面处理:应视具体情况采取相应措施。①清洁伤口创面处理:可用生理盐水棉球清洁后覆盖无菌敷料,再用胶布或绷带包扎固定。②感染伤口创面处理:可用生理盐水棉球清除分泌物,脓液少的创面,可用 0.2% 呋喃西林、0.2% 依沙吖啶洗敷;脓液多或有恶臭的伤口,如为厌氧菌感染可予 3% 过氧化氢冲洗,铜绿假单胞菌感染可用 1% 醋酸或 1%~2% 苯氧乙醇溶液冲洗。必要时选择合适引流物,并保持引流通畅。

通常浅部小脓腔可选用橡皮片或纱条引流;深部脓腔可使用乳胶管等引流。③伤口内线头、异物和坏死组织处理:如发现,应及时清除。④肉芽组织处理:健康的肉芽组织表现为组织鲜红、表面光滑、分泌物少、触之易出血,无水肿,用生理盐水清除分泌物后以凡士林纱布覆盖创面;水肿性肉芽组织表现为肉芽水肿、组织色泽淡红或苍白、分泌物多、触之不易出血,可用3%~5%高渗盐水纱布湿敷;高出周围皮肤的肉芽组织,可用剪刀剪平,或用10%~20%硝酸银腐蚀后,再用生理盐水棉球清洁后以凡士林纱布覆盖。

(5) 覆盖敷料:伤口处理完毕用无菌敷料覆盖,并用胶布固定,其覆盖的大小应达到伤口周围3cm左右。

(6) 敷料固定:胶布粘贴的方向应与肢体的长轴方向垂直。必要时再用绷带、胸带或腹带包扎固定。

(7) 操作后处理:①解释及整理:对病人进行健康教育,讲解注意事项;协助病人整理衣物及床单位。②用物处理:妥善处理污染的敷料、器械、伤口处更换下来的纱布、绷带及消毒用过的棉球等,须用钳或镊夹取放于弯盘内,倒入污物桶集中处理,器械需重新消毒灭菌。特殊感染的敷料应装入专用塑料袋中采取定点焚烧处理,器械做特殊灭菌处理。

4. 注意事项

(1) 严格遵守无菌技术操作原则:既不能将周围皮肤上的细菌带入伤口,也不能将感染伤口的渗液或分泌物污染伤口周围的皮肤。换药后必须先洗手再给下一位病人换药,防止交叉感染;对特殊感染伤口(如破伤风、气性坏疽等),换药时应严格遵守隔离制度。

(2) 换药顺序:先处理清洁伤口,再处理污染伤口、感染伤口,最后处理特殊感染的伤口。

(3) 换药时间:视伤口情况而定。

1) 没有放置引流物的无菌手术切口或清洁伤口:一般于术后2~3d更换第1次敷料。如伤口正常愈合,下次换药可至拆线时进行。如果敷料被污染、浸湿或移位,或出现不明原因的发热、伤口疼痛加剧等情况,应随时检查伤口、及时更换敷料。

2) 放置引流物的无菌手术切口或清洁伤口:术后24~48h更换第1次敷料,并适当处理引流物,视伤口情况决定再次换药时间。

3) 感染伤口:根据伤口情况每日更换敷料1次或多次,保持敷料干燥。放置引流物的伤口,引流物一般在48h内拔出,烟卷类引流物术后24h内要转动,以后酌情再次转动,以保持引流通畅。

(4) 其他:①换药应避开晨间护理、进餐和家属探视时间;②凡能起床者,一律在换药室内换药;③换药前应根据伤口情况准备好所需物品,注意节约,不可浪费;④换药时态度和蔼,动作轻柔、熟练,关心体贴病人,避免不必要的暴露病人的身体,冬季注意病人的保暖;⑤注意勿将棉球或其他物品遗留在伤口尤其是较深的脓腔内,以免造成伤口经久不愈;⑥换药取下的敷料、引流条等,不要随意放在床上或床头柜上,也不要随意倾倒,应放在弯盘或治疗碗内,倒入专用塑料袋中集中处理,防止污染环境。

(八) 拆线

1. 目的　对已愈合的缝合伤口拆除皮肤缝线。

2. 操作前准备

(1) 物品准备:无菌换药包,包含弯盘、治疗碗各1个,镊子2把,拆线剪1把,无菌棉球和敷料若干,胶布,0.5%碘伏。

(2) 操作者准备:洗手,戴好帽子和口罩。

3. 操作程序　拆线的操作步骤及要点说明见表1-1-9。

表1-1-9　拆线的操作步骤及要点说明

步骤	要点说明
① 核对解释	核对病人信息,向病人解释拆线的目的,取得病人的配合
② 安置体位	协助病人取舒适的卧位,以便于充分暴露伤口
③ 消毒皮肤	揭去包扎伤口处的敷料(同伤口换药),以0.5%碘伏自内向外消毒伤口处皮肤,并观察伤口情况,检查伤口是否已愈合,确定后再拆线

续表

步骤	要点说明
④ 切口拆线	一手用镊子轻轻提起线头,使皮内缝线露出少许,另一手持线剪贴近皮肤针眼处剪断缝线,向线结方向轻快拉出,这样可以避免拉开切口、病人不适和皮下污染
⑤ 消毒后纱布覆盖	拆线完毕,再次以 0.5% 碘伏消毒切口处皮肤,然后覆盖无菌纱布,以胶布固定

4. 注意事项

(1) 严格遵守无菌技术操作原则:皮肤外面的缝线不可进入组织内,以免引起皮下组织发生感染。

(2) 减少不适:拆线动作规范,手法轻巧,尽量减少病人的不适。

(3) 拆线时间:伤口部位不同,其拆线时间不同。一般头、面、颈部术后 4~5d 拆线;下腹部、会阴部术后 6~7d 拆线;胸部、上腹部、背部、臀部术后 7~9d 拆线;四肢术后 10~12d 拆线,近关节处拆线时间可适当延长;减张缝线一般需要 14d 方可拆除。

(4) 需提前拆线的情况:伤口缝线炎性反应明显或伤口有红肿、发热、疼痛剧烈者。

(5) 需延迟拆线的情况:伴有严重贫血、消瘦、营养不良或恶病质者;严重脱水或水电解质紊乱尚未纠正者;婴幼儿及老年病人;咳嗽尚未控制的胸、腹部伤口。

(路 潜 王国蓉)

二、普通外科实践指导

【实践时数】

建议 15~18 学时;其中甲状腺、乳腺疾病 3 学时,胃十二指肠疾病 3 学时,小肠疾病 3 学时,大肠、肛管疾病 3 学时,肝、胆、胰腺疾病 3~6 学时。

【目标】

通过实践,学生能够:

1. 掌握甲状腺疾病,乳腺疾病,胃十二指肠疾病,小肠疾病,大肠、肛管疾病以及肝、胆、胰疾病的临床表现和治疗原则。

2. 熟悉按照护理程序为此类病人进行围术期整体护理的基本思路。

3. 掌握甲亢术前准备的方法和内容、胃肠道手术病人肠道准备的方法。

4. 掌握甲状腺疾病,乳腺疾病,胃十二指肠疾病,小肠疾病,大肠、肛管疾病以及肝、胆、胰疾病的术后护理措施。

5. 熟悉甲状腺、乳腺、胃、肠道以及肝胆胰手术后主要并发症的种类、发生原因、临床表现和护理措施。

6. 熟悉胃肠减压管,T 管,腹腔引流管,伤口负压引流,肠内、肠外营养支持,肠造口的护理操作要点和注意事项。

7. 掌握指导乳腺癌术后病人进行患肢功能锻炼的方法,肠造口病人造口护理的方法,带 T 管出院病人的出院指导内容。

8. 在老师指导下更换腹腔引流袋和结肠造口袋。

9. 了解腹腔镜技术在腹部外科的应用和护理进展。

10. 了解加速康复外科理念在腹部外科病人中的应用。

【内容】

(一) 甲状腺疾病

1. 甲状腺疾病病人的临床表现、治疗原则和围术期护理措施。

2. 甲亢手术病人术前准备的方法与内容。

3. 甲状腺大部切除术后的主要并发症的种类、发生原因、临床表现和护理措施。

4. 甲状腺大部切除术后的体位护理、颈部引流护理及切口观察要点。

5. 甲状腺手术后颈部功能锻炼的方法。

(二) 乳腺疾病

1. 乳腺疾病病人的临床表现、治疗原则和围术期护理措施。

2. 乳房自我检查的方法。

3. 乳腺癌术后并发症的种类、发生原因、临床表现和护理措施。

4. 乳腺癌术后的体位护理、伤口包扎护理、负压引流护理及切口观察要点。

5. 乳腺癌术后病人功能锻炼的内容和方法。

(三) 胃十二指肠疾病

1. 胃十二指肠疾病病人的临床表现、治疗原则和围术期护理措施。

2. 胃大部切除术后主要并发症的种类、发生原因、临床表现和护理措施。

3. 肠内、肠外营养支持的方法和实施。

4. 胃大部切除术后的体位与活动护理、胃肠减压护理、病情观察与处理。

5. 加速康复外科理念在腹部外科病人中的应用。

(四) 小肠疾病

1. 小肠疾病病人的临床表现、治疗原则和围术期护理措施。

2. 小肠疾病病人术前肠道准备的内容和方法。

3. 小肠疾病病人术后主要并发症的种类、发生原因、临床表现和护理措施。

4. 小肠疾病病人术后的体位与活动护理、腹腔引流护理、腹带包扎、病情观察与处理。

(五) 大肠、肛管疾病

1. 大肠、肛管疾病病人的临床表现、治疗原则和围术期护理措施。

2. 大肠疾病病人术前肠道准备的内容和方法。

3. 大肠疾病术后主要并发症的种类、发生原因、临床表现和护理措施。

4. 加速康复外科理念在腹部外科病人中的应用。

5. 大肠疾病病人术后的体位与活动护理、腹腔引流护理、腹带包扎、肠造口护理、病情观察与处理。

6. 肠造口病人的出院指导。

(六) 肝、胆、胰疾病

1. 肝、胆、胰疾病病人的临床表现、治疗原则和围术期护理措施。

2. 肝、胆、胰疾病病人术后主要并发症的种类、发生原因、临床表现和护理措施。

3. 腹腔镜技术在腹部外科的应用和护理进展。

4. 肝、胆、胰疾病病人术后的腹腔引流护理、T 管护理、病情观察与处理等。

5. 带 T 管出院病人的出院指导。

【相关护理技术】

(一) 乳房自我检查法

1. 目的　定期乳房自我检查有助于提高防癌意识,早期发现乳房的病变。

2. 适应证　20 岁以上的妇女应每月进行 1 次乳房自我检查。乳腺癌术后病人也应每月自查 1 次,以便早期发现复发征象。

3. 操作前准备　镜子和软薄枕,洗手。

4. 操作程序

(1) 视诊:站在镜前取各种姿势(两臂放松垂于身体两侧、向前弯腰或双手上举置于头后)。观察双侧乳房的大小和外形是否对称;有无局限性隆起、凹陷或皮肤橘皮样改变;有无乳头回缩或抬高等。

(2) 触诊:乳房较小者平卧,乳房较大者侧卧,肩下垫软薄枕或将手臂置于头下进行触诊。一侧手的示指、中指和无名指并拢,用指腹在对侧乳房上进行环形触摸,要有一定的压力。从乳房外上象限开始检查,依次为外上、外下、内下、内上象限,然后检查乳头、乳晕,最后检查腋窝,注意有无肿块,乳头有无溢液。若发现肿块和乳头溢液,及时到医院做进一步检查。

5. 注意事项

(1) 检查时间:建议选择月经来潮后7~10d进行,绝经的女性选择每个月固定的1d检查。

(2) 高危人群指导:乳腺癌病人的姐妹和女儿等属于乳腺癌的高危人群,更应重视乳房自我检查。除了乳房自我检查外,40岁以上女性或乳腺癌术后病人每年还应行钼靶X线检查。

(二)胃肠减压护理

1. 目的　①对胃肠道穿孔者可减少胃内容物流入腹腔;②对胃肠道梗阻者可降低胃肠道内的压力和膨胀程度,改善局部血供;③对胃肠道手术者术前有利于胃肠道准备,术中便于手术操作,术后减轻吻合口张力、改善血供、促进愈合;④对胆道、胰腺疾病,急性腹膜炎等疾病的治疗。

2. 操作前准备

(1) 操作者准备:服装整洁,洗手,戴好帽子和口罩;查对医嘱。

(2) 病人准备:评估病人身体状况及胃肠减压情况。

(3) 物品准备:快速消毒洗手液、弯盘、棉签、清水、75%乙醇溶液、松节油(必要时)、别针、胶布、治疗巾、血管钳、引流装置(检查负压装置是否有效)。

3. 操作程序　胃肠减压的操作步骤及要点说明见表1-2-1。

表1-2-1　胃肠减压的操作步骤及要点说明

步骤	要点说明
① 核对解释	向病人进行核对、解释,告知病人胃肠减压的目的及护理配合
② 去除原固定	用血管钳夹住接口上方引流管;松开固定的别针;铺治疗巾;置弯盘;去除原固定的胶布
③ 舒适护理	用75%乙醇溶液或松节油清除胶布痕迹;用清水清洁鼻孔;必要时,置管侧鼻腔滴石蜡油
④ 更换引流装置	更换引流装置;调节负压;松开血管钳;观察引流是否通畅;妥善固定
⑤ 用物处理	胃液计量;将引流装置放入黄色垃圾袋集中处理;血管钳、弯盘送供应室集中处理
⑥ 洗手记录	洗手,准确记录胃液的颜色、性状和量

4. 注意事项　①做好心理护理,提高病人对留置胃管的依从性;②保持胃管通畅和有效负压,遇阻塞用10~20ml生理盐水冲洗;③定期更换引流装置;④做好口、鼻、咽护理,增进病人的舒适感;⑤观察胃肠减压的引流情况及全身病情变化。

(三)伤口负压引流护理

1. 目的　手术中创面渗出较多或有空腔存在时,放置负压引流管可将残存或渗出的液体或气体引出,防止血肿形成,避免切口感染。

2. 适应证　甲状腺大部分切除术、乳腺癌根治术、人工关节置换术、骨折内固定术及颅脑手术等术后病人。

3. 操作前准备

(1) 操作者准备:洗手、戴口罩和帽子。

（2）物品准备：快速消毒洗手液、安尔碘消毒液，棉签，量杯，带套止血钳，大别针，一次性手套。

（3）病人准备：取舒适体位，暴露引流管以便于操作。

4. 操作程序　倾倒伤口负压引流液的操作步骤及要点说明见表 1-2-2。

表 1-2-2　倾倒伤口负压引流液的操作步骤及要点说明

步骤	要点说明
① 铺治疗巾	引流管下垫治疗巾，防止操作中污染床单
② 倾倒引流液	用带套止血钳夹住引流管；一手将引流球底部塞子打开，另一手持量杯，将引流液挤出
③ 消毒接触部位	用安尔碘棉签消毒引流球管口及外周
④ 恢复负压吸引	挤压引流球为负压，将引流球塞子塞上后才能松开止血钳
⑤ 用物处理	将引流液计量倒入污洗间专用下水道处理；血管钳等送供应室集中处理
⑥ 记录	记录倾倒出的引流液的颜色、性状和量

5. 注意事项

（1）妥善固定：病人卧床时用别针将其固定于床旁，起床时固定于上衣上，以防引流管被牵拉脱出。

（2）保持通畅：保持引流管通畅，防止其受压、扭曲或打折，促进引流液留出。

（3）严格无菌：倾倒引流液时要严格执行无菌操作。

（4）维持负压：负压引流管应保持有效负压状态。若引流管外形无改变，又未闻及负压抽吸声，应观察连接是否紧密，压力调节是否适当。

（5）观察记录：密切观察和记录病人的生命体征和引流液的颜色、性状及量。如出现引流液颜色、性状或量改变，伤口疼痛和体温升高等异常情况，及时通知医师。

（四）腹腔引流护理

1. 目的　将腹腔内的渗血、渗液、脓液或残留液等通过引流物排出体外，以减轻腹腔感染和防止术后发生腹腔脓肿。

2. 适应证　坏死病灶未能彻底清除或有大量坏死组织无法清除；预防胃肠道穿孔修补等术后发生渗漏；手术部位有较多的渗液或渗血；已形成局限性脓肿。

3. 常用引流物　有橡胶引流管、双腔引流管、三腔引流套管等，烟卷引流不够充分，已较少在临床使用。

（1）橡胶引流管：有乳胶管和硅胶管 2 种，从引流管的质量和对组织的刺激性比较，硅胶管优于乳胶管。使用时可根据创腔大小和引流量选择口径适当的引流管，常需在置入体内一端修剪 2~3 个侧孔，以加强引流作用。

（2）双腔引流套管：直径约 1.0cm 的橡胶管，在露出体表外 3~5cm 处戳一小孔，经孔向管腔内插入约 0.3cm 的硬塑料管，使两管的末端平齐。该管的优点为：①塑料管可进入气体使引流管壁周围组织不易阻塞引流口，保持引流通畅；②可经塑料管注入生理盐水冲洗，亦可注入治疗药物；③有利于负压引流。

（3）三腔引流套管：三腔分别为冲洗腔、引流腔、气压调节腔，分别连接冲洗管、引流袋/瓶或负压吸引装置。体表外的套管用缝线固定于周围皮肤上，生理盐水可通过冲洗管持续冲洗，负压吸引装置连接其引流腔可持续吸引。该管的优点为：①外套管多为硅胶管，起支撑作用不易被负压吸引塌陷，异物反应小，易形成窦道；②持续冲洗可避免大块坏死组织堵塞引流管，保持引流通畅，并减少漏出液对周围皮肤和腹腔器官的腐蚀。

4. 操作前准备

（1）操作者准备：洗手和戴口罩。

（2）物品准备：治疗车、棉签、纱布、手套、引流袋、治疗巾、环钳、量杯、弯盘、标签、医嘱本、出入量记录本、快速消毒洗手液、安尔碘消毒液等。

（3）病人准备：询问、了解病情，评估病人的合作程度。取平卧位或半卧位，以便于操作。

5. 操作程序　更换腹腔引流袋的操作步骤及要点说明见表 1-2-3。

表 1-2-3　更换腹腔引流袋的操作步骤及要点说明

步骤	要点说明
① 核对解释	携用物至病人床旁,核对床号、姓名,解释操作的目的、注意事项和配合的方法
② 安置体位	保护病人的隐私,拉上床帘;协助病人取平卧位或半卧位,暴露引流管
③ 评估引流管情况	评估引流管周围敷料是否清洁干燥,引流管口周围皮肤是否正常,引流液的颜色、性状和量,挤捏引流管检查引流是否通畅;用快速消毒洗手液洗手
④ 夹闭引流管、取下引流袋	取治疗巾平铺于引流管与引流袋连接处的下方,用环钳夹闭引流管;戴手套,将引流袋取下后,置于治疗车下层弯盘内
⑤ 消毒	脱手套,用快速消毒洗手液洗手;用浸有安尔碘的消毒棉签消毒引流管口,待干
⑥ 连接引流袋	取无菌纱布,用纱布内层包裹消毒后的引流管口,连接引流袋,松开环钳
⑦ 妥善固定	妥善固定引流袋于床旁,从上向下挤压引流管;在标签上注明引流袋更换的日期和时间,贴于引流袋正面上方,注意勿遮挡字体与刻度
⑧ 整理床单位	协助病人取舒适体位
⑨ 用物处理	将引流液计量倒入污洗间专用下水道处理;引流袋丢弃于黄色垃圾袋内;血管钳、弯盘等按院感相关要求进行处理
⑩ 记录	记录引流液的颜色、性状和量

6. 注意事项

(1) 妥善固定:正确连接引流装置,贴好标签注明引流管名称、安置及更换日期。病人卧床时引流管、引流袋固定于床旁,起床活动时固定于上身衣服,必要时使用小背包便于盛装引流袋。引流管长度适宜,过短易在病人活动翻身时脱出;过长则易扭曲且影响引流效果。

(2) 保持通畅:避免引流管受压和折叠,确保引流袋低于引流管出口平面,防止逆流。必要时挤捏引流管,以防血块或脓痂堵塞,保持管道通畅。若使用双腔引流管,需维持一定负压,但吸引力不宜过大,以免损伤内脏组织和血管;冲洗液现配现用,维持 20~30 滴 /min。若有脱落坏死组织、稠厚脓液或血块堵塞管腔,可用 20ml 生理盐水缓慢冲洗,必要时通知医师处理。

(3) 严格无菌:注意消毒和保护引流管口周围皮肤,及时更换引流袋,防止感染。

(4) 观察记录:引流期间注意观察引流液的颜色、性状和量,并及时记录,若发现异常及时通知医师。

(5) 拔管护理:尽早去除引流,减少感染的发生率。预防性引流在引流液明显减少时立即拔除,治疗性引流在引流液减少时,仍应将引流管保持在原来的位置,或逐步向外退管,直至拔除,以利于引流通道从深部逐渐闭合,防止形成窦道。

(五) T 管引流护理

1. 目的

(1) 引流胆汁和减压:防止胆汁排出受阻,导致胆总管内压力增高、胆汁外漏引起腹膜炎。

(2) 引流残余结石:使胆道内残余结石,尤其是泥沙样结石通过 T 管排出体外;亦可经 T 管行造影或胆道镜检查、取石。

(3) 支撑胆道:防止胆总管切开处粘连、瘢痕狭窄等导致管腔变小。

2. 更换 T 管引流袋的护理

(1) 操作前准备

1) 操作者准备:洗手和戴口罩。

2) 物品准备:治疗车、棉签、纱布、手套、引流袋、治疗巾、环钳、量杯、弯盘、标签、医嘱本、出入量记录本、快速消毒洗手液、安尔碘消毒液等。

3) 病人准备：询问、了解病情,评估病人的合作程度。取平卧位或半卧位,以便于操作。

(2) 操作程序：更换 T 管引流袋的操作步骤及要点说明见表 1-2-4。

表 1-2-4　更换 T 管引流袋的操作步骤及要点说明

步骤	要点说明
① 核对解释	携用物至病人床旁,核对床号、姓名,解释操作的目的、注意事项和配合的方法
② 安置体位	保护病人的隐私,拉上床帘;协助病人取平卧位或半卧位,暴露 T 管及右腹壁
③ 评估引流管情况	评估引流管周围敷料是否清洁干燥,引流管口周围皮肤是否正常,胆汁的颜色、性状和量,挤捏引流管检查引流是否通畅;用快速消毒洗手液洗手
④ 夹闭引流管、取下引流袋	取治疗巾平铺于引流管与引流袋连接处的下方,用环钳夹闭引流管;戴手套,将引流袋取下后置于治疗车下层弯盘内
⑤ 消毒	脱手套,用快速消毒洗手液洗手;用浸有安尔碘的消毒棉签消毒引流管口,待干
⑥ 连接引流袋	取无菌纱布,用纱布内层包裹消毒后的引流管口,连接引流袋,松开环钳
⑦ 妥善固定	妥善固定引流袋于床旁,从上向下挤压引流管;在标签上注明引流袋更换的日期和时间,贴于引流袋正面
⑧ 整理床单位	协助病人取舒适体位
⑨ 用物处理	将引流液计量倒入污洗间专用下水道处理;引流袋丢弃于黄色垃圾袋内;血管钳、弯盘等按院感相关要求进行处理
⑩ 记录	记录胆汁的颜色、性状和量

3. T 管留置期间护理

(1) 妥善固定：定期检查 T 管是否妥善固定于腹壁,必要时可通过二次固定,避免意外拔管,引流袋是否妥善固定于床旁;嘱病人翻身、活动时注意保护引流管,勿牵拉拔出。

(2) 保持通畅：引流管勿折叠、扭曲、受压;定时挤捏引流管,保持引流通畅,以免结石堵塞;若残余结石或泥沙样结石阻塞引流管,可用注射器向外抽吸或用生理盐水行低压冲洗。

(3) 严格无菌：更换引流袋严格遵守无菌原则;嘱病人平卧时引流袋应低于腋中线,站立或活动时不可高于腹部引流口平面,防止胆汁逆流引起感染。

(4) 病情观察与护理：观察胆汁的颜色、性状和量并记录;观察病人有无黄疸,粪便的颜色是否正常,了解病人的饮食情况;观察病人有无发热、腹胀和腹痛等不适;观察引流管口有无胆汁溢出,周围皮肤是否受损,必要时使用氧化锌软膏保护;若病人食欲差,胆汁引流过多,在胆管下端无梗阻的情况下,可根据情况进行夹管或服用含胆盐的药物。

(5) 健康指导：告知病人留置 T 管的重要性及注意事项;嘱病人少食多餐,定时规律进食低脂、高蛋白、高维生素、易消化的食物。

4. 夹管护理

(1) 指征：术后 7~10d,如病人无腹痛、发热和黄疸等不适,引流出的胆汁颜色、性状和量均正常,可进行夹管,以促进胆汁流入肠道,帮助消化食物。

(2) 方法：饭前饭后各夹管 1h,逐渐延长时间至全天夹管。

(3) 观察要点：夹管期间观察病人有无腹痛、发热和黄疸等不适。如果出现上述不适,需暂停夹管。

5. 拔管护理

(1) 指征：术后 10~14d(若病人肝内有较多泥沙样结石,拔管时间可延长至术后 1 个月),夹管试验期间病人无腹痛、发热和黄疸等不适;胆道逆行造影证实胆道无残余结石、狭窄,胆总管下端通畅;造影后开放 T 管 24h 以上,充分引流出造影剂后可拔管。

(2) 方法：拔出 T 管,用油纱填塞引流管口,1~2d 可自行封闭。

（3）观察要点：观察引流管口有无胆汁渗出，病人的腹部体征、体温变化及是否出现黄疸。

（六）更换结肠造口袋

1. 目的　保持造口周围皮肤的清洁；帮助病人掌握造口护理的方法。

2. 操作前准备

（1）物品准备：①治疗盘内置造口袋、造口专用剪、造口度量表、弯盘、治疗碗（内盛数个无菌棉球、纱布若干）及镊子。②另备快速消毒洗手液、治疗巾、无菌生理盐水、手套、便袋夹、污物袋、抹手纸（柔软）、笔，必要时备屏风、皮肤保护粉、防漏膏。

（2）操作者准备：①衣帽整洁、洗手、戴口罩；②核对病人信息，评估病人的生命体征、意识状态、心理状态、造口周围皮肤以及造口袋内容物的颜色、性状及量等；③向病人解释造口护理的目的、方法、注意事项及配合要点。

（3）环境准备：整洁、安静、舒适、安全、光线充足、温度适宜，必要时屏风遮挡。

（4）病人准备：协助病人取舒适卧位。

3. 操作程序　更换结肠造口袋的操作步骤及要点说明见表1-2-5。

表1-2-5　更换结肠造口袋的操作步骤及要点说明

步骤	要点说明
① 垫巾	将治疗巾或橡皮巾垫于患侧躯体下，戴手套
② 观察造口袋内容物量及性状	当排泄物达1/3至2/3时就要更换造口袋；入睡前应检查并倾倒排泄物
③ 分离造口袋	分离造口袋时注意一手按压皮肤，另一手自上而下轻揭造口袋，防止皮肤损伤；防止袋中内容物溢出污染伤口
④ 清洁造口黏膜及周围皮肤	先用抹手纸抹去粪便，再用生理盐水棉球清洁，最后用干纱布擦干皮肤。注意禁用消毒剂及强碱性肥皂液清洁造口；必要时涂氧化锌软膏保护皮肤；防止在清洁过程中污染腹部伤口
⑤ 观察肠造口黏膜血供	注意有无造口出血、坏死、回缩、脱垂等
⑥ 测量	用造口量度尺测量造口大小、形状；将造口尺寸、形状标记在造口袋背面的衬纸上
⑦ 适宜修剪	按需要的形状、尺寸修剪造口袋底盘；造口袋底盘与造口黏膜之间应保持适当空隙（1~2mm），缝隙过大粪便刺激皮肤易引起皮炎，缝隙过小底盘边缘与黏膜摩擦会影响造口血运甚至破溃出血
⑧ 将造口袋固定于皮肤	固定前用干纱布再次擦干造口周围皮肤水分；如果周围皮肤不平，可以适当使用皮肤防漏膏；撕去底盘衬纸，根据体位不同选择袋囊低于开口方向的位置，贴造口袋，用手按压底盘10~20min，使造口袋与皮肤黏附牢固
⑨ 安置病人	取舒适卧位，嘱病人休息时尽量取造口侧卧位
⑩ 整理	整理用物、洗手并记录

（七）腹带包扎法

1. 目的　适用于普外科病人腹部手术后的包扎固定，以减轻腹部切口张力，具有固定稳固，实用等优点；腹水病人腹腔穿刺大量放液后，亦需束以多头腹带，以防腹压骤降，内脏血管扩张引起血压下降或休克。

2. 操作前准备　多头腹带。

3. 操作程序　腹带包扎的操作步骤及要点说明见表1-2-6。

4. 注意事项　要根据切口的位置确定腹带包扎的方向；包扎的松紧度要适宜；腹带打结处应避开切口所处的位置。

表 1-2-6 腹带包扎的操作步骤及要点说明

步骤	要点说明
① 展开腹带	操作者把腹带置于病人的腰背下,再把腹带的两侧带脚依次展开
② 包扎腹带	操作者按照腹带带脚重叠的顺序逐一将带脚贴紧腹部包扎,使带脚互相交错压住;如伤口在下腹部时,应由下而上进行包扎,伤口在上腹部时则由上而下地进行包扎
③ 打结固定	将最后 1 对带脚打结固定

(八) 腹腔穿刺及护理配合

1. 目的　①抽取腹腔积液进行各种实验室检验,明确腹腔积液的性质,以便寻找病因,协助诊断。②对大量腹水引起严重胸闷、气促、少尿等症状,病人难以忍受时,可适当抽放腹水以缓解症状,减少静脉回流阻力,改善血液循环。③向腹膜腔内注入药物,如注射抗生素、化学治疗药物等,以协助治疗疾病。

2. 适应证　腹水原因不明或疑有内出血者;大量腹水引起难以忍受的呼吸困难及腹胀者;需腹腔内注药或腹水浓缩再输人者。

3. 禁忌证　广泛腹膜粘连者;有肝性脑病先兆,棘球蚴病,卵巢囊肿者,大量腹水伴有严重电解质紊乱者;妊娠,精神异常或不能配合者。

4. 操作前准备

(1) 操作者准备:着装整齐,仪表端庄,洗手,戴帽子、口罩,核对医嘱;测量腹围、脉搏、血压和检查腹部体征,以观察病情变化。

(2) 用物准备:快速消毒洗手液,治疗盘及消毒用物、无菌洞巾等,诊断性穿刺可直接用无菌的 20ml 或 50ml 注射器和 7 号针头进行穿刺。大量放液时可用 8 号或 9 号针头,针尾连接引流管道。

(3) 病人准备:嘱病人排尽尿液,以免穿刺时损伤膀胱。

5. 操作中配合

(1) 核对解释:携用物至病人旁,核对床号、姓名;向病人解释操作目的,并取得合作。

(2) 安置体位:根据病情和需要可扶病人坐在靠椅上或半卧位、平卧位,并尽量使病人舒服,以便能够耐受较长的操作时间。对疑为腹腔内出血或腹水量少者行试验性穿刺,取侧卧位为宜。

(3) 选择适宜穿刺点:根据叩诊或 B 超检查进行定位,腹腔穿刺术的穿刺点多选于脐和髂前上棘连线的中、外 1/3 交界处或经脐水平线与腋前线相交处。对少量或包裹性腹水,常须 B 超指导下定位穿刺。

(4) 消毒、铺巾:将穿刺部位常规消毒,戴无菌手套,铺无菌洞巾,自皮肤至腹膜壁层用 0.5% 利多卡因逐层做局部浸润麻醉。注意无菌操作,以防止腹腔感染。

(5) 协助穿刺:术者左手固定穿刺处皮肤,右手持针经麻醉处逐步刺入腹壁,待感到针尖抵抗感突然消失时,表示针尖已穿过腹膜壁层,即可行抽取和引流腹水,并置抽出液于消毒试管中以备检验用。大量放液时可用输液夹调整放液速度,将腹水引流入容器中记量或送检。对诊断性穿刺及腹膜腔内药物注射,穿刺针垂直刺入即可;但对腹水量多者的放液,穿刺针自穿刺点斜行方向刺入皮下,然后再使穿刺针与腹壁呈垂直方向刺入腹膜腔,以防腹水自穿刺点滑出。进针速度不宜过快,以免刺破漂浮在腹水中的乙状结肠、空肠和回肠。

(6) 放腹水:速度不宜过快,量不宜过大。腹水不断流出时,应将预先绑在腹部的腹带逐步收紧,以防腹压骤然降低,内脏血管扩张而发生血压下降甚至休克等现象。

(7) 病情观察:密切观察病人的面色、呼吸、脉搏及血压变化,如发现头晕、恶心、心悸、气促、脉搏增快、面色苍白应立即停止操作并作适当处理。

(8) 诊断性腹腔灌洗:腹腔内液体少于 100ml 时,腹腔穿刺往往抽不出液体,可向腹内缓慢灌入 500~1 000ml 无菌生理盐水,然后借虹吸作用使腹内灌洗液流回输液瓶中。取瓶中液体进行肉眼或显微镜下检查,必要时涂片、培养或测定淀粉酶含量。

(9) 拔针、消毒:放液结束后拔出穿刺针,盖上消毒纱布,并用腹带包扎,如遇穿刺孔继续有腹水渗漏时,可用蝶形胶布封闭。

(10) 协助病人取舒适体位,整理用物;洗手,记录。

6. 操作后护理

(1) 病因判断:抽到液体后,应观察其性状(血液、胃肠内容物、混浊腹水、胆汁或尿液),借以判断病因。

(2) 标本送检:按需要送检抽出液,必要时可作液体的涂片镜检及细菌培养。

(3) 病人护理:术后卧床休息 24h,以免引起穿刺伤口腹水外渗。严密观察有无出血和继发感染等并发症。

(许 勤 龚 姝)

三、心胸外科实践指导

【实践时数】

建议 6~9 学时;其中胸部损伤 1~2 学时,肺部疾病 1~2 学时,食管疾病 1 学时,心脏疾病 2~3 学时,主动脉疾病 1 学时。

【目标】

通过实践,学生能够:

1. 描述肋骨骨折、气胸、血胸、心脏破裂、肺结核、支气管扩张、肺癌、食管癌、先天性心脏病、后天性心脏病、胸主动脉疾病的病因及临床表现。

2. 描述肋骨骨折、血胸、心脏破裂的急救处理原则。

3. 解释不同类型气胸的急救处理措施。

4. 描述胸腔闭式引流的原理、装置及护理要点。

5. 在老师指导下进行胸腔引流瓶的更换、进行胸带包扎。

6. 运用护理程序为肺部疾病、食管疾病、心脏疾病及胸主动脉疾病的手术病人制订护理计划。

7. 掌握肺部疾病、食管疾病、心脏疾病及胸主动脉疾病病人术后主要并发症种类、发生原因、临床表现和护理要点。

8. 掌握肺癌病人术后呼吸道护理的具体方法。

9. 掌握食管癌病人术前营养支持、胃肠道准备及术后饮食护理的方法。

【内容】

(一) 胸部损伤

1. 肋骨骨折、血胸、心脏破裂的临床表现、急救处理原则。

2. 气胸的分类、临床表现及抢救方法。

3. 胸腔密闭式引流的护理,包括胸腔密闭式引流的目的、原理、更换胸腔闭式引流装置以及留置胸腔闭式引流管的护理。

(二) 肺部疾病

1. 肺癌、肺结核、支气管扩张的临床表现及围术期护理要点。

2. 肺癌的病因、病理分类及转移途径。

3. 肺部疾病病人术后的体位护理、术后呼吸道护理、病情观察与处理。

4. 肺部疾病病人术后并发症的种类、发生原因、临床表现和护理要点。

5. 肺癌、肺结核、支气管扩张病人的术后出院指导。

（三）食管疾病

1. 食管癌的临床表现及围术期护理要点。

2. 食管癌的病因、病理分类及转移途径。

3. 食管癌病人术前的营养支持、胃肠道准备方法。

4. 食管癌病人术后的体位护理、饮食护理、病情观察与处理。

5. 食管癌病人术后并发症的种类、发生原因、临床表现和护理要点。

（四）心脏疾病

1. 体外循环的定义、体外循环装置和准备、实施过程及实施后的病理生理变化。

2. 体外循环的护理配合及护理措施。

3. 动脉导管未闭、房间隔缺损、室间隔缺损及法洛四联症的临床表现、围术期护理、术后并发症的护理。

4. 二尖瓣狭窄、二尖瓣关闭不全、主动脉瓣狭窄、主动脉瓣关闭不全、冠状动脉粥样硬化性心脏病的病因、临床表现、围术期护理、术后并发症的护理。

（五）胸主动脉疾病

1. 主动脉夹层和胸主动脉瘤的病因、临床表现及急救处理。

2. 主动脉夹层和胸主动脉瘤病人的围术期护理要点。

3. 主动脉夹层和胸主动脉瘤病人术后的体位护理、病情观察与处理。

4. 主动脉夹层和胸主动脉瘤病人术后并发症的种类、发生原因、临床表现和护理要点。

【相关护理技术】

（一）胸腔闭式引流的护理

1. 目的　引流胸腔内的渗液、血液、气体；重建胸膜腔内负压，使肺膨胀；平衡左右胸膜腔的压力，预防纵隔移位；发现胸膜腔内活动性出血、支气管胸膜瘘等。

2. 适应证　中等量及以上气胸和血胸；开放性气胸、张力性气胸；持续渗出的胸腔积液；脓胸、支气管胸膜瘘或食管瘘；胸部手术后引流。

3. 禁忌证　结核性脓胸；凝血功能障碍有出血倾向者；肝性胸水，持续引流可导致大量蛋白质和电解质丢失。

4. 更换胸腔闭式引流瓶

（1）操作前准备

1）操作者准备：着装整齐，仪表端庄，洗手，戴帽子、口罩。

2）用物准备：治疗车、无菌密封胸腔引流瓶及无菌生理盐水、棉签、纱布、手套、胶布、治疗巾、止血钳、量杯、弯盘、标签、医嘱本、出入量记录本、快速消毒洗手液、络合碘消毒液等。

3）病人准备：评估病人生命体征、病情、胸腔闭式引流的情况、心理状态及合作程度等。

（2）操作程序：更换胸腔闭式引流瓶的操作步骤及要点说明见表1-3-1。

表1-3-1　更换胸腔闭式引流瓶的操作步骤及要点说明

步骤	要点说明
① 核对解释	携用物至病人旁，核对床号、姓名，解释操作目的，取得病人的理解与合作；必要时拉窗帘或用屏风遮挡
② 水封瓶准备	将引流管与引流瓶的长管连接好，在瓶内注入无菌生理盐水，使长管置于水下3~4cm，在引流瓶液面水平线处注明水量及更换引流瓶的日期、时间
③ 安置体位	协助病人取半卧位或坐位
④ 铺治疗巾	在病人胸腔引流管连接处铺上治疗巾
⑤ 夹闭引流管	用2把止血钳双重夹闭连接处上端的胸腔引流管

步骤	要点说明
⑥ 更换引流瓶	将引流管与连接管分开,消毒连接管连接口,并将准备好的胸腔闭式引流瓶的引流管与胸管通过连接管连接并固定
⑦ 松开引流管	松开夹闭胸腔引流管的血管钳
⑧ 妥善固定	将胸腔闭式引流瓶放在地面上或挂在床边的挂钩上,妥善固定,保持引流瓶低于胸腔 60~100cm。引流管要有一定长度(一般 60cm 以上),以防翻身时脱出
⑨ 观察记录	观察引流液的颜色、性状及量,水柱波动及病人的反应并记录
⑩ 整理	整理用物,洗手

5. 留置胸腔引流管的护理

(1) 严格无菌:严格遵守无菌技术操作规程置入和更换引流装置,保持引流装置无菌;保持胸壁引流口处敷料清洁、干燥,一旦渗湿,及时更换;确保引流瓶低于胸腔引流口平面 60~100cm,下床活动时引流瓶应低于膝关节,以防瓶内液体逆流入胸膜腔引起感染。

(2) 固定密闭:使用前注意引流装置是否密封,确保水封瓶长管置入水中 3~4cm 或以上,并始终保持直立;胸壁伤口引流管周围用凡士林纱布包盖严密;更换引流瓶或搬动病人前,先用止血钳双重夹闭引流管,防止空气进入,止血钳若为有齿钳,其齿端需包裹纱布或胶套,防止夹管导致引流管破裂、漏气;随时检查引流装置是否密闭及引流管有无脱落。

(3) 保持通畅:病人取半坐卧位,鼓励病人咳嗽和深呼吸,以促进胸腔内液体和气体的排出,促进肺复张;定时挤捏引流管,防止引流管受压、折叠、扭曲或阻塞。

(4) 观察记录:观察并准确记录引流液的颜色、性质和量以及水柱波动的情况。手术后引流液开始时为血性,不易凝血,以后颜色逐渐转为浅红色、淡黄色。若引流量多,每小时大于 100ml,颜色为鲜红色或红色,性质较黏稠,易凝血,则疑为胸腔内有活动性出血。水柱波动的幅度能够反映无效腔的大小及胸膜腔内负压的情况,一般波动的范围幅度为 4~6cm,水柱高于液面 8~10cm。若水柱无波动,病人出现气促、胸闷、气管向健侧偏移等肺受压症状,则提示引流管不通畅,应通过捏挤或使用负压间断抽吸促使其通畅,并立即通知医师处理;若水柱不波动,但病人无不适,听诊呼吸音正常,则提示病人肺脏已经复张良好,可以考虑拔管。若水柱波动幅度过大,提示可能存在肺不张;若水柱波面过高,提示肺内可能存在残腔。

(5) 意外处理:若引流管从胸腔滑脱,应立即用手捏闭伤口处皮肤,消毒处理后用凡士林纱布封闭伤口,并协助医师进一步处理;若引流瓶损坏或引流管连接处脱落,立即双钳夹闭胸腔引流管,并更换引流装置。

(6) 拔管护理:一般置管 48~72h 后,临床观察引流瓶中无气体逸出且引流液颜色变浅、24h 引流液量 <100ml、脓液 <10ml、胸部 X 线摄片显示肺膨胀良好无漏气、病人无呼吸困难或气促,即可考虑拔管。嘱病人先深吸一口气,在吸气末迅速拔管,并立即用凡士林纱布和厚敷料封闭胸壁伤口,包扎固定。拔管后 24h 内,应注意观察病人是否有呼吸困难、胸闷、发绀、切口漏气、渗液、出血和皮下气肿等,如发现异常及时通知医师处理。

(二) 胸带包扎法

胸带包扎法用于胸部损伤及胸部疾病术后病人。

1. 目的　①固定胸部敷料;②施加压力及支撑身体,保持舒适;③预防伤口裂开。

2. 操作前准备

(1) 操作者准备:着装整齐,仪表端庄,洗手,戴帽子、口罩,核对医嘱。

(2) 用物准备:治疗车,胸带(又称多头带),棉垫或小毛巾。

(3) 病人准备:评估病人病情、心理状态及合作程度等。

3. 操作程序　胸带包扎的操作步骤及要点说明见表 1-3-2。

表 1-3-2　胸带包扎的操作步骤及要点说明

步骤	要点说明
① 展开胸带	选择合适规格胸带,依据病人病情,嘱其平卧或半卧位,将胸带放于病人胸背部下方(带有肩带的一边向上),展开两侧的带脚
② 包扎胸带	将肩带带脚于颈部的两侧转到胸前,将两端带脚顺其重叠顺序逐一交互折叠,并压住其中一个肩带,包扎松紧度适宜。根据病人情况,可适当添加衬垫物(如棉垫、小毛巾),避免压力性损伤发生
③ 固定打结	将胸带肩上的另外一根带和被压住的一个肩带打结(打结处注意避开伤口)
④ 确保舒适	包扎时注意观察病人呼吸活动度、呼吸音、触觉语颤,鼓励病人做深呼吸或咳嗽运动,以判断胸带包扎舒适度
⑤ 整理	整理用物,洗手

4. 操作后护理

(1) 体位护理:协助病人取舒适体位。

(2) 病情观察:注意观察病人的生命体征,有无呼吸困难、发绀等。

(3) 皮肤护理:定期查看胸带固定部位的皮肤,避免形成压力性损伤。

(4) 呼吸道护理:指导病人做深呼吸和咳嗽运动,防止肺部感染的发生。

(三) 胸腔穿刺及护理配合

1. 适应证　为明确诊断,胸腔穿刺抽气、抽液;由于胸腔积液、积气而致的胸腔压力大,呼吸循环障碍者;为达到治疗目的,胸腔注药;治疗脓胸、气胸。

2. 禁忌证　大咯血;肺结核;肺气肿;有严重出血倾向;穿刺部位有炎症病灶等。

3. 操作前准备

(1) 操作者准备:着装整齐,仪表端庄,洗手,戴帽子、口罩,核对医嘱,评估病人的病情、心理状态及合作程度等。

(2) 用物准备:治疗车,胸腔穿刺包[内含带有乳胶管的胸腔穿刺针、镊子、止血钳、纱布、孔巾和换药碗、一次性注射器(5ml、50ml 各 1 支)、无菌试管数支、引流袋],络合碘消毒液,无菌手套,局麻药(2% 利多卡因 10ml),1:1 000 肾上腺素,靠背椅。

(3) 病人准备:有咳嗽者,术前半小时可给予可待因 0.03g 口服。

4. 操作中配合

(1) 核对解释:携用物至病人旁,核对床号、姓名;向病人解释操作目的,并取得合作。

(2) 安置体位:协助病人取半卧位、斜坡卧位或坐位。

(3) 选择穿刺点:根据病情或胸部 X 线、彩超检查确定穿刺部位。以排气为目的,穿刺点一般选择前胸壁锁骨中线第 2 肋间;以排液为目的,选择胸部叩诊实音处,一般在肩胛线或腋后线第 7~8 肋间,必要时可选腋中线 6~7 肋间或腋前线第 5 肋间。

(4) 消毒铺巾:术者戴无菌手套,协助其打开胸腔穿刺包,穿刺部位常规消毒,铺巾,用 2% 利多卡因局麻。

(5) 协助穿刺:取出胸腔穿刺针,针尾处乳胶管以无菌止血钳夹闭,术者左手固定穿刺部位皮肤,右手持针沿下位肋骨上缘垂直缓慢刺入,当感觉突然阻力消失,说明穿透胸腔壁层,助手以止血钳固定穿刺针。

(6) 抽气或抽液:术者以注射器连接,打开止血钳,抽吸。注射器吸满,再次夹闭乳胶管,严防空气进入。以诊断为目的的穿刺,抽液量 50~100ml;减压抽吸,抽吸量首次不超过 600ml,以后每次不超过 1 000ml。严格无菌操作,操作中防止空气进入胸腔,始终保持胸腔负压。

(7) 病情观察:操作过程中,嘱病人勿咳嗽或转动身体,以免针头损伤肺组织;密切观察生命体征,如发生呼吸困难、心慌、出汗、咳嗽,应立即停止操作,协助病人平卧,必要时给予 1:1 000 肾上腺素 0.3~0.5ml 皮下注射。

(8) 拔针、消毒:抽吸或注药完毕,拔出穿刺针,按压穿刺点以防出血,无菌敷料覆盖,胶布固定。

(9) 整理记录:协助病人取舒适体位,整理用物;洗手,记录(抽取气体量或液体的颜色、性状及量)。

5. 操作后护理

(1) 病人护理:观察病人有无胸痛、呼吸困难等症状,以便及时处理;注意观察敷料有无渗血、渗液,及时更换敷料,避免感染。

(2) 标本送检:按需要及时送检抽出液,必要时可作液体的涂片镜检及细菌培养。

(李乐之　叶　曼)

四、骨科实践指导

【实践时数】

建议 6~9 学时;其中骨与关节损伤 2~3 学时,骨与关节感染 1~2 学时,椎间盘突出症 2~3 学时,骨肿瘤 1 学时。

【目标】

通过实践,学生能够:

1. 描述骨与关节损伤、骨与关节感染、椎间盘突出症、骨肿瘤等疾病的病因、临床表现和处理原则。

2. 运用护理程序为骨科病人制订护理计划。

3. 描述夹板、石膏固定、牵引固定的护理原则。

4. 描述骨科常见疾病病人功能锻炼的方法和注意事项。

【内容】

(一) 骨与关节损伤

1. 常见骨与关节损伤的病因、临床表现、治疗原则和护理措施。

2. 骨与关节损伤常见并发症的种类、原因、临床表现及护理措施。

3. 骨折愈合的标准及影响因素。

4. 夹板、石膏固定、牵引固定的护理原则。

5. 骨与关节损伤病人的功能锻炼。

(二) 骨与关节感染

1. 骨与关节感染的临床表现、治疗原则和护理措施。

2. 局部冲洗病人的护理。

3. 骨与关节感染病人的功能锻炼。

(三) 椎间盘突出症

1. 颈、腰椎间盘突出症的病因、临床表现和处理原则。

2. 颈、腰椎间盘突出症病人的术前练习。

3. 颈、腰椎间盘突出症病人的术后病情观察及功能锻炼。

(四) 骨肿瘤

1. 常见骨肿瘤的临床表现、处理原则和护理措施。

2. 截肢病人的护理。

【相关护理技术】

(一) 牵引护理

1. 目的　制动;复位;维持复位;缓解局部疼痛;纠正肢体挛缩畸形。

2. 适应证 骨折、关节脱位的整复和维持复位；挛缩畸形肢体的矫正治疗；炎症肢体制动和抬高；骨和关节疾病治疗前准备；防止病理性骨折。

3. 禁忌证 局部皮肤受损和对胶布或泡沫塑料过敏者禁用皮牵引。

4. 操作前准备

(1) 操作者准备：着装整齐，仪表端庄，洗手，戴帽子和口罩。

(2) 物品准备：①一般用物：牵引床、牵引绳、滑车、牵引锤、牵引扩张板、床脚垫、笔、沙袋、无菌棉球、无菌钳、安尔碘、无菌手套、10ml 注射器、弯盘、治疗盘等；②皮牵引用物：胶布、纱布绷带、扩张板、苯甲酸酊或海绵牵引带；③骨牵引用物：骨牵引器械包（内备骨圆针和克氏针、手摇钻、骨锤）、切开包（3 号刀柄、11 号尖刃刀、孔巾、弯盘）、牵引架、牵引弓等手术器械，局麻药（普鲁卡因或 1% 利多卡因）；④兜带牵引用物：枕颌带、骨盆兜带等。

(3) 病人准备：①皮肤准备：牵引局部皮肤完好，无破损和压力性损伤；牵引部位皮肤用肥皂和清水擦洗干净，去除油污，必要时剃除毛发；行颅骨牵引前须剃除全部头发。②体位准备：摆放牵引体位。③向病人和家属解释牵引的意义、目的、步骤及注意事项，以便配合。④知情同意：解释牵引的目的、方法和意义，取得病人理解和配合。骨牵引术一定要在病人或家属签知情同意书后进行。

5. 操作程序 牵引有多种类型，总体可分为皮牵引、骨牵引和兜带牵引等 3 类；骨牵引有四肢牵引、颅骨牵引等；兜带牵引包括枕颌带牵引、骨盆水平牵引及骨盆悬吊牵引等。下面以颅骨牵引为例，牵引术的操作步骤、用物及要点说明见表 1-4-1。

表 1-4-1 颅骨牵引的操作步骤、用物及要点说明

步骤	用物	要点说明
① 核对解释		
② 安置病人体位	沙袋	仰卧位，颈部两侧用沙袋固定
③ 定位标记	笔	在两侧乳突之间划一条冠状线，再沿鼻尖到枕外隆凸作一条矢状线。将颅骨牵引弓的交叉部对准两线的交点，沿冠状线充分撑开牵引弓，两端钩尖在横线上的落点即为钻孔位置
④ 消毒铺巾	无菌棉球、无菌钳、安尔碘、无菌手套、10ml 注射器、无菌巾	消毒范围以穿刺点为中心直径 10~15cm
⑤ 局部麻醉	普鲁卡因或 1% 利多卡因	成人局部麻醉，小儿宜全身麻醉
⑥ 钻孔	尖刀、颅骨手摇钻或电钻	在两标记处切开至骨膜，应用安全环调整好钻入深度；钻头方向与牵引弓钩尖方向保持一致；钻透颅骨外板时通常有落空感，一般钻入颅骨板 3mm 即可
⑦ 安装颅骨牵引弓	颅骨牵引弓	拧紧牵引弓上的螺母，以防松脱或刺入颅内
⑧ 放置敷料	纱布、胶布、安尔碘	再次消毒穿刺点周围皮肤；纱块剪成"Y"形，2 块对向覆盖穿刺点周围皮肤，胶布沿肢体横向方向固定
⑨ 安装牵引绳和牵引锤	牵引绳、牵引锤、滑轮、床脚垫	系牵引绳及牵引锤，通过床头滑轮调整牵引方向床头抬高 20cm 左右，作为对抗牵引；牵引重量应据颈椎骨折和脱位情况而定
⑩ 操作后处理		整理用物和床单位，保证病人保暖和舒适

6. 操作后护理

(1) 观察要点：观察记录病人的生命体征、穿刺点渗血渗液、肢体感觉和运动、皮肤温度、末梢血液循环、皮肤完整性等情况。颅骨牵引术后还应关注病人的意识和神经系统症状。枕颌带牵引时应注意避免牵引带压迫气管导致呼吸困难、窒息。

（2）保持牵引的有效性：①保持反牵引力：颅骨牵引时，应抬高床头；下肢牵引时，抬高床尾 15~30cm。若身体移位，抵住床头或床尾，及时调整。②牵引重锤保持悬空：牵引期间，牵引方向与被牵引肢体长轴应成直线，不可随意放松牵引绳，牵引重量不可随意增减或移除。③防止牵引带或牵引弓松脱：皮牵引时，检查牵引带有无松脱，扩张板位置是否正确，出现移位及时调整；颅骨牵引时，检查牵引弓有无松脱，并拧紧螺母，防止其脱落。④避免过度牵引：每日测量被牵引的肢体长度，并与健侧进行对比；也可通过 X 线检查了解骨折对位情况，及时调整牵引重量。⑤嘱病人和家属不能擅自改变体位，不能随便增减牵引重量，牵引重量一般不超过 5kg。

（3）预防牵引针眼感染：骨牵引针两端套上软木塞或胶盖小瓶；针眼处覆盖无菌敷料；牵引针若向一侧偏移，不可随手将针推回，应报告医师，用碘伏、乙醇消毒后调至对称；发生感染者充分引流，严重时须拔去钢针，改变牵引位置。

（4）皮肤护理：对穿刺点有渗血渗液者及时用棉垫加压包扎。每 2~4h 打开牵引带一次，放松 20~30min 后再予以固定。在可能发生压力性损伤的部位放置棉圈、水垫、减压贴或应用气垫床，保持床单位清洁、干燥和平整，定时翻身，并观察受压皮肤的情况。

（5）预防关节僵硬：最常见的是足下垂畸形。部分病人还可能出现膝关节屈曲畸形、髋关节屈曲畸形、肩内收畸形等。下肢水平牵引时，在膝外侧垫棉垫，防止压迫腓总神经；可用垂足板将踝关节置于功能位。若病情许可，定时做踝关节活动，预防足下垂。

（二）石膏固定护理

1. 目的　制动，复位及畸形纠正后的固定，预防压力性损伤。

2. 适应证　骨折、关节损伤和关节脱位复位后的固定；急慢性骨、关节炎症周围神经、血管、肌腱断裂或损伤，皮肤缺损，手术修复后的制动；畸形矫正术后矫形位置的维持和固定。

3. 禁忌证　全身情况差，如心、肺、肾功能不全，进行性腹水等；伤口发生或疑有厌氧菌感染；孕妇禁忌躯干部大型石膏固定；年龄过大、新生儿、婴幼儿及身体衰弱者不宜行大型石膏固定。

4. 操作前准备

（1）操作者准备：着装整齐，仪表端庄，洗手，戴帽子和口罩。

（2）物品准备：石膏绷带（传统石膏绷带或树脂石膏）、内盛 35°~40° 温水的水桶或水盆、石膏刀、剪、棉织套筒、石膏绵纸、支撑木棍、卷尺和笔等。

（3）病人准备：①影像学检查：患处行 X 线检查，以备术后对照。②除去衣物和首饰：脱去患肢衣物，若难以脱除可用剪刀剪开。去除手表、戒指等物品，以防肢体肿胀后形成环形压迫，影响肢体远端血运。下肢固定需脱去鞋袜，以便观察患肢末梢血运。③局部准备：用肥皂及清水清洁需石膏固定处的皮肤并擦干；有伤口者更换敷料；发现皮肤异常应记录并报告医师；必要时未固定部位予橡胶单等保护，避免沾污。

5. 操作程序　石膏固定的操作步骤、用物及要点说明见表 1-4-2。

表 1-4-2　石膏固定的操作步骤、用物及要点说明

步骤	用物	要点说明
① 安置病人体位	石膏牵引架（必要时）	多置于功能位，或根据需要摆放。由专人维持或置于石膏牵引架上，切不可中途变换体位
② 覆盖衬垫保护肢体	棉纸、棉垫或棉织筒套	在需固定的皮肤处全部衬棉垫并在骨突部加厚；也可仅骨突部及石膏的边缘处加衬垫。棉纸忌环形缠绕肢体
③ 在平台上将石膏绷带来回折叠，制作石膏条	石膏绷带	根据肢体长度选择石膏绷带的型号；通常上肢 10~12 层，下肢 12~15 层，而后从两头向中间折叠，平放入水内浸泡充分后，向中间轻挤，去除多余水分后，推摸压平，置于患肢背面

续表

步骤	用物	要点说明
④石膏包扎	石膏绷带、盛35°~40°温水的水桶或水盆	将石膏卷完全浸没入水中,至石膏卷停止冒气泡时双手持石膏卷两头取出,挤去多余水分。石膏卷贴着躯体从肢体近侧向远侧推动,使绷带粘贴缠绕,每一圈绷带覆盖上一圈绷带的1/3。缠绕过程中用手掌均匀抚摩绷带,曲线明显、粗细不匀处用拉回打"褶裥",不可包得过紧或过松;层次均匀,一般包5~7层,绷带边缘、关节部及骨折部多包2~3层;石膏绷带的厚度上下一致,以不断裂为标准,不可任意加厚
⑤捏塑成形		用手掌,力量均匀
⑥修剪石膏边缘并包边	石膏剪	将衬垫从内面向外拉出一些,包住石膏边缘,若无衬垫,可用一宽胶布沿石膏边包起
⑦标记	有色铅笔	用记号笔在石膏外标记固定日期及预定拆石膏的日期
⑧开窗	尖刀	便于局部检查或伤口引流、更换敷料等

6. 石膏固定期间护理

(1) 石膏干固前

1) 加快干固:根据情况选择开窗通风、提高室温、用灯泡烤箱、红外线照射烘干、热风机吹干等方法,加快石膏干固。但须注意温度不宜过高,且应经常移动仪器位置,避免灼伤。

2) 搬运:搬运及翻身时,注意用手掌平托石膏固定的肢体,切忌手指抓捏石膏,以免形成压迫点。

3) 体位:石膏固定的位置用软枕妥善垫好,维持至石膏完全干固。四肢包扎石膏时抬高患肢,适当支托,以防肢体肿胀及出血。下肢石膏应防足下垂及足外旋。

4) 保暖:寒冷季节注意患肢保温。

(2) 石膏干固后

1) 病情观察:密切观察石膏固定肢体的末梢血液循环。若病人出现肢体血液循环受阻或神经受压的征象,应立即放平肢体,并通知医师全层剪开固定的石膏,严重者须拆除,甚至行肢体切开减压术。如有血液或渗出液渗出石膏外,用记号笔标记出范围和日期,并记录。如血迹边界不断扩大须及时报告医师。

2) 保持石膏清洁、干燥:石膏污染后用布蘸少量洗涤剂擦拭,清洁后立即擦干。断裂、变形和严重污染的石膏应及时更换。

3) 保持有效固定:肢体肿胀消退或肌肉萎缩时应根据需要重新更换。

4) 翻身:协助石膏固定术后病人翻身时,需双手平托石膏固定处,随病人翻身移动后放置,患肢以软枕垫高,一般高于心脏15~30cm,每次翻身均应检查皮肤情况。

5) 皮肤护理:保持床单位清洁干燥,定时翻身,避免剪切力、摩擦力等造成皮肤压力性损伤。嘱病人避免将异物伸入石膏内搔抓石膏下皮肤。如发现局部持续性疼痛,有恶臭及脓性分泌物流出或渗出石膏,应及时开窗检查及处理。

6) 功能锻炼:加强患肢石膏固定期间的功能锻炼。

(3) 石膏的拆除:拆石膏前需向病人解释,使用石膏锯时可有振动、压迫及热感,但无痛感,不会切到皮肤。石膏拆除后,嘱病人避免搔抓,可用温水清洗后,涂一些润肤霜保护皮肤,每日行局部按摩。指导病人进行患肢功能锻炼,必要时用弹性绷带包扎患肢,并逐步放松,以缓解不适症状。

(三) 小夹板固定护理

1. 目的 制动;维持复位。

2. 适应证 四肢长管状骨闭合性骨折。

3. 禁忌证 患肢存在血液循环障碍及神经功能损伤者;开放性骨折或皮肤广泛擦伤者;体型肥胖者。

4. 操作前准备

(1) 操作者准备:着装整齐,仪表端庄,洗手,戴帽子和口罩。

(2) 物品准备:小夹板、布带、三角巾等。如无夹板,可就地取材(如木棍,球棒等)绷带或布带。

(3) 病人准备:固定肢体局部皮肤擦洗干净。除去衣物和首饰。

5. 操作程序　本节以前臂小夹板为例,介绍小夹板固定术的操作程序,其操作步骤及要点说明见表1-4-3。

表 1-4-3　小夹板固定的操作步骤及要点说明

步骤	要点说明
① 选择夹板	大小、长度与肢体外形相仿的 4~5 块夹板备用
② 摆好体位	多置于功能位,或根据需要摆放
③ 衬垫保护	用软衣物、布作为衬垫包裹骨折的前臂
④ 固定夹板	在前臂掌侧、背侧、桡侧、尺侧分别安置小夹板并用布带固定。先固定骨折处,后固定两侧;注意布带的松紧度,以能上下移动 1cm 为度
⑤ 悬吊固定	用三角巾、布带或绷带环绕颈部,前臂屈肘 90° 悬吊在胸前

6. 小夹板固定期间的护理

(1) 病情观察:密切观察患肢血运,如出现肢端颜色变紫或苍白、疼痛加剧、肿胀、麻木感等,应立即查明原因,对症处理。

(2) 促进消肿:早期患肢放置功能位,抬高制动;3~5d 肿胀消退后应及时调整布带的松紧度。

(3) 并发症的护理:其常见并发症包括神经压迫、压力性损伤、骨筋膜室综合征、骨折移位、关节僵硬、坠积性肺炎、便秘、泌尿系统感染、下肢深静脉血栓形成等,应注意观察并及时处理。

(4) 功能锻炼:指导病人对固定肢体的功能锻炼。

(四) 关节功能训练机的使用及护理

1. 目的　关节功能训练机是辅助肢体进行连续被动练习的仪器,模拟人体肌肉带动骨骼的方式作用于关节,使关节产生缓慢、无痛及低应力的同步连续性运动,主要应用于肢体手术后康复活动,可帮助关节进行被动的屈伸活动锻炼,减少关节主动活动时肌肉收缩带来的骨折端不良反应力的影响,并提高轴向应力作用于骨折端,促进局部血液循环,减轻水肿,防止静脉血栓形成;通过关节面相对运动和关节腔内的加压和减压交替变化,保持关节软骨营养,防止退变;还可促进关节内滑液的分泌、吸收,增加关节韧带修复能力,防止关节粘连和周围肌肉及软组织挛缩,有效预防关节僵直,改善关节活动,促进骨折愈合。

2. 适应证　①骨折,尤其是关节内或干骺端骨折、切开复位内固定术后;②关节成形、人工假体置换术后;③人工关节置换、关节粘连、挛缩松解术后;④关节组织韧带修补、重建术后;⑤化脓性关节炎清创引流术后等;⑥脑血管意外后遗症及截瘫康复期;⑦类风湿性、血友病性关节炎、色素性绒毛结节性滑膜炎等滑膜切除术后。

3. 禁忌证　术后伤口内有引流管且行引流管夹闭者;肩袖广泛修补术后;抗凝治疗期间;与肢体长轴垂直的手术切口未完全愈合者。

4. 操作前准备

(1) 操作者准备:着装整齐,仪表端庄,洗手,戴帽子和口罩。评估病情:了解病人手术名称及部位,骨折的固定是否牢固,疼痛程度,肢体活动情况等。

(2) 物品准备:检查仪器性能是否良好,在医师的指导下根据病人的具体情况制订、调整训练活动范围。范围过大使关节活动幅度过大,造成疼痛、伤口出血或深部组织出血,形成新的血肿;若调整活动范围太小,起不到功能锻炼应有的效果,发生组织粘连、关节僵直。

（3）病人准备：①心理准备：医务人员应告知开始训练时疼痛较明显，经几次屈伸活动后，疼痛会明显减轻，消除紧张心理。②安置体位：根据病情需要可扶病人坐在靠椅上或取半卧位、平卧位，尽量使病人舒适，以便能够耐受较长时间的操作；系好固定带，防止肢体离开仪器支架，达不到活动要求的角度。

5. 操作中配合　根据外科手术方式、病人反应及身体情况设定并调整训练程序。

（1）开始训练的时间：术后即刻甚至病人处于麻醉状态下即可开始训练，即便手术部位敷料较厚时，也应在术后 3d 内开始。

（2）活动范围：术后即刻常用 20°~30° 的短弧范围训练；关节活动范围可根据病人的耐受程度每日渐增或适当的时间间隔渐增，直至最大关节活动范围。

（3）运动速度：可耐受的运动速度为每 1~2min 为一个运动循环。关节功能训练机的操作速度应先慢后快，角度由小至大，循序渐进，不可操之过急，以病人能忍受为宜。

（4）运动持续时间：程序不同，训练时间不同，每次训练 1~2h，1~3 次 /d；也可连续训练 24h，此后逐渐缩短为每日 12h、8h、4h 或 2h，但为防止粘连形成宜 24h 持续进行，训练周期不少于 1 周。

（5）病情观察：密切观察关节功能训练机的运转情况。观察病人的病情变化，如出现剧烈疼痛时应暂停训练，查找原因，必要时遵医嘱使用镇痛药。伤口渗血多时，及时停止训练，查找原因。

6. 操作后护理

（1）活动指导：鼓励病人多做主动活动，确保关节功能训练的疗效。

（2）判断肢体功能恢复的标准：①优：无功能受限，屈伸旋转功能正常。②良：功能稍受限，屈伸旋转角度较正常差 20° 左右。③差：功能部分受限，屈伸范围较正常范围差 30°~40°。④无效：功能无恢复。

（五）助行器的使用

1. 目的　保持身体平衡；辅助行走。

2. 适应证　偏瘫、截瘫、下肢肌力减退、下肢骨与关节病变、下肢关节疼痛、平衡障碍、下肢截肢、早期配戴假肢、偏盲或全盲、老年人等。

3. 禁忌证　严重的认知功能障碍、严重的平衡功能障碍、上肢肌力小于 4 级等。

4. 操作前准备

（1）操作者准备：着装整齐，仪表端庄，洗手，戴帽子和口罩。

（2）物品准备：①选择助行器种类：应根据不同功能状况选择助行器（表 1-4-4）。②调节助行器高度：手杖的长度相当于病人穿鞋站立时股骨大转子的高度。肘杖、标准型助行架、轮式助行架、助行椅等高度的测量方法同手杖。使用腋杖时，腋杖的把手高度相当于手杖的长度，腋垫的顶部应距离腋窝 5cm，避免压迫腋部的神经、血管。

表 1-4-4　助行器的种类及适用人群

种类	适用人群
手杖	平衡障碍较轻、步行时需采取安全保护措施者
肘杖	可采用单侧使用或双侧使用的方法，适用于手的抓握能力差、前臂肌力较弱者
腋杖	手杖或肘杖无法提供足够稳定功能者
轮式助行架	上肢肌力较差或体力弱者
助行椅	老年人和行走不便者日常生活中使用
助行台	上、下肢均受累而不能通过腕与手支撑者

（3）病人准备：意识清楚，病情稳定；手臂、肩部无伤痛，活动不受限制；衣着宽松、舒适；着安全不滑的平底鞋。

5. 操作程序　以下简单介绍腋杖（表 1-4-5）和助行架（表 1-4-6）的操作步骤和要点说明。

表 1-4-5 双腋杖的使用步骤及要点说明

步骤	要点说明
① 调整高度	通常腋杖的高度按病人身高减 40cm,腋窝与拐杖软垫间相距 2~3 指
② 辅助下床	首次下床者应在床边坐 5~10min,防止直立性低血压
③ 扶拐站直	将双腋杖置于病人两侧腋下,使拐杖脚旁开病人的脚边 12~20cm
④ 调整高度	一般手把高度调整至手肘屈曲 150°,病人易于握持为宜
⑤ 行走练习 二点步态:左杖与右脚→右杖与左脚 三点步态:以健肢承重→双杖向前撑地→健肢蹬起跃至双杖处 四点步态:左杖→右脚→右杖→左脚 下楼梯:双杖先下楼梯→患肢下→健肢下 上楼梯:健肢先上梯→双杖与患肢一起上梯	① 观察病人病情,如出现头晕、面色苍白、心悸等不适症状,应立刻停止行走,协助病人坐下或平卧 ② 将双腋杖支撑在双脚两侧的前上方,保持身体平稳 ③ 迈患肢时,足尖不超越双拐连线 ④ 两个腋杖顶部尽量压在双侧胸壁上,不要将病人的腋窝直接顶在腋杖上,伸直肘部,用双手支撑体重,以免压迫腋窝重要的血管神经

表 1-4-6 助行架的使用步骤及要点说明

步骤	要点说明
方法一:提起助行架放于前方一上臂远处→患肢向前迈一步,落在架子两后腿连线的水平附近(先迈患肢,再迈健肢)→迈上另一腿 方法二:移动助行架一侧→移动助行架另一侧,依次移步前进	① 高度调节: 方法一:助行架的高度相当于病人穿鞋站立时股骨大转子的高度 方法二:站立时肘关节屈曲 150°,腕关节背伸,小趾前外侧 15cm 处至背伸手掌面的距离即为助行架的高度 ② 首次下床者应在床边坐 5~10min,防止直立性低血压 ③ 观察病人病情,如出现头晕、面色苍白、心悸等不适症状,应立刻停止行走,协助病人坐下或平卧 ④ 迈患肢时,足尖不超越双拐连线 ⑤ 确保病人迈步时腿不要迈得太靠近助行架,否则有向后倾跌的危险 ⑥ 不要把助行架放得太远,否则会扰乱平衡,容易跌倒

(庞 冬 罗翔翔)

五、泌尿外科实践指导

【实践时数】

建议 3~6 学时;其中泌尿系统损伤 0.5~1 学时,泌尿系统结石 1~2 学时,良性前列腺增生症 0.5~1 学时,泌尿系统肿瘤 1~2 学时。

【目标】

通过实践,学生能够:

1. 描述泌尿系统损伤、泌尿系统结石、良性前列腺增生症、泌尿系统肿瘤的病因、临床特点与处理原则。

2. 运用护理程序对泌尿系统损伤、泌尿系统结石、良性前列腺增生症、泌尿系统肿瘤病人实施护理计划。

3. 解释泌尿系统损伤、泌尿系统结石、良性前列腺增生症、泌尿系统肿瘤病人术后主要并发症的种类、发生原因、临床表现、护理措施和并发症的预防。

4. 解释泌尿外科病人膀胱冲洗的目的与护理措施。

5. 解释泌尿外科各种常用引流管的置管目的与护理措施。

6. 解释全膀胱切除 + 尿流改道术前胃肠道准备、术后各种引流管的护理。

7. 对泌尿系统损伤、泌尿系统结石、良性前列腺增生症、泌尿系统肿瘤病人进行健康指导。

【内容】

（一）泌尿系统损伤

1. 肾损伤、膀胱损伤、尿道损伤的病因、临床表现、急救处理原则。

2. 肾损伤、膀胱损伤、尿道损伤的病情观察及护理。

3. 肾损伤、膀胱损伤、尿道损伤病人的健康指导。

（二）泌尿系统结石

1. 泌尿系统结石的病因、临床表现与处理原则。

2. 体外冲击波碎石术的原理、适应证与禁忌证，术前准备，术后病情观察与护理。

3. 泌尿系统结石手术治疗（内镜碎石术、开放手术）的术前准备，术后病情观察与护理。

4. 双"J"管、肾造瘘管的置管目的与护理。

5. 泌尿系统结石病人术后主要并发症的种类、发生原因、临床表现和护理措施。

6. 泌尿系统结石病人的健康指导。

（三）良性前列腺增生

1. 良性前列腺增生的临床特点与处理原则。

2. 良性前列腺增生手术治疗的术前准备，术后病情观察与护理。

3. 持续膀胱冲洗的目的、方法与护理。

4. 尿管、膀胱造瘘管的置管目的与护理。

5. 良性前列腺增生病人术后主要并发症的种类、发生原因、临床表现和护理措施。

6. 良性前列腺增生病人的健康指导。

（四）泌尿系统肿瘤

1. 肾癌、膀胱癌、前列腺癌的临床特点与处理原则。

2. 肾癌、前列腺癌的术前准备，术后病情观察与护理。

3. 全膀胱切除 + 尿流改道术前胃肠道准备，术后病情观察与护理。

4. 肾癌、膀胱癌、前列腺癌切除术后各种引流管的置管目的与护理。

5. 全膀胱切除 + 尿流改道术后代膀胱冲洗的目的、方法与护理。

6. 泌尿系统肿瘤病人术后主要并发症的种类、发生原因、临床表现和护理措施。

7. 泌尿系统肿瘤病人的健康指导。

【相关护理技术】

（一）持续膀胱冲洗护理

1. 目的　使尿液引流通畅，膀胱减压；清除膀胱内的血凝块、黏液、细菌等，防止尿路阻塞和感染；预防前列腺及膀胱手术后血凝块形成。

2. 操作前准备

（1）操作者准备：着装整洁、仪表大方、举止端庄、语言柔和、态度和蔼；评估病人的年龄、病情、意识、心理状况及合作程度，评估尿液的颜色、性状、量及气味，有无血凝块、混浊、沉淀或絮状物；洗手，戴口罩和帽子。

（2）环境准备：安静、清洁、舒适、光线充足，注意保护病人的隐私。

（3）用物准备：冲洗液（必要时控制温度）、膀胱冲洗器、储液瓶、棉签、消毒液（安尔碘）、弯盘、别针、止血钳、输液架、治疗巾、膀胱冲洗标识牌、膀胱冲洗巡视卡、快速手消毒液、手套、尿袋（停冲洗时用），必要时备屏风。

(4) 病人准备：协助病人取平卧位，向其解释操作目的、步骤及配合事项，若冲洗过程中有疼痛和不适，及时告知护士。

3. 操作程序　持续膀胱冲洗的操作步骤及要点说明见表1-5-1。

表1-5-1　持续膀胱冲洗的操作步骤及要点说明

步骤	要点说明
① 核对	查对床号、姓名、手腕带
② 排气	冲洗液与膀胱冲洗器连接，膀胱冲洗器排气后悬挂于输液架上，在膀胱冲洗器上贴好膀胱冲洗的标识，悬挂膀胱冲洗巡视卡
③ 消毒	暴露三腔导尿管末端，置治疗巾及弯盘于导尿管下方；戴手套，用止血钳钳夹导尿管入水口，分离尿袋；由内到外依次消毒三腔导尿管入水管管口及管口外周
④ 连接	冲洗器与三腔导尿管入水口连接；三腔导尿管出水口连接尿袋，尿袋下方的出口开放，并放置储液瓶，冲洗液超过尿袋的1/2定时倾倒至储液瓶中；取走弯盘、治疗巾，脱手套；快速手消毒
⑤ 冲洗	松开血管钳、膀胱冲洗器止水夹，进行冲洗；调节滴速，一般为60~100滴/min，根据流出液性质进行滴速调节；定时倾倒储液瓶内液体
⑥ 固定	用安全别针将引流管固定于床单上
⑦ 记录	观察引流液的颜色、性状；病人有无膀胱刺激征，尿道口有无渗液，记录引流液入量及尿液出量；及时更换冲洗液，保持冲洗的连续性；记录冲洗液温度，视气温、出血情况不同选择加温盐水；每日更换膀胱冲洗器
⑧ 停止冲洗	关闭冲洗管，钳夹导尿管入水口；分离冲洗器与三腔导尿管入水口；消毒三腔导尿管管口，与引流尿袋连接、固定；关闭尿袋出口的开关，取走储液瓶
⑨ 操作后处理	a. 安置病人：协助病人取舒适体位，交代注意事项；b. 处理物品：引流液倒入便池，引流袋按医院消毒隔离规范处理；c. 整理记录：洗手，脱口罩，记录冲洗情况

4. 注意事项

(1) 冲洗液准备：冲洗液温度控制在32~34℃，预防膀胱痉挛的发生；冲洗液与静脉输液或肠内营养液分别挂在不同的输液架上；避免冲洗器漏液、避免污染膀胱冲洗器。

(2) 冲洗高度：冲液瓶内液面距床面约60cm，以产生一定的压力，有利于液体流入膀胱内。

(3) 冲洗速度：速度应根据流出液的颜色与性质进行调节，色深则快、色浅则慢。冲洗过程中，若病人感觉不适，应减慢冲洗速度，必要时停止冲洗，密切观察。若病人感到剧痛，减慢冲洗液的冲出速度或停止；引流液中有鲜血时，应停止冲洗，通知医师处理。

(4) 尿管护理：①妥善固定：妥善固定导尿管；②保持通畅：避免导尿管受压、折叠、扭曲、牵拉，如引流管堵塞时应及时离心方向挤压引流管，或者用冲洗器高压冲洗、抽吸使之通畅，必要时更换尿管；③防止感染：引流袋不能高出耻骨联合，防止逆行感染。

(5) 药物冲洗：如需在冲洗液中加入药物，停止冲洗后在膀胱内保留15~30min后再引流出体外，或根据需要，决定保留时间。

(6) 观察记录：冲洗过程需密切观察病人面色、神志，有无不适，如病人感到剧痛或不适，应暂停冲洗，报告医师处理，并做好记录；准确记录尿量(尿量＝排出量－冲洗量)、冲洗液名称、冲洗量、引流量以及引流液的颜色和性状，冲洗过程病人的反应。异常情况应记录并报告医师。

(7) 病人指导：膀胱冲洗前，夹尿管者先开放尿管排空膀胱。

(二) 膀胱造瘘管的护理

1. 目的　①评估造瘘口情况，及时发现早期并发症并处理；②保持造瘘口及周围皮肤清洁，促进舒适；③保持造瘘管通畅；④保持管道清洁，预防感染；⑤观察引流液的颜色、性状及量。

2. 操作前准备

(1) 操作者准备:着装整洁、仪表大方、举止端庄、语言柔和、态度和蔼;评估病人的年龄、病情、意识,心理状况及合作程度,引流尿液的颜色、性状、量及气味,有无血凝块、混浊、沉淀或絮状物;洗手,戴口罩、帽子。

(2) 环境准备:关闭门窗、调节室温,请无关人员暂离。

(3) 用物准备:碘伏,消毒棉签,无菌引流袋1个,手套,弯盘,治疗巾,血管钳1把;消毒擦手液,橡皮筋,别针,量杯,弯盘,记录单,笔。

(4) 病人准备:协助病人取侧卧位。讲解操作目的、步骤,不适感觉及配合技巧,若引流过程中有疼痛和不适,应及时告知护士。

3. 操作程序　膀胱造瘘管护理的操作步骤及要点说明见表1-5-2。

表1-5-2　膀胱造瘘管护理的操作步骤及要点说明

步骤	要点说明
① 核对解释	查对床号、姓名、手腕带,向病人解释操作的目的
② 铺无菌巾	暴露造瘘口与造瘘管,下方铺治疗巾或橡胶单,置弯盘
③ 清洗、观察造口	用生理盐水由内向外清洗周围皮肤及造瘘口,再用小方纱或纸巾擦干皮肤;观察造瘘口颜色及周围皮肤情况,注意有无造瘘口及周围皮肤并发症
④ 撤引流袋	戴手套,用血管钳夹造瘘管,分离造瘘管与引流袋连接处,撤去旧引流袋
⑤ 消毒管口	消毒造瘘管及引流管衔接处2遍,第3个消毒棉球消毒固定
⑥ 更换引流袋	换上新的引流袋,检查造瘘管与引流袋连接是否紧密;妥善安置引流袋,低于造瘘口,开放管道;妥善固定引流管,长度适宜,无扭曲
⑦ 保持通畅	从引流管近端向远端挤捏,确认引流管通畅
⑧ 安置病人	协助病人取舒适体位,交代注意事项
⑨ 物品处理	引流液倒入指定地点;引流袋及引流管按医院消毒隔离规范处理
⑩ 整理记录	洗手,脱口罩,记录

4. 注意事项

(1) 固定通畅:妥善固定留置尿管,避免压迫、折叠、扭曲、牵拉,保持通畅。

(2) 防止逆流:引流袋低于造瘘口10cm左右,不可高于造瘘口,不能高出耻骨联合,防止尿液回流造成逆行感染。

(3) 病人指导:外出要备好尿袋,可用别针固定在裤子内面;多饮水,每日2 500~3 000ml。

(三) 肾造瘘管护理

1. 目的　①评估造瘘口情况,及时发现早期并发症并处理;②保持造瘘口及周围皮肤清洁,促进舒适;③保持造瘘管通畅;④保持管道清洁,预防感染;⑤观察引流液的颜色、性状及量。

2. 操作前准备

(1) 操作者准备:着装整洁、仪表大方、举止端庄、语言柔和、态度和蔼;评估病人的年龄、病情、意识,心理状况及合作程度,引流液的颜色、性状、量和气味,有无血凝块、混浊、沉淀或絮状物,造瘘管局部有无胀痛、渗液或者渗血,局部皮肤情况;洗手,戴口罩、帽子。

(2) 环境准备:关闭门窗、调节室温,请无关人员暂离。

(3) 用物准备:胶布、引流袋、别针、肾造瘘管标识、快速手消毒液、手套、消毒液、消毒棉签、无菌治疗巾、弯盘、量杯、无齿血管钳。

(4) 病人准备:协助病人取健侧卧位。讲解操作目的、步骤,不适感觉及配合技巧,若引流过程中如有不适,应及时告知护士。

3. 操作程序　参照膀胱造瘘管的护理。

4. 注意事项　妥善固定留置肾造瘘管,保持通畅,避免压迫、折叠、扭曲、牵拉;维持有效引流,引流管勿打折、勿牵拉;引流袋应低于造瘘口水平,防止逆行感染;保持造瘘管局部皮肤清洁,干燥,有尿液外渗及时处理,并通知医师查明原因;多饮水,每日至少 2 500~3 000ml。

(四) 泌尿造口导尿(回肠导管术导尿)

1. 目的　获得无污染标本,协助对泌尿道感染的诊断;测量导管内的残余尿量。

2. 操作前准备

(1) 操作者准备:着装整洁、仪表大方、举止端庄、语言柔和、态度和蔼。洗手,戴口罩、帽子。

(2) 环境准备:安静、清洁、舒适,光线充足,注意保护病人的隐私。

(3) 用物准备:消毒液(如安尔碘)、生理盐水、棉球、中方纱、垫巾、无菌治疗巾、消毒圆碗、镊子或血管钳 2 把、无菌剪刀、弯盘 1 个、无菌手套 2 套、导尿包、导尿管 1 条(10Fr 单腔)、吸痰管 1 条(16Fr)、尿液收集无菌杯。

3. 操作程序　泌尿造口导尿的操作步骤及要点说明见表 1-5-3。

表 1-5-3　泌尿造口导尿的操作步骤及要点说明

步骤	要点说明
① 核对解释	查对病人信息及医嘱;向病人解释操作目的、操作方法和配合方法,若操作过程中有不适,应及时告知护士
② 安置体位	协助病人取平卧位
③ 撤泌尿造口袋	在造口一侧的下方铺上垫巾,放置弯盘,撕除泌尿造口袋
④ 清洁造口	使用生理盐水棉球清洁造口及造口周围皮肤,用纱布抹干
⑤ 导尿用物准备	铺无菌治疗巾,打开导尿包,将导尿管、吸痰管、无菌剪刀放入导尿包内,戴无菌手套,剪裁 1 根 10~15cm 长的吸痰管
⑥ 消毒造口	用消毒液消毒造口,再用生理盐水棉球清洗干净消毒液,用纱布抹干;更换无菌手套
⑦ 导尿	将裁剪好的吸痰管润滑后插入造口内,再将尿管插入吸痰管内,收集尿液
⑧ 测量回肠导管内的残余尿量	等待尿液排空后,插入尿管(深度:大于造口高度)将残余的尿液排出,使用量杯测量排放的尿液量
⑨ 更换泌尿造口袋	重新给病人粘贴泌尿造口袋
⑩ 操作后处理	①安置病人:协助病人取舒适体位,交代注意事项;②物品处理:引流液倒入指定地点;引流袋及引流管按医院消毒隔离规范处理;③整理记录:洗手,脱口罩;记录导尿情况,将标本送检验科

(五) 泌尿造口尿液收集

1. 目的　收集尿液。

2. 操作前准备

(1) 操作者准备:着装整洁、仪表大方、举止端庄、语言柔和、态度和蔼。洗手,戴口罩、帽子。

(2) 环境准备:安静、清洁、舒适,光线充足,注意保护病人的隐私。

(3) 用物准备:消毒液(如安尔碘)、生理盐水、棉球、中方纱、垫巾、无菌治疗巾、消毒圆碗、镊子或血管钳 2 把、弯盘 1 个、无菌手套 2 套、尿液收集无菌杯。

3. 操作程序　泌尿造口尿液收集的操作步骤及要点说明见表 1-5-4。

(六) 输尿管造口导尿

物品准备除尿管改为 8Fr 或 10Fr 外,其余参照回肠导管导尿术。

表 1-5-4 泌尿造口尿液收集的操作步骤及要点说明

步骤	要点说明
① 核对解释	查对病人信息及医嘱;向病人解释操作目的、操作方法和配合方法,若操作过程中有不适,及时告知护士
② 安置体位	协助病人取平卧位
③ 撤泌尿造口袋	在造口一侧的下方铺上垫巾,放置弯盘,撕除泌尿造口袋
④ 清洁造口	使用生理盐水棉球清洁造口及造口周围皮肤,用纱布抹干
⑤ 导尿用物准备	铺无菌治疗巾,戴无菌手套
⑥ 消毒	用消毒液消毒造口及输尿管支架管,再用生理盐水棉球清洗干净消毒液,用纱布抹干;更换无菌手套
⑦ 收集尿液	在消毒好的输尿管支架处收集尿液
⑧ 更换泌尿造口袋	重新给病人贴上泌尿造口袋
⑨ 操作后处理	a. 安置病人:协助病人取舒适体位,交代注意事项;b. 物品处理:引流液倒入指定地点;引流袋及引流管按医院消毒隔离规范处理;c. 整理记录:洗手,脱口罩;记录导尿情况,将标本送检验科

（七）更换泌尿造口袋

1. 目的 ①保持泌尿造口周围皮肤的清洁;②帮助病人及家属掌握造口袋的更换方法。

2. 操作前准备

(1) 操作者准备:着装整洁、仪表大方、举止端庄、语言柔和、态度和蔼。洗手,戴口罩、帽子。

(2) 环境准备:安静、清洁、舒适、光线充足,注意保护病人的隐私。

(3) 用物准备:一件式泌尿造口袋1个或两件式泌尿造口袋1套(底盘和泌尿造口袋)、剪刀、造口度量表或尺子、生理盐水或清水、换药包、小毛巾或湿纸巾、弯盘或垃圾袋2个、垫巾。

3. 操作程序 更换泌尿造口袋的操作步骤及要点说明见表 1-5-5。

表 1-5-5 更换泌尿造口袋的操作步骤及要点说明

步骤	要点说明
① 核对解释	查对病人信息及医嘱;向病人解释操作目的、操作方法和配合方法,若操作过程中有不适,应及时告知护士
② 安置体位	病人取半坐卧位或坐位,暴露造口部位
③ 撤泌尿造口袋	造口侧铺垫巾,将弯盘放置在造口侧;由上到下移除造口袋。将旧的一件式泌尿造口袋或两件式底盘弃置污物袋中,两件式的泌尿造口袋清洗干净重复使用
④ 清洁造口	由外到内清洗造口及周围皮肤,造口缝线拆除之前使用生理盐水棉球擦洗,造口缝线拆除之后使用湿毛巾或湿纸巾擦洗;由外到内抹干造口及周围皮肤
⑤ 造口底盘准备	测量造口的大小,裁剪造口底盘开口
⑥ 粘贴造口袋	粘贴造口袋,按需连接床边尿袋。如果选用的是两件式造口袋,先粘贴造口底盘再安装造口袋
⑦ 操作后处理	a. 安置病人:协助病人取舒适体位,交代注意事项;b. 物品处理:引流液倒入指定地点;引流袋按医院消毒隔离规范处理;c. 整理记录:洗手,脱口罩;记录造口大小、形状、是否存在并发症及处理方法等

（张美芬 李 领）

六、神经外科实践指导

【实践时数】

建议 3~6 学时;其中颅脑损伤 2~3 学时,颅内及椎管内肿瘤和血管性疾病 1~3 学时。

【目标】

通过实践,学生能够:

1. 描述头皮损伤、颅骨骨折、颅脑损伤的损伤机制、临床表现和处理原则。
2. 描述颅内及椎管内肿瘤和血管性疾病临床表现和处理原则。
3. 描述颅脑损伤的急救原则。
4. 比较神经外科常见引流管的护理原则。
5. 运用护理程序对头皮损伤、颅骨骨折、颅脑损伤、颅内及椎管内肿瘤和血管性疾病病人实施整体护理。

【内容】

(一) 颅脑损伤

1. 头皮损伤、颅骨骨折、颅脑损伤的损伤机制、临床表现、处理原则。
2. 颅脑损伤的护理措施,包括现场急救、病情观察、昏迷护理、躁动及高热病人的护理等。
3. 颅脑损伤病人的健康教育。

(二) 颅内及椎管内肿瘤和血管性疾病

1. 颅内及椎管内肿瘤和血管性疾病的临床表现、处理原则。
2. 颅内及椎管内肿瘤和血管性疾病病人手术前后病情观察及护理。
3. 神经外科常见引流及护理,如脑室引流、腰大池引流等。
4. 颅内及椎管内肿瘤和血管性疾病病人的健康教育。

【相关护理技术】

(一) 脑室穿刺及护理配合

脑室穿刺是将穿刺针插入侧脑室,进行脑脊液引流、脑室造影的一种临床诊疗技术,是诊断和治疗神经系统疾病的重要措施。

1. 目的　注入造影剂进行脑室造影,辅助诊断;引流脑脊液,用于治疗。

2. 适应证

(1) 诊断性穿刺:用于脑室造影或动态观察脑积水以及颅底脑脊液漏口情况;收集脑脊液做生化或细胞学检查;监测颅内压变化。

(2) 治疗性穿刺:引流脑脊液,当脑积水、颅内压增高危象时,作为紧急减压的抢救措施;开颅手术中或术后降低颅内压,或引流血性脑脊液;脑室内注入抗生素,以治疗颅内感染。

3. 禁忌证　①硬脑膜下积脓或脑脓肿病人,或穿刺部位有感染灶者;②脑血管畸形行脑室穿刺容易出血者,或存在明显出血倾向者;③弥漫性脑肿胀或脑水肿,脑室受压缩小者。

4. 操作前准备

(1) 用物准备:无菌脑室穿刺包一套(内含脑室穿刺针、2ml 及 20ml 注射器、7 号注射针头、手套、洞巾、纱布)、利多卡因注射液(或普鲁卡因注射液)、消毒盘、碘伏、胶布、试管、测压装置、引流袋。

(2) 环境准备:安静、清洁、温暖,有屏风遮挡。

(3) 病人准备:向病人介绍穿刺目的及简要的步骤,取得病人和家属的同意并签字;做普鲁卡因皮试。

5. 操作程序　脑室穿刺的操作步骤及要点说明见表1-6-1。

表1-6-1　脑室穿刺的操作步骤及要点说明

步骤	要点说明
① 核对解释	查对病人信息及医嘱;向病人解释操作的目的、操作方法和配合方法
② 安置体位	穿刺侧脑室前角者取仰卧位
③ 选择穿刺点	一般穿刺侧脑室前角,定位于发际后 2~3cm,中线旁 2~2.5cm,单侧穿刺时多选择右侧
④ 消毒与铺巾	协助消毒、铺无菌洞巾
⑤ 协助穿刺	局部浸润麻醉后,辅助术者钻颅骨定向穿刺,穿刺成功后测量脑脊液压力或连接引流袋/瓶;操作过程中严格无菌操作观察病人意识、瞳孔、生命体征和肢体活动情况

6. 操作后护理

(1) 妥善固定:妥善固定引流管及引流袋/瓶,使引流袋/瓶开口高于成人侧脑室平面 10~15cm,儿童则高于侧脑室平面 5~10cm,以维持正常的颅内压。

(2) 严格无菌:严格无菌操作,按时更换敷料,正确更换引流袋/瓶。搬动病人或更换引流袋时,应先夹闭引流管,防止引流液逆流引起颅内感染。

(3) 保持通畅:防止引流管受压、折叠、扭曲、阻塞等,保持引流管通畅。

(4) 控制引流的速度及量:引流脑脊液的速度宜慢,每日引流量以不超过 500ml 为宜,减压过快可引起硬脑膜下、硬脑膜外或脑室内出血。

(5) 观察记录:观察和记录引流脑脊液的颜色、性状及量。

(6) 拔管护理:拔管前应行 CT 检查,并夹闭引流管观察 24h,无颅内压增高才能拔管。

(二) 腰椎穿刺及护理配合

腰椎穿刺是将腰椎穿刺针通过腰椎间隙刺入蛛网膜下隙,并抽取脑脊液的一种临床诊疗技术。

1. 目的　抽取脑脊液进行实验室检查;测定颅内压;向鞘内注射药物;实施临床诊断和治疗。

2. 适应证　脑血管疾病;各种中枢神经系统的炎症病变;颅内及椎管内肿瘤;脊髓病变。

3. 禁忌证　严重颅内压增高者;腰椎穿刺部位有感染或脊柱有病变者;躁动不安、不能合作或病情严重不宜搬动者;有血液系统疾病者。

4. 操作前准备

(1) 用物准备:无菌腰椎穿刺包(内含腰椎穿刺针、2ml 及 20ml 注射器、7 号注射针头、手套、洞巾、纱布)、利多卡因注射液(或普鲁卡因注射液)、消毒盘、碘伏、胶布、试管,测压装置、根据病情准备培养基。

(2) 环境准备:安静、清洁、温暖,有屏风遮挡。

(3) 病人准备:向病人介绍腰椎穿刺的目的和注意事项,取得病人和家属同意并签字,做普鲁卡因皮试,嘱病人排空大小便。

5. 操作程序　腰椎穿刺的操作步骤及要点说明见表1-6-2。

表1-6-2　腰椎穿刺的操作步骤及要点说明

步骤	要点说明
① 核对解释	查对病人信息及医嘱;向病人解释操作的目的、操作方法和配合方法
② 安置体位	病人去枕侧卧位,其背部与床沿垂直,头颈向前屈曲,屈髋抱膝,使腰椎后凸,腰椎间隙增宽利于穿刺
③ 选择穿刺点	一般选择第 3~4 腰椎间隙或 4~5 腰椎间隙

步骤	要点说明
④ 消毒与铺巾	协助消毒及铺无菌洞巾
⑤ 协助穿刺	局部浸润麻醉后,穿刺针由穿刺点刺入皮下,使针垂直于脊背平面或略向头端倾斜并缓缓刺入,当感到阻力突然降低时,针已穿过硬脊膜,再进少许即刺入蛛网膜下隙。穿刺过程中观察病人的面色、呼吸、脉搏、瞳孔等变化,询问病人有无不适。若病人出现意识不清、瞳孔散大、呼吸节律改变,应立即通知医师
⑥ 测压与留取标本	拔出针芯,可见脑脊液滴出,接上测压装置测压,或收集脑脊液标本送检
⑦ 保护针眼	拔出穿刺针,穿刺针眼无菌纱布覆盖,防止感染

6. 操作后护理 嘱病人去枕平卧6h,不能抬头,但可翻身,以防止术后头痛;保持穿刺部位纱布干燥,观察有无渗液、渗血,24h内不宜沐浴;病人出现头痛、呕吐或眩晕,可能是颅内压降低所致,应嘱病人平卧位,多饮水或静脉滴注等渗盐水。

（三）脑室引流的护理

脑室引流是经颅骨钻孔穿刺侧脑室或在开颅术中,将有数个侧孔的引流管前端放置于脑室内,末端外接无菌引流袋,将脑脊液引出体外。

1. 目的 ①抢救因脑脊液循环受阻导致的颅内压增高危象;②术后引流血性脑脊液,减轻脑膜刺激症状及蛛网膜粘连,同时可以通过引流脑脊液控制颅内压;③注入造影剂进行脑室系统的检查;或注入抗生素以治疗颅内感染;或行间断冲洗;④动态观察病情变化,监测颅内压。

2. 更换脑室引流袋/瓶的护理

（1）操作前准备

1）操作者准备:着装整齐、仪表端庄,洗手,戴帽子、口罩。

2）物品准备:治疗车、无菌引流袋、棉签、纱布、手套、胶布、治疗巾、环钳、量杯、弯盘、标签、出入量记录本、快速消毒洗手液、安尔碘消毒液等。

3）病人准备:评估病人年龄、病情、意识、心理状况及合作程度。

（2）操作程序:更换脑室引流袋/瓶的护理操作步骤及要点说明见表1-6-3。

表1-6-3 更换脑室引流袋/瓶的操作步骤及要点说明

步骤	要点说明
① 核对解释	携用物至床旁,核对床号、姓名,告知操作目的、步骤及配合技巧
② 安置体位	协助病人取平卧位
③ 评估引流管情况	评估引流管周围敷料是否清洁干燥,引流管口周围皮肤是否正常,引流液的颜色、性状及量,引流是否通畅
④ 夹闭引流管	将治疗巾铺于引流管与引流袋/瓶连接处下方,夹闭引流管
⑤ 取下引流袋/瓶	戴手套,将引流袋/瓶取下后置于污物桶内
⑥ 消毒	脱手套,用快速消毒洗手液洗手,用浸有安尔碘的消毒棉签消毒引流管口,待干
⑦ 连接引流袋/瓶	取无菌纱布,用纱布内层包裹消毒后的引流管口,连接引流袋
⑧ 妥善固定	使用布带悬吊引流袋/瓶,使其高于侧脑室平面10~15cm（成人）,松开环钳。在标签上注明引流袋更换日期和时间,贴于引流袋正面
⑨ 整理床单位	协助病人取舒适体位,整理用物
⑩ 洗手、记录	记录脑脊液颜色、性状及量

3. 脑室引流管留置期间的护理

（1）妥善固定:妥善固定引流管及引流袋/瓶,使其高于成人侧脑室平面10~15cm,儿童则高于侧脑室平面 5~10cm，以维持正常的颅内压。

（2）严格无菌：按时更换敷料，正确更换引流袋；搬动病人或更换引流袋时，应先夹闭引流管，防止引流液逆流至颅内引起感染。

（3）保持通畅：防止引流管受压、折叠、扭曲、阻塞等，保持引流管通畅。

（4）控制引流的速度及量：引流脑脊液的速度宜慢，每日引流量以不超过 500ml 为宜，减压过快可引起硬脑膜下、硬脑膜外或脑室内出血。

（5）观察记录：观察记录引流脑脊液颜色、性状及量。正常脑脊液无色透明、无沉淀。术后 1~2d 脑脊液可略呈血性，之后转为淡黄色。若脑脊液内有大量血液，颜色逐渐加深，提示脑室内出血，需紧急手术止血；若脑脊液混浊呈毛玻璃状或有絮状物，提示颅内感染。

（6）拔管护理：脑室引流管一般放置 3~4d，不宜超过 5~7d，以免发生颅内感染。拔管前应行 CT 检查，并试行抬高引流袋／瓶或夹闭引流管 24h，观察有无颅内压增高的表现。拔管前先夹闭引流管，以免管内液体逆流进入脑室引起颅内感染。拔管后观察伤口局部有无脑脊液漏，若出现脑脊液漏，应告知医师处理。

（四）腰大池引流护理

腰大池引流是在第 3~5 腰椎间隙穿刺置入一细小导管于腰大池中，导管末端接一次性输液管和无菌引流瓶，通过调速器控制脑脊液引流速度，持续缓慢引流脑脊液。

1. 目的　控制颅内压在正常范围内，减轻血性脑脊液对脑和脑膜的刺激，促进脑脊液的循环和吸收，缓解脑血管痉挛，改善脑缺血状态，减轻脑水肿，减少脑梗死的发生。

2. 适应证　用于颅内感染、蛛网膜下腔出血、脑脊液漏等疾病的治疗。

3. 禁忌证　脑疝倾向、梗阻性脑积水、局部皮肤感染者。

4. 腰大池引流管留置期间的护理

（1）妥善固定：妥善固定引流管及引流瓶，以高于侧脑室平面 10~20cm 为佳。

（2）保持通畅：避免引流管扭曲、受压、折叠、滑脱，保持引流通畅，适当控制引流速度，每日引流量以不超过 200~300ml 为宜。

（3）观察记录：观察和记录引流脑脊液颜色、性状及量。

（4）严格无菌：严格无菌操作，按时更换敷料，正确更换引流袋。搬动病人或更换引流袋时，应先夹闭引流管，防止引流液逆流颅内引起感染。

（5）拔管护理：一般腰大池引流 3~7d，最多不超过 8d；拔管前先试闭管 1~2d，期间严密观察瞳孔及生命体征；拔管后嘱病人去枕平卧 4~6h，观察背部敷料，注意穿刺处有无渗漏。

（五）硬膜外引流护理

硬膜外引流是在硬膜外置入引流管使之与颅骨内板相贴，外接引流袋引流组织液、血液及血性分泌物的同时也可以引流部分脑脊液。常规置入直径为 2mm 引流管于硬膜外，此时引流液应为血性脑脊液，调整颅内压。

1. 目的　为清除神经外科术后病人硬膜外血肿、积液、血凝块，以及预防术后产生硬膜外血肿。

2. 护理　①妥善固定导管并做好标记，注明留置日期；②密切观察引流液的颜色、性状和量；③保持引流管通畅；④严格无菌操作，引流袋与头颅平齐，每日定时更换引流袋；⑤一般术后 2~3d 拔除引流管。

（史　蕾　秦　颖）

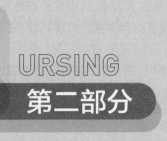

第二部分

学 习 指 导

第一章 绪 论

【重点和难点】

（一）基本概念

1. 外科疾病是指通过手术或手法修复处理才能获得最好治疗效果的疾病，包括损伤、感染、肿瘤、畸形、梗阻、功能障碍等多类疾病。

2. 外科学是研究外科疾病的演变、预防、诊断及治疗的一门科学。

3. 外科护理学是基于外科学的发展而形成的，阐述和研究对外科疾病病人进行整体护理的一门临床护理学科。

（二）外科护理学的变革趋势

1. 延续性的工作范畴 延续性护理的实施，能够为有不同照顾需求的病人在不同环境之间转移时（医院向社区或家庭、医院不同科室间）提供跨越多个照护单位的连续协调的医疗服务。要实现这一目标，护士应该具有对病人不断变化的需求做出反应的能力，并确保健康管理服务实施的正确性、适时性、连续性和一致性。

2. "以人为本"的服务观念 护理服务理念中的服务意识、护理技能、工作态度及效率、人文关怀氛围等，都是护理服务品质提升的核心要素。"以人为本"的优质护理服务观念，要求将整体护理观念深入到日常临床工作中，切实提高护理质量。

3. 多学科融合的知识架构 目前，护士角色已扩展为照顾者、决策者、沟通者、促进康复者、管理者、教育者等多元化角色，这就要求护士不仅要进一步加深原有的基础理论知识；还要不断学习新技术、新知识，以适应学科发展的需要；更要具有审慎的态度、批判性的思维，在护理实践中发现问题，并用科学的方法反复探索、回答和解决问题，从而促进护理理论、知识、技能的革新。

4. 规范、专业的护理技能 外科学的发展日趋专科化、精细化，新业务、新技术不断涌现。专科治疗飞速发展，对外科护理工作提出了更高的要求。面对新的诊断治疗方法、新的监测技术设备、新的手术方式，外科护士需不断更新知识储备，学习规范、专业的护理技能，保证外科护理与外科诊疗技术的同步飞速发展。

（三）学习外科护理学的方法与要求

1. 树立良好职业思想 不仅要学习掌握外科护理学及相关学科的基本理论、知识与技能，将其学以致用,还必须树立良好的职业思想,在全心全意为病人服务的指导思想下,在实践中运用知识、奉献爱心。

2. 应用现代护理观指导学习　在护理实践中,应始终以人为本,以现代护理理念为指导,依据以护理程序为框架的整体护理模式,收集和分析资料、评估病人现有的和潜在的护理问题,采用有效的护理措施并评价其效果。

3. 坚持理论联系实践　遵循理论与实践相结合的原则,一方面要掌握好基本理论、知识和技能,另一方面必须参加实践,将书本知识和临床护理实践灵活结合,提高发现问题、分析问题和解决问题的能力,以不断拓展自己的知识,提高业务水平。

(四) 外科护士应具备的素质

1. 高尚的道德素质　护士肩负救死扶伤、促进人类健康的神圣职责,应充分认识到护理工作的重要性,具备高尚的思想品德和无私的奉献精神,还要有崇高的护理职业道德,敬业爱岗,具备为人类健康服务的奉献精神,不怕苦,不怕累,全心全意为病人服务。

2. 扎实的业务素质　外科护士必须具备护理职业岗位所需的理论知识、过硬的专科技能、较强的工作能力,善于从实践中发现、思考、解决问题,逐步培养和不断提高科研能力,不断提升自身科学素养。

3. 突出的人文素质　外科护士在工作中要仪表文雅大方,举止端庄稳重,服装整洁美观,待人彬彬有礼,关注病人在生理、心理、社会等各方面对健康问题的反映和对护理的需求,真正做到"以人为本"。

4. 良好的身心素质　外科护士应具备健全的体魄、过硬的心理素质和应急能力、开朗的性格和饱满的精神状态,以保证有效、及时地参与抢救和护理工作,满足病人的身心护理需求。

【习题】

简答题

1. 外科护理学的变革趋势是什么?

2. 怎样学好外科护理学?

3. 外科护士应具备哪些素质?

【参考答案】

简答题

1. 延续性的工作范畴、"以人为本"的服务理念、多学科融合的知识架构和规范专业的护理技能。

2. 学习外科护理学要树立良好的职业思想,坚持以"以人为本"的现代护理观为指导,坚持理论联系实际。

3. 外科护士应具备高尚的道德素质、扎实的业务素质、突出的人文素质以及良好的身心素质。

(李乐之)

第二章　水、电解质代谢紊乱和酸碱平衡失调病人的护理

【重点和难点】

(一) 基本概念

1. 脱水　是指人体由于饮水不足或病变消耗大量水分而未能及时补充,导致细胞外液减少而引起新陈代谢障碍的一组临床综合征。

2. 等渗性脱水　又称急性脱水或混合性脱水,是指水和钠成比例丧失,细胞外液量(包括循环血量)迅速减少,但血清钠浓度和血浆渗透压仍维持在正常范围,是外科病人最常见的脱水类型。

3. 低渗性脱水　又称慢性或继发性脱水,是水和钠同时丢失,但失钠多于失水,血清钠浓度 <135mmol/L,

细胞外液呈低渗状态,伴有细胞外液量的减少。

4. **高渗性脱水** 又称原发性脱水,是水和钠同时丢失,但失水多于失钠,血清钠浓度 >150mmol/L,细胞外液呈高渗状态。

5. **水中毒** 又称高容量性低钠血症,是由于机体水分摄入量超过排出量,水分潴留体内,血清 Na^+ 浓度和血浆渗透压下降,循环血量增多。临床较为少见。

6. **低钾血症** 血清钾浓度 <3.5mmol/L。

7. **高钾血症** 血清钾浓度 >5.5mmol/L。

8. **代谢性酸中毒** 是指细胞外液 H^+ 增加和 / 或 HCO_3^- 丢失引起的 pH 下降,以血浆 HCO_3^- 原发性减少为特征,是外科临床中最常见的酸碱平衡失调类型。

9. **代谢性碱中毒** 是指细胞外液 HCO_3^- 增加和 / 或 H^+ 丢失引起的 pH 升高,以血浆 HCO_3^- 原发性增多为特征。

10. **呼吸性酸中毒** 是指因 CO_2 排出障碍或吸入过多引起的 pH 下降,以血浆 H_2CO_3 浓度原发性升高为特征。

11. **呼吸性碱中毒** 是指因肺泡通气过度引起的 $PaCO_2$ 降低、pH 升高,以血浆 H_2CO_3 浓度原发性减少为特征。

(二) 等渗性脱水

1. **病因** 常因急性体液丧失引起,丧失的体液成分与细胞外液基本相同。常见的病因有消化液的急性丧失、体液丧失于第三间隙、经皮肤丢失等。

2. **临床表现** 恶心、呕吐、厌食、少尿等症状,口唇干燥、眼窝凹陷、皮肤弹性降低,但不口渴。若短时间内体液丧失达到体重的 5%,可出现心率加快、脉搏细速、血压不稳或降低、肢端湿冷等血容量不足的表现。当体液继续丧失达体重的 6%~7% 时,休克表现明显并伴有代谢性酸中毒。大量胃液丧失所致的等渗性脱水,可并发代谢性碱中毒。

3. **处理原则** 积极治疗原发疾病和静脉补液。可选用等渗盐水或平衡盐溶液,大量输液时选用平衡盐溶液更为合理和安全。补充水分的同时注意补钾。

4. **护理措施**

(1) 维持充足的体液量:①去除病因;②补充液体:补液时应严格遵循定量、定性、定时的原则;③准确记录液体出入量;④观察疗效。

(2) 减少受伤的危险:①监测血压,血压偏低或不稳定者在改变体位时动作宜慢;②建立安全的活动模式;③加强安全防护。

(三) 低钾血症

1. **病因** ①钾摄入不足;②钾丧失过多;③细胞外钾转入细胞内。

2. **临床表现**

(1) 肌无力:为最早的临床表现。其特点为先四肢软弱无力,后累及躯干和呼吸肌。

(2) 消化道功能障碍:出现厌食、恶心、呕吐、腹胀和肠麻痹等。

(3) 心脏功能异常:主要表现为心脏节律异常和传导阻滞。

(4) 代谢性碱中毒:表现为头晕、躁动、口周及手足麻木、面部及四肢抽动、手足抽搐等。出现反常性酸性尿。

3. **处理原则**

(1) 病因治疗:寻找和去除引起低钾血症的原因。

(2) 合理补钾:常用的补钾药物为 10% 氯化钾,通常采用分次补钾,边治疗边观察的方法。

4. **护理措施**

(1) 减少钾丢失。

(2) 遵医嘱补钾。补钾时应注意:①尽量口服补钾。不能口服或病情较重者,则考虑 10% 氯化钾溶液稀释后静脉补充。严禁直接静脉注射 10% 氯化钾溶液;②补钾不宜过早;③浓度不宜过高;④速度不宜过快;⑤总量不宜过多。

(3) 病情观察:动态监测血清钾浓度。快速补钾或补钾量大时应进行持续心电监护。

(四) 高钾血症

1. 病因　①钾摄入过多;②钾排出减少;③细胞内钾转移到细胞外。

2. 临床表现

(1) 神经 - 肌肉应激性改变:很快由兴奋转为抑制,表现为神志淡漠、感觉异常、乏力、四肢软瘫、腹胀、腹泻等。

(2) 微循环障碍表现:如皮肤苍白、湿冷、青紫,低血压等。

(3) 心血管系统症状:表现为心动过缓或心律不齐,严重时可引起致死性的舒张期心搏骤停。

3. 处理原则

(1) 病因治疗:积极治疗原发疾病,改善肾功能。

(2) 禁钾:立即停用所有含有钾盐的药物,避免进食含钾量高的食物。

(3) 降低血清钾浓度:①促使 K^+ 转移入细胞内;②促使 K^+ 排泄。

(4) 对抗心律失常:10% 葡萄糖酸钙 20ml 加等量 25% 葡萄糖溶液缓慢静脉推注,必要时可重复。

4. 护理措施

(1) 恢复血清钾浓度:①指导病人停用含钾药物,避免进食含钾量高的食物;②遵医嘱用药以对抗心律失常及降低血钾水平;③透析病人做好透析护理。

(2) 并发症的护理:①严密监测病人的生命体征、血清钾及心电图改变;②一旦发生心律失常应立即通知医师,积极协助治疗。如发生心搏骤停,立即实施心肺复苏。

(3) 健康教育:告知肾功能减退或长期使用保钾利尿剂的病人,应限制含钾食物或药物的摄入,定期监测血清钾浓度。

(五) 代谢性酸中毒

1. 病因　①酸性物质产生增多,是最主要的原因;②碱性物质丢失过多;③肾脏排酸保碱功能障碍;④外源性固定酸摄入过多;⑤高钾血症。

2. 临床表现　轻者症状常被原发病掩盖,重者可有代偿性呼吸加深加快(Kussmaul 呼吸),呼出的气体有酮味。中枢神经系统呈抑制状态,病人面色潮红、心率加快、血压偏低。易发生休克、心律不齐和急性肾功能不全。

3. 处理原则　积极处理原发病,消除病因,逐步纠正代谢性酸中毒。轻症代谢性酸中毒经消除病因和适当补液后可自行纠正,常无须碱剂治疗。重症代谢性酸中毒在补液的同时应用碱剂治疗。在纠正酸中毒的过程中,容易导致低钾血症和低钙血症,应及时注意防治。

4. 护理措施

(1) 病情观察:加强对生命体征、动脉血气分析、血清电解质等指标的监测。

(2) 用药护理:①补充碱剂:常用 5% 碳酸氢钠溶液。主张分次补碱,用量宜小不宜大,首次剂量 100~250ml;速度不宜过快,以免导致高钠血症和血浆渗透压升高;防止药液渗漏。②维持钙钾平衡。

(六) 呼吸性酸中毒

1. 病因　主要因外环境 CO_2 浓度过高,或外呼吸通气障碍而致 CO_2 排出受阻引起,临床以后者多见。

2. 临床表现　病人出现胸闷、气促、呼吸困难、发绀、头痛、躁动不安等,甚至呼吸骤停。严重呼吸性酸中毒所致的高钾血症可导致心搏骤停。

3. 处理原则　积极治疗原发疾病,改善通气功能,解除呼吸道梗阻,必要时作气管插管或气管切开并使用呼吸机辅助呼吸。在通气功能未改善前慎用碳酸氢钠等可产生 CO_2 的碱性药物,以免增加 CO_2 潴留。必要时可使用不含钠的有机碱如三羟甲基氨基甲烷。

4. 护理措施

(1) 病情观察:持续监测呼吸频率、深度、呼吸肌运动情况以评估呼吸困难的程度,定期监测生命体征、动脉血气分析、血清电解质等。

(2) 改善通气:解除呼吸道梗阻,做好气管插管或气管切开的护理。

(3) 持续给氧:注意浓度不宜过高,以免减弱呼吸中枢对缺氧的敏感性而导致呼吸抑制。

(4) 用药护理:静脉输注三羟甲基氨基甲烷时速度不宜过快,否则可引起低血压及呼吸中枢抑制。

【习题】

(一) 选择题

A1/A2 题型

1. 外科病人最常见的水、钠代谢紊乱的类型是

    A. 等渗性脱水　　　B. 低渗性脱水　　　C. 高渗性脱水　　　D. 急性水中毒　　　E. 慢性水中毒

2. 等渗性脱水时病人体液变化的特点是

    A. 细胞内外液均减少　　　　　　　　　　B. 细胞内液减少,细胞外液正常

    C. 细胞外液减少,细胞内液正常　　　　　D. 细胞外液减少,细胞内液增多

    E. 细胞内液减少,细胞外液增多

3. 下列关于低渗性脱水的叙述,正确的是

    A. 又称原发性脱水　　　　B. 失水少于失钠　　　　C. 血清钠低于 150mmol/L

    D. 细胞内液处于低渗状态　　E. 常由急性的体液丧失引起

4. 高渗性脱水早期主要的临床表现是

    A. 尿量减少　　　B. 血压下降　　　C. 烦躁不安　　　D. 口渴　　　E. 神志不清

5. 急性水中毒时受损最重的内脏器官是

    A. 心　　　　B. 肝　　　　C. 肺　　　　D. 肾　　　　E. 脑

6. 低钾血症和高钾血症病人均可出现的临床表现是

    A. 心动过速　　　　　　B. 软瘫　　　　　　C. 腹胀

    D. 代谢性碱中毒　　　　E. 心电图 T 波高而尖

7. 下列属于高钾血症常见的病因是

    A. 急性肾衰竭　　　　　　B. 持续胃肠减压　　　　　C. 碱中毒

    D. 长期进食不足　　　　　E. 大量输注葡萄糖溶液 + 胰岛素

8. **不属于**低钙血症的病因是

    A. 甲状旁腺功能亢进　　　B. 急性重症胰腺炎　　　C. 消化道瘘

    D. 降钙素分泌亢进　　　　E. 维生素 D 缺乏

9. 高钙血症主要的临床表现是

    A. 恶心、呕吐　　　B. 疲乏　　　C. 肌肉抽动　　　D. 便秘、多尿　　　E. 易激动

10. 反映酸碱平衡呼吸因素的重要指标是

    A. pH　　　B. CO_2CP　　　C. PaO_2　　　D. $PaCO_2$　　　E. SB

11. 在纠正代谢性酸中毒时,应特别注意其浓度改变的电解质是

    A. 钠离子　　　B. 钾离子　　　C. 氯离子　　　D. 氢离子　　　E. 镁离子

12. 碱中毒时病人出现手足抽搐的主要原因是并发了

    A. 低钾血症　　　B. 高钠血症　　　C. 低氯血症　　　D. 低钙血症　　　E. 高镁血症

13. 呼吸性酸中毒根本的治疗措施是

    A. 解除肺不张　　　　　B. 控制肺部感染　　　　　C. 改善通气功能

    D. 应用碱性药物　　　　E. 高浓度吸氧

14. 李女士,39 岁,因急性肠梗阻频繁呕吐引起等渗性脱水,遵医嘱进行补液治疗中。其病情观察的主要内容**不包括**

A. 精神状态　　　B. 生命体征　　　C. 皮肤弹性　　　D. 口渴情况　　　E. 尿量

15. 李先生,36 岁,因大面积烧伤 6h 急诊入院。体格检查:T 36.8 ℃,P 104 次 /min,R 22 次 /min,BP 85/60mmHg。神志淡漠,腹部、四肢多处烧伤,估算烧伤面积为 34%。应首先补充的液体是

　　A. 平衡盐溶液　　　　　　B. 低分子右旋糖酐　　　　　C. 血浆

　　D. 5% 葡萄糖溶液　　　　E. 5% 碳酸氢钠

16. 张先生,22 岁,70kg,因不洁饮食后出现严重呕吐、腹泻就诊。为其制订补液计划时,估算其生理需要量为

　　A. 1 000ml　　　B. 1 500ml　　　C. 2 000ml　　　D. 2 500ml　　　E. 3 000ml

17. 朱先生,68 岁,肠梗阻术后因并发肠瘘行持续胃肠减压。自诉头晕、疲乏、心悸。体格检查:T 36.8℃,P 108 次 /min,R 22 次 /min,BP 85/60mmHg。神志清楚,皮肤弹性差,浅静脉瘪陷。辅助检查测血清钠浓度为 124mmol/L,尿比重 1.008。判断其失水类型及程度为

　　A. 轻度等渗性脱水　　　　B. 中度等渗性脱水　　　　C. 轻度低渗性脱水

　　D. 中度低渗性脱水　　　　E. 高度低渗性脱水

18. 吴先生,48 岁,消化性溃疡合并幽门梗阻病人,自诉四肢软弱无力,急测血清钾浓度为 2.6mmol/L,考虑给予补钾治疗。要求其每小时尿量至少为

　　A. 20ml　　　B. 30ml　　　C. 40ml　　　D. 50ml　　　E. 60ml

19. 王先生,36 岁,因双大腿挤压伤急诊入院,测得血清钾浓度为 6.9mmol/L,脉搏 54 次 /min,伴心律不齐。此时应立即给予的药物是

　　A. 5% 葡萄糖注射液　　　　　　　　B. 0.9% 氯化钠注射液

　　C. 10% 葡萄糖酸钙注射液　　　　　 D. 10% 葡萄糖注射液 + 胰岛素

　　E. 11.2% 乳酸钠注射液

20. 张女士,33 岁,因甲状腺功能亢进行甲状腺大部切除术,术中误切除了甲状旁腺。可能导致的并发症是

　　A. 高钾血症　　　B. 低钾血症　　　C. 高钙血症　　　D. 低钙血症　　　E. 高镁血症

21. 李先生,50 岁,因胰、十二指肠切除术后并发肠瘘住院治疗中,今晨突然出现手足抽搐、眼球震颤等表现,病人情绪激动,精神紧张。体格检查示心率快,血压升高,腱反射亢进,急查血清钙为 2.4mmol/L。考虑最可能的原因为

　　A. 低钠血症　　　B. 低钾血症　　　C. 低钙血症　　　D. 低镁血症　　　E. 低磷血症

22. 何先生,25 岁,因急性胃肠炎致等渗性脱水,医嘱静脉滴注 0.9% 生理盐水 3 000ml。该治疗措施可能引起的并发症是

　　A. 高氯性酸中毒　　　　　B. 低氯性酸中毒　　　　　C. 高氯性碱中毒

　　D. 低氯性碱中毒　　　　　E. 低钾性碱中毒

23. 孙女士,56 岁,因高位肠梗阻剧烈呕吐并发代谢性碱中毒,遵医嘱给予静脉滴注稀释盐酸溶液。下列护理措施**错误**的是

　　A. 准确配制溶液　　　　　B. 从周围静脉输入　　　　　C. 防止药液外渗

　　D. 滴注速度宜慢　　　　　E. 动态监测血气分析

24. 赵先生,20 岁,有 1 型糖尿病病史 8 年,依赖胰岛素治疗。1d 前因未按时使用胰岛素,出现食欲减退、恶心、呕吐、头痛等表现。体格检查:呼吸深快,呼气中带有烂苹果味,嗜睡。考虑该病人最可能出现的并发症是

　　A. 低血糖昏迷　　　　　　B. 酮症酸中毒　　　　　　C. 急性肾功能衰竭

　　D. 颅内压增高　　　　　　E. 高渗性非酮性昏迷

25. 胡先生,36 岁,1 年前体检发现右肾结石,未做处理。1h 前在家中突发右腰部刀割样绞痛,并向下腹部放射,因疼痛剧烈难忍,遂打 120 请求救助。救护人员在运送过程中发现病人呼吸急促,出现手足抽搐。此时最简单有效的处理措施是

A. 吸氧   B. 简易气囊辅助呼吸   C. 呼吸机辅助呼吸

D. 心肺复苏   E. 纸袋罩住病人口鼻进行深呼吸

A3/A4 题型

(1~6 题共用题干)

李先生,45 岁,体重 60kg,因食管癌进食困难 1 个月。主诉乏力,极度口渴,尿少而色深。体格检查:T 36.7℃,BP 80/50mmHg,眼窝明显凹陷,唇干舌燥,皮肤弹性差。

1. 判断该病人脱水的类型及程度是

     A. 中度等渗性脱水   B. 轻度低渗性脱水   C. 中度低渗性脱水

     D. 轻度高渗性脱水   E. 中度高渗性脱水

2. 估计该病人丢失的液体占体重的比例是

     A. 1%~3%   B. 4%~6%   C. 7%~10%   D. 11%~15%   E. 16%~20%

3. 为该病人补充液体时应首选

     A. 5% 葡萄糖盐水   B. 5% 碳酸氢钠   C. 低分子右旋糖酐

     D. 平衡盐溶液   E. 5% 葡萄糖溶液

4. 该病人第 1 个 8h 的补液量应为总量的

     A. 全部   B. 1/2   C. 1/3   D. 1/4   E. 1/5

5. 在补液同时还应密切注意观察其浓度变化的电解质是

     A. 钠离子   B. 氯离子   C. 钾离子   D. 氢离子   E. 碳酸氢根离子

6. 该病人目前主要的护理诊断 / 问题是

     A. 体液过多   B. 体液不足   C. 活动耐力下降

     D. 有皮肤完整性受损的危险   E. 有受伤的危险

(7~10 题共用题干)

汪女士,40 岁,因反复呕吐 2d 入院。主诉全身乏力,腹部隐痛。体格检查:P 110 次 /min,BP 90/60mmHg,浅静脉瘪陷。实验室检查:血红蛋白 160g/L,红细胞计数 6×10^{12}/L,血清 K^+ 3.0mmol/L,血尿素氮(BUN)7.0mmol/L。

7. 对判断脱水类型最有价值的检查项目是

     A. 尿量测定   B. 尿比重测定   C. 血清 Na^+ 测定

     D. 动脉血气分析   E. 血清 K^+ 测定

8. 对判断是否需要补充碱性液体最有价值的依据是

     A. 呼吸频率及深度   B. 血清钠浓度   C. 尿量及尿比重

     D. 血气分析结果   E. 血尿素氮浓度

9. 该病人补钾治疗过程中,与补钾原则**不相符**的是

     A. 首选口服补钾   B. 每小时尿量 >40ml

     C. 500ml 液体中加入 10% 氯化钾 20ml   D. 调整滴速 40~60 滴 /min

     E. 每日补钾 3~6g

10. 若因补钾过快病人出现心律失常,应首先给予的药物是

     A. 5% 碳酸氢钠   B. 10% 葡萄糖酸钙   C. 利尿剂

     D. 5% 葡萄糖 + 胰岛素   E. 11.2% 乳酸钠

(11~14 题共用题干)

孔先生,58 岁,幽门梗阻病人,因腹痛、腹胀、频繁呕吐 1d 入院治疗。体格检查:P 120 次 /min,BP 80/60mmHg,反应迟钝,呼吸浅慢,腱反射减弱,肢端湿冷。

11. 该病人可能出现的代谢失调是

     A. 高氯低钾性酸中毒   B. 高氯高钾性酸中毒   C. 低氯高钾性碱中毒

　　D. 低氯低钾性碱中毒　　　　　　E. 低氯高钾性酸中毒

12. 机体调节体液酸碱平衡时,作用最快速的机制是
　　A. 血液缓冲系统　　　　　　B. 肺的呼吸作用　　　　　　C. 肾调节
　　D. 细胞内外离子交换　　　　E. 抗利尿激素与醛固酮的共同作用

13. 该病人动脉血气分析的检查结果可能是
　　A. pH↓、HCO_3^-↓、$PaCO_2$↓　　　B. pH↓、HCO_3^-↑、$PaCO_2$↑　　　C. pH↑、HCO_3^-↓、$PaCO_2$↓
　　D. pH↑、HCO_3^-↑、$PaCO_2$↑　　　E. pH↓、HCO_3^-↑、$PaCO_2$↓

14. 为纠正该病人所存在的体液失调,补液时宜选用的溶液是
　　A. 5% 碳酸氢钠 + 林格液　　　　　　　　B. 5% 碳酸氢钠 +5% 葡萄糖
　　C. 乳酸钠溶液 +5% 葡萄糖　　　　　　　D. 5% 葡萄糖盐水 +10% 氯化钾
　　E. 乳酸钠溶液

(15~18 题共用题干)

　　蒋先生,72 岁,吸烟史 55 年,患慢性阻塞性肺气肿 10 年。主诉胸闷、气促伴胸痛。体格检查:BP 125/90mmHg,双肺布满哮鸣音,踝部有指压性凹陷。动脉血气分析结果:pH 7.32、$PaCO_2$ 70mmHg、HCO_3^- 24mmol/L。心电图示心动过缓、心律不齐。

15. 该病人的酸碱代谢失调的类型是
　　A. 代谢性酸中毒　　　　　　B. 代谢性碱中毒　　　　　　C. 呼吸性酸中毒
　　D. 呼吸性碱中毒　　　　　　E. 混合性酸碱平衡失调

16. 引起该病人出现心动过缓、心律不齐最可能的原因是
　　A. 高钾血症　　　　　　B. 低钾血症　　　　　　C. 高钙血症
　　D. 低钙血症　　　　　　E. 高镁血症

17. 为纠正该病人的酸碱代谢失调,最重要的处理措施是
　　A. 应用 5% 碳酸氢钠溶液　　　　　　　　B. 注射呼吸中枢兴奋剂
　　C. 给氧　　　　　　　　　　　　　　　　D. 应用抗生素控制呼吸道感染
　　E. 解除呼吸道梗阻,改善通气功能

18. 对该病人实施的护理措施中,**不正确**的是
　　A. 鼓励咳嗽、咳痰　　　　　　B. 取半卧位　　　　　　C. 高浓度持续给氧
　　D. 控制补液的速度及量　　　　E. 加强病情监测

(19~21 题共用题干)

　　肖女士,60 岁,腹部手术后禁食 5d,每天输注 10% 葡萄糖溶液 2 000ml、5% 葡萄糖盐水 1 000ml,尿量每日 2 000ml。病人自述四肢软弱无力,腹胀,恶心。体格检查:T 36.5℃,P 110 次 /min,R 20 次 /min,BP 110/70mmHg。

19. 引起病人出现四肢软弱无力最可能的原因是
　　A. 低渗性脱水　　　　　　B. 低钾血症　　　　　　C. 水中毒
　　D. 代谢性酸中毒　　　　　E. 低钙血症

20. 为明确诊断,最有价值的检查项目是
　　A. 血常规　　　　　　B. 血清电解质测定　　　　　　C. 尿常规
　　D. 动脉血气分析　　　E. 心电图

21. 该病人目前最主要的护理诊断 / 问题是
　　A. 体液不足　　　　　　B. 体液过多　　　　　　C. 活动耐力下降
　　D. 有受伤的危险　　　　E. 舒适度减弱

(22~25 题共用题干)

　　朱先生,58 岁,平素体健,因急性肠炎大量腹泻后并发代谢性酸中毒入院治疗。

22. 造成该病人出现代谢性酸中毒最主要的原因是

    A. 乳酸生成增多　　　　　　B. 酮体生成增多　　　　　　C. 肾小管性酸中毒

    D. 大量碱性消化液丧失　　　E. 大量胃液丧失

23. 代谢性酸中毒时,病人呼吸的特点为

    A. 呼吸深而快　　　B. 呼吸浅而慢　　　C. 呼吸浅促　　　D. 呼吸困难　　　E. 叹息样呼吸

24. 该病人血气分析检查最可能的结果是

    A. pH↓、HCO_3^-↓、$PaCO_2$↓　　　B. pH↓、HCO_3^-↑、$PaCO_2$↑　　　C. pH↑、HCO_3^-↓、$PaCO_2$↓

    D. pH↑、HCO_3^-↑、$PaCO_2$↑　　　E. pH↓、HCO_3^-↑、$PaCO_2$↓

25. 护士遵医嘱应用 5% 碳酸氢钠纠酸,用药过程中采取的护理措施**错误**的是

    A. 剂量宜小不宜大　　　　　　　　　B. 根据血气分析结果分次补充

    C. 首次剂量 100~250ml　　　　　　　D. 滴速宜快

    E. 注意防止药液外渗

(二) 名词解释

1. 等渗性脱水

2. 低钾血症

3. 反常性酸性尿

4. 代谢性酸中毒

(三) 简答题

1. 简述等渗性脱水的临床表现。

2. 简述补钾时应遵循的原则。

3. 简述高钾血症的处理原则。

4. 简述代谢性酸中毒的病因。

(四) 病例分析题

1. 张先生,48 岁,体重 65kg,肠梗阻术后第 3d,因肠蠕动尚未恢复,仍处于禁食状态。自诉头晕、四肢无力、尿少。体格检查:T 36.7℃,P 112 次 /min,R 22 次 /min,BP 85/55mmHg,浅静脉瘪陷。血电解质检查:血清 Na^+ 132mmol/L,血清 K^+ 3.2mmol/L。

请问:

(1) 该病人目前存在哪种类型的水电解质紊乱?

(2) 该病人目前主要的护理诊断 / 问题有哪些?

(3) 目前主要的护理措施有哪些?

2. 马先生,40 岁,因急性腹膜炎入院。主诉腹痛、烦躁不安。体格检查:T 40℃,P 116 次 /min,R 28 次 /min,BP 85/50mmHg。呼吸深快,呼气时可闻及酮味。血气分析示:pH 7.31,$PaCO_2$ 25mmHg、HCO_3^- 12mmol/L。

请问:

(1) 该病人出现了何种类型的酸碱平衡失调?

(2) 列出目前主要的护理诊断 / 问题。

(3) 目前主要的护理措施有哪些?

【参考答案】

(一) 选择题

A1/A2 题型

1. A	2. C	3. B	4. D	5. E	6. B	7. A	8. A	9. D	10. D
11. B	12. D	13. C	14. D	15. A	16. D	17. D	18. C	19. C	20. D
21. D	22. A	23. B	24. B	25. E					

A3/A4 题型

1. E	2. B	3. E	4. B	5. A	6. B	7. C	8. D	9. C	10. B
11. D	12. A	13. D	14. D	15. C	16. A	17. E	18. C	19. B	20. B
21. C	22. D	23. A	24. A	25. D					

（二）名词解释

1. 等渗性脱水又称急性脱水或混合性脱水，是指水和钠成比例丧失，细胞外液量（包括循环血量）迅速减少，但血清 Na^+ 浓度和血浆渗透压仍维持在正常范围，是外科病人最常见的脱水类型。

2. 低钾血症是指血清钾浓度 <3.5mmol/L。

3. 反常性酸性尿是指因低钾引起的碱中毒时，肾远曲小管 Na^+-K^+ 交换减少，Na^+-H^+ 交换增加，排 H^+ 增多，尿液呈酸性，故称反常性酸性尿。

4. 代谢性酸中毒是指细胞外液 H^+ 增加和 / 或 HCO_3^- 丢失引起的 pH 下降，以血浆 HCO_3^- 原发性减少为特征，是外科临床中最常见的酸碱平衡失调类型。

（三）简答题

1. 等渗性脱水的临床表现：恶心、呕吐、厌食、少尿、口唇干燥、眼窝凹陷、皮肤弹性降低，但不口渴。若在短时间内体液丧失达到体重的 5%，出现心率加快、脉搏细速、血压不稳或降低、肢端湿冷等血容量不足的表现。当体液继续丧失达体重的 6%~7% 时，休克表现明显并伴有代谢性酸中毒。大量胃液丧失所致的等渗性脱水，可并发代谢性碱中毒。

2. ①尽量口服补钾；②补钾不宜过早；③浓度不宜过高；④速度不宜过快；⑤总量不宜过多。

3. 主要的处理原则如下：①病因治疗：积极治疗原发疾病，改善肾功能。②禁钾：立即停用所有含有钾盐的药物，避免进食含钾量高的食物。③降低血清钾浓度：促使 K^+ 转移入细胞内；促使 K^+ 排泄。④对抗心律失常：10% 葡萄糖酸钙 20ml 加等量 25% 葡萄糖溶液缓慢静脉推注对抗心律失常，必要时可重复。

4. ①代谢产酸增多，是代谢性酸中毒最主要的原因，常见情况有乳酸酸中毒和酮症酸中毒；②碱性物质丢失过多；③肾脏排酸保碱功能障碍；④外源性固定酸摄入过多；⑤高钾血症。

（四）病例分析题

1. (1) 该病人目前存在的体液失调有：低渗性脱水、低钾血症。

(2) 主要的护理诊断 / 问题有：①体液不足　与水、钠摄入不足有关；②活动无耐力　与低钠、低钾有关；③有受伤的危险　与四肢软弱无力有关；④潜在并发症：心律失常、休克。

(3) 主要的护理措施：①补液，维持充足的体液量；②恢复血清钾浓度；③增加病人活动耐受力；④减少受伤的危险；⑤预防并发症。

2. (1) 代谢性酸中毒。

(2) 主要的护理诊断 / 问题如下：①疼痛　与腹痛有关；②体液不足　与腹膜炎时大量液体丢失于腹腔内有关；③体温过高　与腹腔炎症有关；④有受伤的危险　与代谢性酸中毒所致的意识障碍有关；⑤潜在并发症：高钾血症。

(3) 主要的护理措施有：①体位护理：病人取半卧位，有利于呼吸及腹腔炎症局限；②控制体温：物理或药物降温；③补液：按医嘱补液；④原发病治疗：针对原发病进行相应治疗的护理，如抗生素的使用等；⑤病情观察：密切监测腹痛的情况、生命体征、血气分析、血电解质等。

【部分习题解析】

（一）选择题

A1/A2 题型

1. A　水、钠代谢紊乱分为脱水和水中毒两类，其中脱水较为常见。根据脱水时伴有的血钠和血浆渗透压的变化，分为等渗性脱水、低渗性脱水、高渗性脱水 3 种，等渗性脱水是外科病人最常见的脱水类型。

2. C　等渗性脱水主要引起细胞外液量的减少。由于液体丧失为等渗性，细胞内、外液的渗透压并无明显变化,故细胞内液的量一般不发生改变。

3. B 低渗性脱水又称慢性或继发性脱水,是水和钠同时丢失,但失钠多于失水,血清 Na^+ 浓度 <135mmol/L,细胞外液呈低渗状态,伴有细胞外液量的减少。

4. D 轻度高渗性脱水时病人除口渴外,无其他临床表现。

5. E 急性水中毒时水分由细胞外液向细胞内液转移,可造成脑细胞肿胀和脑组织水肿。

6. B 低钾血症和高钾血症病人均可出现软瘫。

7. A 急性肾衰竭时因钾排出减少,可造成高钾血症。其余选项均为低钾血症的常见病因。

8. A 甲状旁腺功能亢进是高钙血症常见病因之一。其余选项均正确。

9. D 高钙血症主要的临床表现是便秘、多尿。

10. D pH、HCO_3^-、$PaCO_2$ 是反映酸碱平衡的 3 个基本因素,其中 HCO_3^- 反映代谢性因素,$PaCO_2$ 反映呼吸性因素。

11. B 代谢性酸中毒时因细胞内 K^+ 转移至细胞外,往往伴有高钾血症。但在酸中毒纠正后大量 K^+ 从细胞外又移回至细胞内,易引起低钾血症。故纠正代谢性酸中毒时应特别注意 K^+ 浓度改变,必要时应适当补钾。

12. D 碱中毒时因血 Ca^{2+} 减少,可因低钙血症引起手足抽搐、惊厥和神志改变。

13. C 呼吸性酸中毒根本的治疗措施是治疗原发病,改善通气功能,解除呼吸道梗阻。

14. D 等渗性脱水病人可有精神萎靡、皮肤弹性降低、脉搏细速、血压下降、尿量减少等临床表现,但不口渴。

15. A 大面积烧伤早期因大量体液渗出可致等渗性脱水,补液时首选平衡盐溶液。

16. D 每日生理需要量的简易计算方法为:体重的第 1 个 $10kg \times 100ml/(kg \cdot d)$+ 体重的第 2 个 $10kg \times 50ml/(kg \cdot d)$+ 其余体重 $\times 20ml/(kg \cdot d)$,因此,根据体重估算该病人生理需要量为 2 500ml。

17. D 该病人病因、临床表现及辅助检查支持低渗性脱水的诊断。结合临床表现及血清钠浓度(<130mmol/L),判断其程度应为中度。

18. C 补钾时应注意尿量 >40ml/h 或 >500ml/d 时方可补钾,以免钾蓄积在体内而引起高钾血症。

19. C 严重挤压伤时因细胞内钾移出至细胞外,可导致高钾血症,病人可出现窦性心动过缓、房室传导阻滞或快速性心律失常等心血管系统症状,严重时可引起致死性的心室颤动或心搏骤停。钙与钾有对抗作用,能缓解钾对心肌的毒性作用,当出现心律失常时,可用 10% 葡萄糖酸钙 20ml 加等量 25% 葡萄糖溶液缓慢静脉推注,必要时可重复。

20. D 甲状旁腺是人体的内分泌腺之一,主要功能为分泌甲状旁腺激素(PTH),以调节机体内钙、磷的代谢。甲状腺手术时若误切除甲状旁腺,则 PTH 分泌不足,可导致低钙血症。

21. D 低镁血症与低钙血症临床表现相似,均表现为神经系统和肌肉兴奋性增加。因此在排除缺钙之后应考虑是否存在镁缺乏。

22. A 0.9% 生理盐水因其 Cl^- 含量高于血清 Cl^- 含量,大量补充时有导致高氯性酸中毒的危险。

23. B 稀释盐酸溶液应经中心静脉导管缓慢滴入,严禁经外周静脉输入,以防渗漏导致皮下组织坏死。

24. B 代谢性酸中毒较典型的症状为代偿性呼吸加深加快,其中酮症酸中毒时呼出的气体有酮味,类似烂苹果味。其原因为糖尿病状态下脂肪分解代谢加速,形成过多的酮体而引起。

25. E 该病人为因剧烈疼痛、过度通气而导致的呼吸性碱中毒,用纸袋罩住口鼻进行深呼吸,可通过增加呼吸道无效腔以减少 CO_2 的呼出,简单有效。

A3/A4 题型

1. E 该病人因食管癌进食困难造成水分摄入不足,是高渗性脱水的常见病因。病人有极度口渴的临床表现,与高渗性脱水相符。结合口渴程度及临床表现,判断为中度高渗性脱水。

2. B 中度高渗性脱水时脱水量占体重的 4%~6%。

3. E 高渗性脱水时应补充非电解质溶液,常用 5% 葡萄糖溶液。

4. B 液体治疗时应遵循"先快后慢"的原则,即第 1 个 8h 补充总量的 1/2,剩余 1/2 在后 16h 内均匀输入。

5. A 高渗性脱水病人体内实际的总钠量还是减少的,因此在补液的过程中,应注意监测血清钠含量的动态变化,必要时适量补钠。

6. B 体液不足是各种类型脱水病人最主要的护理诊断/问题。

7. C 对判断脱水类型最有价值的检查项目是血清钠测定。等渗性脱水病人的水钠成比例丢失,血清钠浓度正常;低渗性脱水失钠多于失水,血清钠浓度降低;高渗性脱水失钠少于失水,血清钠浓度升高。

8. D 碱性液体常用于较严重的代谢性酸中毒的治疗。血气分析可明确判断有无酸碱平衡失调,并确定酸碱平衡失调的类型和程度。

9. C 静脉补钾时浓度不宜超过 0.3%,即 500ml 溶液中最多只能加入 10% 氯化钾 15ml(相当于氯化钾 3g)。

10. B 钙与钾有对抗作用,能缓解 K^+ 对心肌的毒性作用。

11. D 幽门梗阻病人频繁呕吐会丢失大量的胃液,其主要成分为 HCl,引起低氯性碱中毒。同时大量呕吐使钾丢失增加,可造成低钾血症。低钾时因细胞内外离子交换及经尿液排出 H^+ 增加,也可引起代谢性碱中毒。

12. A 人体主要依靠体液中存在的缓冲系统和具有调节作用的脏器来维持体内的酸碱平衡。其中作用最快速的是血液缓冲系统。

13. D 该病人为代谢性碱中毒,动脉血气分析的检查结果为 pH↑、HCO_3^-↑、$PaCO_2$↑(代偿性)。

14. D 对胃液丢失所造成的代谢性碱中毒,可输入等渗盐水或葡萄糖盐水。碱中毒常伴有低钾,因此可考虑适当补充钾。

15. C 该病人有 COPD 病史,血气分析示 pH 降低、$PaCO_2$ 明显升高,应诊断为呼吸性酸中毒。

16. A 酸中毒往往伴有高钾血症,钾对心肌有一定的抑制作用,可造成心动过缓、心律不齐。

17. E 呼吸性酸中毒根本的治疗措施是治疗原发疾病,改善通气功能,解除呼吸道梗阻。

18. C 呼吸性酸中毒病人吸氧时注意浓度不宜过高,以免减弱呼吸中枢对缺氧的敏感性从而抑制呼吸。

19. B 四肢软弱无力是低钾血症主要的临床表现,分析其原因为病人术后处于禁食状态,钾摄入不足,而补液中又未及时补充钾,造成病人出现低钾血症。

20. B 血清电解质测定可以了解血清钾浓度,做出明确诊断。

21. C 该病人主要的临床表现为四肢软弱无力,因此目前最主要的护理诊断是活动无耐力。

22. D 腹泻、胆瘘、肠瘘或胰瘘等原因导致大量碱性消化液丧失,HCO_3^- 排出过多,可造成代谢性酸中毒。

23. A 代谢性酸中毒时较典型的症状为代偿性呼吸加深加快。

24. A 该病人为代谢性酸中毒,动脉血气分析的检查结果应为 pH↓、HCO_3^-↓、$PaCO_2$↓(代偿性)。

25. D 5% 碳酸氢钠溶液为高渗性液体,静脉输入时速度不宜过快,以免导致高钠血症和血浆渗透压升高。

(孙　蓉)

第三章　外科休克病人的护理

【重点和难点】

(一) 基本概念

1. 休克　是机体有效循环血量骤减、组织灌注不足引起的以微循环障碍、细胞代谢紊乱和功能受损为特征的病理生理综合征,是严重的全身性应激反应。常见于机体受到强烈的致病因素(如大出血、创伤、烧伤、感染、过敏、心功能衰竭等)侵袭后所致。休克的本质是组织细胞氧供给不足和需求增加,休克的特征性病理变化是产生炎症介质,包括组胺、白介素、肿瘤坏死因子、干扰素等。

2. 多器官功能障碍综合征 同时或短时间内相继出现 2 个或 2 个以上的器官系统的功能障碍,称为多器官功能障碍综合征(MODS),是造成休克死亡的主要原因。

3. 低血容量性休克 因各种原因引起短时间内大量出血、体液丢失或体液积聚在第三间隙,使有效循环血量降低所致。它包括大血管破裂或脏器(肝、脾)破裂出血引起的失血性休克和各种损伤(骨折、挤压综合征)或大手术引起血液、体液丢失的创伤性休克。

4. 感染性休克 也称为内毒素性休克,是由于病原体(如细菌、真菌或病毒等)侵入人体,向血液内释放内毒素,导致循环障碍、组织灌注不良而引起的休克,是机体对宿主 - 微生物应答失衡的表现。

(二)休克概述

1. 分类 根据病因将休克分为低血容量性休克、感染性休克、心源性休克、过敏性休克、神经源性休克 5 类,其中低血容量性休克和感染性休克在外科最为常见。按休克发生的始动因素分类可分为低血容量性休克、心源性休克、心外阻塞性休克和分布性休克。按休克时的血流动力学特点分类,可分为低排高阻型休克(又称低动力型休克、冷休克,临床上最常见)和高排低阻型休克(又称高动力型休克、暖休克)。

2. 病理生理 有效循环血量锐减、组织灌注不足以及由此导致的微循环障碍、细胞代谢障碍及功能受损和重要内脏器官继发性损害是各类休克共同的病理生理基础。

3. 临床表现

(1)休克代偿期:病人精神紧张、兴奋或烦躁不安、口渴、面色苍白、四肢湿冷、脉搏加快、呼吸急促。动脉血压变化不大,但脉压缩小(<30mmHg)。尿量正常或减少(25~30ml/h)。

(2)休克失代偿期:亦称休克期。病人表情淡漠、反应迟钝,甚至出现意识模糊或昏迷。口唇、肢端发绀、四肢冰冷、脉搏细速(>120 次 /min)、呼吸浅促、血压进行性下降。严重者全身皮肤、黏膜明显发绀,四肢厥冷、脉搏微弱或扪不清、血压测不出、呼吸微弱或不规则、尿少或无尿。皮肤、黏膜出现瘀点、瘀斑,或出现鼻腔、牙龈、内脏出血,提示 DIC。出现进行性呼吸困难、烦躁、发绀,一般吸氧仍不能改善呼吸状态时,提示 ARDS。病人常因继发 MODS 而死亡。

4. 处理原则 尽早针对引起休克的原因及休克不同发展阶段采取相应的治疗措施,迅速恢复有效循环血量,增强心肌功能,恢复正常代谢,防止 MODS 发生。

5. 护理措施

(1)迅速补充血容量:①建立静脉通路:补液是纠正休克的重要措施,其中补液的种类、量和速度是关键。迅速建立 2 条以上静脉通路,大量快速补液(除心源性休克外),必要时进行中心静脉插管,并同时监测中心静脉压(CVP)。②合理补液:根据病人的临床表现、心肺功能、失血量、特别是动脉血压及 CVP 等进行综合分析,合理安排及调整补液的速度。③病情观察:定时监测病人的生命体征、意识、面色、肢端温度及色泽、CVP、尿量及尿比重等指标的变化,判断补液效果。④准确记录出入量:输液时,尤其在抢救过程中,应准确记录输入液体的种类、数量、时间、速度,并记录 24h 出入量以作为后续治疗的依据。

(2)改善组织灌注:①取休克体位;②血管活性药物的用药护理。

(3)维持有效气体交换:①保持呼吸道通畅;②改善缺氧;③监测呼吸功能。

(4)维持正常体温:①监测体温;②体温过低时应注意保暖,禁忌用热水袋或电热毯等提升体表温度;③高热时,应采取物理或药物等方法进行降温;④库存血应置于常温下复温后再输入。

(5)防治感染:①严格按照无菌技术原则进行各项护理操作;②预防肺部感染;③加强留置导尿管的护理;④保持创面或伤口清洁干燥;⑤遵医嘱合理应用有效抗生素。

(6)预防压力性损伤和意外受伤:病情允许时勤翻身;烦躁或神志不清者加床边护栏,必要时可用约束带固定四肢。

(7)监测血糖:严密监测血糖数值变化,遵医嘱应用胰岛素控制血糖。

(8) 镇静镇痛：保持安静，避免不必要的搬动，必要时给予镇静。疼痛剧烈者适当使用镇痛药。

(9) 健康教育：向病人及家属介绍疾病预防、治疗、护理及康复知识。

(三) 低血容量性休克

1. 失血性休克

(1) 病因：多见于上消化道大出血、异位妊娠破裂出血、动脉瘤破裂出血，腹部损伤引起的肝、脾破裂，胃十二指肠出血等。

(2) 处理原则：在补充血容量的同时积极处理原发疾病。对未有效控制的活动性出血引起的失血性休克，可采用限制性液体复苏。

(3) 护理措施：①补充血容量；②改善组织灌注；③维持有效气体交换；④维持正常体温；⑤防治感染；⑥预防压力性损伤和意外伤害；⑦监测血糖；⑧镇静镇痛；⑨健康教育。

2. 创伤性休克

(1) 病因：多由严重外伤引起，如大面积撕脱伤、严重烧伤、全身多发性骨折、挤压伤或大手术等。

(2) 处理原则：补充血容量及对症处理。①急救处理：优先紧急处理危及生命的情况；②补充血容量：积极补液仍是创伤性休克的首要措施；③镇静镇痛；④手术治疗：一般在血压回升或稳定后进行；⑤预防感染：尽早使用抗生素，及时控制全身炎症反应的进展恶化。

(3) 护理措施：①急救护理：保持呼吸道通畅，迅速控制明显的外出血，妥善固定受伤肢体，采取休克体位。需急诊手术者，积极做好术前准备；②心理护理；③疼痛护理。

(四) 感染性休克

1. 病因 常继发于腹腔内感染、烧伤脓毒症、泌尿系统感染等，也可由污染的手术或输液等引起。主要致病菌为革兰氏阴性杆菌，因该类细菌可释放大量内毒素而导致休克，因此，感染性休克又称为内毒素休克。

2. 临床表现 感染性休克的临床表现见表 2-3-1。

3. 处理原则 休克纠正前，着重纠正休克，同时控制感染；在休克纠正后，着重控制感染；纠正酸碱平衡失调。如有需手术治疗的原发病，则应在积极抗休克的同时及时手术，如切开减压、引流脓液等。

4. 护理措施 正确采集标本；给氧；其他护理措施参见本章中概述。

表 2-3-1 感染性休克的临床表现

临床表现	低动力型(冷休克)	高动力型(暖休克)
神志	烦躁不安或淡漠、嗜睡	清醒
皮肤色泽	苍白或发绀	淡红或潮红
皮肤温度	湿冷	温暖、干燥
毛细血管充盈时间	延长	1~2s
脉搏	细速	慢、搏动清楚
脉压	<30mmHg	>30mmHg
尿量	<25ml/h	>30ml/h

【习题】

(一) 选择题

A1/A2 型题

1. 各型休克最基本的病理生理变化是

A. 组织缺氧　　　　　　　B. 代谢改变　　　　　　　C. 血压下降

D. 重要脏器受损　　　　　E. 微循环灌流不足

2. 与休克代偿期的临床表现**不相符**的是

    A. 烦躁不安   B. 尿量减少   C. 面色苍白   D. 血压下降   E. 心率加快

3. 纠正休克所并发的轻度酸中毒,其关键措施是

    A. 及时应用大剂量抗生素   B. 过度通气   C. 改善组织灌注

    D. 利尿排酸   E. 升高血压

4. 判断休克病人血容量是否补足简单而有效的指标是

    A. 血压   B. 脉搏   C. 尿量   D. 肢体温度   E. 精神状态

5. 某休克病人测得 CVP 4cmH$_2$O,BP 80/60mmHg。正确的处理措施是

    A. 应用血管扩张药   B. 应用血管收缩药   C. 充分补充液体

    D. 纠正酸中毒   E. 应用强心药

6. 休克病人在抢救过程中若继发 ARDS,正确的处理措施是

    A. 气管插管行机械辅助通气   B. 继续吸氧并加大氧流量   C. 加快输液速度

    D. 运用血管活性药物   E. 运用大剂量糖皮质激素

7. 休克病人在补充足够液体后,血压偏低,中心静脉压正常,应给予病人的药物治疗是

    A. 强心药   B. 利尿剂   C. 血管扩张药   D. 血管收缩药   E. 大量皮质激素

8. 感染性休克主要的致病因素是

    A. 革兰氏阳性菌释放的内毒素   B. 革兰氏阴性菌释放的内毒素   C. 外周血管扩张

    D. 心脏泵血功能障碍   E. 血容量减少

9. 为休克病人行扩容治疗时,首选的液体是

    A. 5% 葡萄糖溶液   B. 10% 葡萄糖溶液   C. 平衡盐溶液

    D. 0.9% 生理盐水溶液   E. 血浆

10. 外科最常见的休克类型是

    A. 低血容量性休克和过敏性休克   B. 低血容量性休克和神经源性休克

    C. 低血容量性休克和感染性休克   D. 过敏性休克和感染性休克

    E. 心源性休克和过敏性休克

11. 休克病人使用血管扩张剂前必须具备的前提条件是

    A. 纠正酸中毒   B. 心功能正常   C. 补足血容量

    D. 先用血管收缩药   E. 先用强心药

12. 某休克病人在血容量补足之后尿量仍少、尿比重偏低,考虑可能的情况是

    A. 心功能不全   B. 肺功能不全   C. 肾功能不全   D. 肝功能不全   E. ADH 分泌过多

13. 休克病人微循环衰竭期最典型的临床表现是

    A. 表情淡漠,皮肤苍白   B. 尿量减少   C. 血压下降

    D. 脉搏增快   E. 皮肤黏膜出现瘀点、瘀斑

14. 下列休克病人的护理措施,**错误**的是

    A. 密切病情观察   B. 合理补液   C. 取休克体位

    D. 热水袋保暖   E. 维持呼吸道通畅

15. 既可用于休克的早期诊断,又有助于判断预后的实验室指标是

    A. 动脉血 pH   B. 动脉血乳酸盐   C. 动脉血乳酸脱氢酶

    D. 动脉血气分析   E. 动脉血丙酮酸盐

A3/A4 型题

(1~2 题共用题干)

李女士,50 岁,患消化道溃疡史 15 年,昨日起上腹疼痛加剧,并先后 6 次排出柏油样糊状便,每次 150ml 左右,今晨又 2 次排出柏油样糊状便 400ml,该病人面色苍白,皮肤湿冷,呼之不应而急诊入院,体格检查:病

人浅昏迷,口唇发绀,BP 60/35mmHg,P 130 次 /min,R 25 次 /min。

1. 此病人最理想的体位是

    A. 头低足高位   B. 头高足低位   C. 仰卧中凹位   D. 平卧位   E. 侧卧位

2. 此病人最基本的治疗措施是

    A. 应用血管活性药物   B. 补充血容量   C. 纠正酸中毒

    D. 应用抗生素   E. 增强心功能

(3~5 题共用题干)

刘先生,40 岁,因车祸发生脾破裂、就诊时血压 BP 60/30mmHg,脉率 120 次 /min,病人烦躁不安,皮肤苍白,四肢湿冷。

3. 在等待配血期间,静脉输液宜首选

    A. 生理盐水   B. 5% 葡萄糖液   C. 平衡盐溶液   D. 5% 碳酸氢钠   E. 5% 葡萄糖盐水

4. 提示病人进入微循环衰竭期的表现是

    A. 表情淡漠   B. 皮肤苍白   C. 尿量减少   D. 血压下降   E. 全身广泛出血

5. 医嘱为病人补充液体,以下液体既能够降低血液黏滞度又可疏通微循环的是

    A. 全血   B. 平衡盐溶液   C. 5% 葡萄糖溶液

    D. 10% 葡萄糖溶液   E. 低分子右旋糖酐

(6~8 题共用题干)

辛女士,34 岁,因车祸致双下肢挤压伤,神志尚清楚,表情淡漠,明显口渴,面色苍白,皮肤湿冷,脉率 120 次 /min,血压 80/55mmHg,中心静脉压 2cmH$_2$O,毛细血管充盈迟缓,血 pH 为 7.32。

6. 该病人循环系统的主要病理生理改变为

    A. 有效循环血量严重不足   B. 心功能不全   C. 血管通透性增加

    D. 动 - 静脉短路   E. 容量血管过度收缩

7. 对该病人进行救治,应从何时开始使用抗生素

    A. 决定手术   B. 手术后   C. 休克控制后

    D. 抢救开始时   E. 病情进一步恶化

8. 对该病人进行首要的护理措施是

    A. 迅速建立 2 条以上静脉通路   B. 吸氧   C. 遵医嘱使用血管活性药物

    D. 取休克体位   E. 使用心电监护仪

(9~13 题共用题干)

张先生,28 岁,腹部闭合性损伤 2h。体格检查:P 140 次 /min,R 36 次 /min,BP 52/40mmHg;意识模糊,口唇发绀。诊断性腹腔穿刺抽出不凝血。初步诊断为脾破裂。

9. 该病人的休克类型是

    A. 失血性休克   B. 创伤性休克   C. 感染性休克

    D. 神经源性休克   E. 过敏性休克

10. 估计该病人失血量占全身血容量的比例至少为

    A. 10%   B. 20%   C. 30%   D. 40%   E. 50%

11. 目前该病人最佳的治疗方案是

    A. 快速大量输血补液   B. 立即行剖腹探查止血术

    C. 快速输血补液的同时行剖腹探查止血术   D. 待休克纠正后再行剖腹探查止血术

    E. 应用血管收缩剂升高血压

12. 补液治疗时,对安排、调整补液速度起主要指导意义的指标是

    A. 血压和脉搏   B. 尿量和中心静脉压   C. 面色和肢端温度

    D. 血压和中心静脉压   E. 意识和血压

13. 病人体温偏低,正确的保暖措施是

    A. 电热毯加温   B. 热水袋加温   C. 空调升温   D. 电暖壶加温   E. 毛巾热敷

(14~15 题共用题干)

盛先生,40岁,因急性胆管炎入院治疗。治疗过程中发现病人神志淡漠、口唇发绀、呼吸急促。体格检查: T 39.4℃,P 142 次 /min,R 32 次 /min,BP 62/40mmHg。

14. 该病人的休克类型是

    A. 失血性休克   B. 创伤性休克   C. 神经源性休克

    D. 过敏性休克   E. 感染性休克

15. 目前该病人最佳的治疗方案是

    A. 快速大量补液纠正休克   B. 立即行手术治疗

    C. 加大抗生素用量   D. 应用大剂量糖皮质激素

    E. 积极抗休克的同时进行手术治疗

(二) 名词解释

1. 多器官功能障碍综合征

2. 休克

(三) 简答题

1. 简述休克的处理原则。

2. 简述休克病人的病情观察要点。

3. 简述如何做补液试验?

(四) 病例分析题

王先生,43 岁,因 2h 前遭遇车祸致脾破裂急诊入院。体格检查:T 36.3℃,P 116 次 /min,R 28 次 /min,BP 80/50mmHg,表情淡漠、面色苍白、四肢湿冷。腹膨隆,左上腹轻微压痛及反跳痛,腹肌紧张不明显,移动性浊音阴性。辅助检查:血常规示血红蛋白 80g/L,红细胞计数 3×10^{12}/L,白细胞计数 8×10^9/L。腹腔穿刺抽出不凝血。

请问:

1. 病人发生了哪种类型、何种程度的休克?

2. 目前的处理原则是什么?

3. 目前主要的护理措施有哪些?

【参考答案】

(一) 选择题

A1/A2 型题

1. E   2. D   3. C   4. C   5. C   6. A   7. A   8. B   9. C   10. C

11. C   12. C   13. E   14. D   15. B

A3/A4 型题

1. C   2. B   3. C   4. E   5. E   6. A   7. D   8. A   9. A   10. D

11. C   12. D   13. C   14. E   15. E

(二) 名词解释

1. 多器官功能障碍综合征   同时或短时间内相继出现 2 个或 2 个以上的器官系统的功能障碍,称为多器官功能障碍综合征,是造成休克死亡的主要原因。

2. 休克   是机体有效循环血量骤减、组织灌注不足引起的以微循环障碍、细胞代谢紊乱和功能受损为特征的病理生理综合征,是严重的全身性应激反应。常见于机体受到强烈的致病因素(如大出血、创伤、烧伤、感染、过敏、心功能衰竭等)侵袭后所致。

（三）简答题

1. 休克的处理总的原则为尽早去除病因,迅速恢复有效循环血量,纠正微循环障碍,恢复正常代谢,防止 MODS。

2. 休克病人的病情观察要点有:①定时监测病人的生命体征、意识、面色、肢端温度及色泽、CVP、尿量及尿比重等指标的变化,以判断补液效果;②若病人从烦躁转为平静、淡漠迟钝转为对答如流、口唇红润、肢体温暖、血压升高、脉压变大、CVP 正常、尿量 >30ml/h,提示血容量已基本补足,休克好转。

3. 补液试验:①取等渗盐水 250ml,于 5~10min 经静脉滴入,若血压升高而 CVP 不变,提示血容量不足;②若血压不变而 CVP 升高 3~5cmH$_2$O(0.29~0.49kPa),提示心功能不全。

（四）病例分析题

1. 该病人发生了中度低血容量性休克(失血性休克)。

2. 目前的处理原则是在补充血容量的同时积极控制出血。

3. 目前主要的护理措施是加强病情监测,合理安排补液的种类、量及速度。先快速输入平衡盐溶液,之后再输入胶体溶液,必要时补充全血。

【部分习题解析】

（一）选择题

A1/A2 型题

1. E　有效循环血量锐减、组织灌注不足以及由此导致的微循环障碍、细胞代谢障碍及功能受损重要内脏器官继发性损害是休克共同的病理生理基础。

2. D　休克代偿期收缩压正常或稍升高,舒张压增高,脉压缩小。

3. C　休克时因微循环障碍、组织灌注不足及细胞无氧酵解产生的酸性产物堆积,易导致代谢性酸中毒。轻度酸中毒在积极扩容、微循环障碍改善后即可缓解。重度休克合并严重的酸中毒且经扩容治疗效果不满意时,需用碱性药物纠正,常用 5% 碳酸氢钠,但使用碱性药物必须首先保证呼吸功能完整,否则会导致 CO$_2$ 潴留和继发呼吸性酸中毒。

4. C　尿量可以反映肾灌流的情况,也是判断容量是否补足简单而有效的指标。休克时尿量减少,若 >25ml/h、尿比重增高,提示肾血管收缩或血容量不足;若血压正常而尿量仍少且尿比重低,应考虑急性肾衰竭。当尿量维持在 30ml/h 以上时,则提示休克已好转。

5. C　中心静脉压和血压均低于正常值时,提示病人血容量严重不足,应充分补液,补液期间需密切监测 CVP,以调节输液的种类、量和速度。

6. A　ARDS 时 PaCO$_2$ 下降,即使吸氧也并不能改善,此时正确的处理措施是气管插管行机械辅助通气。

7. A　低血压的病人,测定中心静脉压,有助于鉴别心功能不全或血容量不足引起的休克,若血压偏低中心静脉压正常,提示病人有心功能不全的可能,故应使用强心药。

8. B　感染性休克的主要致病菌为革兰氏阴性菌,该类细菌可释放大量内毒素而导致休克,故又称为内毒素休克。

9. C　休克病人行扩容治疗时,首选晶体液,特别是平衡盐溶液更加符合生理需要。

10. C　根据病因将休克分为低血容量性休克、感染性休克、心源性休克、过敏性休克、神经源性休克 5 类,其中低血容量性休克和感染性休克在外科最为常见。

11. C　补充血容量是治疗休克最基本和首要的措施,血管活性药物应该在扩容补足血容量的基础之上使用,不宜单独使用,防止血压进一步降低,影响周围循环灌注。

12. C　休克病人在血容量补足之后尿量仍少、尿比重低,考虑继发急性肾功能不全。

13. E　皮肤、黏膜出现瘀点、瘀斑,或出现鼻腔、牙龈、内脏出血等,提示并发 DIC。

14. D　休克时禁忌用热水袋或电热毯等提升体表温度,以防烫伤及因局部皮肤血管扩张、组织耗氧量增加而引起重要内脏器官血流量进一步减少。

15. B 动脉血乳酸盐的正常值为 1~1.5mmol/L,反映细胞缺氧程度,可用于休克的早期诊断(>2mmol/L),也可用于判断预后。休克时间越长,细胞缺氧程度越严重,其数值也越高,提示预后越差。

A3/A4 型题

1. C 根据题干病情描述,病人处于休克状态,所以头和躯干抬高 20°~30°,下肢抬高 15°~20°,可促使膈肌下移,有利于呼吸;同时增加肢体回心血量,改善重要脏器血液供应。

2. B 补充血容量是治疗休克最基本和首要的措施,药物应该在扩容补足血容量的基础之上使用。

3. C 补充血容量是治疗休克最基本和首要的措施,一般先快速输入扩容作用迅速的晶体溶液,首选平衡盐溶液。

4. E 微循环衰竭期即随病情进一步发展,休克进入不可逆阶段。由于血液浓缩、黏稠度增加,加之酸性环境中血液处于高凝状态,红细胞与血小板发生凝集而在血管内形成大量微血栓,可发生弥散性血管内凝血(DIC)。

5. E 低分子右旋糖酐既可扩容,又可降低血液黏稠度,改善微循环。

6. A 有效循环血量锐减、组织灌注不足以及由此导致的微循环障碍、细胞代谢障碍及功能受损重要内脏器官继发性损害是休克共同的病理生理基础。

7. D 病人车祸致双下肢挤压伤,且处于休克状态,补充血容量是治疗休克最基本和首要的措施,在此基础上遵医嘱及早使用抗生素,预防感染。

8. A 病人处于休克状态,治疗休克最基本和首要的措施是快速补充血容量,因此,需迅速建立 2 条及以上的静脉通路。

9. A 该病人为腹部损伤造成的脾破裂,是由大量失血引起的失血性休克。

10. D 根据病人目前的临床表现(意识模糊、脉快、收缩压低于 70mmHg),判断为重度休克,估计失血量占全身血容量的比例应在 40% 以上。

11. C 失血性休克的处理原则为在补充血容量的同时积极控制出血。

12. D 补液治疗时,主要根据病人的临床表现、心肺功能、特别是动脉血压及 CVP 等进行综合分析,合理安排及调整补液的速度。

13. C 休克病人体温过低时应注意保暖,可采取加盖被子或调高室温等方法,禁忌用热水袋或电热毯等提升体表温度。

14. E 该病人的原发疾病为急性胆管炎,休克类型为感染性休克。

15. E 感染性休克的处理原则是休克纠正前,在纠正休克的同时控制感染;休克纠正后,重点治疗感染。

(田建丽)

第四章　外科营养支持病人的护理

【重点和难点】

(一) 基本概念

1. **营养风险** 指因营养有关因素对病人临床结局产生不利影响的风险。

2. **肠内营养** 是通过胃肠道途径为人体提供代谢所需营养素的营养支持方法。临床多经管饲提供。

3. **肠外营养** 是通过胃肠外(静脉)途径为人体代谢需要提供基本营养素的营养支持疗法。

4. **全肠外营养** 病人需要的基本营养素均经静脉途径输入、不经胃肠道摄入的营养支持方法。

（二）营养筛查 - 营养评定 - 营养干预

1. 营养筛查　是应用营养筛查工具判断病人营养相关风险的过程。营养筛查包括营养风险筛查和营养不良筛查两类。营养风险筛查工具（NRS 2002）适用于成年住院病人（18~90 岁）的营养风险筛查；营养不良通用筛查工具（MUST）适用于社区人群的营养不良筛查；微型营养评定简表（MNA-SF）适用于社区老年病人的营养不良风险筛查。

2. 营养评定　是对有营养风险的住院病人进一步了解其营养状况的过程。目的在于开具营养用药处方、评定（诊断）营养不良及实施后监测。包括血液生化检查、人体测量和人体组成测定、复合型营养评定工具等多个内容，使用时需要根据评定目的和病人特点选择。

3. 营养干预　是根据营养筛查和必要评定结果，对具有营养风险或营养不足的目标人群制订营养支持计划并实施的过程，具体包括营养咨询、膳食指导、肠内营养和肠外营养等多种形式。

（三）肠内营养的输注途径

1. 鼻胃管或鼻肠管　经鼻置喂养管进行肠内营养简单易行，是临床上使用最多的方法，适用于短期（<2~3 周）营养支持的病人。

2. 胃及空肠造瘘　经造瘘途径进行肠内营养适用于较长时间营养支持的病人，可采用手术造瘘或经皮内镜辅助胃 / 空肠造瘘。

（四）肠内营养的护理

1. 预防误吸

（1）管道护理：①选择管径适宜的喂养管；②妥善固定喂养管；③输注前确定喂养管的位置是否恰当。

（2）安置合适体位：抬高床头 30°~45° 取半卧位有助于防止营养液反流和误吸。

（3）评估胃残留量：经胃进行肠内营养时，分次推注或间歇重力滴注，每次喂养前应检查胃残留量；重症病人持续经泵输注时，应每隔 4~6h 检查胃残留量，若超过 200ml，应减慢或暂停输注，适当调整喂养量。

（4）加强观察：若病人突然出现呛咳、呼吸急促或咳出类似营养液的痰液时，疑有误吸。

2. 提高胃肠道耐受性

（1）输注环节的调控：开始时采用低浓度、低剂量、低速度，随后再逐渐增加。用肠内营养专用输注泵控制输注速度为佳。输注时保持营养液温度接近体温。

（2）防止营养液污染：配制时遵守无菌操作原则；现配现用；暂不用时置于 4℃冰箱保存，24h 内用完；每日更换输注管或专用泵管。

（3）加强观察：注意有无腹泻、腹胀、恶心、呕吐等胃肠道不耐受症状。若病人出现上述不适，查明原因，针对性采取措施。

（4）支持治疗：伴有低蛋白血症者，遵医嘱输注白蛋白或血浆等，以减轻肠黏膜组织水肿导致的腹泻。

3. 避免黏膜和皮肤损伤　经鼻置管者采用细软材质的喂养管，用油膏涂拭鼻腔黏膜起润滑作用；经肠造瘘者，保持造瘘口周围皮肤干燥、清洁。

4. 感染性并发症的护理　主要是预防和处理吸入性肺炎和急性腹膜炎。

5. 其他　包括保持喂养管通畅，代谢及效果监测及健康教育。

（五）肠外营养的输注途径

1. 经周围静脉肠外营养支持　技术操作较简单、并发症较少，适用于肠外营养时间 <2 周、部分补充营养素的病人。

2. 经中心静脉肠外营养支持　包括经锁骨下静脉或颈内静脉穿刺置管入上腔静脉途径，以及经外周置入中心静脉导管途径。适用于肠外营养时间 >10d、营养素需要量较多及营养液的渗透压较高（超过 900mOsm/L）的病人。

（六）肠外营养常见的并发症

1. 静脉导管相关并发症　分为非感染性并发症及感染性并发症两类。

（1）置管相关并发症：与静脉穿刺或留置有关，包括气胸、血管损伤、胸导管损伤、空气栓塞、导管移位、堵塞等。

（2）中心静脉导管相关感染：与输入液的污染、置管处皮肤的感染和／或其他感染部位的病菌经血行种植于留置的中心静脉导管有关。

（3）血栓性静脉炎：多发生于经周围静脉肠外营养支持。主要原因：①化学性损伤；②机械性损伤。

2. 代谢性并发症　如糖代谢紊乱、氨基酸代谢紊乱、高血脂、电解质及酸碱代谢失衡、必需脂肪酸缺乏、再喂养综合征、维生素及微量元素缺乏症等。

（1）高血糖和高渗性非酮性昏迷：较常见，与外科应激病人对葡萄糖的耐受力及利用率降低、输入葡萄糖浓度过高、速度过快有关。

（2）低血糖：外源性胰岛素用量过大或高浓度葡萄糖输入时，促使机体持续释放胰岛素，若突然停输葡萄糖后可出现低血糖。

3. 脏器功能损害

（1）肝功能异常：表现为转氨酶升高、碱性磷酸酶升高、高胆红素血症等。

（2）肠源性感染：与长期完全胃肠外营养时肠道缺少食物刺激而影响胃肠激素分泌、体内谷氨酰胺缺乏等引起肠黏膜萎缩、肠屏障功能减退、肠内细菌和内毒素移位有关。

4. 代谢性骨病　部分病人出现骨钙丢失、骨质疏松、血碱性磷酸酶增高、高钙血症、尿钙排除增加、四肢关节疼痛甚至出现骨折等表现。

（七）肠外营养病人的护理

1. 合理输注　合理安排输液顺序和控制输注速度；观察和记录病人 24h 出入量。

2. 定期监测和评价营养支持效果。

3. 并发症的护理　主要有静脉导管相关并发症、代谢性并发症、脏器功能损害、代谢性骨病的护理等。

（1）置管相关并发症的护理：①遵循静脉治疗临床实践指南规范；②妥善固定静脉导管；③严格遵守操作流程，防止空气进入血液，引发空气栓塞；④在应用不相溶的药物或液体前、后采用脉冲式冲管，确保导管畅通，如果导管堵塞不能再通，不可强行推注通管，应拔除或更换导管；⑤停止输注时采用脉冲式正压封管技术，防止回血凝固致导管堵塞。

（2）中心静脉导管相关感染的护理：①管道维护：遵守无菌原则，及时消毒和更换敷贴，每日更换输液管道；②严密观察：有无发热、寒战，局部穿刺部位有无红肿、渗出等；③规范配制和使用全肠外营养混合液（TNA）：配制过程由专人负责，在层流环境、按无菌操作技术要求进行，注意配伍禁忌，营养液现配现用，配制后的 TNA 液应在 24h 内输完。

4. 健康教育　指导相关知识、制订饮食计划。

【习题】

（一）选择题

A1/A2 型题

1. 手术、创伤、感染等应激情况下机体代谢变化的特征是

    A. 静息能量消耗降低　　　　B. 胰岛素抵抗　　　　C. 低血糖

    D. 基础代谢率降低　　　　　E. 蛋白质分解下降

2. 关于营养风险的概念，正确的理解是

    A. 有营养风险者由于营养因素导致不良临床结局的可能性大

    B. 有营养风险者容易出现营养不良

    C. 没有营养风险者不会出现不良临床结局

    D. 没有营养风险者不会出现营养不良

    E. 没有营养风险者不需要进行营养支持

3. 利用体重指数判断营养状态的标准是
　　A. <16.5kg/m² 为低体重，≥20kg/m² 为超重　　　B. <18.5kg/m² 为低体重，≥20kg/m² 为超重
　　C. <18.5kg/m² 为低体重，≥24kg/m² 为超重　　　D. <20.5kg/m² 为低体重，≥24kg/m² 为超重
　　E. <20.5kg/m² 为低体重，≥25kg/m² 为超重

4. 全肠外营养治疗时，补充氮(g)和热量(kcal)的比例一般为
　　A. 1∶10　　　　　B. 1∶50　　　　　C. 1∶150　　　　　D. 1∶200　　　　　E. 1∶300

5. 与长期肠外营养时未经胃肠道摄食有关的并发症是
　　A. 高渗性非酮性昏迷　　　　　B. 低钾血症　　　　　　　　　C. 骨质疏松
　　D. 肠源性感染　　　　　　　　E. 脂肪超载综合征

6. 长期肠外营养支持者，穿刺置管的适宜血管是
　　A. 锁骨下静脉　　　B. 大隐静脉　　　C. 颈外静脉　　　D. 足背静脉　　　E. 手背静脉

7. 有关全合一(AIO)营养液的配制，描述**错误**的是
　　A. 配制过程由专人负责　　　　　　　　　B. 在层流环境、按无菌操作技术要求进行
　　C. 加入激素可预防过敏反应　　　　　　　D. 要将各种营养素均匀混合
　　E. 暂时不用者保存于4℃冰箱内

8. 肠内营养并发症与输入速度及溶液浓度有关的是
　　A. 误吸　　　　　B. 腹胀、腹泻　　　　　C. 腹膜炎　　　　　D. 肠道细菌移位　　　E. 胆囊结石

9. 用于筛查因营养因素导致不利临床结局风险的工具是
　　A. 主观全面评定(SGA)　　　　　　　　　B. 病人参与的主观全面评定(PG-SGA)
　　C. 微型营养评定简表(MNA-SF)　　　　　D. 营养不良通用筛查工具(MUST)
　　E. 营养风险筛查工具(NRS 2002)

10. 营养诊疗的基本流程是
　　A. 营养评估 - 诊断 - 监测　　　　　　　　B. 口服 - 肠内营养 - 肠外营养
　　C. 口服 - 管饲 - 静脉　　　　　　　　　　D. 营养筛查 - 评定 - 干预
　　E. 营养咨询 - 膳食指导 - 健康教育

11. 肠外营养发生导管性脓毒症时，最有效的措施为
　　A. 应用大剂量抗生素　　　　　B. 更换营养液　　　　　　　C. 镇静、退热
　　D. 拔除导管　　　　　　　　　E. 加强清洁、换药

12. 肠外营养最严重的置管相关并发症是
　　A. 局部出血　　　B. 气胸　　　C. 空气栓塞　　　D. 损伤胸导管　　　E. 臂丛神经损伤

13. 关于肠内营养(EN)描述**不恰当**的是
　　A. EN 符合生理过程，并发症少　　　　　　B. 只要肠道有功能，尽量采取 EN 支持
　　C. 昏迷病人不能用 EN 支持　　　　　　　D. 营养液输入初始应缓慢、低浓度
　　E. 营养液的温度应接近体温

14. 肠内营养时发生误吸的原因**不包括**
　　A. 配方不合理　　　B. 体位不当　　　C. 饲管移位　　　D. 意识障碍　　　E. 胃潴留

15. 保持肠内营养喂养管通畅的最有效方法是
　　A. 妥善固定、防止扭曲　　　　　　　　　B. 做好插管长度标记，并班班交接
　　C. 只用于输注营养液，禁止注入其他药物　　D. 使用肠内营养输注泵输入营养液
　　E. 连续输注过程中每 4h 以温开水 30ml 冲洗管道

16. 王先生，20 岁，因高位小肠瘘 1d 入院。入院后经颈内静脉置管输注全胃肠外营养液，2 周后突然出现寒战、高热，无咳嗽咳痰，腹部无压痛及反跳痛，最可能的情况是
　　A. 高渗性非酮性昏迷　　　　　　B. 肺部感染　　　　　　　　C. 气胸

D. 导管性脓毒症　　　　　　　E. 导管折断

17. 李女士,56 岁,因急性重症胰腺炎入院,给予抗感染、抑制胰酶分泌、补液等治疗,但病情继续恶化,拟行手术治疗。考虑到其长期营养支持的需要,推荐合适的支持途径是

　　A. 留置鼻胃管　　　　　　B. 经皮内镜辅助胃造瘘　　　C. 经皮内镜辅助空肠造瘘

　　D. 手术中预留空肠造瘘管　　E. 手术中行胃造瘘术

18. 李先生,72 岁,胃大部切除术后,出现肠内营养不耐受,需进行肠外营养支持。考虑选择输注途径为中心静脉还是周围静脉时,最主要的决定因素是

　　A. 病人的经济条件和依从性　　　　　B. 病人的基础疾病和手术情况

　　C. 病人的血管条件　　　　　　　　　D. 肠外营养的天数和营养素需要量

　　E. 肠外营养的配方

19. 赵先生,45 岁,行家庭肠外营养支持 2 个月,随访检查发现其血清转氨酶升高,B 超提示胆囊结石形成。为防止肝脏、胆道系统进一步受损,最有效的措施是

　　A. 尽早改用肠内营养　　　B. 保肝治疗　　　　　　　C. 胆囊切除术

　　D. 排石治疗　　　　　　　E. 预防感染

20. 张女士,55 岁,胰十二指肠术后,经空肠造瘘管行肠内营养 3d,病人出现发热、腹痛、腹部压痛、反跳痛、肌紧张。有助于判断为饲管移位造成急性腹膜炎的征象是

　　A. 开始发热的时间和严重程度　　　　B. 腹痛的部位、范围和性状

　　C. 腹腔引流管引流出营养液类似液体　　D. 胃肠减压管引流液的量和性状

　　E. 有无休克等全身反应

A3/A4 型题

(1~5 题共用题干)

钱先生,68 岁,脑血管意外 1 周转入本院,消瘦、嗜睡。测量身高 170cm,体重 62kg,家属反映病人进食量如常,但近 3 个月体重下降 5kg。病人无消化道出血和肠道感染,既往除高血压外无其他疾病史。

1. 采用 NRS 2002 进行营养风险筛查,其总评分为

　　A. 1分　　　　　B. 2分　　　　　C. 3分　　　　　D. 4分　　　　　E. 5分

2. 此时对该病人的营养支持应首选

　　A. 口服流质　　　　　　　　　　　B. 置管行肠内营养

　　C. 肠外营养　　　　　　　　　　　D. 肠内营养 + 肠外营养,以肠外为主

　　E. 先治疗原发病再考虑营养支持

3. 该病人进行营养支持时首选的给予途径是

　　A. 口服　　　　　　　B. 鼻胃管或鼻肠管　　　C. 周围静脉

　　D. 中心静脉　　　　　E. PICC

4. 若该病人鼻饲期间出现呛咳、呼吸急促,提示可能的情况是

　　A. 误吸　　　　　　　B. 胃肠道不耐受　　　　C. 急性腹膜炎

　　D. 原发性加重　　　　E. 胸腔积液

5. 此时,恰当的处理措施**不包括**

　　A. 半卧位 30°　　　　　B. 鼓励咳嗽、必要时吸痰　　C. 改用鼻空肠管

　　D. 改用无乳糖配方　　　E. 评估胃内残留量

(6~8 题共用题干)

张女士,55 岁,胃癌根治术后第 1d,经鼻肠管采用重力滴注法行早期肠内营养支持,80 滴 /min。体格检查:T 37.8℃,P 82 次 /min,R 20 次 /min,BP 110/68mmHg。

6. 病人精神焦虑,主诉恶心、腹胀,考虑最可能的情况是

　　A. 麻醉后反应　　B. 不全性肠梗阻　　C. 胃肠道不耐受　　D. 误吸　　E. 急性腹膜炎

7. 有效的处理方法是

    A. 停用肠内营养,改为 TPN   B. 应用胃肠动力制剂,促进肠蠕动

    C. 应用止吐药物   D. 减慢营养液滴速,降低营养液浓度

    E. 心理支持、减轻焦虑

8. 有助于减轻其恶心、腹胀的预防措施**不包括**

    A. 输注前后使用温开水 30ml 冲洗管道   B. 半卧位、床上活动

    C. 选用无乳糖配方   D. 保持营养液合适的温度 38℃

    E. 使用肠内营养输注泵

(9~12 题共用题干)

孙先生,50 岁,Crohn 病,消瘦,近日腹泻明显,>8 次 /d。身高 170cm,体重 52kg,血清 Na^+ 125mmol/L,K^+ 3.2mmol/L,Cl^- 90mmol/L。

9. 依据 BMI,该病人目前的营养状况为

    A. 正常   B. 低体重   C. 极低体重   D. 极度消瘦   E. 无法判断

10. 考虑对该病人进行营养支持,恰当的处理是

    A. 立即全肠外营养   B. 肠内营养 + 肠外营养

    C. 先纠正电解质紊乱,再予肠外营养   D. 先纠正电解质紊乱,再予肠内营养

    E. 立即肠外营养同时纠正电解质紊乱

11. 经周围静脉给予 TNA,每日 2 000ml,数日后发现输注部位条索状红肿、触硬并疼痛。首先考虑的情况是

    A. 局部蜂窝织炎   B. 浅静脉曲张   C. 血栓性静脉炎   D. 导管性脓毒症   E. TNA 过敏

12. 输注部位条索状红肿、触硬并疼痛最可能的原因是

    A. 营养液渗透压过高   B. 营养液量过多

    C. 病人体抗力低下导致局部感染   D. 深静脉瓣膜功能不全

    E. 外周静脉循环不良

(13~15 题共用题干)

赵先生,68 岁,肠梗阻术后行 TPN,遵医嘱给予 TNA 2 000ml 周围静脉输入。约 3h 后,病人出现表情淡漠、嗜睡,随即出现昏迷。辅助检查:血糖 36.8mmol/L,血清 Na^+ 155mmol/L,血清 K^+ 4.5mmol/L,血浆渗透压 380mmol/L,尿糖(+++),尿酮(-)。此时 TNA 剩余不足 1 000ml,病人既往无糖尿病史。

13. 该病人可能发生的情况是

    A. 脑血管意外   B. 意识障碍   C. 高脂血症

    D. 高渗性非酮性昏迷   E. 酮症酸中毒

14. 出现此情况的可能原因是

    A. TNA 配制时污染   B. TNA 中电解质浓度过高

    C. TNA 中葡萄糖浓度过高、输入过快   D. 病人对 TNA 过敏

    E. 从周围静脉输入了 TNA

15. 为防止营养液变质和污染,配制后的 TNA 输注的时限为

    A. 8h   B. 10h   C. 12h   D. 24h   E. 36h

(二) 名词解释

1. 肠内营养(EN)

2. 肠外营养(PN)

3. 全肠外营养(TPN)

(三) 简答题

1. 简述肠内营养的实施途径。

2. 简述肠内营养病人预防误吸的护理措施。

3. 简述肠内营养病人提高胃肠道耐受性的措施。

4. 简述肠外营养并发症的种类。

(四) 病例分析题

1. 李先生,65岁,因"胃占位"行胃大部切除术,术后第2d,经鼻肠管重力滴注肠内营养液750ml后,病人诉腹胀明显,要求停用该营养制剂,并询问能否拔除营养管。

请问:

(1) 引起该病人腹胀的可能原因有哪些?

(2) 如何处理目前此位病人的情况? 是否需要拔除营养管?

(3) 针对病例出现的情况,反思临床护理工作中需要改进之处。

2. 王女士,58岁,因胰腺肿瘤行胰十二指肠切除术,术后经预置的空肠造瘘管进行肠内营养支持。护士巡视病房时,发现肠内营养输注泵报警,显示"堵塞"。遂取消使用输注泵,改用重力滴注。

请问:

(1) 引起输注泵"堵塞"可能的原因有哪些?

(2) 如何处理和排除故障?

(3) 该护士的处理是否正确? 为什么?

【参考答案】

(一) 选择题

A1/A2 型题

1. B   2. A   3. C   4. C   5. D   6. A   7. C   8. B   9. E   10. D

11. D   12. C   13. C   14. A   15. E   16. D   17. D   18. D   19. A   20. C

A3/A4 型题

1. C   2. B   3. B   4. A   5. D   6. C   7. D   8. A   9. C   10. C

11. C   12. A   13. D   14. C   15. D

(二) 名词解释

1. 肠内营养是通过胃肠道途径为人体提供代谢所需营养素的营养支持方法。

2. 肠外营养是通过胃肠外(静脉)途径为人体代谢需要提供基本营养素的营养支持疗法。

3. 全肠外营养是病人需要的基本营养素均经静脉途径输入、不经胃肠道摄入的营养支持方法。

(三) 简答题

1. 肠内营养的实施途径:①鼻胃管或鼻肠管:是临床上使用最多的方法,适用于短时间(<2~3周)营养支持的病人;②胃及空肠造瘘:经造瘘途径进行肠内营养适用于较长时间营养支持的病人,可采用手术造瘘或经皮内镜辅助胃/空肠造瘘。

2. 预防误吸的护理措施:①管道护理:选择直径较细的鼻饲管,妥善固定喂养管,输注前确定喂养管的位置是否恰当;②安置合适体位:无特殊体位禁忌、进行肠内营养时,抬高床头30°~45°,喂养结束后宜保持半卧位30~60min;③评估胃残留量:经胃进行肠内营养时,分次推注或间歇重力滴注,每次喂养前应检查胃残留量;重症病人持续经泵输注时,应每隔4~6h检查胃残留量;④加强观察:若病人突然出现呛咳、呼吸急促或咳出类似营养液的痰液时,疑有误吸可能。

3. 提高胃肠道耐受性的护理措施:①输注环节的调控:开始时采用低浓度、低剂量、低速度,根据个体耐受情况逐渐增加,应用肠内营养专用输注泵控制输注速度;②防止营养液污染:现配现用,配制过程中应避免污染;配制的肠内营养制剂常温保存不宜超过4h,暂不用时置于4℃冰箱保存,24h内用完,每日更换输注管或专用泵管;③加强观察:应每4~6h评估病人肠内营养耐受性情况,注意有无腹痛、腹胀、腹泻、恶心、呕吐等胃肠道不耐受症状;④支持治疗:伴有低蛋白血症者,遵医嘱给予白蛋白或血浆等,以减轻肠黏膜组织水肿导致的腹泻。

4. 肠外营养并发症的种类：①静脉导管相关并发症分为非感染性并发症及感染性并发症两类，置管相关并发症属于非感染性并发症，感染性并发症有中心静脉导管相关感染及血栓性静脉炎；②代谢性并发症 如糖代谢紊乱、氨基酸代谢紊乱、高血脂、电解质及酸碱代谢失衡、必需脂肪酸缺乏、再喂养综合征、维生素及微元素缺乏症等；③脏器功能损害有肝功能异常及肠源性感染；④代谢性骨病见于部分长期肠外营养病人。

（四）病例分析题

1. （1）可能原因有：①病人术后本身胃肠功能减弱；②术后第 2d 肠内营养 750ml，营养液的量可能超过病人的耐受剂量；③重力滴注营养液，速度不均匀、过快；④其他可能原因，如营养液温度、配方不合理等。

（2）目前处理包括减慢输注速度，减少营养液的量，应用肠内营养泵和恒温加热器，检查配方是否适宜，鼓励病人床上活动等，经过上述调整，多数病人可以耐受，继续进行 EN 支持。暂时不考虑拔管。

（3）需要改进之处：规范肠内营养实施过程，做好输注环节的调控，更新必要的设备，做好病人的健康教育。

2. （1）可能原因有：①营养管道扭曲折叠；②管道受压；③管腔内堵塞；④营养管头端位置不当、移位或紧贴肠壁等。

（2）查看营养管道各连接部件有无折叠，整个输注管道有无扭曲或受压，略微松动营养管位置，用注射器抽吸、查看管腔是否通畅，根据抽出液 pH 判断是否在肠腔。

（3）该护士的处理不恰当。首先，没有针对故障原因评估并处理引起"堵塞"的因素，即使重力滴注开始时可能顺利，之后仍会出现不滴。其次，重力滴注的速度不均匀、无法精确控制，增加了病人不耐受的发生。重力滴注的最大隐患是安全问题，容易和静脉用药混淆。所以，肠内营养时推荐使用规范的营养输注泵和专用泵管，悬挂肠内营养醒目标识，确保病人安全。

【部分习题解析】

（一）选择题

A1/A2 型题

1. B 手术、创伤、感染等应激情况下机体代谢变化有别于单纯饥饿时的代谢变化，应激时静息能量消耗增加，血糖增高伴胰岛素抵抗，蛋白质分解加速。

2. A 营养风险的概念内涵与临床结局紧密相关，强调因营养因素出现临床并发症的风险，而不仅仅是出现营养不良的风险。

3. C 成人 BMI 的正常参考值为 $18.5kg/m^2 \leqslant BMI < 24kg/m^2$，$< 18.5kg/m^2$ 为消瘦，$\geqslant 24kg/m^2$ 为超重，所以 C 正确。

4. C 脂肪与碳水化合物提供非蛋白质热量，蛋白质作为人体合成代谢原料，热氮比为（125~150kcal）：1g。

5. D 长期肠外营养、禁食时肠内缺乏食物刺激、胃肠道激素分泌受抑制、肠黏膜萎缩、屏障功能受损引起肠内细菌及内毒素移位，引起肠源性感染。

6. A 长期肠外营养支持者宜选择中心静脉途径的肠外营养，如经锁骨下静脉或颈内静脉穿刺置管入上腔静脉。

7. C 全合一（AIO）营养液应规范配制，不得加入抗生素、激素、升压药等，故 C 是错误的，其他选项均是规范配制的要求。

8. B 肠内营养输注过快、浓度过高等均可引起不耐受症状，引起并发症如腹胀、腹泻等，故 B 是正确答案；而误吸多发生于高龄、胃排空障碍等高风险者经胃途径肠内营养时，腹膜炎多见于空肠造瘘管移位，D、E 多见于长期肠外营养支持者。

9. E 目前只有 NRS 2002 筛查的是与营养因素相关的导致不利临床结局的风险，MUST 和 MNA-SF 是筛查的发生营养不良的风险,SGA、PG-SGA 均属于营养量表化评定工具。

10. D 美国、欧洲和中国肠外肠内营养学分会对于规范化营养诊疗的基本步骤认知一致,即营养筛查 - 营养评定 - 营养干预 3 个基本步骤,故 D 为正确答案。

11. D 肠外营养时,当病人突然有原因不明的寒战高热,导管穿出皮肤处发红或有渗出时应考虑存在导管脓毒症,立即留取培养标本、更换液体等,明确的导管性脓毒症,应拔除中心静脉导管,导管端送培养。

12. C 肠外营养支持时,与置管相关的并发症很多,选项中的 C 空气栓塞可导致病人死亡,后果最为严重。

13. C 昏迷病人只要胃肠道有功能,没有严重腹泻、肠梗阻等禁忌证,可以经管饲进行肠内营养。

14. A 经鼻胃或胃造瘘途径肠内营养时,若存在胃排空迟缓、咳嗽和呕吐反射受损、意识障碍或饲管移位、体位不当等因素,可导致营养液反流,发生误吸而引起吸入性肺炎。

15. E 题中选项均为肠内营养时的护理措施,而连续输注过程中每 4h 以温开水 30ml 冲洗管道是保持喂养管通畅的最有效方法。

16. D 该病人经颈内静脉置管输注全胃肠外营养液,突然有原因不明的寒战、高热,首先应考虑存在导管性脓毒症。

17. D 急性重症胰腺炎营养支持的适宜途径是经空肠进行,该病人拟行手术治疗,考虑到其术后恢复及较长时间的营养支持时间,推荐手术中预留空肠造瘘管,以便术后进行 EN。

18. D 周围静脉肠外营养适用于肠外营养支持时间不长(<2 周)、能量需要量不高的病人,中心静脉肠外营养支持主要用于肠外营养支持时间较长(>10d)、营养素需要量较多以致营养液的渗透压较高的病人,故 D 为正确答案。

19. A 长期 TPN,非生理的食物代谢过程,肠道缺少食物刺激,可导致肝功能异常、胆汁淤积、胆囊内胆泥和结石形成,尽早改用肠内营养是其最有效的治疗措施。

20. C 经造瘘管进行肠内营养时,若病人突然出现腹痛等腹膜炎表现、造瘘管周围有类似营养液渗出或腹腔引流管引流出类似液体,应怀疑饲管移位致营养液进入游离腹腔,而导致急性腹膜炎。

A3/A4 型题

1. C 病人疾病为脑血管意外评 2 分,近 3 个月内体重下降大于 5% 评 1 分,故总评分为 3 分。

2. B 病人脑血管意外 1 周,意识不清,NRS 2002 评分 3 分,有营养支持指征,无肠内营养禁忌证,宜首选肠内营养支持方式。

3. B 该病人意识不清,口服途径不仅不安全也无法保证营养支持的量,置管管饲是目前的可行途径。

4. A 经胃途径肠内营养时,对于神志不清、胃排空迟缓、老年人等易发生误吸反流,病人出现呛咳、呼吸急促等表现。

5. D 有效预防和处理误吸的措施包括半卧位、评估胃内残留量、改用鼻肠管输注途径、鼓励咳嗽、必要时吸痰。

6. C 该病人术后第 1d,生命体征在正常范围,肠内营养 80 滴 /min,速度过快,极易引起胃肠道不耐受,最常见的表现为恶心、腹胀。

7. D 针对该病人减慢营养液滴速、降低营养液浓度是有效的处理,胃肠动力药物和止吐药物只是对症处理。目前情况下,停用肠内营养不是恰当的处理。

8. A 输注前后使用温开水 30ml 冲洗管道可以保持喂养管通畅,而题中其他措施可以预防恶心、腹胀等胃肠道反应。

9. B 该病人 BMI 约为 18kg/m², <18.5kg/m² 为低体重。

10. C 病人存在电解质紊乱,应予首先纠正;病人有明显腹泻,目前不适宜肠内营养。故应先纠正电解质紊乱,再予肠外营养支持。

11. C 血栓性静脉炎是周围静脉进行肠外营养支持时最常见的并发症,病人局部表现为条索状、红肿、触痛,符合静脉炎特点。

12. A 引起血栓性静脉炎的原因有化学性损伤和机械性损伤,该病人可能是化学性原因,输入的高渗营养液不能得到有效稀释,导致血管内皮受损。本例中静脉穿刺针或留置的导管对血管壁的碰触刺激引起的机械性损伤也是可能原因,但是题目选项中未提及。

13. D 应激病人对葡萄糖的耐受力及利用率降低,若输入葡萄糖浓度过高、速度过快,超过病人代谢利用葡萄糖的速率,就会出现高血糖,持续发展导致高渗性非酮性昏迷,本例中 3h 左右输入了 1 000ml TNA,病人既往无糖尿病史,各项指标检查符合高渗性非酮性昏迷特点。

14. C TPN 输注不当可发生糖代谢紊乱,为适应人体代谢能力并充分利用输入的营养液,TNA 输注每小时不超过 200ml,并保持连续性,不应突然大幅度改变输液速度。而本例中 TNA 中输入过快,短时间内输入葡萄糖浓度过高。

15. D TNA 现配现用,配制后应在 24h 内输完。

(许 勤)

第五章 手术室管理和工作

【重点和难点】

（一）基本概念

1. 洁净手术室 是指采用空气净化技术,使手术室内细菌浓度控制在一定范围,空气洁净度达到一定级别。

2. 外科手消毒 是指外科手术前医护人员用流动水和洗手液揉搓冲洗双手、前臂至上臂下 1/3,再用手消毒剂清除或者杀灭手部、前臂至上臂下 1/3 暂居菌和减少常居菌的过程。

3. 手术隔离技术 在无菌操作原则的基础上,外科手术过程中采取的一系列隔离措施,将肿瘤细胞、种植细胞、污染源、感染源等与正常组织隔离,以防止或减少肿瘤细胞、种植细胞、污染源、感染源的脱落、种植和播散的技术。

（二）不同级别手术间的洁净要求及适用范围

根据空气的清洁度和细菌浓度可将手术间分为 4 个级别。

1. 特别洁净手术间（Ⅰ级） 假体植入,某些大型器官移植、手术部位感染可直接危及生命及生活质量等手术。

2. 标准洁净手术间（Ⅱ级） 涉及深部组织及生命主要器官的大型手术。

3. 一般洁净手术间（Ⅲ级） 其他外科手术。

4. 准洁净手术间（Ⅳ级） 感染和重度污染手术。

（三）手术室环境净化和消毒方法

空气在进入手术室之前要经过初、中、高效 3 级过滤器。净化空气的气流方式分为乱流、水平层流和垂直层流 3 种形式。每日手术前 1h 开启净化空调系统持续净化,直至手术结束后手术间恢复洁净级别再关闭。每日手术结束后应及时对手术间进行清洁及消毒处理。

（四）手术室护士的职责要求

1. 器械护士 主要职责是负责手术全过程所需器械、物品和敷料的供给,配合医师完成手术。其他工作还包括术前访视和术前准备。

2. 巡回护士 主要任务是做好手术准备,对病人实施整体护理,执行术中医嘱,配合手术台下的各项工作。工作范围是在无菌区外。

（五）手术室安全管理

手术安全是手术室工作的核心内容之一。手术室应建立健全各项安全管理制度,与各临床科室加强联系,密切合作,以病人为中心,保证病人围术期各项工作顺利进行。包括遵守手术室各制度,如手术安全核查制度、手术物品清点制度、手术标本管理制度等。

（六）手术室物品消毒

手术过程中使用的所有器械和物品都必须经过严格灭菌处理，以防伤口感染。灭菌的方法很多，最常用的是高压蒸汽灭菌法，多用于耐高温、耐湿的物品。其他方法有环氧乙烷灭菌法、过氧化氢低温等离子灭菌法、低温甲醛蒸汽灭菌法、干热灭菌法等。

1. 布单类　布单类均采用高压蒸汽灭菌，保存时间在夏季为 7d、冬季为 10~14d，过期应重新灭菌。经环氧乙烷低温灭菌的密封包装纸及塑料袋，灭菌后的有效期可保持半年到 1 年。

2. 敷料类　各种敷料制作后包成小包，经高压蒸汽灭菌或根据临床需要制作成小包后用纸塑双层包装，采用射线灭菌。

3. 器械类　手术器械多用不锈钢制成，常规使用多酶溶液浸泡刷洗，用流水冲净再消毒、干燥。洗净后的器械干燥后用水溶性润滑剂保护，分类打包后高压蒸汽灭菌。特殊器械可根据制作材料选用不同的灭菌方法，其中低温等离子灭菌是手术腔镜器械灭菌的主要方案。

（七）手术病人的准备

1. 一般准备　护士在术前应对手术病人进行访视，了解病人的一般情况，回答病人及家属有关手术的问题。病人应在手术前提前送入手术室，护士按照手术安排表仔细核对病人，确保手术部位正确，携带药品和各项物品无误，做好麻醉和手术前的各项准备工作。同时，加强心理护理，减轻病人焦虑与恐惧。

2. 手术体位准备　巡回护士根据病人的手术部位，调整手术床或利用体位垫、体位架、固定带等物品安置合适的手术体位。其要求是：①最大限度保证病人的舒适与安全；②充分暴露手术野，避免不必要的裸露；③不影响呼吸、循环功能，不影响麻醉医师观察和监测；④妥善固定，避免血管及神经受压、肌肉扭伤、压力性损伤等并发症。

（八）手术人员的准备

1. 一般准备　手术人员应保持身体清洁，进入手术室时，先要换穿手术衣裤和手术室专用鞋，自身衣服不得外露。戴好口罩、手术帽，头发、口鼻不外露。剪短指甲，并去除甲缘下的积垢。手臂皮肤有破损或化脓性感染时，不能参加手术。

2. 外科手消毒　外科手术前医护人员用流动水和洗手液揉搓冲洗双手、前臂至上臂下 1/3，再用手消毒剂清除或者杀灭手部、前臂至上臂下 1/3 暂居菌和减少常居菌的过程。

3. 穿无菌手术衣。

4. 戴无菌手套。

（九）常用手术体位及适用范围

1. 仰卧位　适用于甲状腺、颈前路术、全麻扁桃体摘除、胸部、腹部、下肢等手术。

2. 侧卧位　适用于胸、腰部及肾等手术。

3. 俯卧位　适用于颅后窝、颈椎后路、脊柱后入路、背部、骶尾部、痔等手术。

4. 膀胱截石位　适用于肛门、尿道、会阴部、经腹会阴联合切口、阴道手术、膀胱镜检查等。

（十）手术中的无菌操作原则

手术中的无菌操作原则包括明确无菌范围、保持无菌物品的无菌状态、保护皮肤切口、正确传递物品和调换位置、减少空气污染。

（十一）恶性肿瘤手术隔离技术的基本原则

1. 肿瘤的不可挤压原则。

2. 锐性解剖原则。

3. 隔离肿瘤原则。

4. 整块切除原则。

5. 减少术中扩散机会原则。

6. 减少癌细胞污染原则。

【习题】

（一）选择题

A1/A2 型题

1. 手术人员进行外科手消毒后，手臂应保持的姿势是
    A. 手臂向前伸   B. 手臂自然下垂   C. 胸前拱手姿势
    D. 双手放置背后   E. 交叉双手抱于胸前

2. 麻醉开始前，进行手术安全核查的医务人员包括
    A. 巡回护士、器械护士、手术医师   B. 手术医师、器械护士、麻醉医师
    C. 手术医师、巡回护士、麻醉医师   D. 巡回护士、器械护士、麻醉医师
    E. 手术室护士、麻醉医师、手术医师

3. 手术过程中清点核对器械、敷料的时间是
    A. 手术完毕后
    B. 手术进行中
    C. 手术开始前
    D. 开始缝合皮肤前
    E. 手术开始前、关闭体腔前、关闭体腔后及缝合皮肤后

4. 穿无菌手术衣，戴无菌手套后，无菌区的范围包括
    A. 腰部以上及双上肢   B. 肩以下、腰以上及双上肢
    C. 整个胸、腹、背部和双上肢   D. 腰部以上的前胸、后背及双上肢
    E. 肩以下、腰以上前胸部及双上肢

5. 手术区皮肤消毒的范围包括切口周围至少
    A. 5cm   B. 10cm   C. 15cm   D. 20cm   E. 25cm

6. 冬季，布类物品经高压蒸汽灭菌后，一般可保留
    A. 3d   B. 1周   C. 2周   D. 3周   E. 4d

7. 切开空腔脏器前，用纱布垫保护周围组织的目的是**避免**
    A. 污染   B. 术后腹胀   C. 水分蒸发过多
    D. 损伤周围组织   E. 切除范围过多

8. 安置手术体位的要求**不正确**的是
    A. 最大限度保证病人的舒适与安全
    B. 最大限度方便医师操作，舒适度可不考虑
    C. 充分暴露手术野，避免不必要的裸露
    D. 不影响呼吸、循环功能，不影响麻醉医师观察和监测
    E. 妥善固定，避免血管及神经受压、肌肉扭伤、压力性损伤等并发症

9. 感染伤口或肛门会阴部皮肤消毒的方法正确的是
    A. 由内向外涂擦   B. 消毒范围在切口周围 10cm
    C. 用纱布尽可能多蘸取药液擦拭   D. 延长切口时可不必扩大消毒范围
    E. 若接触伤口或肛门周围的药液纱布，不可返回消毒

10. 婴儿、面部、会阴部的皮肤和口腔黏膜可选用的消毒液是
    A. 75% 乙醇   B. 2.5% 碘伏   C. 含氯消毒剂
    D. 0.75% 吡咯烷酮碘   E. 500mg/L 有效氯消毒液

11. 备用无菌桌（连台手术），应用双层无菌巾加盖，有效期是
    A. 2h   B. 3h   C. 4h   D. 6h   E. 12h

12. 手术者穿好无菌手术衣、戴好无菌手套后,手术未开始,双手应置
    A. 胸前　　　　　　　　　B. 腹前　　　　　　　　　C. 夹在腋下
    D. 双手下垂　　　　　　　E. 双手放在背后

13. 手术隔离技术的基本原则**不包括**
    A. 整块切除原则　　　　　B. 钝性解剖原则　　　　　C. 隔离肿瘤原则
    D. 减少癌细胞污染原则　　E. 肿瘤的不可挤压原则

14. 器械护士的职责**不包括**
    A. 管理器械台　　　　　　B. 正确传递器械　　　　　C. 整理手术器械
    D. 安置手术体位　　　　　E. 连接电刀、吸引器等

15. 手术区铺盖无菌布单的正确方法是
    A. 开腹手术的术野区至少铺单 2 层　　　　B. 无菌巾铺下后不可由内向外再移动
    C. 无菌单下垂手术台边缘至少 10cm　　　　D. 无菌巾先铺相对不洁区或操作者的对侧
    E. 术中手术巾单湿透时,应尽快结束手术

16. 在皮肤切开及缝合前,再次消毒切口及其周围皮肤时应用
    A. 3% 碘酊　　B. 2.5% 碘酊　　C. 75% 乙醇　　D. 10% 碘伏　　E. 0.1% 新洁尔灭

17. 应用最普遍、效果最可靠的灭菌方法是
    A. 煮沸法　　B. 紫外线照射法　　C. 消毒剂浸泡法　　D. 消毒剂熏蒸法　　E. 高压蒸汽灭菌法

18. 某病人拟行"腹腔镜下直肠前切除术",其手术体位应安置于
    A. 半坐位　　B. 侧卧位　　C. 平卧位　　D. 半侧卧位　　E. 膀胱截石位

19. 某医师在手术过程中不慎用戴着手套的手接触了肿瘤组织,正确的做法是
    A. 更换手套　　　　　　　B. 更换手术者　　　　　　C. 用 5% 碘伏擦拭
    D. 用 75% 乙醇消毒　　　　E. 重新洗手更换手套

A3/A4 型题

(1~3 题共用题干)

李先生,50 岁,拟行食管癌根治术,护士甲为其巡回护士,护士乙为其器械护士。

1. 应为病人安置的体位是
    A. 俯卧位　　B. 侧卧位　　C. 半坐卧位　　D. 膀胱截石位　　E. 水平仰卧位

2. 护士甲在手术前的工作内容包括
    A. 接病人　　　　　　　　B. 术前访视　　　　　　　C. 整理器械桌
    D. 洗手戴无菌手套　　　　E. 协助医师铺手术单

3. 护士乙在手术过程中的职责**不包括**
    A. 随时调整灯光　　　　　B. 清洗手术器械　　　　　C. 保持器械桌整洁
    D. 随时清理缝线残端　　　E. 保留手术中采集的标本

(4~6 题共用题干)

张女士,30 岁,因甲亢拟行"甲状腺大部切除术"。

4. 为该病人安置手术体位的人员是
    A. 麻醉医师　　B. 手术者　　C. 第一助手　　D. 器械护士　　E. 巡回护士

5. 该病人安置手术体位的时间是
    A. 麻醉前　　B. 麻醉后　　C. 核对病历后　　D. 手术者洗手后　　E. 第一助手洗手后

6. 该病人的手术体位应该是
    A. 俯卧位　　B. 侧卧位　　C. 半坐卧位　　D. 半侧卧位　　E. 头后仰位

(7~11 题共用题干)

实习医师小张到手术室实习,跟随带教老师进入手术室,熟悉手术室无菌操作技术。

7. 小张洗手前准备内容**不妥**的是

    A. 修剪指甲   B. 戴好手术帽和口罩   C. 洗手衣下摆扎入裤腰内

    D. 除去饰物,但未摘项链   E. 换上手术室专用鞋,进入更衣室更衣

8. 小张在洗手过程中正确的操作是

    A. 浸泡消毒后,再用无菌小毛巾擦干

    B. 指尖向下,用清水冲洗手臂上的肥皂水

    C. 每侧手臂用一块无菌小毛巾从肘部至指尖擦干

    D. 用流动水和洗手液揉搓冲洗双手、前臂至上臂下 1/3

    E. 每侧手臂分成手腕、手臂两区域,左、右侧手臂交替刷洗

9. 小张做好手臂消毒后,她能够进入的区域是

    A. 手术间   B. 器械室   C. 恢复室   D. 敷料室   E. 值班室

10. 小张为病人进行皮肤消毒,其范围包括切口周围

    A. 5~10cm   B. 10~15cm   C. 15~20cm   D. 20~25cm   E. 25~30cm

11. 小张为病人消毒皮肤的操作**不正确**的是

    A. 换消毒钳再消毒一次

    B. 供皮区可用 75% 乙醇消毒 2~3 次

    C. 用浸透 0.5% 碘伏的纱球涂擦第一遍

    D. 腹部手术,以切口为中心向四周涂擦

    E. 消毒、铺巾完毕,重新用肥皂水刷手

(12~16 题共用题干)

某结肠癌病人,拟行结肠癌根治术。

12. 此类手术宜安排的洁净手术室的级别是

    A. 普通手术室   B. Ⅱ级标准洁净手术室   C. Ⅰ级特别洁净手术室

    D. Ⅳ级准洁净手术室   E. Ⅲ级一般洁净手术室

13. 手术进行中,器械护士与巡回护士的共同职责是

    A. 维持输液通畅   B. 随时调节灯光   C. 传递手术器械

    D. 协助手术者铺巾   E. 清点缝针和纱布

14. 手术切开肠管时应

    A. 抗生素撒于肠道   B. 手术者更换手套   C. 更换手术台无菌巾

    D. 盐水纱布擦拭胃肠道   E. 用纱布垫遮盖保护周围组织

15. 下列**违反**手术中无菌原则的操作是

    A. 器械桌应保持清洁干燥   B. 若手套破损应立即更换

    C. 手术床边缘以下的布单不可接触   D. 手术人员调换位置时,应背对背调换

    E. 下坠超过手术床边缘以下的敷料及缝线等若未污染可取回使用

16. 手术结束后,下列做法正确的是

    A. 由巡回护士处理手术后器械   B. 腹腔镜器械处理后垂直悬挂

    C. 用于污染手术后的器械须焚烧处理   D. 由巡回护士将标本登记并送检

    E. 器械去除血渍、油垢后用灭菌水冲净即可

(二) 名词解释

1. 外科手消毒

2. 手术隔离技术

(三) 简答题

1. 简述手术安全核查内容及流程。

2. 简述特殊感染后手术间的清洁和消毒方法。

3. 简述手术隔离技术的术中配合要求。

4. 简述安置手术体位的注意事项。

【参考答案】

(一) 选择题

A1/A2 型题

1. C　　2. C　　3. E　　4. E　　5. C　　6. C　　7. A　　8. B　　9. E　　10. D

11. C　　12. A　　13. B　　14. D　　15. D　　16. C　　17. E　　18. E　　19. E

A3/A4 型题

1. B　　2. A　　3. A　　4. E　　5. B　　6. E　　7. D　　8. D　　9. A　　10. C

11. E　　12. E　　13. E　　14. E　　15. B　　16. B

(二) 名词解释

1. 外科手消毒是指外科手术前医护人员用流动水和洗手液揉搓冲洗双手、前臂至上臂下 1/3,再用手消毒剂清除或者杀灭手部、前臂至上臂下 1/3 暂居菌和减少常居菌的过程。

2. 手术隔离技术是指在无菌操作原则的基础上,外科手术过程中采取的一系列隔离措施,将肿瘤细胞、种植细胞、污染源、感染源等与正常组织隔离,以防止或减少肿瘤细胞、种植细胞、污染源、感染源的脱落、种植和播散的技术。

(三) 简答题

1. ①麻醉实施前:核对病人身份(姓名、性别、年龄、病案号)、手术方式、知情同意情况、手术部位与标识、麻醉安全检查、皮肤是否完整、术野皮肤准备、静脉通道建立情况、病人过敏史、抗生素皮试结果、术前备血情况、假体、体内植入物、影像学资料等内容。②手术开始前:核查病人身份、手术方式、手术部位与标识,并确认风险预警等内容。手术物品准备情况的核查由手术室护士执行并向手术医师和麻醉医师报告。③病人离开手术室前:核查病人身份、实际手术方式,术中用药、输血的核查,清点手术用物,确认手术标本,检查皮肤完整性、动静脉通路、引流管,确认病人去向等内容。

2. 特殊感染手术后用 1 000mg/L 有效氯消毒液进行地面及房间物品的擦拭。HBsAg 阳性者,尤其是 HBeAg 阳性的病人手术时,建议使用一次性物品,术后手术间空气用 $1g/m^3$ 过氧乙酸熏蒸消毒,密闭 30min。

3. ①被污染的器械、敷料应放在隔离区域,注意避免污染其他物品,禁止再使用于正常组织;②切除部位断端应用纱布垫保护,避免污染周围;③术中吸引应保持通畅,随时吸除外流内容物,吸引器头不可污染其他部位,根据需要及时更换吸引器头;④擦拭器械的湿纱布只能用于擦拭隔离器械;⑤洗手护士的手不能直接接触污染隔离"源"(隔离器械、隔离区域、隔离组织);⑥预防切口种植或污染的措施即取出标本建议用取物袋,防止标本与切口接触,取下的标本放入专用容器;⑦标本取出后立即撤下隔离区域物品,包括擦拭器械的湿纱布;⑧用未被污染的容器盛装冲洗液彻底冲洗手术野;⑨更换被污染的手套、器械、敷料等,切口周围加盖无菌单重置无菌区域。

4. ①最大限度保证病人的舒适与安全;②充分暴露术野,便于医师操作,同时避免不必要的裸露;③不影响呼吸、循环功能,不影响麻醉师观察和监测;④皮肤受压最小;⑤不过度牵拉肌肉、骨骼;⑥不压迫外周神经。

【部分习题解析】

(一) 选择题

A1/A2 型题

1. C　手臂刷洗消毒后,为避免接触未消毒物品,手臂应在胸前,保持拱手姿势。

2. C　麻醉开始前由巡回护士、麻醉医师、手术医师共同完成手术安全核查。

3. E 手术过程中的清点核对是避免器械和敷料遗漏入体腔、创面的重要手段,在手术开始前、准备关体腔前、关体腔后以及缝合皮肤后进行。

4. E 无菌范围为肩以下、腰以上的胸前、双手和前臂。

5. C 手术区皮肤消毒范围一般包括切口周围 15~20cm 的区域,如有延长切口的可能,应扩大消毒范围。

6. C 布类用品均采用高压蒸汽灭菌,灭菌后保存时间,夏季为 7d,冬季为 10~14d,过期应重新灭菌。

7. A 切开空腔脏器前,先用纱布垫保护周围组织,并随时吸除外流的内容物,被污染的器械和其他物品应放在污染器械的盘内,避免与其他器械接触,污染的缝针及持针器应在等渗盐水中刷洗。完成全部沾染步骤后,手术人员应用无菌用水冲洗或更换无菌手套,尽量减少污染的机会。

8. B 安置手术体位的要求是:①最大限度保证病人的舒适与安全;②充分暴露手术野,避免不必要的裸露;③不影响呼吸、循环功能,不影响麻醉医师观察和监测;④妥善固定,避免血管及神经受压、肌肉扭伤、压力性损伤等并发症。

9. E 一般皮肤消毒应由手术中心区域开始向四周涂擦,感染伤口或肛门会阴部皮肤消毒应由外向内涂擦。消毒中用药液不可过多,以免造成皮肤损伤;已接触消毒范围边缘或污染部位的药液纱布,不能回擦;消毒者的手臂不能接触病人,消毒后要再次刷手。

10. D 对婴儿、面部皮肤、口腔、肛门、外生殖器等部位,可选择刺激性小、作用持久的 0.75% 吡咯烷酮碘消毒。

11. C 若为备用无菌桌,应该用双层无菌巾盖好,有效期为 4h。

12. A 穿好无菌手术衣、戴好无菌手套后,无菌范围为肩以下、腰以上的胸前、双手、前臂,故双手应放在胸前。

13. B 肿瘤手术隔离技术的原则是:肿瘤的不可挤压原则、锐性解剖原则、隔离肿瘤原则、整块切除原则、减少术中扩散机会原则、减少癌细胞污染原则。

14. D 安置手术体位是巡回护士的职责。

15. D 手术区铺无菌治疗巾的顺序是先下后上、先对侧再近侧。已铺好的治疗巾不可随意移动,如需移动只能向切口外移动;术区周围要有 4~6 层无菌布单覆盖,外周最少 2 层,无菌单下垂应超过桌面下 35cm;手套、手术衣及手术用物(如无菌巾、布单)如疑有污染、破损、浸湿时,应立即更换。

16. C 术前手术区粘贴无菌塑料薄膜。做皮肤切口或缝合皮肤前,需用 75% 乙醇再涂擦消毒皮肤一次。

17. E 手术用物消毒灭菌方法有高压蒸汽灭菌法、煮沸灭菌法、火烧法等灭菌方法,消毒液浸泡、气体熏蒸等,其中,高压蒸汽灭菌法最常用,效果最可靠。

18. E 腹腔镜下直肠前切除术应安置膀胱截石位。

19. E 根据手术隔离技术,污染的手套破损应立即更换。

A3/A4 型题

1. B 半侧卧位适用于胸腹联合手术,食管癌根治术时安置于此体位。

2. A 护士甲为其巡回护士,主要任务是做好手术准备,对病人实施整体护理,执行术中医嘱,配合手术台下的各项工作。因此术前工作内容包括接送病人。

3. A 护士乙为器械护士,工作范围局限于无菌区内,因此调整灯光不是其职责。

4. E 巡回护士是给病人安置手术体位的主要人员。

5. B 麻醉时会要求病人处于一定体位,麻醉后,才需要安置手术体位。

6. E 头后仰位适用于甲状腺、颈前路术、全麻扁桃体摘除等手术。

7. D 进入手术室时,先要换穿手术衣裤和手术室专用鞋,自身衣服不得外露。戴好口罩、手术帽,剪短指甲,为避免术中出现饰物滑落,也应摘除项链。

8. D 刷手分为手尖到手腕、手腕到肘部以及肘上臂,适当分区刷洗,以免遗漏;洗刷完后,手指朝上肘朝下用自来水冲洗;用无菌巾从手至上臂将水擦干;浸泡消毒后,保持拱手姿势待干;洗手用流动水和洗手液揉搓冲洗双手、前臂至上臂下 1/3。

9. A 做好手臂消毒后,不能进入准洁净区或非洁净区。

10. C 手术区皮肤消毒范围一般包括切口周围 15~20cm 的区域。

11. E 消毒、铺巾完成后,用 0.5% 的碘附涂擦双手即可,无须再次刷手。

12. E 根据空气的清洁度和细菌浓度可将手术间分为 4 个级别。一般洁净手术间(Ⅲ级)适用于胸外科、泌尿外科、妇产科、耳鼻喉科、普外科的非Ⅰ类切口的手术。

13. E 器械护士手术主要职责是负责手术全过程所需器械、物品和敷料的供给,配合医师完成手术。巡回护士主要任务是做好手术准备,对病人实施整体护理,执行术中医嘱,配合手术台下的各项工作。两人共同承担清点缝针和纱布职责。

14. E 切开空腔脏器前,先用纱布垫保护周围组织,减少污染的机会。

15. E 无菌桌仅桌缘平面以上属于无菌,凡下坠超过手术床边缘以下的器械、敷料、皮管及缝线等一概不可取回再用。

16. B 手术后由器械护士处理器械,用洗涤剂溶液浸泡擦洗,去除血渍、油垢,再用流水冲净,将污染手术器械浸泡于消毒液中进行处理,锐利手术器械、不耐热手术用品或各类导管可采用化学灭菌法处理。

（王国蓉）

第六章 麻醉病人的护理

【重点和难点】

(一) 基本概念

1. 麻醉 是指应用药物或其他方法使病人的整体或局部暂时失去感觉,以达到无痛的目的,为手术治疗或者其他诊疗提供条件。

2. 全身麻醉 简称全麻,指麻醉药经呼吸道吸入或静脉、肌内注射进入体内,产生中枢神经系统抑制,病人表现为神志消失、全身痛觉丧失、遗忘、反射抑制和一定程度的肌肉松弛。

3. 吸入麻醉 系将挥发性麻醉剂或气体经呼吸道吸入肺内,再经肺泡毛细血管吸收进入血液循环,到达中枢神经系统,产生全身麻醉的方法。

4. 静脉麻醉 系将麻醉药经静脉注射进入体内,通过血液循环作用于中枢神经系统而产生全身麻醉的方法。

5. 局部麻醉 简称局麻,指将局部麻醉药应用于身体局部,暂时阻断某些周围神经的冲动,使这些神经所支配的区域产生麻醉作用,病人局部无痛而神志清醒。

6. 椎管内麻醉 是将局部麻醉药物注入椎管内的某一腔隙,使部分脊神经的传导功能发生可逆性阻滞的麻醉方法。

7. 蛛网膜下隙阻滞 又称腰麻,是将局麻药注入蛛网膜下腔,阻断部分脊神经的传导功能而引起相应支配区域痛觉暂时消失的麻醉方法。

8. 硬脊膜外隙阻滞 又称硬膜外麻醉或硬膜外阻滞,是将局麻药注入硬脊膜外间隙,阻滞部分脊神经的传导功能,使其支配区域的感觉和/或运动功能消失的麻醉方法。

9. 复合麻醉 是合并或配合使用不同药物和/或方法施行麻醉的方法。

(二) 麻醉前常用药物及用药目的

1. 镇静催眠药 常用巴比妥类、苯二氮䓬类药物,目的是镇静、催眠、抗焦虑,预防局麻药的毒性反应。

2. 镇痛药 常用吗啡、哌替啶。目的是镇静及镇痛作用,减少麻醉药用量。作为辅助用药,减轻内脏牵拉反应。

3. 抗胆碱能药　常用阿托品、东莨菪碱,目的是抑制腺体分泌,减少呼吸道和口腔分泌物,解除平滑肌痉挛和迷走神经兴奋对心脏的抑制作用。

4. 抗组胺药　常用的有异丙嗪,目的是解除平滑肌和血管痉挛、镇静、抗呕吐、抗心律失常等。

（三）局部麻醉的毒性反应

1. 原因　用药过量、局麻药误注入血管内、注射部位血液供应丰富或局麻药中未加入血管收缩药、病人全身情况差等对局麻药耐受能力降低等。

2. 表现　以中枢神经系统和心血管系统表现最为常见。

3. 预防　①一次用药量不超过限量;②避免药物直接注入静脉;③根据病人具体情况或用药部位酌减剂量;④如无禁忌,药液内加入少量肾上腺素;⑤用地西泮或巴比妥类药物作为麻醉前用药等。

4. 处理　立即停药,尽早给氧、补液,维持呼吸、循环稳定。有呼吸抑制或停止、严重低血压、心律失常或心搏骤停者,应给予呼吸循环支持。

（四）蛛网膜下隙麻醉的主要并发症

1. 术中呼吸抑制　常见于胸段脊神经阻滞,表现为肋间肌麻痹、胸式呼吸减弱、潮气量减少、咳嗽无力,甚至发绀。应谨慎用药,术中吸氧,维持循环,紧急时行气管插管、人工呼吸。

2. 术后头痛

(1) 原因:主要为腰椎穿刺时刺破硬脊膜和蛛网膜,致使脑脊液流失,颅内压下降,颅内血管扩张刺激所致。

(2) 表现:常出现于术后 1~3d,位于枕部、顶部或颞部,呈搏动性。抬头或坐起时加重。

(3) 预防:麻醉时采用细穿刺针,避免反复穿刺,缩小针刺裂孔;保证围术期输入足量液体;术后常规去枕平卧 6~8h。

(4) 处理:出现头痛者应卧床休息,可服用镇痛或安定类药物,用腹带捆绑腹部,严重者可于硬膜外腔注入生理盐水或 5% 葡萄糖液等,必要时采用硬膜外充填疗法。

（五）硬脊膜外隙阻滞的主要并发症

1. 全脊椎麻醉

(1) 原因:局麻药全部或部分注入蛛网膜下腔,使全部脊神经被阻滞。

(2) 表现:注药后病人迅速出现呼吸困难、血压下降、意识改变,甚至呼吸、心跳停止。

(3) 预防:①严格遵守操作规程;②注药前先回抽有无脑脊液;③注射时先用试验剂量,确定未入蛛网膜下隙后方可继续给药。

(4) 处理:①立即停药;②行面罩正压通气,必要时行气管插管维持呼吸;③加快输液速度,遵医嘱给予升压药,维持循环功能。

2. 硬膜外血肿

(1) 原因:硬膜外穿刺和置管时损伤血管所致,血肿压迫脊髓可并发截瘫。

(2) 表现:剧烈背痛,进行性脊髓压迫症状,伴肌无力、尿潴留、括约肌功能障碍,直至完全截瘫。

(3) 处理:应尽早行硬膜外穿刺抽除血液,必要时切开椎板,清除血肿。

（六）全身麻醉的主要并发症

1. 呼吸道梗阻

(1) 上呼吸道梗阻

1) 原因:机械性梗阻常见,如舌后坠、口腔分泌物阻塞、异物阻塞、喉头水肿、喉痉挛等。

2) 表现:不全梗阻表现为呼吸困难并有鼾声;完全梗阻时有鼻翼扇动和三凹征。

3) 处理:迅速将下颌托起,放入口咽或鼻咽通气管,清除咽喉部分泌物和异物。喉头水肿者,给予糖皮质激素,严重者行气管切开。喉痉挛者,应解除诱因、加压给氧,无效时静脉注射琥珀胆碱,经面罩给氧,维持通气,必要时气管插管。

（2）下呼吸道梗阻

1）原因：常为气管导管扭折、导管斜面过长而紧贴在气管壁上、分泌物或呕吐物误吸、支气管痉挛等所致。

2）表现：轻者出现肺部啰音，重者出现呼吸困难、潮气量减低、气道阻力增高、发绀、心率加快、血压下降。

3）处理：一旦发现，立即报告医师并协助处理。

2. 低血压

（1）原因：主要有麻醉过深、失血过多、过敏反应、肾上腺皮质功能低下、术中牵拉内脏等。

（2）表现：麻醉期间收缩压下降超过基础值的30%或绝对值低于80mmHg。长时间严重低血压可致重要器官低灌注，并发代谢性酸中毒等。

（3）处理：首先减浅麻醉，补充血容量，彻底外科止血，必要时暂停手术操作，给予血管收缩药，待麻醉深度调整适宜、血压平稳后再继续手术。

3. 高血压

（1）原因：除原发性高血压者外，多与麻醉浅、镇痛药用量不足、未能及时控制手术刺激引起的应激反应有关。

（2）表现：麻醉期间收缩压高于160mmHg或收缩压高于基础值的30%。

（3）处理：有高血压病史者，应在全麻诱导前静脉注射芬太尼，以减轻气管插管引起的心血管反应。术中根据手术刺激程度调节麻醉深度，必要时行控制性降压。

4. 心律失常

（1）原因：因麻醉过浅、心肺疾病、麻醉药对心脏起搏系统的抑制、麻醉和手术造成的全身缺氧、心肌缺血而诱发。

（2）表现：以窦性心动过速和房性期前收缩多见。

（3）处理：保持麻醉深度适宜，维持血流动力学稳定，维持心肌氧供需平衡，处理相关诱因。

（七）麻醉期监护

1. 呼吸功能的监护　主要监测指标有呼吸、皮肤黏膜、SpO_2、动脉血气分析等。

2. 循环功能的监护　主要监测指标有血压、脉搏、CVP、PCWP、CO、尿量和失血量，心电图等。

3. 其他　全身情况、体温的监测等。

（八）麻醉恢复期的监护

1. 病情观察　常规监测生命体征、SpO_2和心电图。

2. 维护呼吸功能　常规给氧；保持呼吸道通畅，注意病人呼吸幅度，皮肤、口唇色泽及周围毛细血管床的反应，及时清除病人口咽部分泌物。禁食、禁饮，去枕平卧，头转向一侧，也可取侧卧位。

3. 维持循环功能稳定　应严密监测血压变化。

4. 维持体温　做好对全麻后病人体温的观察和相应的护理。

5. 其他监护　注意保暖，防止烫伤；保持静脉输液及各种引流管的通畅，记录苏醒期用药及引流量。严密观察有无术后出血情况，协助做某些项目的监测并记录，保护病人安全。

6. 根据麻醉恢复情况确定转出麻醉恢复室时机。

7. 安全转送　在转运前应补足容量，轻柔、缓慢地搬动病人。转送过程中确保静脉、动脉、气管中等各种管道的妥善固定，防止脱出。有呕吐可能者应将其头侧倾。全麻未醒状态下病人应在人工呼吸状态下转送。

【习题】

（一）选择题

A1/A2 型题

1. 李先生，37岁，局麻下行腹壁肿块切除术，局部药注射后约5min，出现面色潮红、恶心、视物模糊、血压上升和烦躁不安。首先应考虑其出现了

A. 过度紧张　　B. 高血压危象　　C. 低血糖反应　　D. 药物过敏反应　E. 局麻药毒性反应

2. 全麻病人术前准备中,预防其发生术中误吸的最主要措施是
   A. 禁食禁饮　　　B. 留置胃管　　　C. 灌肠　　　D. 应用阿托品　　　E. 应用胃动力药

3. 章女士,28 岁,腰麻下行剖宫产术后,护士嘱其去枕平卧,主要目的是
   A. 预防低血压　　　B. 预防头痛　　　C. 防止误吸　　　D. 减轻疼痛　　　E. 减少出血

4. 全麻病人麻醉未清醒前最重要的护理措施是
   A. 监测血压变化　　　　　　B. 观察呼吸状况　　　　　　C. 保持输液通畅
   D. 观察伤口情况　　　　　　E. 避免坠床

5. 王先生,35 岁,硬脊膜外隙麻醉病人,手术过程中突然出现意识不清、血压降低、呼吸急促,并迅速出现昏迷、呼吸心跳停止。应考虑病人出现了
   A. 大出血　　　B. 脊髓神经损伤　　　C. 全脊椎麻醉　　　D. 过敏反应　　　E. 毒性反应

6. 段先生,30 岁,全麻术后出现呼吸急促,呼吸有鼾声,继而出现鼻翼扇动、三凹征,应首先考虑
   A. 呕吐物误吸　　　B. 舌后坠　　　C. 气管导管扭曲　　　D. 低氧血症　　　E. 肺不张

7. 硬膜外麻醉术后让病人平卧的主要目的是
   A. 预防血压波动　　　　　　B. 预防头痛发生　　　　　　C. 防止呕吐窒息
   D. 预防硬膜外血肿　　　　　E. 减轻切口张力

8. 术前访视中,访视人员介绍麻醉前用药目的的指导内容**不妥**的是
   A. 术前镇静　　　　　　　　　　B. 预防或减轻局麻药的毒性反应
   C. 增强麻醉效果　　　　　　　　D. 有利于全麻后能尽快苏醒
   E. 提高痛阈,减少麻醉药用量

9. 全身麻醉最严重的并发症是
   A. 窒息　　　B. 呼吸道梗阻　　　C. 心搏停止　　　D. 低血压　　　E. 低氧血症

10. 为了减少呼吸道分泌物,麻醉前用药应给病人使用
    A. 安定　　　B. 吗啡　　　C. 哌替啶　　　D. 阿托品　　　E. 苯巴比妥钠

11. 局部麻醉时,可以预防病人出现局麻药毒性反应的措施是
    A. 一次性给足药量　　　　　　B. 药物直接注入血管
    C. 对体弱病人应增加药量　　　D. 避免麻醉药注射在血流丰富处
    E. 普鲁卡因中加入大量肾上腺素

12. 以下关于蛛网膜下隙麻醉后头痛的叙述,正确的是
    A. 原因是术中出血多所致　　　　　　B. 症状多不能自行缓解
    C. 常发生在术后病人第一次抬头或起床活动时　　　D. 因脑脊液外漏致颅内压增高
    E. 一般持续时间在 1 周以上

13. 预防腰麻术后头痛的主要措施为
    A. 心理疏导　　　B. 头部保暖　　　C. 服用镇痛药　　　D. 保持环境安静　　　E. 去枕平卧 6~8h

14. 硬膜外麻醉最严重的并发症是
    A. 低血压　　　　　　　　　　B. 局麻药毒副反应　　　　　　C. 全脊椎麻醉
    D. 呼吸抑制　　　　　　　　　E. 硬膜外血肿

15. 对腰麻平面调节影响最小的因素是
    A. 穿刺间隙高低　　　　　　　B. 病人体位　　　　　　　　　C. 药物剂量
    D. 注药速度　　　　　　　　　E. 针尖斜面方向

16. 张女士,50 岁,因子宫肌瘤在腰麻下行子宫肌瘤切除术,麻醉过程中出现胸闷,继而心慌、烦躁、恶心、呕吐、血压进行性下降,随后出现呼吸困难、心动过缓。应首先考虑为
    A. 注药速度过快　　　B. 药物剂量过大　　　C. 麻醉平面过高
    D. 药物中毒反应　　　E. 药物过敏反应

17. 一般择期手术病人在手术前 2h 不可饮用的是

    A. 清茶　　　　　B. 无果肉的果汁　C. 苏打水　　　　　D. 纯咖啡　　　　　E. 啤酒

18. 择期手术病人术前对于易消化固体食物至少要求禁食

    A. 2h　　　　　　B. 4h　　　　　　C. 6h　　　　　　D. 8h　　　　　　E. 10h

19. 适用于年老体弱和危重病人的静脉麻醉药是

    A. 氯胺酮　　　　B. 依托咪酯　　　C. 丙泊酚　　　　　D. 咪达唑仑　　　　E. 右旋美托咪定

20. 使用新斯的明**不能**拮抗但可增加肌松作用的药物是

    A. 琥珀胆碱　　　B. 筒箭毒碱　　　C. 维库溴铵　　　　D. 罗库溴铵　　　　E. 顺式阿曲库铵

A3/A4 型题

(1~5 题共用题干)

刘女士,29 岁,平时身体健康,无药物过敏史。局麻下行乳房脓肿切开引流术。局部注入利多卡因 300mg 加肾上腺素后约 6min,病人突然出现眩晕、寒战、四肢抽搐,继而呼吸减慢、血压下降、心率缓慢。

1. 病人最可能出现了

    A. 全脊椎麻醉　　　　　　B. 局麻药毒性反应　　　　C. 脑血管意外

    D. 局麻药过敏反应　　　　E. 呼吸抑制

2. 出现这一并发症最可能的原因是

    A. 一次性用药量过大　　　B. 药物吸收速度过快　　　C. 注药部位血供丰富

    D. 局麻药误入血管　　　　E. 病人对麻醉药耐受性差

3. 避免该病人出现上述并发症的措施是

    A. 控制药物剂量　　　　　B. 减慢注药速度　　　　　C. 降低药物浓度

    D. 注药前回抽　　　　　　E. 提高病人的耐受能力

4. 为控制该病人的抽搐和惊厥,可选用的药物是

    A. 地西泮　　　　B. 异丙嗪　　　　C. 氯胺酮　　　　D. 哌替啶　　　　E. 硫喷妥钠

5. 为纠正病人心率缓慢,可选用的药物是

    A. 阿托品　　　　B. 麻黄碱　　　　C. 氯胺酮　　　　D. 异丙嗪　　　　E. 硫喷妥钠

(6~8 题共用题干)

何女士,50 岁,在全麻下行"乳癌根治术"。术后入麻醉复苏室。约 20min 开始出现呼吸急促,有鼾声,之后出现鼻翼扇动、三凹征。测 T 37.5℃,P 102 次/min,R 28 次/min,BP 150/90mmHg。

6. 首先考虑病人并发

    A. 上呼吸道梗阻　B. 低氧血症　　　C. 通气量不足　　D. 下呼吸道梗阻　E. 误吸

7. 出现上述并发症的原因**不包括**

    A. 口腔分泌物过多　　　　B. 气管导管贴壁　　　　　C. 舌后坠

    D. 喉头水肿　　　　　　　E. 口腔异物

8. 首先应采取的处理方法是

    A. 清理口腔分泌物　　　　B. 调整气管导管位置　　　C. 抬起下颌

    D. 增大氧流量　　　　　　E. 通知医师

(9~15 题共用题干)

王先生,70 岁,急诊行"颅内血肿清除术",拔除气管插管后转入麻醉复苏室。呼之能应,T 37.5℃,P 112 次/min,R 22 次/min,BP 130/90mmHg,SpO_2 99%。2h 后病人突然呕吐大量胃内容物,并出现呼吸急促,烦躁不安,口唇轻度发绀,P 128 次/min,R 28 次/min,BP 108/76mmHg,SpO_2 86%。肺部有明显湿啰音。血气分析示 PaO_2 68mmHg,$PaCO_2$ 43mmHg。

9. 该病人出现的并发症为

    A. 窒息　　　　　B. 上呼吸道梗阻　C. 肺炎　　　　　D. 下呼吸道梗阻　E. 急性肺水肿

10. 出现该并发症最可能的原因是
    A. 气管导管扭折　　　　　B. 喉头水肿　　　　　　C. 口腔分泌物误吸
    D. 舌后坠　　　　　　　　E. 呕吐物误吸
11. 目前首要的处理措施是
    A. 加大氧流量　　　　　　B. 机械通气　　　　　　C. 气管切开
    D. 防止口咽通气道　　　　E. 清除口腔内呕吐物
12. 以下处理方法**不妥**的是
    A. 平卧,头偏向一侧　　　B. 改半坐卧位　　　　　C. 加大氧浓度
    D. 定时听诊肺部呼吸音　　E. 口腔吸引
13. 1h 后,病人出现呼吸困难,口唇明显发绀,R 36 次 /min,SpO$_2$ 72%,PaO$_2$ 55mmHg,PaCO$_2$ 52mmHg。该病人发生了
    A. 高碳酸血症　　B. 低氧血症　　C. 呼吸衰竭　　D. 急性肺水肿　　E. 心功能不全
14. 针对上述情况,最佳的处理方法是
    A. 面罩吸氧　　　　　　　B. 放置口咽通气道　　　C. 控制补液速度
    D. 气管插管机械通气　　　E. 气管切开机械通气
15. 该病人最有可能继发的其他并发症是
    A. 喉头水肿　　B. 支气管炎　　C. 坠积性肺炎　　D. 肺气肿　　E. 气管炎

(二) 名词解释

1. 全身麻醉

2. 局部麻醉

3. 硬脊膜外隙阻滞

4. 椎管内麻醉

(三) 简答题

1. 简述腰麻后头痛的原因及临床表现。

2. 简述局麻药毒性反应的发生原因。

3. 简述麻醉前用药的目的。

4. 列举全麻术后出现呼吸道梗阻的原因。

【参考答案】

(一) 选择题

A1/A2 型题

1. E　　2. A　　3. B　　4. B　　5. C　　6. B　　7. A　　8. D　　9. C　　10. D
11. D　　12. C　　13. E　　14. C　　15. E　　16. C　　17. E　　18. C　　19. B　　20. A

A3/A4 型题

1. B　　2. D　　3. D　　4. E　　5. A　　6. A　　7. B　　8. C　　9. D　　10. E
11. E　　12. B　　13. C　　14. D　　15. C

(二) 名词解释

1. 全身麻醉是指麻醉药经呼吸道吸入或静脉注射、肌内注射,产生中枢神经系统抑制,使病人意识消失而周身不感到疼痛。

2. 局部麻醉是指将局麻药应用于身体局部,使身体某一部位的感觉神经传导功能暂时阻断,运动神经传导保持完好或有不同程度被阻滞的状态,病人局部无痛而神志清醒。

3. 硬脊膜外隙阻滞是将局麻药注入硬脊膜外间隙,阻滞脊神经根,使其支配区域产生暂时性麻痹。

4. 椎管内麻醉是将局部麻醉药物注入椎管内的某一腔隙使部分脊神经的传导功能发生可逆性阻滞的

麻醉方法。

（三）简答题

1. ①原因：主要因腰椎穿刺时刺破硬脊膜和蛛网膜，致使脑脊液流失，颅内压下降，颅内血管扩张刺激所致。②表现：术后第一次抬头或起床活动时出现，位于枕部、顶部或颞部，呈搏动性。抬头或坐起时加重，常伴耳鸣、畏光，偶伴听力或视觉障碍。

2. 局麻药毒性反应的发生原因包括：①用药过量；②局麻药误注入血管内；③注射部位血液供应丰富或局麻药中未加血管收缩药；④病人全身情况差而对局麻药耐受能力降低等。

3. ①消除病人紧张、焦虑及恐惧的心情；减少全麻药的用量，减轻麻醉药物副作用；②提高病人的痛阈；③抑制呼吸道腺体和唾液的分泌，防止发生误吸；④消除因手术或麻醉引起的不良反射。

4. ①上呼吸道梗阻常见原因：机械性梗阻，如舌后坠、口腔分泌物阻塞、异物阻塞、喉头水肿、喉痉挛等。②下呼吸道梗阻常见原因：气管导管扭折、导管斜面过长而紧贴在气管壁上、分泌物或呕吐物误吸、支气管痉挛等。

【部分习题解析】

（一）选择题

A1/A2 型题

1. E 该病人在局麻药注射后不久即出现不适反应，色潮红、恶心、视物模糊、血压上升和烦躁不安为局麻药使用后中枢和神经毒性表现。

2. A 全麻前一定时间禁食禁饮，可以保证胃处于排空状态，有效避免术中呕吐物误吸；留置胃管不是全麻病人必须的术前准备；灌肠的目的是清洁肠道，避免术中污染；阿托品只能减少呼吸道和口腔的分泌物，不是防止误吸的最佳手段；使用胃动力药只能促进胃排空。

3. B 腰麻后因脑脊液由穿刺部位流失，颅内压下降，颅内血管扩张可导致头痛，术后平卧可减少脑脊液的流出。

4. B 全麻病人麻醉未清醒前因反射消失，极易出现呼吸道梗阻而危及生命，此时观察呼吸状况尤为重要。

5. C 硬脊膜外隙麻醉病人可因局麻药全部或部分注入蛛网膜下腔而产生广泛脊神经阻滞现象，表现为注药后迅速出现呼吸困难、血压下降、意识改变，甚至呼吸、心跳停止。

6. B 呼吸急促，呼吸有鼾声，继而出现鼻翼扇动、三凹征是全麻后上呼吸道梗阻的典型表现，主要原因有舌后坠、口腔分泌物阻塞、异物阻塞、喉头水肿、喉痉挛等。

7. A 硬脊膜外麻醉穿刺时不穿透蛛网膜，不会引起头痛，但因交感神经阻滞后，血压多受影响，故回病房后需平卧 4~6h，但不必去枕。

8. D 麻醉前常使用镇静催眠药、镇痛药、抗胆碱能药、抗组胺药，这些药物没有促进全麻后复醒的作用。

9. C 全麻时心搏停止可能致命，因而是最严重的并发症。

10. D 阿托品属于抗胆碱类药物，能阻断 M 胆碱能受体，抑制腺体分泌，减少呼吸道和口腔分泌物，解除平滑肌痉挛和迷走神经兴奋对心脏的抑制作用。

11. D 局麻药物毒性反应的预防措施包括：一次用药量不超过限量。注射局麻药前须反复进行"回抽试验"，证实无回血后方可注射，或边进针边注药。根据病人具体情况或用药部位酌减剂量。如无禁忌，药液内加入少量肾上腺素。用地西泮或巴比妥类药物作为麻醉前用药等。

12. C 蛛网膜下隙麻醉后头痛是由于脑脊液外漏致颅内压降低，一般术后早期出现，不超过 1 周，症状可自行缓解，常发生在术后第一次抬头或起床活动时。

13. E 腰麻后头痛是因脑脊液从穿刺部位流失，颅内压下降，颅内血管扩张所致，通常要求术后去枕平卧 6~8h。

14. C 全脊椎麻醉是硬脊膜外麻醉最危险的并发症，表现为注药后迅速出现呼吸困难、血压下降、意识改变，甚至呼吸、心跳停止。

15. E 药物剂量是影响麻醉平面的主要因素，穿刺间隙高低、病人体位、注药速度是调节麻醉平面的重要因素,针尖斜面方向对麻醉平面的影响作用最小。

16. C　腰麻后血压下降、心动过缓、呼吸抑制和恶性呕吐的共同原因是麻醉平面过高。

17. E　所有病人术前2h可饮少量清水,包括饮用水、果汁(无果肉)、苏打饮料、清茶或纯咖啡,但不包括酒精饮料。

18. C　一般择期手术病人,无论选择何种麻醉方法,术前对于易消化固体食物或非母乳至少要求禁食6h,而对于油炸食物、富含脂肪或肉类食物至少要求禁食8h,如果摄入量过多,应适当延长禁食时间。

19. B　依托咪酯是短效催眠药,无镇痛作用。可降低脑血流量、颅内压及代谢率,对心率、血压及心排血量的影响均小,不增加心肌氧耗量,适用于年老体弱和危重病人。

20. A　以琥珀胆碱为代表去极化肌松药,能与乙酰胆碱受体结合而引起突触后膜去极化和肌纤维成束收缩。胆碱酯酶抑制药不仅不能拮抗其肌松作用,反而可以增强效应。非去极化肌松药和乙酰胆碱与受体竞争性结合,具有明显的剂量依赖性,其作用可被胆碱酯酶抑制药所拮抗。

A3/A4 型题

1. B　该病人年轻,平素体健,无药物过敏史,采用的是局部麻醉,故不考虑全脊椎麻醉、脑血管意外、局麻药过敏反应;病人出现眩晕、寒战、四肢抽搐、呼吸减慢、血压下降、心率缓慢是局麻药毒性反应的表现。

2. D　该病人年轻,平素体健,无药物过敏史,利多卡因中已加肾上腺素后,故不考虑一次性用药量过大、药物吸收速度过快、注药部位血供丰富、病人对麻醉药耐受性差,因而是因药物误入血管。

3. D　为避免药物进入血管,应在注药前回抽。

4. E　出现局麻药物毒性反应时,对于抽搐、惊厥病人应加用硫喷妥钠。该药为超短时作用的巴比妥类药物,常用于抗惊厥等。

5. A　阿托品是 M 胆碱受体阻滞剂,可加快心率。

6. A　全麻后出现呼吸急促、鼾声、鼻翼扇动、三凹征是上呼吸道梗阻的表现。

7. B　选项中气管导管贴壁属于下呼吸道梗阻的原因,其余为上呼吸道梗阻的原因。

8. C　一旦出现上呼吸道梗阻,首先应抬起下颌,之后进行后续处理。

9. D　呼吸急促、烦躁不安、口唇发绀、脉搏加快、血压下降及肺部湿啰音均为下呼吸道梗阻的表现。

10. E　病人呕吐大量胃内容物后出现呼吸道梗阻症状,且有肺部明显湿啰音,呕吐物误吸应是最可能的原因。

11. E　因梗阻是呕吐物误吸引起的,故应首先清除呼吸道误吸物,通畅气道。

12. B　该病人仅术后2h,生命体征还不平稳,尽管半坐卧位有利于减少呕吐物误吸,但易影响病人重要脏器供血和生命体征的稳定性,且改变体位还有可能导致气管导管扭折引发下呼吸道梗阻。

13. C　呼吸困难、明显发绀、呼吸大于 30 次 /min、PaO_2 小于 60mmHg 是呼吸衰竭的征象。

14. D　针对呼吸衰竭应尽早行机械通气,目前病人尚处于呼吸衰竭早期,应首选气管插管机械通气。

15. C　该病人下呼吸道梗阻主要因呕吐物误吸所致,误吸物可引起肺损伤、肺水肿及肺不张等而导致坠积性肺炎。

(路　潜)

第七章　手术前后病人的护理

【重点和难点】

(一)基本概念

1. **围术期**　指从确定手术治疗时起,至与这次手术有关的治疗基本结束为止的一段时间。包含手术前期、手术期及手术后期。

2. 围术期护理　指在围术期为病人提供全程、整体的护理。

3. 择期手术　手术时间没有期限的限制,可在充分的术前准备后进行手术。如一般的良性肿瘤切除术、腹股沟疝修补术等。

4. 急症手术　病情危急,需要在最短时间内进行必要的准备后迅速实施的手术,以抢救病人生命。如外伤性肝、脾破裂和肠破裂、胸腹腔大血管破裂等。

(二) 手术分类

1. 按手术目的分类　①诊断性手术;②根治性手术;③姑息性手术。

2. 按手术时限分类　①急症手术;②限期手术;③择期手术。

(三) 手术前护理

1. 护理评估　①与本次疾病及预后有关的病史;②各系统状况高危因素和辅助检查结果;③病人的手术耐受能力;④病人是否有焦虑、恐惧等心理反应及相关因素。

2. 护理措施　①心理护理:建立良好的护患关系,做好心理支持和认知干预。②一般准备与护理:加强饮食指导,指导病人休息和促进睡眠;做好术前适应性训练工作;加强病情观察和生命体征监测;做好配血和补液工作,并协助医师完成术前检查;维持体液平衡和内环境稳定;做好呼吸道和胃肠道准备;做好皮肤准备和术日晨的护理工作。③特殊准备与护理:急症手术者要在做好急救处理的同时进行术前准备;微创手术术前准备;改善或纠正营养不良;做好肺功能障碍、高血压、心脏病、肝疾病、肾疾病、糖尿病、妊娠以及使用影响凝血功能药物病人的术前准备工作。

(四) 手术后护理

1. 护理评估

(1) 术中情况:了解手术方式和麻醉类型,手术过程是否顺利,术中出血、输血、补液量以及留置引流管的情况等,以判断手术创伤大小及对机体的影响。

(2) 身体状况评估:①生命体征和意识状态;②伤口状况;③引流管及引流液情况;④肢体功能;⑤出入量;⑥营养状态;⑦术后不适,如疼痛、恶心、呕吐、腹胀、呃逆、尿潴留等;⑧术后并发症,如术后出血、感染、伤口裂开、深静脉血栓形成等;⑨辅助检查,如血常规、尿常规、生化检查、血气分析等实验室结果,尤其注意尿比重、血清电解质、血清白蛋白及转铁蛋白的变化。

(3) 心理 - 社会状况:评估术后病人及家属对手术的认识和看法,了解病人术后的心理状态。

2. 术后一般护理

(1) 安置病人:①与麻醉师和手术室护士做好床旁交接;②搬运病人时动作轻稳,注意保护头部、手术部位、各引流管和输液管道;③正确连接并固定各引流装置;④检查输液是否通畅;⑤遵医嘱给氧;⑥注意保暖,但避免贴身放置热水袋,以免烫伤。

(2) 体位护理:①全身麻醉尚未清醒者应该平卧,头偏向一侧,以防呕吐物误吸;清醒后根据需要调整卧位。②蛛网膜下隙麻醉者应去枕平卧 6~8h,防止脑脊液外渗致头痛。③硬脊膜外腔麻醉者一般取平卧位 4~6h,随后可根据手术部位安置成需要或舒适的卧位。④休克病人取下肢抬高 15°~20°,头部和躯干抬高 20°~30° 的体位。⑤颅脑手术后无休克或昏迷者可取 15°~30° 头高脚低斜坡卧位。⑥颈、胸手术后者多采用高半坐卧位,便于呼吸和有效引流。⑦腹部手术后多采用低半坐卧位或斜坡卧位,以减少腹壁张力。⑧脊柱或臀部手术后病人可取俯卧或仰卧位。

(3) 病情观察:①生命体征及意识:中、小型手术病人,手术当日每小时测量 1 次脉搏、呼吸、血压,监测 6~8h 至生命体征平稳。对大手术、全麻及危重病人,必须密切观察;每 15~30min 测量 1 次脉搏、呼吸、血压及瞳孔、神志,直至病情稳定,随后可改为每小时测量 1 次或遵医嘱定时测量,并做好记录。②中心静脉压:如果手术中有大量血液、体液丢失,在术后早期应监测中心静脉压。③出入量:对于中等及较大手术,术后继续详细记录 24h 出入量;对于病情复杂的危重病人,留置尿管,观察并记录每小时尿量。④其他:特殊监测项目需根据原发病及手术情况而定。如监测血糖、颅内压和指 / 趾端末梢循环状况等。

(4) 静脉补液:术后输液的量、成分和输注速度,取决于手术的大小、器官功能状态和疾病严重程度。必要时遵医嘱输注血浆、浓缩红细胞等,以维持有效循环血量。

(5) 饮食护理:①非腹部手术:视手术大小、麻醉方法及病人的全身反应而定。体表或肢体的手术,全身反应较轻者,术后即可进食;手术范围较大,全身反应明显者,待反应消失后方可进食。局部麻醉者,若无任何不适,术后即可进食。椎管内麻醉者,若无恶心、呕吐,术后 3~6h 可进食;全身麻醉者,应待麻醉清醒,无恶心、呕吐后方可进食。一般先给予流质,以后逐步过渡到半流质或普食。②腹部手术:一般需禁食 24~48h,待肠道蠕动恢复、肛门排气后开始进食少量流质,逐步递增至全量流质,至第 5~6d 进食半流质,第 7~9d 可过渡到软食,第 10~12d 开始普食。术后留置有空肠营养管者,术后第 2d 自营养管滴入营养液。

(6) 休息与活动:病情稳定后鼓励病人早期床上活动,争取在短期内起床活动,除非有特殊制动要求(如脊柱手术后)。鼓励并协助病人在床上进行深呼吸、自行翻身、四肢主动与被动活动等。活动时,固定好各导管,防跌倒,并予以协助。

(7) 引流管护理:①妥善固定;②保持引流通畅,切勿扭曲、压迫、阻塞;③观察记录引流液的量、性状和颜色;④如需用引流瓶引流,应注意无菌操作;⑤熟悉各类引流管的拔管指征,便于进行宣教。

(8) 手术切口护理

1) 缝线拆除时间:根据切口部位、局部血液供应情况和病人年龄、营养状况决定。一般头、面、颈部为术后 4~5d 拆除,下腹部、会阴部为术后 6~7d 拆除,胸部、上腹部、背部和臀部为术后 7~9d 拆除,四肢为术后 10~12d(近关节处可适当延长)拆除,减张缝线为术后 14d 拆除。

2) 手术切口分类:分为 3 类。①清洁切口(Ⅰ类切口):指无菌切口;②可能污染切口(Ⅱ类切口):指手术时有可能带有污染的Ⅰ期缝合切口;③污染切口(Ⅲ类切口):指邻近感染区或组织直接暴露于感染区的切口。

3) 切口愈合等级:①甲级愈合,指愈合良好,无不良反应;②乙级愈合,指愈合处有炎症反应,但未化脓;③丙级愈合,指切口化脓,需做切开引流等处理。

3. 术后不适的护理

(1) 疼痛:①观察病人疼痛的时间、部位、性质和规律;②鼓励病人表达疼痛的感受;③遵医嘱给予镇静、镇痛药;④使用病人自控镇痛泵持续镇痛;⑤满足病人对舒适的需要;⑥指导病人运用正确的非药物镇痛方法;⑦循序渐进地指导病人开展功能活动。

(2) 发热:①监测体温及伴随症状;②及时检查切口部位有无红、肿、热、痛或波动感;③遵医嘱应用退热药物和 / 或物理降温;④寻找病因并针对性治疗。

(3) 恶心、呕吐:①呕吐时,头偏向一侧,及时清除呕吐物;②使用镇痛泵者,暂停使用;③行针灸治疗或遵医嘱给予止吐药物、镇静药物及解痉药物;④持续性呕吐者,应查明原因并处理。

(4) 腹胀:①胃肠减压、肛管排气或高渗溶液低压灌肠等;②协助病人多翻身,下床活动;③遵医嘱使用促进肠蠕动的药物;④非手术治疗不能改善者,做好再次手术的准备。

(5) 呃逆:①术后早期发生者,压迫眶上缘,抽吸胃内积气、积液;②遵医嘱给予镇静或解痉药物;③顽固性呃逆者,做超声检查以明确病因,配合医师处理;④未查明原因且一般治疗无效时,协助医师行颈部膈神经封闭治疗。

4. 术后并发症的护理

(1) 术后出血:①严密观察病人生命体征;②注意观察引流液的颜色、性状和量的变化;③未放置引流管者,评估有无低血容量性休克的早期表现;④腹部手术后腹腔内出血,行腹腔穿刺以明确诊断;⑤出血量大时,应加快输液速度,做好再次手术止血准备。

(2) 切口裂开:①对年老体弱、营养状况差、估计切口愈合不良者,术前加强营养支持;②对估计发生此并发症可能性大者,在逐层缝合腹壁切口的基础上,加用全层腹壁减张缝线,术后用腹带适当加压包扎切口,减轻局部张力,延迟拆线时间;③及时处理和消除慢性腹内压增高的因素;④手术切口位于肢体关节部位者,拆线后避免大幅度动作;⑤一旦发生大出血,立即平卧,稳定病人情绪,告知病人勿咳嗽或进食进饮;凡肠管脱出者,切勿将其直接回纳腹腔,以免引起腹腔感染,用无菌生理盐水纱布覆盖切口,用腹带轻轻包扎,与医师联系,立即送往手术室重新缝合。

(3) 切口感染:①术中严格遵守无菌技术原则、严密止血,防止残留无效腔、血肿或异物等;②保持伤口清洁、敷料干燥;③加强营养支持,增强病人抗感染能力;④遵医嘱合理使用抗生素;⑤术后密切观察手术切口情况。

(4) 肺部感染:①保持病室适宜温度,维持每日液体入量在 2 000~3 000ml;②协助病人翻身、叩背,促进气道内分泌物排出;③教会病人保护切口和进行有效咳嗽、咳痰的方法;④协助病人取半卧位,病情许可尽早下床活动;⑤痰液黏稠者予以雾化吸入;⑥遵医嘱使用抗生素及祛痰药物。

(5) 肺栓塞:①密切监测生命体征,绝对卧床休息;②遵医嘱合理使用溶栓和抗凝药物治疗;③呼吸支持,给予吸氧,必要时气管插管机械通气;④适当给予镇静、镇痛药缓解病人的焦虑和恐惧症状。

(6) 尿潴留:①稳定病人情绪,采用诱导排尿法,如变换体位、下腹部热敷或听流水声等;②遵医嘱采用药物、针灸治疗;③上述措施无效时在无菌操作下导尿,一次放尿不超过 1 000ml,尿潴留时间过长或导尿时尿量超过 500ml 者,留置导尿管 1~2d。

(7) 泌尿系统感染:①术前训练床上排尿;②指导病人术后自主排尿;③出现尿潴留应留置导尿管;④鼓励病人多饮水;⑤观察尿液并及时送检,根据尿培养及药物敏感试验结果选用有效抗生素控制感染。

(8) 消化道并发症:①胃肠道手术前留置胃管;②维持水、电解质和酸碱平衡,及早纠正低血钾、酸中毒等;③术后禁食、胃肠减压;④取半卧位,按摩腹部;⑤尽早下床活动。

(9) 深静脉血栓:①鼓励病人术后早期下床活动;②严禁经患肢静脉输液,严禁局部按摩,以防血栓脱落;③抬高患肢、制动,局部 50% 硫酸镁湿热敷,配合理疗和全身性抗生素治疗;④遵医嘱输入低分子右旋糖酐和复方丹参溶液,以降低血液黏滞度,改善微循环。

(10) 压力性损伤:①定时翻身,每 2h 翻身 1 次;②去除致病原因;③小水疱未破裂可自行吸收;大水疱在无菌操作下用注射器抽出疱内液体,再用无菌敷料包扎;④浅度溃疡用透气性好的保湿敷料覆盖;坏死溃疡者,清洁创面、去除坏死组织,保持引流通畅。

(11) CO_2 气腹相关并发症:①预防:术中发生高碳酸血症及酸中毒时,立即通知医师将气腹压力降低,病人头胸部抬高,减轻 CO_2 挤压膈肌对心肺的压迫,促进体内 CO_2 排出。术毕缝合腹部切口前,在病人腹壁轻轻加压促使体内和皮下 CO_2 气体排出,减少体内残留。术后 6h 取半卧位,保持呼吸道通畅、低流量给氧、深呼吸、促进体内 CO_2 排出。②处理:皮下气肿者取半卧位,症状轻者延长吸氧时间,CO_2 可自行吸收;症状严重者须及时报告医师,准备穿刺排气用物,监测呼吸状态和血氧饱和度,必要时作血气分析,纠正酸中毒。

【习题】

(一) 选择题

A1/A2 型题

1. 术前评估内容中,属于现病史资料的是
    A. 婚育情况　　　　　　　　B. 生活方式　　　　　　　　C. 药物使用情况
    D. 症状发生发展过程　　　　E. 遗传病史

2. 除合并胃排空延迟、胃肠蠕动异常和急诊手术等病人外,目前提倡的禁饮和禁食时间分别是
    A. 术前 6h 禁饮,术前 12h 禁食　　　　B. 术前 2h 禁饮,术前 6h 禁食
    C. 术前 8h 禁饮,术前 12h 禁食　　　　D. 术前 6h 禁饮,术前 6h 禁食
    E. 术前 4h 禁饮,术前 12h 禁食

3. 伴有心脏疾病的病人,术前需要对心脏危险因素进行评估和处理,常用 Goldman 指数评估心源性死亡的危险性和危及生命的心脏并发症,当 Goldman 指数评分 >26 分,发生心源性死亡的危险性和死亡率是
    A. 危险性 13%,死亡率 2%　　　　　　B. 危险性 78%,死亡率 56%
    C. 危险性 78%,死亡率 30%　　　　　　D. 危险性 78%,死亡率 10%
    E. 危险性 50%,死亡率 50%

4. 下列疾病中可行择期手术的是

    A. 乳腺癌根治术　　　　　　　B. 胸腹腔大血管破裂　　　　　　C. 脾破裂

    D. 直肠癌根治术　　　　　　　E. 腹股沟疝修补术

5. 备皮范围原则上应超过切口四周的距离至少

    A. 5cm　　　　　　B. 8cm　　　　　　C. 10cm　　　　　D. 15cm　　　　　E. 20cm

6. 术后病人早期呕吐的最常见原因是

    A. 急性胃扩张　　　B. 水电解质紊乱　　C. 麻醉反应　　　D. 急性肠梗阻　　　E. 胃肠蠕动受抑制

7. 为防止长期吸烟病人呼吸道分泌物过多引起窒息,要求术前戒烟时间是

    A. 术前1d　　　　B. 术前2d　　　　C. 术前3d　　　　D. 术前5d　　　E. 术前14d

8. 颅脑手术术后病人,如无休克或昏迷,适宜采取的体位是

    A. 俯卧位　　　　　　　　　B. 15°~30°头低脚高斜坡卧位　　　C. 15°~30°头高脚低斜坡卧位

    D. 半坐卧位　　　　　　　　E. 侧卧位

9. 阑尾炎术后病人适宜采取的体位是

    A. 仰卧位　　　　B. 半坐卧位　　　C. 俯卧位　　　D. 头低脚高位　　E. 侧卧位

10. 术后3~6d的发热,最可能原因是

    A. 代谢异常　　　B. 低血压　　　C. 外科手术热　　D. 输血反应　　E. 感染

11. 手术后并发泌尿系统感染的主要原因是

    A. 长期留置导尿管或反复多次导尿　　　　　B. 术中感染

    C. 术后切口感染　　　　　　　　　　　　D. 抗生素使用不当

    E. 卧床过久

12. 腹腔镜术前皮肤准备的重点是

    A. 腹壁皮肤清洁　　　　　　B. 胸壁皮肤清洁　　　　　C. 脐部的清洁

    D. 会阴区剃净毛发　　　　　E. 腹股沟皮肤清洁

13. 腹部手术数日后反复呕吐,最可能的原因是

    A. 尿毒症　　　　B. 颅内压升高　　C. 低钾低钠　　D. 急性胃扩张　　E. 酮症酸中毒

14. 下列关于糖尿病病人的术前准备,正确的是

    A. 饮食控制血糖者,术前应口服降糖药

    B. 口服降糖药者,术前2d改为肌内注射胰岛素

    C. 平时用胰岛素注射者,在手术日晨停用胰岛素

    D. 重症病人术前应将血糖控制在正常范围

    E. 禁食者需静脉输注葡萄糖加胰岛素维持血糖在较高状态

15. 高血压病人做术前准备,若血压高于180/100mmHg者,正确的描述是

    A. 可不做特殊准备

    B. 降至正常范围才能实施手术

    C. 降至正常范围以下才能实施手术

    D. 使血压稳定在一定的水平,但不要求降至正常后才做手术

    E. 使血压维持在180/100mmHg的水平就可以实施手术

16. 急性化脓性阑尾炎者术前准备**不包括**

    A. 禁食禁水　　　　　　　　B. 药物过敏试验　　　　　C. 灌肠

    D. 备皮　　　　　　　　　　E. 三大常规检查

17. 全麻未清醒者,体位要求是

    A. 平卧位,头偏向一侧　　　　B. 头低脚高位　　　　　C. 半卧位

    D. 侧卧位　　　　　　　　　　E. 头高脚低位

18. 以下手术前一般准备中,**不正确**的是
   A. 术前做适应性体位训练 　　　　B. 大中型手术前需要配血 　　　　C. 手术区备皮
   D. 处理已发现的感染灶 　　　　　E. 手术前禁用镇静剂

19. 切口裂开多见于手术部位是
   A. 臀部 　　　　　　　　　　B. 肢体邻近关节部位 　　　　　　C. 头部
   D. 手部 　　　　　　　　　　E. 足部

20. 关于术后深静脉血栓的护理,**不正确**的是
   A. 遵医嘱静脉输注低分子右旋糖酐 　　　　B. 抬高患肢、制动
   C. 遵医嘱使用溶栓剂 　　　　　　　　　　D. 患肢局部可做轻柔按摩
   E. 局部可用硫酸镁湿敷

21. 马先生,23 岁,因阑尾穿孔行阑尾切除术后 1 周拆线,切口红肿,2d 后红肿消退,该切口属于
   A. Ⅱ类甲级 　　B. Ⅱ类乙级 　　C. Ⅲ类甲级 　　D. Ⅲ类乙级 　　E. Ⅲ类丙级

22. 刘女士,65 岁,行胃癌根治术,术后第 8d 拆线,见切口愈合处有炎症反应,但未化脓。该愈合类型是
   A. 甲级愈合 　　B. 乙级愈合 　　C. 丙级愈合 　　D. 丁级愈合 　　E. 不愈合

23. 邓先生,45 岁,在硬脊膜外腔麻醉下行右腹股沟斜疝修补术,术后当日应安置的体位是
   A. 去枕平卧 　　B. 半卧位 　　C. 侧卧位 　　D. 斜坡卧位 　　E. 平卧位

24. 关先生,56 岁,上腹部术后第 6d,出现顽固性呃逆,应警惕的是
   A. 切口感染 　　B. 肺不张 　　C. 膈下感染 　　D. 急性胃扩张 　　E. 肠梗阻

25. 陈女士,44 岁,因"颈部肿块"行甲状腺瘤切除术,其颈部切口的拆线时间是术后
   A. 4~5d 　　B. 1 周 　　C. 8~10d 　　D. 12~14d 　　E. 3 周

A3/A4 型题

(1~3 题共用题干)

张先生,55 岁,半年来排便次数增多,时有便意,便形变细。粪便表面附有暗红色血液;体重明显减轻;食欲差。拟诊断直肠癌,准备手术治疗。

1. 病人拟施行的手术属于
   A. 急症手术 　　B. 限期手术 　　C. 择期手术 　　D. 紧急手术 　　E. 普通手术

2. 术前准备中,**不恰当**的是
   A. 术前练习并掌握深呼吸运动 　　B. 补充热量和膳食纤维 　　C. 术前指导病人床上活动的方法
   D. 预防性应用抗生素 　　　　　　E. 术前 1d 做好肠道准备

3. 该病人术日晨的护理内容**不包括**
   A. 留置导尿管 　　　　　　B. 放置胃管 　　　　　　C. 用温盐水洗胃
   D. 遵医嘱术前给药 　　　　E. 取下活动的义齿、发夹等

(4~6 题共用题干)

郑女士,55 岁,因"右上肺占位性病变"入院,准备手术治疗。病人咳嗽、咳痰,晨起痰多,黄绿色,自诉咳不净。有慢性支气管炎病史 5 年。身高 157cm,体重 70kg,T 37.9℃,P 80 次 /min,R 20 次 /min,BP 150/85mmHg,呼吸音粗。

4. 病人目前首要的护理诊断 / 问题是
   A. 营养失调:高于机体需要量 　　B. 清理呼吸道无效 　　C. 体温过高
   D. 知识缺乏 　　　　　　　　　　E. 潜在并发症:切口感染

5. 该病人目前最重要的护理措施是
   A. 加强饮食指导,控制体重在正常范围 　　　B. 充分备皮,预防切口感染
   C. 学会床上翻身、活动的方法 　　　　　　　D. 指导病人进行腹式呼吸训练
   E. 控制感染,保持呼吸道通畅

6. 该病人的术前准备内容**不正确**的是

    A. 教会病人深呼吸、有效咳嗽的方法   B. 行肺功能检查,评估肺功能情况

    C. 采取解痉、祛痰治疗   D. 服用降压药物,控制血压

    E. 合理应用抗生素控制感染

(7~8 题共用题干)

朱先生,32 岁,突发上腹部刀割样疼痛 10h,腹肌强直,满腹压痛、反跳痛。做好术前准备,剖腹探查,行十二指肠球部溃疡穿孔修补术。现术后 8h,已排尿 3 次,但每次尿量少,约数毫升。

7. 该病人可能出现了

    A. 尿频   B. 尿潴留   C. 尿失禁   D. 尿路感染   E. 肾积水

8. 引起该病人现有问题的可能原因**不包括**

    A. 麻醉的影响   B. 排尿反射抑制   C. 切口疼痛

    D. 不适应床上排尿   E. 补液量过多

(9~12 题共用题干)

赵先生,35 岁,汽车司机,发生车祸 6h 后就诊,考虑诊断为脾破裂,行脾切除术。现术后第 1d,自觉腹胀明显。

9. 应考虑为该病人施行的手术是

    A. 姑息性手术   B. 急症手术   C. 限期手术   D. 择期手术   E. 开腹探查术

10. 导致腹胀的可能原因是

    A. 肠梗阻   B. 腹痛   C. 胃肠道蠕动受抑制

    D. 禁食   E. 低钾血症

11. 下列最适宜的护理措施是

    A. 绝对卧床休息   B. 平卧位   C. 吸氧

    D. 持续胃肠减压   E. 鼓励病人进食

12. 预计拆线时间是术后

    A. 3~4d   B. 5~6d   C. 7~9d   D. 10d   E. 12d

(13~15 题共用题干)

王女士,45 岁,转移性右下腹疼痛 14h,检查确诊为阑尾炎,术中发现阑尾充血肿胀明显,局部已穿孔,周围有较多脓性分泌物。术后第 4d,T 38.4℃,病人自述切口疼痛加重,局部出现红肿、压痛,有黄色分泌物流出。

13. 考虑该病人可能存在

    A. 切口裂开   B. 切口疼痛   C. 腹腔脓肿   D. 切口感染   E. 肺炎

14. 目前较为合适的处理方法是

    A. 拆除局部缝线进行切口处理   B. 应用大剂量抗生素

    C. 局部热敷   D. 用碘伏消毒伤口

    E. 加强营养支持,促进愈合

15. 关于预防术后切口感染的措施,下列**错误**的是

    A. 合理使用抗生素   B. 保证足够的营养

    C. 术前处理使腹内压突然升高的疾病   D. 术中严格无菌操作

    E. 术中彻底止血

(16~20 题共用题干)

李女士,52 岁,因上腹部不适 3 年,加重半年,伴黑便 1 周入院。明确诊断后行胃癌根治术,留置胃管和腹腔引流管。现术后第 3d,病人一直卧床,病人自诉"没有力气下床",肛门尚未排气,腹胀明显,尚未进食,给予静脉输液等治疗。

16. 目前病人最主要的护理诊断/问题是

  A. 潜在并发症:腹腔感染　　　　　　　B. 营养失调:低于机体需要量

  C. 疲乏　　　　　　　　　　　　　　　D. 腹胀

  E. 体液不足

17. 针对该病人目前状况,处理措施正确的是

  A. 鼓励床旁活动　　　　　　　　　　　B. 平卧位,吸氧,雾化吸入

  C. 镇静,解痉　　　　　　　　　　　　D. 夹闭胃管,促进肠蠕动

  E. 鼓励进食

18. 鼓励病人术后早期活动的目的是

  A. 能增加肺活量,减少肺部并发症　　　B. 改善全身血循环,促进伤口愈合

  C. 防止心力衰竭　　　　　　　　　　　D. 防止静脉血栓形成

  E. 有利于胃肠功能的恢复

19. 关于此病人术后引流管的观察护理,**错误**的是

  A. 仔细观察引流物的量和颜色变化

  B. 保持引流管通畅,防止阻塞

  C. 换药时应注意引流管体外部分的固定

  D. 有多根引流管时,应区分各个引流管的引流部位

  E. 胃肠减压管,只要待引流液减少即可拔除

20. 若病人出现发热,呼吸和心率增快,胸部听诊有局限性湿性啰音,考虑该病人可能存在

  A. 膈下脓肿　　　　　　B. 肺部感染　　　　　　C. 胸膜炎

  D. 盆腔脓肿　　　　　　E. 腹膜炎

(二) 名词解释

1. 围术期

2. 限期手术

3. 围术期护理

(三) 简答题

1. 有高血压的病人如何做好术前准备?

2. 外科手术切口愈合等级及各等级的具体含义分别是什么?

3. 术后病人发生恶心、呕吐时如何处理?

4. 术后病人发生深静脉血栓时,采取的护理措施有哪些?

(四) 病例分析题

1. 魏女士,45 岁,因上腹部被汽车撞伤 3h 入院,急诊行剖腹探查术。术后第 1d,病人诉伤口疼痛,腹胀,P 96 次/min,BP 120/90mmHg。

请问:

(1) 如何处理该病人的切口疼痛?

(2) 腹胀的处理措施有哪些?

2. 张先生,78 岁,因发现右腹股沟可回复性肿块 1 年余入院。本次肿块不可回纳 7h,疼痛明显,行急诊手术。术后第 3d 自感小腿后部疼痛,有紧束感,检查下肢有凹陷性水肿,沿静脉走行有触痛。病人有慢性支气管炎病史,吸烟史,高血压病史十余年。初步考虑为下肢深静脉血栓形成。

请问:

(1) 估计该病人深静脉血栓形成的可能原因有哪些?

(2) 目前病人的主要护理措施是什么?

【参考答案】

（一）选择题

A1/A2 型题

1. D	2. B	3. B	4. E	5. D	6. C	7. E	8. C	9. B	10. E
11. A	12. C	13. D	14. E	15. D	16. C	17. A	18. E	19. B	20. D
21. D	22. B	23. E	24. C	25. A					

A3/A4 型题

1. B	2. E	3. C	4. B	5. E	6. D	7. B	8. E	9. B	10. C
11. D	12. C	13. D	14. A	15. C	16. D	17. A	18. E	19. E	20. B

（二）名词解释

1. 围术期指从确定手术治疗时起，至与这次手术有关的治疗基本结束为止的一段时间。它包括手术前、手术中、手术后 3 个阶段。

2. 限期手术是指可以选择手术时间，但有一定限度，不宜过久以免延误手术时机，应在限定的时间内做好术前准备的手术。

3. 围术期护理是指在围术期为病人提供全程、整体的护理。

（三）简答题

1. 对于血压在 160/100mmHg 以下者可不做特殊准备。若血压高于 180/100mmHg，术前应选用合适的降压药物，使血压稳定在一定的水平，但不要求降至正常后才做手术。若原有高血压病史，在进入手术室时血压急骤升高者，应及时告知手术医师和麻醉师，根据病情和手术性质决定实施或延期手术。

2. 外科手术切口愈合等级包括甲级愈合、乙级愈合及丙级愈合三种，分别用"甲""乙""丙"三个字代表。甲级愈合指愈合良好，无不良反应；乙级愈合指愈合处有炎症反应，如红肿、硬结、血肿、积液等，但未化脓；丙级愈合指切口化脓，需要做切开引流等处理。

3. ①呕吐时，头偏向一侧，及时清除呕吐物；②使用镇痛泵者，暂停使用；③行针灸治疗或遵医嘱给予止吐药物、镇静药物及解痉药物；④持续性呕吐者，应查明原因并处理。

4. ①严禁经患肢静脉输液及局部按摩，以防血栓脱落；②抬高患肢、制动，局部 50% 硫酸镁湿敷，配合理疗和全身性抗生素治疗；③遵医嘱静脉输注低分子右旋糖酐和复方丹参溶液，以降低血液黏滞度，改善微循环；④血栓形成 3d 内，遵医嘱使用溶栓剂（首选尿激酶）及抗凝剂（肝素、华法林）进行治疗。

（四）病例分析题

1.（1）①观察病人疼痛的时间、部位、性质和规律；②鼓励病人表达疼痛的感受；③遵医嘱给予镇静、镇痛药；④使用病人自控镇痛泵持续镇痛；⑤满足病人对舒适的需要，将病人安置在一个有助减轻疼痛的舒适体位，指导病人在咳嗽、翻身时用手按扶伤口部位，减少对切口的张力性刺激；⑥指导病人运用正确的非药物镇痛方法；⑦循序渐进地指导病人开展功能活动。

（2）可采用持续胃肠减压、肛管排气、高渗溶液低压灌肠等综合措施，鼓励病人在床上活动、翻身，注意观察有无腹膜炎或其他原因所致的肠麻痹等。

2.（1）可能原因：①病人有高血压病史，可能有血管的病变；②血管壁因手术、外伤、反复穿刺置管或输注高渗性液体、刺激性药物等致血管内膜损伤；③病人年纪大，术后可能长时间卧床、制动，引起下腔及髂静脉回流受阻，血流缓慢。

（2）目前主要护理措施：①抬高患肢、制动，局部 50% 硫酸镁湿敷。②遵医嘱静脉输注低分子右旋糖酐、复方丹参液，以降低血液黏滞度，改善微循环。③严禁局部按摩，以防血栓脱落引起其他部位栓塞。④遵医嘱溶栓治疗，可用尿激酶 8 万 U/ 次，溶于低分子右旋糖酐 500ml 中，静脉滴注 2 次 /d，连用 1 周。同时监测凝血功能。

【部分习题解析】

（一）选择题

A1/A2 型题

1. D 现病史是指自患病以来健康问题发生、发展及应对过程。

2. B 除合并胃排空延迟、胃肠蠕动异常和急诊手术等病人外,目前提倡禁饮时间延后至术前 2h,禁食时间延后至术前 6h。

3. B 当 Goldman 指数评分 >26 分,危险性 78%,死亡率 56%,只宜实施急症手术。

4. E 腹股沟疝修补术病情不危急,一般为择期手术。胸腹腔大血管破裂、脾破裂病情危急,需尽快实施手术以抢救病人生命。乳腺癌根治术与直肠癌根治术均属恶性肿瘤根治术,一般需行限期手术。

5. D 备皮范围原则上应超过切口四周的距离至少 15cm。

6. C 术后的恶心、呕吐常因麻醉反应所致,待麻醉作用消失后,可自行停止。

7. E 为防止长期吸烟病人呼吸道分泌物过多引起窒息,要求术前戒烟时间为 2 周。

8. C 采取 15°~30° 头高脚低斜坡卧位可预防术后颅内压增高。

9. B 腹部手术者,取低半坐卧位或斜坡卧位,以减少腹壁张力,便于引流,并可使腹腔渗血渗液流入盆腔,避免形成膈下脓肿。

10. E 外科手术一般不超过 38℃,于手术或 1~2d 后逐渐恢复正常;输血反应引起的发热多为高热（>39℃）,且有输血史;代谢、内分泌异常引起的发热多伴有相关疾病;术后 3~6d 的发热或体温降至正常后再度发热,则要警惕继发感染的可能。

11. A 术后并发泌尿系统感染的主要原因是长期留置导尿管或反复多次导尿、身体抵抗力差等。

12. C 除了常规术前准备外,腹腔镜术前要注意脐部的清洁程度,避免感染。

13. D 腹部手术可直接刺激躯体或内脏神经,引起胃的自主神经功能失调,胃壁的反射性抑制,造成胃平滑肌弛缓,进而形成胃扩张。急性胃扩张的发生也与腹腔神经丛受强烈刺激有关。急性胃扩张是指胃及十二指肠在短期内有大量内容物不能排出,而发生的极度扩张,导致反复呕吐,进而出现水电解质紊乱,甚至休克、死亡。

14. C 糖尿病病人易发生感染,术前应积极控制血糖及相关并发症。A、B、D、E 答案都不符合糖尿病术前控制血糖的要求。

15. D 血压在 160/100mmHg 以下者可不做特殊准备,若血压高于 180/100mmHg,术前应选用合适的降压药物,使血压稳定在一定的水平,但不要求降至正常后才做手术。

16. C 急性化脓性阑尾炎属于急腹症,属于灌肠的禁忌证。

17. A 全麻未清醒者,取平卧位,头偏向一侧,使口腔分泌物或呕吐物易于流出,避免误吸。

18. E 手术前 1 晚,可给予镇静剂,以保证病人良好的睡眠。

19. B 切口裂开是指手术切口的任何一层或全程裂开,多见于腹部及肢体邻近关节部位。

20. D 术后深静脉血栓的护理,严禁经患肢静脉输液及局部按摩,以防血栓脱落。

21. D 阑尾穿孔后,其邻近组织直接接触或暴露于感染区域,故阑尾切除术为污染切口（Ⅲ类切口）。切口处有炎症反应,如红肿、硬结等,但未化脓,属于乙级愈合。

22. B 愈合分为 3 级,乙级愈合,是指愈合欠佳,愈合处有炎症反应,如红肿、硬结、血肿、积液等但未化脓。

23. E 右腹股沟斜疝修补术病人术后当日采取的体位为平卧位,以松弛腹股沟切口的张力和减少腹腔内压力、利于伤口愈合和减轻切口疼痛。

24. C 上腹部术后病人若出现顽固性呃逆,多为膈下积液或脓肿刺激膈肌所致。

25. A 甲状腺瘤切除术后颈部切口的拆线时间临床常规为术后 4~5d。

A3/A4 型题

1. B 恶性肿瘤增殖速度快,严重影响病人的预后,故其切除手术为限期手术,应在尽可能短的时间内做好术前准备。

2. E　肠道手术病人需在术前 3d 开始做充分的肠道准备后方可手术,以减少术后肠胀气和促进吻合口愈合。

3. C　幽门梗阻的病人术前 2~3d 需用温盐水洗胃,以减轻胃黏膜水肿,但直肠癌病人术前不需要用温盐水洗胃。

4. B　病人咳嗽、痰多,黄绿色,自述咳不净,T 37.9℃,清理呼吸道无效是其目前的主要护理诊断/问题。

5. E　此病人首要的护理诊断/问题为清理呼吸道无效,结合病人目前咳嗽、痰多,为黄绿色的情况,目前最重要的护理措施为控制感染,保持呼吸道通畅。

6. D　血压在 160/100mmHg 以下者不必做特殊准备;血压过高的病人术前应选用合适的降压药物使血压平稳在一定水平,但并不要求降至正常后才做手术。

7. B　对术后 6~8h 尚未排尿或虽排尿但尿量少、次数频繁者,应考虑可能存在尿潴留。

8. E　该题干未提及病人术后补液量情况。

9. B　脾破裂病人病情危急,需要在最短时间内进行必要的准备后迅速实施手术,以抢救病人生命,因此考虑为病人行急症手术。

10. C　术后早期腹胀常是由于胃肠道蠕动受抑制,肠腔内积气无法排除所致,随着胃肠功能恢复、肛门排气后症状可缓解。

11. D　持续胃肠减压,可以减轻腹胀情况。

12. C　腹部手术常规拆线时间为 7~9d。

13. D　此病人术后 T38.4℃,病人自述切口疼痛加重,局部出现红肿、压痛,有黄色分泌物流出,为切口感染的表现。

14. A　切口感染明显或脓肿形成时,应拆除局部缝线,用血管钳撑开并充分敞开切口,清理切口后,放置凡士林油纱条(布)以引流分泌物,定期更换敷料,争取二期愈合。

15. C　术前处理使腹内压突然升高的疾病可预防手术切口裂开,不是切口感染的预防措施。

16. D　病人一直卧床,自述“没有力气下床”,肛门尚未排气,腹胀明显,尚未进食,提示腹胀是其目前主要的护理诊断/问题。

17. A　床旁活动,可以促进病人肠蠕动恢复,防止肠粘连,促进肛门尽早排气。

18. E　鼓励病人术后早期活动有利于胃肠功能的恢复。

19. E　胃肠减压管应在胃肠功能恢复、肛门排气后拔除。

20. B　发热,呼吸和心率增快,胸部听诊有局限性湿啰音等是典型的肺部感染表现。

(岳树锦)

第八章　外科感染病人的护理

【重点和难点】

(一) 基本概念

1. 外科感染　是指需要外科处理的感染,包括组织损伤、手术、空腔器官梗阻、器械检查、留置导管等并发的感染。

2. 疖　指单个毛囊及其周围组织的化脓性感染,好发于毛囊及皮脂腺丰富的部位。

3. 痈　是指多个相邻毛囊及周围组织同时发生的急性化脓性感染,或由多个疖融合而成。

4. 急性蜂窝织炎　是指皮下、筋膜下、肌间隙或深部疏松结缔组织的急性弥漫性化脓性感染。

5. 全身性感染　是指致病菌侵入人体血液循环,并在体内生长繁殖或产生毒素而引起的严重的全身性感染中毒症状。

（二）外科感染的特点与分类

1. 外科感染的特点　常发生在创伤或手术之后，与体表皮肤和黏膜完整性的破坏紧密关联；常为多种细菌引起的混合感染；大部分感染病人有明显而突出的局部症状和体征，严重时可有全身表现；感染常集中于局部，发展后可导致化脓、坏死等，处理的关键在于控制感染源和合理应用抗菌药物。

2. 按病菌种类和病变性质分类　非特异性感染，也称化脓性感染或一般性感染，大多数外科感染属于此类；特异性感染，是由特异性病菌引起的感染。结核、破伤风、气性坏疽、炭疽、念珠菌等属特异性感染。

（三）化脓性感染

1. 临床表现　急性炎症局部有红、肿、热、痛和功能障碍的典型表现。体表或较表浅化脓性感染常有脓肿形成，触之有波动感。感染重者常有发热、呼吸心跳加快、头痛乏力、全身不适、食欲减退等表现。严重感染导致脓毒症时可出现神志不清、尿少、乳酸血症等器官灌注不足的表现，甚至出现感染性休克和多器官功能障碍等。

2. 治疗原则　局部治疗主要采取局部制动，避免受压，抬高患处，物理疗法，外用药物；感染已形成脓肿时，需手术切开通畅引流。全身治疗应用抗生素、支持疗法、对症治疗。

3. 护理措施

（1）保护感染部位：局部制动，避免受压，抬高患处，必要时可用夹板或石膏夹板固定，以免感染扩散。

（2）防止感染扩散：早期遵医嘱局部给予中、西药外敷或理疗，促进炎症消退。脓肿切开引流者，及时清洁创面并换药，保持敷料干燥。

（3）遵医嘱应用抗生素，必要时在病人寒战、高热时采集血标本作细菌培养，确定致病菌，选择有效、敏感的抗生素。

（4）支持及对症护理：注意休息，加强营养，鼓励高热量、高蛋白、丰富维生素的饮食，提高机体抵抗力。

（5）并发症的护理

1）化脓性海绵状静脉窦炎：避免挤压未成熟的疖，尤其是"危险三角区"的疖，以免感染扩散。注意观察病人有无寒战、发热、头痛、呕吐及意识障碍等颅内化脓性感染征象，若发现异常，及时报告医师处理。

2）呼吸困难和窒息：对颌下、颈部感染者，注意观察有无呼吸费力、呼吸困难、发绀甚至窒息等症状，一旦发现异常，立即报告医师，并做好气管插管或切开等急救准备。

3）脓毒症和血栓性静脉炎：对急性淋巴管炎病人，注意有无寒战、高热、头痛、头晕、脉搏及心率加快、呼吸急促、意识障碍等全身脓毒症症状，注意肢体有无疼痛、肿胀等表现，若发现异常及时报告医师，并配合处理和提供相应护理。控制感染，加强全身支持疗法；协助处理原发感染病灶；卧床休息，抬高患肢；鼓励病人定时翻身，适当被动活动关节，以防血栓性静脉炎。

4）指骨坏死、肌腱坏死、手功能障碍：对手部急性化脓性感染者，密切观察患指的局部症状，注意有无指头剧烈疼痛突然减轻，皮肤颜色由红转白，或肿胀更加明显等指骨坏死的征象。应尽早切开引流减压，防止病人肌腱受压坏死。指导病人进行按摩、理疗和手功能锻炼，以防止肌肉萎缩、肌腱粘连、关节僵硬等，促进手功能尽早恢复。

5）感染性休克、水电解质代谢紊乱：注意病人的体温、脉搏变化及原发感染灶的处理效果等。若发现意识障碍、体温降低或升高、脉搏及心率加快、呼吸急促、面色苍白或发绀、尿量减少、白细胞计数明显增多等感染性休克的表现。注意观察有无口渴、皮肤弹性降低、尿量减少或血细胞比容增高等脱水表现，定时监测血电解质水平的变化，发现异常及时报告医师。病人寒战、高热发作时，协助医师采集血标本作细菌或真菌培养，以利于确定致病菌和及时治疗。

（6）健康教育：注意个人卫生，保持皮肤清洁。注意饮食卫生，避免肠源性感染。有感染病灶存在时应及时就医，防止感染进一步发展。加强营养、体育锻炼，提高机体抵抗力。对免疫力较差的老人及小儿应加强防护。糖尿病病人应有效控制血糖。

(四) 破伤风

1. 病因　开放性损伤且伤口缺氧环境;破伤风梭菌直接侵入伤口;机体免疫力低下。

2. 临床表现　分为潜伏期、前驱期和发作期。

(1) 潜伏期:通常为 3~21d,多数在 10d 左右。一般潜伏期越短,预后越差。

(2) 前驱期:表现为乏力、头晕、头痛、咀嚼无力、张口不便、烦躁不安、打哈欠等。其中张口不便为主要特征。

(3) 发作期:典型症状是在肌紧张性收缩(肌强直、发硬)的基础上,呈阵发性的强烈痉挛,出现咀嚼不便、张口困难,牙关紧闭;苦笑面容、颈项强直、角弓反张。发作时,病人口吐白沫、大汗淋漓、呼吸急促、口唇发绀、流涎、牙关紧闭、磨牙、头颈频频后仰,手足抽搐不止。强烈肌痉挛可致肌肉断裂、骨折、尿潴留、呼吸骤停,甚至窒息。发作越频繁,病情越严重。

3. 处理原则　镇静镇痛和肌松治疗、彻底清创和抗破伤风梭菌治疗、中和游离毒素、对症支持治疗。

4. 护理措施

(1) 安置休养环境:尽量安置于单间暗室,避免声、光刺激,减少不必要的操作,减少探视;医护人员说话、走路要低声、轻巧。治疗、护理等各项操作尽量集中,可在使用镇静剂 30min 内进行。

(2) 保持呼吸道通畅:备气管切开包及氧气吸入装置。尽早行气管切开,以便改善通气,必要时行人工辅助呼吸和高压氧舱辅助治疗。机械通气时多需要镇静,但应每天评估镇静药使用、有创机械通气和气管插管的必要性,尽早脱机或拔管,开展康复锻炼。

(3) 防治并发症:院内感染是最常见的并发症,预防误吸、床头抬高 30°~45°、翻身拍背及震动排痰、分泌物吸引、口腔护理等,有助于院内感染的控制。

(4) 其他:包括防止病人受伤;加强营养支持;用药护理、消毒隔离等。

(5) 健康教育:①加强自我保护意识,避免皮肤受伤。避免不洁接产,以防止发生新生儿及产妇破伤风等;②发生污染较重的伤口应及时到医院就诊,注射破伤风抗毒素,及时正确处理伤口;③重视对特殊人群的强化免疫,如军人、警察、建筑工人、园艺工人、农民、野外作业及探险人员,增强成人对破伤风的免疫屏障;④加强破伤风主动免疫预防注射。

【习题】

(一) 选择题

A1/A2 型题

1. 对于外科感染特点的叙述,**不正确**的是

    A. 多数为单一细菌引起的感染　　　　　　B. 大多需手术或换药处理

    C. 分为特异性感染和非特异性感染　　　　D. 病变以局部炎症为主

    E. 多与创伤有关

2. 慢性感染一般指病程超过

    A. 1 周　　　　B. 2 周　　　　C. 1 个月　　　　D. 2 个月　　　　E. 3 个月

3. **不属于**特异性感染的疾病是

    A. 破伤风　　　B. 肺结核　　　C. 炭疽　　　D. 气性坏疽　　　E. 急性阑尾炎

4. 疖常见于

    A. 2 岁先心病患儿　　　　B. 甲状腺功能亢进病人　　　　C. 胸壁增厚病人

    D. 胃溃疡病人　　　　　　E. 心绞痛病人

5. 面部危险三角区的疖肿,挤压后易引起的严重危害是

    A. 易引起面部蜂窝织炎　　　B. 易侵犯上颌窦　　　　C. 易引起唇痈

    D. 易引起颅内化脓性感染　　E. 感染溃破影响面容

6. 相邻近的多个毛囊及周围组织的急性化脓性感染是

    A. 疖   B. 急性蜂窝织炎   C. 痈

    D. 网状淋巴管炎   E. 管状淋巴管炎

7. 选择抗生素的最佳依据是

    A. 感染的严重程度   B. 细菌的数量   C. 病人的经济状况

    D. 药物敏感试验   E. 脓液的性质

8. 丹毒与急性蜂窝织炎的主要区别是

    A. 肿胀疼痛   B. 区域淋巴结肿大   C. 寒战、发热

    D. 局部红肿，界限清楚   E. 细菌从皮肤破损处侵入

9. 明确浅表脓肿的主要依据是

    A. 局部发热   B. 局部明显红肿   C. 局部明显压痛

    D. 局部有波动感   E. 功能障碍

10. 关于丹毒的叙述，**不正确**的是

    A. 由 β- 溶血性链球菌引起   B. 好发于下肢   C. 易发生坏死或化脓

    D. 易反复发作   E. 患处与正常皮肤边界清楚

11. 下列发生于面部时易引起喉头水肿、窒息的是

    A. 痈   B. 急性蜂窝织炎   C. 网状淋巴管炎

    D. 急性淋巴管炎   E. 急性淋巴结炎

12. 关于甲沟炎的叙述，**不正确**的是

    A. 手指刺伤可引起甲沟炎   B. 炎症可自行消退   C. 严重者可破溃流脓

    D. 可发展成指头炎   E. 可形成甲下脓肿

13. 指头炎出现搏动性跳痛时应采取的最佳措施是

    A. 热敷   B. 理疗   C. 切开减压引流

    D. 应用抗生素   E. 反复抽脓

14. 急性化脓性腱鞘炎一经确诊，要用抗生素治疗和手术切开，是因为

    A. 防止疼痛   B. 防止肌腱坏死   C. 防止肌腱肿胀

    D. 防止全身发热   E. 减少抗生素用量

15. 小指的化脓性腱鞘炎常引起

    A. 尺侧滑囊炎   B. 桡侧滑囊炎   C. 鱼际间隙感染

    D. 掌中间隙感染   E. 脓性指头炎

16. 全身化脓性感染的护理措施**不正确**的是

    A. 对感染严重者，严密观察病情

    B. 高热者应给予药物或物理降温

    C. 体温突然降至正常以下，说明病情好转，不需处理

    D. 加强生活护理和基础护理

    E. 重点观察病人体温、血压、尿量、神志等变化

17. 浅部软组织的化脓性感染，脓肿形成后的处理原则是

    A. 切开引流   B. 外敷鱼石脂软膏   C. 抗菌药物治疗

    D. 局部热敷   E. 患肢抬高、制动

18. 出现剧痛时，用一般镇静药无法缓解的疾病是

    A. 丹毒   B. 败血症   C. 脓血症   D. 破伤风   E. 气性坏疽

19. 破伤风病人一般最早出现的临床表现是

    A. 呼吸急促   B. 大汗淋漓   C. 张口不便   D. 苦笑面容   E. 手足抽搐

20. 王先生，28岁，上唇疖挤压后出现寒战、高热、头痛、昏迷。应首先考虑

    A. 菌血症　　　　　　　　　B. 毒血症　　　　　　　　　C. 蜂窝织炎

    D. 颅内海绵状静脉窦炎　　　E. 脓毒症

21. 李姓患儿，3岁，因颈部蜂窝织炎入院，颈部肿胀明显，应特别注意观察

    A. 血压　　　　　　　　　　B. 脉搏　　　　　　　　　　C. 呼吸

    D. 吞咽　　　　　　　　　　E. 神志

22. 吴女士，26岁，因足癣搔抓破溃后感染，感染灶近侧出现1条红线，韧而有压痛，伴有畏寒、发热。应考虑是

    A. 局部脓肿　　　　　　　　B. 丹毒　　　　　　　　　　C. 急性蜂窝织炎

    D. 急性淋巴管炎　　　　　　E. 局部过敏

23. 王先生，30岁，下肢急性蜂窝织炎伴全身化脓性感染，需抽血做血培养及药物敏感试验，抽血的最佳时间应是

    A. 疼痛加重时　　　　　　　B. 发热间歇期　　　　　　　C. 静脉滴注抗生素时

    D. 寒战发热时　　　　　　　E. 抗生素输入后

24. 张先生，48岁，破伤风病人，频繁抽搐，呼吸道分泌物多，有窒息的可能。应首先采取的措施是

    A. 肌内注射苯巴比妥　　　　B. 立即气管切开　　　　　　C. 输液，应用青霉素

    D. 口服水合氯醛　　　　　　E. 静脉滴注甲硝唑

25. 张姓患儿，6岁，右足跟部被铁钉扎伤4h，病人2年前曾注射过百日咳、白喉、破伤风疫苗，为预防破伤风，此次应注射

    A. 破伤风类毒素0.5ml　　　B. 破伤风类毒素1ml　　　　C. 破伤风免疫球蛋白

    D. 破伤风抗毒素　　　　　　E. 青霉素

A3/A4型题

(1~6题共用题干)

杨先生，40岁，右足部被铁钉刺伤后7d，出现全身肌肉强直性收缩和阵发性痉挛24h，诊断为"破伤风"收住院。

1. 病人最早发生强直性痉挛的肌群是

    A. 面肌　　　B. 颈项肌　　　C. 咀嚼肌　　　D. 四肢肌群　　　E. 肋间肌

2. 治疗的重要环节是

    A. 及时处理伤口　　　　　　B. 注射破伤风抗毒素　　　　C. 注射破伤风类毒素

    D. 使用大量抗生素　　　　　E. 镇静镇痛和肌松治疗

3. 与控制痉挛**无关**的护理措施是

    A. 保持病室安静　　　　　　　　　　　　B. 治疗护理操作应尽量集中进行

    C. 安置避光单人病室　　　　　　　　　　D. 遵医嘱使用镇静、解痉药物

    E. 定时吸痰

4. 下列护理措施中，**不妥当**的是

    A. 避免定时翻身防止抽搐发作　　B. 病室应隔离　　　　　　C. 减少探视避免干扰

    D. 遵医嘱使用镇静类药物　　　　E. 避免外界声音刺激

5. 该病人伤后预防破伤风最佳的措施是

    A. 注射TAT　　　　　　　　B. 及时处理伤口　　　　　　C. 大量应用抗生素

    D. 注射破伤风免疫球蛋白　　E. 注射破伤风类毒素

6. 易导致病人死亡的常见原因是

    A. 肺水肿　　　　　　　　　B. 窒息　　　　　　　　　　C. 脓毒症

    D. 代谢性酸中毒　　　　　　E. 脱水

(7~12 题共用题干)

王先生,20 岁,地震后下肢被倒塌物压住 2d,下肢出现"开放性骨折伴血管损伤"。病人自诉伤肢疼痛、包扎过紧感。于第 2d 出现伤口"胀裂样"剧痛。体格检查:T 39.0℃,P 120 次/min,R 28 次/min,BP 95/60mmHg,神志清醒、表情淡漠;口唇苍白,大汗淋漓;体格检查:伤口周围肿胀明显、有明显压痛、皮肤呈紫红色、压之有气泡溢出,并伴稀薄、恶臭的浆液性或血液性液体流出。

7. 考虑该病人可能发生了

    A. 脓毒症   B. 破伤风   C. 气性坏疽   D. 菌血症   E. 急性蜂窝织炎

8. 预防该病最有效的措施是

    A. 彻底清创   B. 使用大剂量抗生素   C. 高压氧治疗

    D. 纠正电解质紊乱   E. 遵医嘱给予镇痛类药物

9. 对该病人下肢伤口的处理**不正确**的是

    A. 紧急手术清创   B. 伤口敞开、不予缝合   C. 广泛、多处切开引流

    D. 3% 过氧化氢溶液冲洗   E. 切口加压包扎

10. 处理其换下的敷料的最佳方法是

    A. 75% 乙醇溶液浸泡   B. 焚烧   C. 微波消毒灭菌

    D. 高压蒸汽灭菌   E. 煮沸

11. 若该病人整个肢体广泛感染,为挽救病人的生命应

    A. 截肢   B. 大量应用抗生素   C. 高压氧治疗

    D. 快速补充血容量   E. 输注新鲜全血

12. 若该病人出现意识障碍,T 36.2℃,P 140 次/min,R 36 次/min,BP 76/55mmHg,气急、面色发绀、尿少,白细胞计数 26×10^9/L,提示已出现的并发症是

    A. 脓毒症   B. 菌血症   C. 感染性休克   D. 呼吸衰竭   E. 肾衰竭

(13~16 题共用题干)

张女士,30 岁,4d 前不慎被鱼刺扎到示指末端,当时仅有少量出血,未予处理。1d 前发现手指明显肿胀、皮肤苍白,自感搏动性跳痛,病人彻夜难眠,并出现寒战、高热。

13. 该病人可能发生了

    A. 甲下脓肿   B. 脓性指头炎   C. 甲沟炎

    D. 化脓性滑囊炎   E. 急性化脓性腱鞘炎

14. 对该病人应立即采取的处理措施是

    A. 大量应用抗生素   B. 使用镇痛药   C. 局部热敷理疗

    D. 局部切开减压引流   E. 拔除指甲

15. 若该病人突感疼痛减轻,皮肤颜色由红转白,提示

    A. 感染好转   B. 已转为慢性甲沟炎   C. 有指骨坏死的危险

    D. 感染已蔓延到掌中间隙   E. 感染已蔓延到鱼际间隙

16. 该病人的护理措施中,**不正确**的是

    A. 抬高患肢   B. 局部制动   C. 创面换药时,动作轻柔

    D. 必要时,换药前使用镇痛药   E. 按摩手指促进炎症消退

(17~20 题共用题干)

徐女士,19 岁,鼻部疖受挤压后,出现头痛、寒战、高热、恶心、呕吐等症状,急诊收入院治疗。体格检查:T 39.8℃,P 133 次/min,R 28 次/min。

17. 此时,应首先考虑该病人可能出现了

    A. 脓毒症   B. 菌血症   C. 毒血症

    D. 颅内海绵状静脉窦炎   E. 面部蜂窝织炎

18. 作为常见浅部软组织的化脓性感染,疖好发的部位是

    A. 头面部   B. 胸腹部   C. 足背部   D. 四肢肌群   E. 腹壁软组织处

19. 有关疖的临床特点,下列**不妥当**的是

    A. 好发于毛囊及皮脂腺丰富的部位

    B. 致病菌常为金黄色葡萄球菌

    C. 常与皮肤不洁、局部擦伤有关

    D. 面部"危险三角区"的疖易引起颅内感染

    E. 早期的疖尽快挤压出脓栓,有助于炎症消退

20. 痈与疖的主要鉴别点是

    A. 致病菌不同

    B. 常见于糖尿病病人

    C. 创面有多个脓肿

    D. 发生的病因不一样

    E. 痈尽早应用大剂量广谱抗生素,无须做细菌培养

（二）名词解释

1. 外科感染

2. 痈

3. 全身性感染

（三）简答题

1. 外科感染的特点有哪些?

2. 甲沟炎病人的健康教育。

3. 破伤风病人的典型症状有哪些?

4. 简述破伤风的预防措施。

（四）病例分析题

1. 汤先生,46 岁,农民,"急性出血坏死性胰腺炎"术后第 25d,已经深静脉导管行全胃肠外营养治疗 20d。今日突发寒战、高热。体格检查:T 40℃,P 140 次 /min,R 36 次 /min,BP 70/50mmHg,病人神志淡漠、面色潮红、四肢冰凉,深静脉导管置管处皮肤红肿、发热,可见脓性分泌物。辅助检查:白细胞计数 24×10^9/L、中性粒细胞核左移。家属非常紧张,担心治疗效果不好及无力支付医疗费用。

请问:

（1）病人在胰腺炎的基础上出现了什么并发症?

（2）对该病人首要的处理措施是什么?

（3）病人目前存在的主要护理诊断 / 问题有哪些?

（4）应采取哪些护理措施?

2. 杨先生,40 岁,在割芦苇时左脚底被芦苇根刺伤,在当地卫生院给予简单清创处理,1 周后感全身乏力、头晕、头痛、咀嚼无力,背部、胸部肌肉较僵硬,拟"破伤风"急诊入院。病人全身肌肉强直性收缩、阵发性痉挛,呼吸急促,呼吸道分泌物多。体格检查:T 38.6℃,P 95 次 /min,R 28 次 /min,BP 124/80mmHg。意识清醒,"苦笑面容"、颈项强直。左足底有一伤口,直径约 0.5cm,局部红肿,挤压时有脓液流出。白细胞计数 14×10^9/L,中性粒细胞比值 82%。

请问:

（1）该病人发生破伤风的原因是什么?

（2）在安排病人住院时,对病室环境有何要求?

（3）病人目前存在的主要护理诊断 / 问题有哪些?

（4）为避免窒息的发生,应采取哪些护理措施?

【参考答案】

(一) 选择题

A1/A2 型题

1. A	2. D	3. E	4. A	5. D	6. C	7. D	8. D	9. D	10. C
11. B	12. C	13. C	14. B	15. A	16. C	17. A	18. E	19. C	20. D
21. C	22. D	23. D	24. B	25. A					

A3/A4 型题

1. C	2. E	3. E	4. A	5. D	6. B	7. C	8. A	9. E	10. B
11. A	12. C	13. B	14. D	15. C	16. E	17. D	18. A	19. E	20. C

(二) 名词解释

1. 外科感染是指需要外科治疗的感染,包括创伤、烧伤、手术、器械检查、留置导管等并发的感染。

2. 痈是指多个相邻毛囊及周围组织同时发生的急性化脓性感染,或由多个疖融合而成。疖是单个毛囊及其周围组织的化脓性感染。

3. 全身性感染是指致病菌侵入人体血液循环,并在体内生长繁殖或产生毒素而引起的严重的全身性感染中毒症状。

(三) 简答题

1. 外科感染常发生在创伤或手术之后,与体表皮肤和黏膜完整性的破坏紧密关联;常为多种细菌引起的混合感染;大部分感染病人有明显而突出的局部症状和体征,严重时可有全身表现;感染常集中于局部,发展后可导致化脓、坏死等,常需进行外科处理,如清创、引流、换药等。

2. 告知病人日常保持手部清洁,若有皮刺应剪除,不可徒手撕或拔;指甲长度应与指腹前端平齐,不宜过短;加强劳动保护,预防手损伤;重视手部的任何微小损伤,伤后应用碘伏消毒,无菌纱布包扎,以防发生感染。

3. 破伤风的典型症状是在肌紧张性收缩(肌强直、发硬)的基础上,呈阵发性的强烈痉挛,出现咀嚼不便、张口困难、牙关紧闭、苦笑面容、颈项强直及角弓反张等。任何轻微的刺激,如光线、声音、接触、饮水等,均可诱发全身肌群强烈的阵发性痉挛。发作时,病人口吐白沫、大汗淋漓、呼吸急促、口唇发绀、流涎、牙关紧闭、磨牙、头颈频频后仰,手足抽搐不止。强烈肌痉挛可致肌肉断裂、骨折、尿潴留、呼吸骤停,甚至窒息。发作频繁者,常提示病情严重。

4. 破伤风的预防措施包括:①正确处理伤口:遇到可疑伤口应彻底清除伤口内异物、坏死组织、积血等,用 3% 过氧化氢溶液冲洗和湿敷伤口,破坏有利于细菌生长的缺氧环境。②人工免疫:注射破伤风类毒素抗原进行主动免疫,伤后仅需肌内注射类毒素 0.5ml,便可迅速强化机体的抗破伤风免疫力。伤后多点肌内注射破伤风抗毒素 (TAT)50 000~200 000IU,或人体破伤风免疫球蛋白进行被动免疫。

(四) 病例分析题

1. (1) 该病人在胰腺炎的基础上发生了导管相关性感染,并进一步发展为感染性休克。

(2) 对该病人的首要处理措施是尽快拔除导管并剪下尖端送细菌培养和药物敏感试验,并积极进行抗休克治疗。

(3) 主要护理诊断 / 问题:①体液不足　与容量血管扩张、高热消耗有关;②气体交换受损　与肺微循环障碍、通气血流比值失调有关;③高热　与胰腺坏死组织毒素吸收、导管感染有关;④疼痛　与炎症刺激有关;⑤焦虑　与担心预后和医疗费用有关;⑥潜在并发症:DIC、肾衰竭、呼吸衰竭等。

(4) 护理措施:①遵医嘱快速、大量补充血容量,改善组织灌注;②保持呼吸道通畅,给予高流量吸氧;③密切观察病情,包括:意识、生命体征、CVP、皮肤、尿量、辅助检查结果等,发现病情加重及并发症征象应及时报告医师,并积极配合处理;④遵医嘱应用血管活性药物、抗生素、镇痛药和退热药,随时监测生命体征、CVP 等变化,并按监测结果调整药物浓度和滴速;⑤协助配合医师拔除静脉导管并剪下尖端送细菌培养和药敏试验;⑥做好基础护理;⑦心理护理:针对家属担心和顾虑的问题进行解释和安慰,以缓解其焦虑情绪。

2. (1) 该病人发生破伤风的原因可能是:脚底刺伤,被破伤风杆菌污染,伤口细深,继发需氧菌感染,伤口造成缺氧环境,有利于破伤风菌生长繁殖。

(2) 安置良好的休养环境:破伤风病人易受声光刺激导致痉挛发作,尽量安置于单间暗室,避免声、光刺激,减少不必要的操作,减少探视;医护人员说话、走路要低声、轻巧,使用器具时避免发出噪音;治疗、护理等各项操作尽量集中,可在使用镇静剂 30min 内进行。

(3) 目前病人主要存在的护理诊断 / 问题是:①有窒息的危险　与持续性呼吸肌痉挛有关;②有受伤的危险　与强烈的肌痉挛有关;③有体液不足的危险　与反复肌痉挛消耗、大量出汗有关;④潜在并发症:院内感染、气管狭窄、压力性损伤、深静脉血栓等。

(4) 应采取的护理措施:备气管切开包及氧气吸入装置,急救药品和物品准备齐全。病人如频繁抽搐药物不易控制,尽早行气管切开,必要时行人工辅助呼吸和高压氧舱辅助治疗。机械通气时多需要镇静,但应每天评估镇静药使用情况、有创机械通气和气管插管的必要性,尽早脱机或拔管,开展康复锻炼。紧急情况下,在气管切开前先行环甲膜穿刺,并给予吸氧,保证通气。痉挛发作控制后,应协助病人翻身、叩背,以利排痰,必要时给予雾化吸入和吸痰。病人进食时注意避免呛咳、误吸;频繁抽搐者,禁止经口进食。严密观察病情变化。

【部分习题解析】

(一) 选择题

A1/A2 型题

1. A　外科感染多数为几种细菌引起的混合感染,一部分即使开始时是单种细菌引起,在病程中常发展为几种细菌的混合感染,因此,它不是单一细菌引起的感染。

2. D　按病程分类,慢性感染是指病程超过 2 个月的感染。

3. E　特异性感染是由特异性病菌引起的感染。结核、破伤风、炭疽、气性坏疽等属特异性感染。急性阑尾炎属于一般化脓性感染。

4. A　疖病常见于免疫力较低的小儿或糖尿病病人。

5. D　"危险三角区"的疖如被挤压或处理不当,致病菌可沿内眦静脉和眼静脉进入颅内海绵状静脉窦,引起化脓性海绵状静脉窦炎。

6. C　相邻近的多个毛囊及周围组织的急性化脓性感染称为痈。

7. D　药物敏感试验可明确致病菌的种类,从而根据细菌的种类来选择敏感的抗生素。

8. D　急性淋巴管炎和蜂窝织炎均为细菌从皮肤破损处侵入后引起的一般性感染,具有红、肿、痛及寒战、发热等炎症的一般表现,急性蜂窝织炎系疏松结缔组织受侵,病变往往扩展迅速,不易局限,与周围正常组织无明显分界限。

9. D　局部发热、红肿、压痛、功能障碍是表浅组织感染的表现,体表脓肿形成后,因位置表浅,触之有波动感。

10. C　丹毒属浅部急性淋巴管炎,炎症在皮下结缔组织层内,沿集合淋巴管蔓延,很少发生局部组织坏死或化脓。

11. B　口底、颌下及颈部急性蜂窝织炎除红、肿、热、痛等局部症状和高热、乏力、精神萎靡等全身症状外,因部位特殊,易发生喉头水肿和气管受压,引起呼吸困难,甚至窒息。

12. C　甲沟炎开始时可出现红肿、疼痛,炎症可自行或经过治疗后消退,也可化脓,出现白色脓点,但不易破溃流脓。进一步可蔓延至甲根部或对侧甲沟,形成半环形脓肿。若未及时切开排脓,感染向深层蔓延可形成指头炎或指甲下脓肿。

13. C　脓性指头炎一旦出现剧烈跳痛、明显肿胀,应及时切开减压和引流,以免发生指骨坏死和骨髓炎。

14. B　急性化脓性腱鞘炎需及时切开减压引流,若治疗不及时,鞘内脓液积聚,压力将迅速增高,以致肌腱发生坏死,患指功能丧失。

15. A 小指的腱鞘与尺侧的滑液囊相通,故小指的腱鞘炎可蔓延到尺侧滑液囊。

16. C 若体温降至正常以下,并不是疾病好转的表现,应警惕发生感染性休克的可能。

17. A 浅部软组织的化脓性感染,脓肿形成后的处理原则是切开引流。

18. E 气性坏疽病人,随病变发展出现"胀裂样"剧烈疼痛时,一般镇痛药不能缓解。

19. C 破伤风最先受累的肌群是咀嚼肌,病人往往首先出现张口不便。

20. D 上唇疖属于"危险三角区"的疖,挤压后出现头痛、高热、昏迷等,提示病菌经内眦静脉进入颅内海绵状静脉窦,引起颅内海绵状静脉窦炎。

21. C 颈部蜂窝织炎,局部肿胀明显,可由于喉头水肿和气管受压而出现呼吸困难甚至窒息,应特别注意观察病人的呼吸状况。

22. D 急性淋巴管炎常因组织损伤或其他感染病灶(如疖、足癣等)引起,皮下浅层急性淋巴管炎时,表现为伤口近侧表皮下有一条或多条"红线",触之质硬而有压痛。

23. D 血培养一般选择病人寒战时采血,这样可以避免应用抗生素以后出现的假阴性结果,较易发现致病菌。

24. B 对频繁抽搐,呼吸道分泌物多,易因呼吸肌持续痉挛和分泌物阻塞引起窒息,气管切开可维持气道通畅,利于清除呼吸道分泌物,防止窒息的发生。

25. A 对于曾在 10 年内接受过破伤风主动免疫(类毒素)的病人,受伤后仅需注射破伤风类毒素 0.5ml以加强其免疫效果。

A3/A4 型题

1. C 破伤风病人最先受累的肌群是咀嚼肌。

2. E 破伤风的处理原则包括镇静镇痛和肌松治疗;彻底清创和抗破伤风梭菌治疗;中和游离毒素;对症支持治疗。镇静镇痛和肌松治疗是治疗的重要环节,目的是使病人镇静,降低其对外界刺激的敏感性,控制或减轻痉挛,防止病人受伤或出现窒息等严重并发症。

3. E 控制痉挛的护理措施包括安置避光单人病室并保持环境安静,治疗护理操作应尽量集中进行,遵医嘱使用镇静解痉药物。

4. A 对于破伤风病人,为保持呼吸道通畅,需要协助病人定时翻身、叩背,以利排痰,并预防压力性损伤。

5. D 破伤风是可以预防的疾病,除了受伤后对伤口进行彻底处理外,最佳的被动免疫方法是注射破伤风免疫球蛋白(TIG)。一次注射后在人体可存留 4~5 周,免疫效能强于破伤风抗毒素约 10 倍。

6. B 破伤风病人的主要死亡原因为窒息、心力衰竭或肺部感染。

7. C 伤口包扎过紧、疼痛感、"胀裂样"剧痛、伤口周围皮肤紫红色、有气泡从伤口溢出、脓液的特点,均为气性坏疽的典型临床表现。

8. A 预防气性坏疽最有效的措施是对污染伤口作彻底清创。

9. E 正确处理气性坏疽伤口的方法是广泛、多处切开引流;3% 过氧化氢溶液清洗;切口缝合、加压包扎不利于引流,且可为致病菌创造无氧环境,不利于治疗。

10. B 气性坏疽具有传染性,换下的敷料应焚烧处理。

11. A 气性坏疽的处理原则挽救病人的生命,减少组织的坏死,降低截肢率,若整个肢体广泛感染,首先考虑截肢,以保住病人生命。

12. C 意识障碍、白细胞计数增高而无发热、呼吸和脉搏明显增快、气急、面色发绀、少尿,均为革兰氏阴性细菌引起的感染性休克的典型临床表现。

13. B 病人手指除明显肿胀、皮肤苍白外,已出现搏动性跳痛和全身表现,提示病情加重,已出现脓性指头炎。

14. D 脓性指头炎一旦出现跳痛,指头张力显著增高时,应切开引流,而不能等到波动出现时才手术,否则可导致指骨缺血坏死。

15. C 脓性指头炎,感染进一步加重时,局部组织缺血坏死,神经末梢因受压和营养障碍而麻痹,指头疼痛反而减轻,皮色由红转白。若治疗不及时,常可引起指骨缺血性坏死。

16. E 按摩手指会加速局部血液循环,促进炎症扩散,不利于控制感染。

17. D 病人出现明显的颅内感染症状,考虑是鼻部疖受挤压后,致病菌沿内眦静脉、眼静脉进入颅内海绵状静脉窦,引起化脓性海绵状静脉窦炎。

18. A 疖好发于毛囊及皮脂腺丰富的部位,如头面部、颈项、腋窝及腹股沟等处。

19. E 疖的发生常与局部皮肤不洁、擦伤、毛囊与皮脂腺分泌物排泄不畅或机体抵抗力降低有关。致病菌常为金黄色葡萄球菌。早期的疖避免挤压,防止感染扩散。

20. C 痈是指多个相邻毛囊及周围组织同时发生的急性化脓性感染,或由多个相邻疖融合而成,痈的创面有多个脓肿。

(李树雯)

第九章　损伤病人的护理

【重点和难点】

(一) 基本概念

1. 损伤　指各种致伤因素作用于人体所造成的组织结构完整性破坏或功能障碍及其所引起的局部和全身反应。

2. 创伤　指机械性致伤因素作用于人体所造成的组织结构完整性的破坏或功能障碍,是临床最常见的一种损伤。

3. 挤压综合征　凡四肢或躯干肌肉丰富的部位受到重物长时间挤压致肌肉组织缺血性坏死,继而引起肌红蛋白血症、肌红蛋白尿、高血钾和急性肾衰竭为特点的全身性改变,称为挤压综合征,又称为 Bywaters 综合征。

(二) 损伤的原因

损伤的原因包括机械性因素、物理性因素、化学性因素、生物性因素等。

(三) 创伤

1. 创伤分类

(1) 按皮肤或黏膜是否完整分类:闭合性损伤、开放性损伤。

(2) 按受伤部位分类:颅脑、颌面部、颈部、胸(背)部、腹(腰)部、骨盆、脊柱脊髓和四肢伤等。

(3) 按伤情轻重分类:一般分为轻度、中度、重度。创伤评分是以计分的方式估计创伤的严重程度,以分值大小反映伤情的轻重。

2. 病理生理

(1) 局部反应:主要表现为创伤性炎症反应,为非特异性防御反应,与一般急性炎症反应基本相同。

(2) 全身反应:即全身性应激反应,是因致伤因素作用于机体后引起的一系列神经内分泌活动增强并引发各种功能和代谢改变的过程,是一种非特异性应激反应。

3. 创伤愈合

(1) 创伤愈合的类型:分为一期愈合和二期愈合。

(2) 影响创伤愈合的因素:①局部因素:伤口感染是最常见的影响因素。其他如创伤范围大、坏死组织多、异物存留,伤缘不能直接对合;局部血液循环障碍使组织缺血缺氧,或局部制动不足、包扎或缝合过紧等采取措施不当,造成继发性损伤也不利于伤口愈合。②全身性因素:主要有高龄、营养不良、大量使用细胞增生抑制剂(如皮质激素等),免疫功能低下(如糖尿病、肿瘤)及全身严重并发症(如多器官功能不全)等。

4. 临床表现 ①局部表现:疼痛、肿胀、伤口出血、功能障碍;②全身表现:体温增高、全身炎症反应综合征。

5. 处理原则

(1) 现场救护:优先抢救的急症主要包括心跳、呼吸骤停,窒息、大出血、张力性气胸和休克等,常用的急救措施包括心肺复苏、通气、止血、包扎、固定(制动)等。

(2) 进一步救治

1) 局部处理:①闭合性损伤:局部制动,初期局部冷敷,后期采用热敷或红外线治疗。②开放性损伤:擦伤或小刺伤,非手术治疗;清洁伤口可以直接缝合,污染伤口实施清创术,感染伤口换药处理。

2) 全身处理:维持呼吸和循环功能、镇静镇痛、防治感染、支持治疗等。

6. 护理措施

(1) 急救护理:抢救生命、止血包扎、固定制动、搬运,保持呼吸道通畅。根据受伤部位选择合适的体位,伤肢抬高、制动。

(2) 维持有效循环血量:迅速控制伤口的出血,建立静脉通道输液、输血。

(3) 病情观察:监测意识、生命体征并认真作好记录。观察受伤部位的出血、疼痛、伤口修复及伤后并发症发生等情况。

(4) 妥善护理创面:①开放性损伤,根据伤口情况选择不同的处理方法。②闭合性损伤:软组织损伤早期予以局部冷敷,12h 后改用热敷、理疗或包扎制动;局部如有血肿形成时可加压包扎。

(5) 并发症的护理:①伤口感染:医嘱使用抗生素,加强换药。②挤压综合征:早期患肢禁止抬高、按摩及热敷,协助医师切开减压,清除坏死组织;应用碳酸氢钠及利尿剂,防止肌红蛋白阻塞肾小管;行腹膜透析或血液透析治疗的肾衰竭病人做好相应护理。③休克:早期常为失血性休克,晚期为脓毒性休克。④应激性溃疡:多见于胃、十二指肠。⑤凝血功能障碍:创伤后出血和凝血功能与其预后密切相关,凝血功能障碍、低体温和酸中毒,称为"死亡三联征"。⑥器官功能障碍:严重的炎症反应,休克、应激、免疫功能紊乱,容易并发急性肾衰竭、心脏和肝脏功能损害等。⑦创伤后应激障碍:延迟出现或长期持续的精神障碍,可采取心理干预、家庭治疗和药物治疗等。

(6) 心理护理:创伤往往突发,会出现焦虑、恐惧、抑郁等心理问题。

(7) 健康教育:普及安全知识,加强安全防护意识,避免受伤;受伤后及早就医;伤后恢复期加强功能锻炼,促进机体功能恢复。

(四) 烧伤

1. 病理生理

(1) 局部变化:由于局部热损伤和自身化学物质的损伤而产生炎性反应,表现为局部皮肤发红、水肿水疱,严重者出现炭化或焦痂。

(2) 全身变化:机体反应性释放出应激性激素、炎性介质、多种酶、细胞分解代谢产物等多种因子,导致血容量减少、红细胞丢失、负氮平衡、免疫功能降低等。

2. 临床分期 根据烧伤病理生理特点,病程大致分为 4 期。

(1) 体液渗出期(休克期):体液渗出是逐渐发生,大量体液渗出及血管活性物质的释放,病人易发生低血容量性休克,以伤后 6~12h 内最快,持续 24~36h。

(2) 感染期:从烧伤开始至创面愈合的整个过程,都可能发生感染。烧伤后的创面、休克、全身免疫功能低下,对病原菌的易感性增加,极易发生局部和全身性感染。坏死及焦痂组织的溶解阶段,是发生全身性感染的又一高峰期。

(3) 创面修复期:烧伤后的组织修复在炎症反应的同时即已开始。

(4) 康复期:深度创面愈合后,可形成瘢痕,严重影响外观和功能,需要锻炼、工疗、体疗和整形来恢复;某些功能损害及心理异常也需要调整与适应。

3. 伤情评估

(1) 烧伤面积的计算:①中国新九分法:将全身体表面积划分为 11 个 9% 的等分,另加 1%;②手掌法:用病人自己的手掌测量其烧伤面积。将五指并拢、单掌的掌面面积占体表面积的 1%。

（2）烧伤深度的判断：目前普遍采用 3 度 4 分法，即Ⅰ度、浅Ⅱ度、深Ⅱ度、Ⅲ度。

（3）烧伤严重程度判断：按烧伤的总面积和烧伤的深度将烧伤程度分为轻度烧伤、中度烧伤、重度烧伤、特重烧伤 4 类。

4. 临床表现

（1）局部表现：①Ⅰ度（红斑性）：皮肤红斑，干燥、灼痛，无水疱。②Ⅱ度（水疱性）：浅Ⅱ度红肿明显，疼痛剧烈，有大小不一的水疱，疱壁薄，创面红润、潮湿；深Ⅱ度水肿明显，痛觉迟钝，拔毛痛，水疱较小，疱壁较厚，创面微湿、红白相间。③Ⅲ度（焦痂性）：痛觉消失，创面无水疱，呈蜡白或焦黄色甚至炭化，皮肤凝固性坏死后形成焦痂，触之如皮革，痂下可见树枝状栓塞的血管。

（2）全身表现：重度烧伤病人早期易发生低血容量性休克。之后可出现体温升高；红细胞减少，贫血；血红蛋白尿；免疫功能下降，易发生感染。

5. 处理原则

（1）现场急救：将伤员从潜在的燃烧源包括热源、电源和化学品中移开；对于热液、火焰烧伤，最好使用清洁的流动水冲洗烧伤创面 15~20min。保护创面；保持呼吸道通畅；尽快建立静脉通道，给予补液治疗，可适量口服淡盐水或烧伤饮料；疼痛剧烈可酌情使用镇静、镇痛药；烧伤面积较大者妥善转运。

（2）防治休克：静脉补液是防治休克的主要措施。①补液总量：通常按病人的烧伤面积和体重计算补液量。每 1% 烧伤面积（Ⅱ度、Ⅲ度）每千克体重应补充胶体液和电解质液共 1.5ml（儿童为 1.8ml，婴儿为 2ml），另加每日生理需要量 2 000ml（儿童 60~80ml/kg，婴儿 100ml/kg）。②补液种类：胶体液（血浆）和电解质液（平衡盐液）的比例为 1∶2，广泛深度烧伤者与小儿烧伤其比例可改为 1∶1。胶体液首选血浆，电解质溶液首选平衡盐液，生理需要量一般用 5%~10% 葡萄糖液。电解质液、胶体和水分应交叉输入。

（3）处理创面：主要目的是清洁保护创面，减轻损害与疼痛；及时缝闭创面，防治感染，促进创面愈合；减少瘢痕产生，最大限度恢复外形和功能。主要措施有初期清创、包扎疗法、暴露疗法、手术治疗等。

（4）防治感染：感染是烧伤救治中的突出问题，通过积极纠正休克；正确处理创面；合理应用抗生素等措施防治感染，其中局部抗菌药物的种类、浓度和使用持续时间应权衡烧伤创面感染与创面延迟愈合的风险。

6. 护理措施

（1）维持有效呼吸：及时清除呼吸道分泌物，保持呼吸道通畅，给氧。对于中重度吸入性损伤病人，可根据吸入性损伤病理生理改变过程进行分阶段、精细化气道护理。

（2）维持有效循环血量：①轻度烧伤者可予口服淡盐水或烧伤饮料；②重度烧伤者迅速建立 2~3 条静脉通道，遵循"先晶后胶，先盐后糖，先快后慢"的输液原则，根据病人的病情，调整输液速度和种类，并随时观察液体复苏的效果。

（3）加强创面护理，促进愈合：①包扎疗法护理：抬高肢体，包扎松紧适宜，保持敷料清洁和干燥，密切观察创面，及时发现感染征象。②暴露疗法护理：保持创面干燥，渗出期应定时以消毒敷料吸去创面过多的分泌物，表面涂以抗生素；定时翻身或使用翻身床。③植皮手术护理：术前受皮区用生理盐水湿敷，术前 1d 供皮区剃除毛发并清洁；植皮区部分应适当固定制动；大腿根部植皮区要防止大小便污染。④特殊烧伤部位的护理：眼部、耳部、鼻、会阴部烧伤，注意清洁，及时清除分泌物，防止局部受压。

（4）防治感染：观察病情，及时发现感染；烧伤后的 5~10d 内不应预防性使用抗生素；大面积烧伤病人，及时诊断创面是否真菌感染；严格执行感染控制措施，使用单独隔离病房，医师接触病人时穿戴无菌衣和手套，并在访视每位病人前后洗手，层流隔离室的使用等；定期监测创面微生物谱及其对抗生素的敏感性，以及院内感染病原微生物种类的变化趋势，预防创面感染的发生。

（5）并发症的护理：①肺部并发症：采取对症处理、加强呼吸道管理、遵医嘱使用有效抗生素等。②心功能不全：多发生于严重休克或感染时，抗休克的同时，常规给予心肌保护和心功能支持，平稳度过休克期和防治感染。③肾功能不全：因休克所致肾功能不全，早期应迅速补充血容量，及早应用利尿剂以增加尿量，碱化尿液;因感染所致肾功能不全,控制全身感染为关键。④应激性溃疡:首先避免发生严重休克和脓毒症;对严重烧伤常规给予抗酸、抗胆碱药物保护胃黏膜。

(6) 心理护理:耐心解释病情,利用社会支持系统的力量,尤其动员配偶等家庭成员的支持,鼓励病人面对现实,树立战胜疾病的信心,减轻心理压力,放松精神和促进康复。

(7) 健康教育:无论烧伤面积大小,应尽早开始运动和功能训练;与烧伤有关的疼痛、焦虑、谵妄等情绪应进行管理、治疗和监测等。

【习题】

(一) 选择题

A1/A2 型题

1. 开放性损伤与闭合性损伤的主要区别是
   A. 是锐性暴力还是钝性暴力所致
   B. 皮肤或黏膜是否保持完整
   C. 是否合并内脏损伤
   D. 是否引起局部感染
   E. 是直接暴力还是间接暴力所致

2. 损伤的炎症反应期一般持续
   A. 1~2d   B. 3~5d   C. 6~7d   D. 10d   E. 14d

3. 王先生,21 岁,被开水烫伤手背部,手背红肿明显,起大水疱,疼痛剧烈,其烧伤深度为
   A. 浅度   B. Ⅰ度   C. 浅Ⅱ度   D. 深Ⅱ度   E. Ⅲ度

4. 烧伤早期发生休克的最主要原因是
   A. 败血症
   B. 创面大量体液渗出
   C. 疼痛
   D. 大量红细胞溶解破坏
   E. 紧张恐惧

5. 关节受外伤作用,发生异常扭转所致的损伤为
   A. 挫伤   B. 挤压伤   C. 扭伤   D. 裂伤   E. 擦伤

6. 马先生,26 岁,因车祸造成多发性损伤。急救现场病人血压偏低,脉搏偏快,腹腔有一肠管脱出,右下肢开放性骨折,窒息。首先要处理的情况是
   A. 右下肢骨折   B. 脉搏微速   C. 腹部肠管脱出   D. 窒息   E. 血压偏低

7. 清创术的最好时机是
   A. 伤后 6~8h   B. 伤后 10~12h   C. 伤后 12~24h   D. 伤后 24h   E. 伤后 36h

8. 感染伤口的处理原则是
   A. 控制感染,加强换药
   B. 彻底清创、延期缝合
   C. 彻底清创,争取一期缝合
   D. 切除坏死组织,抗感染治疗
   E. 局部制动、理疗修复

9. 烧伤修复期的治疗重点是
   A. 防治休克
   B. 防治心功能不全
   C. 防治肾功能不全
   D. 促进创面修复
   E. 促使抵抗力恢复

10. 深Ⅱ度烧伤的临床特点是
    A. 创面红肿
    B. 有水疱,剧痛
    C. 感觉过敏,疱底水肿,鲜红
    D. 感觉迟钝,疱底苍白,潮湿,拔毛仍痛
    E. 创面皮革样苍白,感觉消失,拔毛不痛

11. 烧伤急救时,需立即行气管切开的是
    A. 烧伤伴有昏迷
    B. 头面部烧伤
    C. 大面积烧伤伴有呼吸困难
    D. 严重休克
    E. 心搏骤停

12. 张姓患儿,男,4 岁,不小心被开水烫伤双下肢,其烧伤面积为
    A. 46%   B. 42%   C. 40%   D. 39%   E. 38%

13. 控制烧伤全身性感染的关键措施是
    A. 及时、足量、快速输液　　　　　　　　B. 正确处理创面
    C. 早期大剂量应用有效抗生素　　　　　　D. 密切观察病情变化
    E. 维持病室内适宜的温度和湿度

14. 吸入性烧伤病人的护理措施中,重点在于
    A. 适量口服烧伤饮料　　　B. 尽快建立静脉通道　　　C. 注意保护创面
    D. 保持呼吸道通畅　　　　E. 气管导管的护理

15. 大面积烧伤病人口渴可给予
    A. 大量冷开水　　　　　　B. 少量多次盐开水　　　　C. 大量橘子水
    D. 大量糖水　　　　　　　E. 大量饮茶水

16. 杨先生,27 岁,踢球时不慎脚扭伤,局部肿痛,不能步行,当即采取了处理措施,正确的是
    A. 局部按摩　　　　　　　B. 伤处热敷　　　　　　　C. 伤处冷敷
    D. 伤处敷贴活血镇痛　　　E. 局部理疗

17. 病人受到严重挤压伤后,最主要的护理诊断 / 问题是
    A. 营养失调:低于机体需要量　　　　　　B. 潜在并发症:急性肾衰竭
    C. 潜在并发症:有感染的危险　　　　　　D. 体液不足　与创面渗出液过多有关
    E. 皮肤完整性受损

18. 适合用包扎疗法的烧伤病人是
    A. 头部烧伤　　　　　　　B. 颈部烧伤　　　　　　　C. 会阴部烧伤
    D. 躯干大面积烧伤　　　　E. 四肢烧伤

19. 对严重挤压伤病人,护理时除严密观察生命体征外,还应特别注意
    A. 意识状态　　B. 肢端温度　　C. 局部疼痛情况　　D. 尿量、尿色　　E. 末梢循环情况

20. 赵先生,32 岁,火焰烧伤,一手和双足全部烧伤,其烧伤面积为
    A. 8%　　　　　B. 8.5%　　　　C. 9%　　　　　D. 9.5%　　　　E. 10%

21. 大面积烧伤病人进行静脉补液时,应首选
    A. 0.9% 氯化钠溶液　　　B. 5% 碳酸氢钠溶液　　　C. 5% 葡萄糖溶液
    D. 低分子右旋糖酐　　　　E. 平衡盐液

22. 毒蛇咬伤现场急救的首要措施是
    A. 高锰酸钾冲洗伤口　　　B. 伤口上方绑扎　　　　　C. 普鲁卡因局部封闭
    D. 扩大伤口使毒液外流　　E. 服用蛇药

23. 烧伤休克期常是伤后
    A. 8h 以内　　　B. 12h 内　　　C. 24h 内　　　D. 48h 内　　　E. 72h 内

24. 吸入性烧伤最危险的并发症是
    A. 感染　　　　B. 肺炎　　　　C. 窒息　　　　D. 毒血症　　　　E. 心力衰竭

25. 严重挤压伤病人,为预防急性肾功能衰竭的发生,可应用的药物是
    A. 白蛋白等药剂　　　　　B. 低分子右旋糖酐　　　　C. 稀盐酸及利尿剂
    D. 氯化铵及利尿剂　　　　E. 碳酸氢钠及利尿剂

A3/A4 型题

(1~3 题共用题干)

杨先生,32 岁,施工中因工程塌方,被埋在泥土中,左侧伤肢严重肿胀、压痛,组织广泛缺血与坏死,皮肤温度下降,感觉异常,弹性减弱;伴少尿,尿呈茶褐色。

1. 此时的损伤可能是
    A. 刺伤　　　　　B. 撕裂伤　　　　C. 挤压伤　　　　D. 冲击伤　　　　E. 震荡伤

2. 为该病人进行静脉输液,应首选
    A. 全血或血浆   B. 5% 的葡萄糖溶液   C. 平衡盐溶液
    D. 低分子右旋糖酐   E. 等渗盐水加入碳酸氢钠溶液

3. 对病人的急救措施中,**不正确**的是
    A. 尽快使病人脱离危险   B. 首先处理危及生命的损伤   C. 及时处理活动性出血
    D. 骨折部位妥善固定   E. 伤肢热敷、按摩

(4~6 题共用题干)

马先生,24 岁,双手、双前臂、右上臂,腹部有散在的一个手掌的烫伤,创面可见较大水疱,泡壁较薄,疼痛剧烈。

4. 此病人烫伤的面积估计为
    A. 14.5%   B. 15.5%   C. 17.5%   D. 29.5%   E. 21.5%

5. 此病人的烧伤深度为
    A. Ⅰ度   B. 浅Ⅱ度   C. 深Ⅱ度   D. Ⅲ度   E. Ⅳ度

6. 对此病人的处理方法中,**不妥**的是
    A. 及时补充血容量   B. 镇痛   C. 防止发生感染
    D. 采取包扎疗法   E. 采取暴露疗法

(7~10 题共用题干)

王先生,35 岁,体重 70kg,烧伤后 4h 送至医院。右上肢水肿明显,剧烈疼痛,有较大水疱;双下肢(不包括臀部)无水疱,皮肤焦黄色,触之不痛,如皮革样。

7. 该病人的烧伤深度为
    A. 右上肢浅Ⅱ度烧伤,双下肢Ⅲ度烧伤   B. 右上肢深Ⅱ度烧伤,双下肢Ⅲ度烧伤
    C. 右上肢浅Ⅱ度烧伤,双下肢深Ⅱ度烧伤   D. 右上肢与双下肢均为深Ⅱ度烧伤
    E. 右上肢Ⅲ度烧伤,双下肢深Ⅱ度烧伤

8. 此时该病人最主要的护理诊断 / 问题是
    A. 营养不良:低于机体需要量   B. 有感染的危险   C. 体液不足
    D. 皮肤完整性受损   E. 有窒息的危险

9. 烧伤后第 1 个 24h 的补液总量大约是
    A. 4 500ml   B. 5 250ml   C. 6 250ml   D. 7 250ml   E. 7 500ml

10. 输液过程中简便又可靠的观察指标是
    A. 收缩压 >90mmHg   B. 脉搏 <120 次 /min   C. 尿量 >30ml/h
    D. 中心静脉压正常   E. 肢端温暖

(11~13 题共用题干)

王姓患儿,8 岁,上学途中不慎被路上钉子刺破鞋底,伤口深伴出血,疼痛,无法行走。

11. 应立即采取的紧急措施是
    A. 包扎伤口   B. 立即送去医院   C. 创面涂碘伏消毒
    D. 抬高患肢并制动   E. 用大量的清水反复冲洗伤口

12. 送到医院后,应采取
    A. 伤口清创术   B. 包扎止血   C. 全身应用抗生素
    D. 局部硫酸镁湿热敷   E. 静脉输液

13. 清创后应特别警惕
    A. 出血   B. 感染   C. 功能障碍
    D. 破伤风   E. 休克

（14~17 题共用题干）

王女士,40 岁,因室内着火,病人大声呼救,被烧伤头、面、颈、背、臀,疼痛剧烈,有大小不一的水疱;背、臀处水疱较小,痛觉迟钝,为深Ⅱ度烧伤。

14. 采用暴露疗法,病室要求以下**不妥**的是

　　A. 温度维持在 28~32℃　　　　B. 相对湿度 70% 左右　　　　C. 室内备有抢救设备

　　D. 严禁家属探视　　　　E. 注意隔离,防止交叉感染

15. 为保持创面干燥,防止感染,卧位时最好选择是

　　A. 软床持续半卧位　　　　B. 软床持续侧卧位　　　　C. 硬板床间歇俯卧位

　　D. 硬板床持续仰卧位　　　　E. 睡翻身床,定期翻身

16. 病人除了休克复苏,应重点观察的部位是

　　A. 眼　　　　B. 外耳　　　　C. 鼻咽　　　　D. 喉　　　　E. 肺

17. 病人感胸闷,颈部肿胀明显,最佳的处理措施是

　　A. 激素治疗　　B. 雾化吸入　　C. 气管切开　　D. 利尿　　　　E. 吸氧

（18~20 题共用题干）

王先生,38 岁,体重 80kg,矿井瓦斯燃烧,烧伤后 2h 送到医院。颈部,胸腹部和两大腿外各约一掌面积为烧伤创面,有较大水疱,病人剧痛难忍。

18. 伤者的烧伤面积和深度为

　　A. 16%,浅Ⅱ度　　B. 17%,浅Ⅱ度　　C. 18%,浅Ⅱ度　　D. 19%,深Ⅱ度　　E. 20%,深Ⅱ度

19. 伤后第 1 个 24h,补晶体液和胶体液的量为

　　A. 2 160ml　　　　B. 2 280ml　　　　C. 2 400ml　　　　D. 4 160ml　　　　E. 4 280ml

20. 烧伤时,对伤员的现场急救,比较妥当的措施是

　　A. 大量喝白开水　　　　B. 口服大量葡萄糖溶液　　　　C. 推注 50% 葡萄糖

　　D. 口服淡盐水　　　　E. 使用冬眠合剂

（二）名词解释

1. 创伤

2. 挤压综合征

3. 清创术

4. 全身炎症反应综合征

（三）简答题

1. 影响创伤愈合的因素有哪些?

2. 创伤病人现场救护措施有哪些?

3. 简述烧伤的现场急救。

4. 简述烧伤病人的包扎疗法护理。

（四）病例分析题

1. 刘先生,50 岁,建筑工人,房屋拆迁时不慎被倒塌的房屋压住双下肢 3h 后被救出送到医院。主诉下肢疼痛,感觉异常,尿少,呈暗红色。体格检查:P 88 次 /min,R 26 次 /min,BP 98/76mmHg,双下肢明显肿胀、压痛,有淤血斑。辅助检查:血清钾 6.0mmol/L。

请问:

（1）该病人出现的最可能的并发症是什么?

（2）依据是什么?

（3）可以采取哪些有效的护理措施?

2. 王先生,34 岁,体重 60kg,早上 7 时不慎被沸水烫伤,1h 后被送往医院。主诉创面疼痛,感觉口渴、胸闷、紧张害怕。体格检查:烦躁不安,呻吟,表情痛苦,P 110 次 /min,R 27 次 /min,BP 102/88mmHg,面部、胸、

腹部、两前臂、双手、两小腿、双足部广泛烫伤,且背部散在有约 3 手掌大小,均有水疱。烧伤处皮肤发红、疼痛、有明显触痛。9 时开始静脉补液,10 时入手术室清创,12 时返回病房。

请问:

(1) 该病人烫伤深度、面积及程度如何?

(2) 作为现场目击者,可以采取哪些救护措施?

(3) 目前病人存在哪些主要的护理诊断 / 问题?

(4) 伤后第一个 24h 补液总量是多少? 液体如何分配?

【参考答案】

(一) 选择题

A1/A2 型题

1. B	2. B	3. C	4. B	5. C	6. D	7. A	8. A	9. D	10. D
11. C	12. E	13. B	14. D	15. B	16. C	17. B	18. E	19. D	20. D
21. E	22. B	23. D	24. C	25. E					

A3/A4 型题

1. C	2. E	3. E	4. B	5. B	6. E	7. A	8. C	9. B	10. C
11. D	12. A	13. D	14. B	15. E	16. D	17. C	18. C	19. A	20. D

(二) 名词解释

1. 创伤是指机械性致伤因素作用于人体所造成的组织结构完整性的破坏或功能障碍,是临床最常见的一种损伤。

2. 挤压综合征又称为 Bywaters 综合征,指四肢或躯干肌肉丰富的部位受到重物长时间挤压而造成肌肉组织缺血性坏死,继而引起肌红蛋白血症、肌红蛋白尿、高血钾和急性肾衰竭等一系列全身性表现为特点的综合征。

3. 清创术是在污染伤口未发生感染前,清除伤口内坏死或失活组织、异物、血块和彻底止血,将污染伤口转变为清洁伤口,预防感染,争取伤口达一期愈合。

4. 创伤后由于交感神经 - 肾上腺髓质系统兴奋,机体出现:①体温 >38℃或 <36℃;②心率 >90 次 /min;③呼吸 >20 次 /min 或过度通气,$PaCO_2$<32mmHg;④血白细胞计数 >12 × 10^9/L 或 <4 × 10^9/L 或未成熟细胞 >0.1%。具备其中 2 个或 2 个以上则称为全身炎症反应综合征。

(三) 简答题

1. ①局部因素:伤口感染是最常见的影响因素。其他如创伤范围大、坏死组织多、异物存留、局部血液循环障碍、伤口引流不畅、伤口位于关节处、局部制动不足、包扎或缝合过紧等也不利于伤口愈合。②全身性因素:主要有高龄、营养不良、大量使用细胞增生抑制剂(如皮质激素等),合并糖尿病、结核、肿瘤等慢性疾病及出现全身严重并发症(如多器官功能不全)等也常影响伤口愈合。

2. ①抢救生命:在现场经简单的评估,找出危及生命的紧迫问题,如心跳和 / 或呼吸骤停、窒息、大出血、休克,立即就地救护。主要措施有心肺复苏、保持呼吸道通畅、止血、纠正呼吸紊乱、恢复循环血容量、监测病情等。②包扎:保护伤口、减少污染、压迫止血、固定骨折和减轻疼痛。③固定:可使用夹板、就地取材或利用自身肢体、躯干进行固定,减轻疼痛、防止再损伤。④搬运:注意勿使伤处移位、扭曲、震动等。

3. ①迅速脱离致热源:应尽快脱离火场,采用就地翻滚、跳入水池灭火或是用非易燃物品(如棉被、毛毯)覆盖,以隔绝灭火。忌奔跑呼叫或用双手扑打火焰。对于热液、火焰烧伤,使用清洁的流动水冲洗烧伤创面 15~20min,冷疗后及时寻求医疗帮助同时注意病人的保温。②保护创面:伤处的衣裤应剪开取下,不可剥脱;创面可用干净敷料或布类简单包扎后送医院处理,避免受压,防止创面再损伤和污染。避免用有色药物涂抹,以免影响对烧伤深度的判断。③保持呼吸道通畅:注意保持呼吸道通畅,必要时放置通气管、气管插管或切开。如合并一氧化碳中毒,应移至通风处,给予高流量氧气或纯氧吸入。④其他救治措施:应尽快建立静脉通道,给予补液治疗;或者适量口服淡盐水或烧伤饮料。安慰和鼓励病人保持情绪稳定。疼痛剧烈可酌情使用镇静镇痛药。

4. ①抬高肢体并保持各关节功能位;②保持敷料清洁和干燥,敷料潮湿时,立刻予以更换;③密切观察创面,及时发现感染征象,如发热、伤口异味、疼痛加剧、渗出液颜色改变等,需加强换药及抗感染治疗,必要时可改用暴露疗法;④包扎松紧适宜,压力均匀,达到要求的厚度和范围,注意观察肢体末梢血液循环情况,如肢端动脉搏动、颜色及温度。

(四)病例分析题

1.(1)挤压综合征。

(2)依据:双下肢受重物挤压后出现肿胀,尿少,呈暗红色。血清钾浓度升高。

(3)①早期患肢禁止抬高、按摩及热敷;②协助医师切开减压,清除坏死组织;③遵医嘱应用碳酸氢钠及利尿剂,防止肌红蛋白阻塞肾小管;④对行腹膜透析或血液透析治疗的肾衰竭病人做好相应护理。

2.(1)深度:浅Ⅱ度烧伤;面积:50%;程度:特重度烧伤。

(2)立即脱离致热源,冷水冲洗;保护创面,镇痛,转送医院处理等。

(3)主要护理诊断/问题:①体液不足;②疼痛;③皮肤完整性受损;④焦虑或恐惧。

(4)伤后第一个24h补液总量:体重(kg)× 烧伤面积 ×1.5ml+ 2 000ml=6 500ml。按照晶:胶 =1∶1 比例,晶体和胶体分别为 2 250ml,日需量为 2 000ml。液体分配计划:烧伤后第 1 个 8h 渗出最快,故当日前 8h 内输入胶体和电解质溶液总量 4 500ml 的 1/2(即晶体液 1 125ml,胶体液 1 125ml),1/3 日需要量 700ml;余则在第 2、3 个 8h 内输入(即第 2 个 8h:晶体液 562ml,胶体液 562ml,日需要量 700ml;第 3 个 8h:晶体液 562ml,胶体液 562ml,日需要量 500ml)。

【部分习题解析】

(一)选择题

A1/A2 型题

1. B　开放性损伤与闭合性损伤是以皮肤或黏膜是否保持完整来划分的。

2. B　创伤的修复过程分 3 个阶段,伤后立即发生的是炎症反应阶段,一般持续 3~5d。

3. C　该病人局部红肿明显,出现大水疱,疼痛剧烈,为浅Ⅱ度烧伤。

4. B　组织烧伤后的立即反应是体液渗出,一般以伤后 6~12h 最快,持续 24~36h,以后渐趋稳定并开始回吸收。此期由于体液的大量渗出和血管活性物质的释放,容易发生低血容量性休克,临床又称为休克期。

5. C　扭伤是指四肢关节或躯体部的软组织损伤,而无骨折、脱臼、皮肉破损等情况,是闭合性软组织损伤之一。

6. D　在抢救现场经简单的评估,找出危及生命的紧迫问题,立即就地救护。对于该病人,优先抢救的急症是窒息。

7. A　一般伤后 6~8h 内的伤口可能有细菌污染,但未发生感染,此时进行清创效果好。

8. A　感染性伤口是指伤口污染严重或较长时间未得到处理,已发生感染。此类伤口的处理原则是控制感染,加强换药。

9. D　烧伤修复期主要并发症是感染,感染与创面密切相关,有创面存在就有感染的危险,因此促进创面修复是控制感染的关键。

10. D　深Ⅱ度烧伤伤及表皮层及真皮深层,损伤神经末梢,感觉迟钝。

11. C　大面积烧伤伴呼吸困难,往往抢救不及时会引起窒息而死亡,因此需立即行气管切开。

12. E　双大腿面积 21%,双小腿面积 13%,双足面积 7%,双下肢的烧伤面积为 38%。

13. B　烧伤创面特别是深度烧伤,创面是主要感染源,因此正确处理创面是防治全身性感染的关键措施。

14. D 呼吸道受热力、烟雾等损伤,可引起呼吸困难、呼吸窘迫,应特别注意保持呼吸道通畅,必要时放置通气管、气管插管或切开。

15. B 大面积烧伤的病人避免过多的饮水,尤其单纯喝白开水会发生水中毒,可适量口服淡盐水或烧伤饮料。

16. C 单纯软组织损伤者,予以局部制动,患肢抬高,局部冷敷,12h 后改用热敷或红外线治疗、服用云南白药等。

17. B 肢体受到重物长时间挤压致局部肌肉缺血、缺氧改变,继而可引起肌红蛋白尿、肌红蛋白血尿、高血钾和急性肾衰竭等全身性改变。挤压后最主要的护理问题是潜在并发症急性肾衰竭。

18. E 面积小或肢体的浅Ⅱ度烧伤,一般采用包扎疗法。

19. D 挤压而造成肌肉组织缺血性坏死,继而引起肌红蛋白血症、肌红蛋白尿、肾衰竭,所以应注意观察尿量、尿色。

20. D 面积计算:2.5%+7%=9.5%。

21. E 平衡液的电解质含量及渗透压与机体细胞外液环境接近,比生理盐水更符合生理需要。

22. B 伤口上方绑扎以阻断毒素通过淋巴、静脉回流向全身扩散。

23. D 烧伤后 48h 内最容易发生低血容量性休克,故此期又称为休克期。

24. C 吸入性损伤主要是指有毒有害烟尘、气体所致呼吸道损伤,造成局部腐蚀和全身中毒,严重者会引起呼吸困难,甚至窒息死亡。

25. E 严重挤压伤的病人,为预防急性肾衰竭的发生,可应用碳酸氢钠及利尿剂。

A3/A4 型题

1. C 伤肢严重肿胀,组织广泛缺血与坏死,主要是挤压伤引起。

2. E 静脉输液中加入碳酸氢钠,可碱化尿液并促进肌红蛋白的排泄,防止肌红蛋白阻塞肾小管,从而防止肾衰竭的发生。

3. E 在现场经简单的评估,找出危及生命的紧迫问题,立即就地救护,尽快使病人脱离危险。但早期伤肢禁止热敷、按摩,以免加重组织缺氧,减少坏死组织分解毒素的吸收。

4. B 双手(5%)+双前臂(6%)+右上臂(3.5%)+一个手掌(1%)=15.5%。

5. B 创面可见较大水疱,为Ⅱ度烧伤;疼痛剧烈,故为浅Ⅱ度烧伤。

6. E 对于肢体烧伤的病人,一般采用包扎疗法,而非暴露疗法。

7. A 右上肢剧烈疼痛,有较大水疱为浅Ⅱ度烧伤,双下肢无水疱,皮肤焦黄色,触之不痛,如皮革样为Ⅲ度烧伤。

8. C 病人处于烧伤后 48h 以内,处于休克期,所以主要的护理诊断/问题是体液不足。

9. D 烧伤后第一个 24h 的补液总量=体重(kg)×烧伤面积×1.5ml+2 000ml=70×50×1.5ml+2 000ml=7 250ml。

10. C 尿量是反映循环灌注的简便而有效的指标。

11. D 因钉子刺破脚底并出血,可能发生破伤风,因此在送医院之前,现场采取抬高患肢并制动措施可减缓伤口出血、减轻疼痛,其他措施并不能有效预防破伤风。

12. A 因钉子穿破的伤口窄而深,已形成厌氧环境,所以立即清创,以防止破伤风的发生。

13. D 因钉子穿破的伤口窄而深,立即清创以后仍然注意防治破伤风的发生。

14. B 相对湿度 50% 左右。湿度太大,不利于创面渗出液的吸收干燥。

15. E 用翻身床定时为病人翻身,以避免创面因长时间受压而影响愈合。

16. D 头面颈部烧伤,易致吸入性烧伤,所以应注意观察喉部的情况。

17. C 病人感觉胸闷,颈部肿胀明显,影响病人的呼吸,紧急情况下应气管切开,以保持呼吸道通畅。

18. C 该伤者为浅Ⅱ度烧伤,颈部(3%)+胸腹部(13%)+两大腿外各约 1 掌(2%)=18%。

19. A 伤后第一个 24h 的晶体液和胶体液量为:80kg×18×1.5ml=2 160ml。

20. D 烧伤现场抢救,可给予补液治疗,但避免过多饮水,以免发生呕吐及水中毒,可适量口服淡盐水或烧伤饮料。

(李树雯)

第十章 肿瘤病人的护理

【重点和难点】

（一）基本概念

1. 肿瘤 机体正常细胞在不同始动与促进因素长期作用下产生的增生与异常分化所形成的新生物。

2. 交界性肿瘤 少数肿瘤,形态上属良性,但常浸润性生长,切除后易复发,甚至可出现转移,从生物行为上介于良性与恶性之间的类型,故称交界性或临界性肿瘤。

3. 恶性肿瘤 机体在各种致瘤因素长期作用下,某一正常组织细胞发生异常分化和过度增生的结果;这种现象一旦形成,具有向周围组织乃至全身侵袭和转移的特性,其生长变化快慢与机体免疫功能有关。

（二）肿瘤的病因、分类和病理特性

1. 肿瘤的分类和病理特性 肿瘤分为良性肿瘤、恶性肿瘤以及交界性肿瘤3种类型。三者的区别在于:①良性肿瘤无浸润和转移能力,瘤细胞分化成熟,生长速度缓慢,对机体危害小;②恶性肿瘤具有浸润和转移能力,瘤细胞分化不成熟,生长速度快,对机体危害大;③交界性肿瘤的组织形态和生物学行为介于良性和恶性之间。

2. 恶性肿瘤的病因尚未完全明了,目前认为环境与行为因素对肿瘤的发生有重要影响。肿瘤在内在因素和外界因素联合作用下,细胞中基因改变并积累而逐渐形成的。

3. 恶性肿瘤不仅可在原发部位浸润生长、累及邻近器官或组织,而且还可通过淋巴转移、血行转移和种植性转移扩散到身体其他部位。

（三）恶性肿瘤的临床分期

国际抗癌联盟提出了TNM分期法。T为原发肿瘤、N为淋巴结、M为远处转移。再根据肿块大小、浸润深度在字母后标以0至4的数字,表示肿瘤发展程度。1代表小,4代表大,0代表无;有远处转移为M_1,无为M_0。根据TNM的不同组合,诊断为Ⅰ、Ⅱ、Ⅲ、Ⅳ期。临床无法判断肿瘤体积时则以T_x表示。临床分期有助于制订合理的治疗方案、正确评价治疗效果和判断预后。各种肿瘤TNM分类的具体标准由各专业会议协定。

（四）恶性肿瘤的临床表现

肿瘤的临床表现取决于肿瘤性质、发生组织、所在部位以及发展程度。一般早期多无明显症状。尽管不同类型肿瘤表现不一,但有其共同特点。

1. 局部表现 肿块、疼痛、溃疡、出血、梗阻、浸润与转移症状。

2. 全身表现 早期多无明显的全身症状,或仅有非特异性表现,如消瘦、乏力、体重下降、低热、贫血等;至肿瘤晚期,病人出现全身衰竭,呈现恶病质。

（五）恶性肿瘤的处理原则

肿瘤治疗多采用综合治疗方法,包括手术治疗、化学治疗、放射治疗、生物治疗、中医中药及内分泌治疗等。具体的治疗方案应经多科医师参与的多学科协作诊疗模式(MDT)讨论,结合肿瘤性质、分期和病人全身状态而选择决定。

（六）恶性肿瘤的三级预防

一级预防:为病因预防,消除或减少可能致癌的因素,降低发病率。近年来开展的免疫预防和化学预防均属于一级预防范畴,可望为癌症预防开拓新的领域。

二级预防:指早期发现、早期诊断、早期治疗,以提高生存率、降低死亡率。

三级预防:是诊断和治疗后的康复,包括提高生存质量、减轻痛苦、延长生命。

（七）恶性肿瘤病人的护理

1. 护理评估

(1) 治疗前评估:健康史、身体状况、心理-社会状况。

(2) 治疗后评估:术后评估、化学治疗后评估、放射治疗后评估。

2. 护理措施

(1) 心理护理:针对病人不同的心理反应,应有针对性地进行心理疏导。

(2) 营养支持:术前肿瘤病人因疾病消耗、营养不良或慢性失血可引起贫血、水电解质紊乱,应补充其不足,纠正营养失调,提高其对手术的耐受性;术后能经口进食者鼓励尽早进食,并给予易消化且富有营养的饮食。

(3) 镇痛护理:护士应为病人创造安静舒适的环境,鼓励其适当参与娱乐活动以分散注意力,并与病人共同探索控制疼痛的不同途径,同时鼓励家属参与镇痛计划。

(4) 术后并发症的护理:对病人进行有效的术前指导;术后严密观察生命体征的变化;加强引流管护理;观察伤口渗血、渗液情况,保持伤口敷料干燥;观察切口的颜色、温度;加强皮肤和口腔护理;鼓励病人多翻身、深呼吸、有效咳嗽、咳痰;早期下床活动。

(5) 化学治疗病人的护理

1) 静脉炎、静脉栓塞的预防及护理:化学治疗最常见的给药途径为静脉给药,通常经深静脉、中心静脉置管或输液港给药。使用外周静脉输注容易导致静脉炎的发生,应根据药性选用适宜的溶媒稀释,合理安排给药顺序,掌握正确的给药方法,有计划地使用外周静脉血管并注意保护;妥善固定针头以防滑脱、药物外漏。

2) 胃肠道症状护理:①恶心、呕吐的护理:为了减少恶心、呕吐的发生,护士可根据医嘱在化疗前给予预防性止吐药物,同时严密观察病人症状,根据呕吐轻重,遵医嘱给予相应的止吐药。②腹泻的护理:护士应密切观察化疗病人腹痛及排便情况,及时发现不良反应,遵医嘱用药并给予相应护理措施。饮食以易消化、低纤维食物为主,鼓励多饮水。

3) 脏器功能障碍的预防:化学治疗药物要现配现用,不可久置。输注过程中注意控制滴速,密切观察病情变化、准确记录 24h 出入量,鼓励病人多饮水以减轻化学治疗对病人重要脏器所致的毒副作用。定期监测肝肾功能,及时发现脏器功能异常并报告医师做相应处理。

4) 皮肤黏膜护理:护士应指导病人保持皮肤清洁、干燥、注意个人卫生,穿棉质服装;睡前及三餐后漱口;妇科肿瘤者,必要时做阴道冲洗;保持肛周皮肤清洁;不用刺激性清洁用品如酒精、肥皂等。

5) 脱发护理:脱发给病人的心理和身体形象会带来不良影响,应注意关怀体贴病人,可用冰帽局部降温法,防止药物损伤毛囊,对预防脱发有一定作用。

6) 骨髓抑制反应的预防及护理:①感染的预防:遵医嘱定期检查血常规,出现骨髓抑制应根据医嘱及骨髓抑制分期及时给予相应处理。如血小板低于 80×10^9/L、白细胞低于 1.0×10^9/L 时,应做好保护性隔离,预防交叉感染;给予必要的支持治疗。加强病室空气消毒,减少探视;预防医源性感染;对大剂量强化化学治疗者实施严密的保护性隔离或置于层流室。②出血的护理:观察病人血常规变化,重度骨髓抑制者,注意有无皮肤瘀斑、齿龈出血、血尿、血便等全身出血倾向;监测血小板计数,低于 50×10^9/L 时避免外出,低于 20×10^9/L 时要绝对卧床休息,限制活动。

(6) 放射治疗病人的护理

1) 防止皮肤、黏膜损伤:①照射野皮肤忌摩擦、理化刺激,忌搔抓;保持清洁干燥;②穿着柔软的棉质衣服,及时更换;③局部皮肤出现红斑瘙痒时禁搔抓,禁用酒精、碘酒等涂擦;④照射野皮肤有脱皮现象时,禁用手撕脱;⑤外出时戴帽,避免阳光直接暴晒。

2) 感染的预防:①监测病人有无感染症状和体征,每周查 1 次血常规;②严格执行无菌操作;③指导并督促病人注意个人卫生;④外出时注意保暖,防止感冒诱发肺部感染;⑤鼓励病人增加营养,提高免疫力。

3）照射器官功能障碍的预防和处理：加强对照射器官功能状态的观察，对症护理，有严重不良反应时报告医师，暂停放射治疗。

（7）健康教育：保持心情舒畅；动员社会支持系统的力量；加强营养；适量运动；功能锻炼；继续治疗；终身随访。

【习题】

（一）选择题

A1/A2 型题

1. 肉瘤的概念是
    A. 来自上皮组织的肿瘤
    B. 来自上皮组织的恶性肿瘤
    C. 来自软组织的恶性肿瘤
    D. 来自间叶组织的恶性肿瘤
    E. 来自肌肉组织的恶性肿瘤

2. 在肿瘤高发地区进行普查属于肿瘤的
    A. 初级预防　　B. 一级预防　　C. 二级预防　　D. 三级预防　　E. 四级预防

3. 体表或浅在肿瘤的首要症状是
    A. 肿块　　B. 疼痛　　C. 溃疡　　D. 炎症　　E. 畸形

4. 恶性肿瘤确诊最重要的依据是
    A. 症状和体征　　B. 血液学检查　　C. B 超检查　　D. CT 检查　　E. 病理学检查

5. 诊断原发性肝癌特异性较高的实验室指标是
    A. CEA　　B. AFP　　C. AKP　　D. CA50　　E. CA19-9

6. 国际 TNM 分期法中的 M 是指
    A. 原发肿瘤　　B. 肿瘤部位　　C. 远处转移　　D. 区域淋巴结　　E. 肿瘤的恶性程度

7. 肿瘤根治性手术是指
    A. 肿瘤广泛切除术
    B. 肿瘤局部切除术及区域淋巴结的清除术
    C. 肿瘤整块切除术及区域淋巴结的清除术
    D. 受累脏器整个切除及区域淋巴结的清除术
    E. 肿瘤及其远处转移灶的广泛切除术及区域淋巴结的清除术

8. 静脉推注化学治疗药物时局部疼痛、肿胀，应采取的措施是
    A. 减慢推注速度　　B. 停止输注，采取处理措施　　C. 稀释药物滴注
    D. 更换药液　　E. 重新配制药液

9. 关于肿瘤化疗的护理叙述**不正确**的是
    A. 药物必须现配现用
    B. 药物不可溢出静脉外
    C. 若出现药物外渗，应立即热敷
    D. 每周检查白细胞和血小板计数
    E. 用后的注射器和空药瓶单独处理

10. 王女士，59 岁，乳腺癌术后化疗过程中白细胞计数降至 $3.5 \times 10^9/L$ 以下，首先应
    A. 加强营养　　B. 继续治疗　　C. 暂时停药　　D. 服用利血生　　E. 少量多次输血

11. 李先生，55 岁，胃癌手术后行放射治疗，2 周后出现放射性皮肤损伤，正确的护理措施是
    A. 按摩　　B. 局部热敷　　C. 肥皂水清洗
    D. 外敷消肿药膏　　E. 保持皮肤清洁干燥

12. 马先生，46 岁，Ⅱ期胃癌，拟行手术治疗，下列叙述正确的是
    A. 手术切除的范围越广越好
    B. 对Ⅱ期胃癌，手术应结合化学治疗、放射治疗

   C. 对Ⅱ期胃癌,局部切除肿瘤后不必进行化学治疗

   D. 对各期肿瘤,手术前化学治疗均没有必要

   E. 一旦肿瘤发生转移,已无手术治疗的需要

13. 高先生,69 岁,肺癌术后行化学治疗,护理**不恰当**的是

   A. 病室应安静、舒适　　　　　B. 减少不良刺激　　　　　C. 定期消毒病室

   D. 严格控制探视　　　　　　　E. 严禁离床活动

A3/A4 型题

(1~2 题共用题干)

马先生,46 岁,以"全身性黄染 20d 伴消瘦、食欲缺乏"入院,诊断胰头癌。

1. 病人入院后情绪低落,思想负担较重。责任护士对其采取较为适宜的护理措施是

   A. 对病人隐瞒病情并取得配合　　　　　B. 重点强调手术治疗的花费和效果

   C. 尽量避免谈及病人的病情　　　　　　D. 介绍同种术后康复期病友与其交谈

   E. 为了避免病人术前情绪波动,尽量减少探视

2. 该病人首选的治疗方法是

   A. 化学治疗　　　　B. 放射治疗　　　　C. 免疫治疗　　　　D. 手术切除　　　　E. 中药治疗

(3~5 题共用题干)

王先生,65 岁,吸烟 40 年,20 支 /d,不明原因咳嗽 4 个月,痰中带血丝。胸部 X 线显示右上肺肿块,痰病理细胞学检查阴性。

3. 为明确诊断,应首选的检查是

   A. 超声下肿块穿刺活检　　　　　B. 胸部 CT 检查　　　　　C. 再次痰病理细胞学检查

   D. 纤维支气管镜检查　　　　　　E. 抗感染治疗 3 个月后复查

4. 经检查病人确诊为右上肺鳞癌,首选的有效治疗方法是

   A. 化学药物治疗　　　B. 中药治疗　　　C. 尽早手术　　　D. 放射治疗　　　E. 激素治疗

5. 治疗期间,病人沉默寡言、黯然泣下,甚至有自杀倾向,其心理反应为

   A. 震惊否认期　　　B. 愤怒期　　　C. 磋商期　　　D. 抑郁期　　　E. 接受期

(6~7 题共用题干)

陈女士,50 岁,1 年前因右乳癌行根治性手术,近 1 个月出现两侧胸前及腰背痛,逐渐加重,难以忍受。核素骨扫描提示肿瘤骨转移可能。

6. 对病人癌痛的控制,**不符合** WHO 镇痛原则的是

   A. 口服为主　　　　　　　　　　　B. 从小剂量开始

   C. 必须限制用药剂量　　　　　　　D. 不应对药物限制过严

   E. 非吗啡类药物效果不好时,改用吗啡类药

7. 治疗期间,病人由于癌痛疼痛难忍,与医务人员及家属不断发生争吵冲突,其心理反应为

   A. 震惊否认期　　　B. 愤怒期　　　C. 磋商期　　　D. 抑郁期　　　E. 接受期

(8~10 题共用题干)

周女士,49 岁,大便带脓血 1 年余,全身乏力,食欲下降,消瘦、贫血,右上腹可扪及肿块,较硬,触之有疼痛,直肠指检无异常发现。

8. 该病人可能的诊断为

   A. 阿米巴肠病　　B. 右侧结肠癌　　C. 肠结核　　D. 克罗恩病　　E. 溃疡性结肠炎

9. 有助于确诊的检查是

   A. B 超　　　　B. 腹部 CT　　　　C. X 线检查　　　　D. CEA 检查　　　　E. 纤维结肠镜检查

10. 病人术后接受化学治疗,期间应注意

   A. 常规每日检查血常规 1 次　　　　　　B. 常规每周检查血常规 1 次

C. 常规每 2 周检查血常规 1 次   D. 常规每 3 周检查血常规 1 次

E. 常规每月检查血常规 1 次

（二）名词解释

1. 肿瘤

2. 化学治疗

（三）简答题

1. 简述放射治疗病人预防皮肤损伤的措施。

2. 简述化学治疗病人感染的预防。

（四）病例分析题

王先生,59 岁,曾做多年矿工,因咳嗽、痰中带血丝 1 年余,加重 2 个月入院。病人于 1 年前无明显诱因出现咳嗽,不甚剧烈,痰少,痰中带血丝,无畏寒、高热,无胸痛,无午后潮热,无夜间盗汗,近 2 个月来,咳嗽咳痰症状加重,痰中带血。既往身体健康。吸烟 25 年,15 支 /d。由于担心疾病,睡眠较差,常因琐碎事情对亲属和医务人员不满,甚至言语攻击。体格检查:神清,精神可,全身体表淋巴结未及肿大。气管居中,胸廓无畸形,两肺呼吸音清,未闻及干湿啰音。心界正常,心律齐。各瓣膜区未闻及杂音。辅助检查:胸部 CT 示右下肺恶性肿瘤;纤维支气管镜示右侧支气管距开口约 2cm 处黏膜水肿糜烂,表面高低不平,管腔狭小,仅留一小空隙;局部活检组织病理示:鳞形细胞癌;头颅 MRI 未见异常;全身放射性核素骨扫描未见骨转移征象。肺功能检查:轻度通气功能障碍。

请问:

(1) 恶性肿瘤病人有什么心理特点？目前该病人的心理反应属于哪一期？

(2) 该病人发生肺癌的危险因素有哪些？

(3) 该病人行手术治疗,术后 2 周开始化学治疗,化学治疗过程中如何预防静脉炎与静脉栓塞的发生？

【参考答案】

（一）选择题

A1/A2 型题

1. D   2. C   3. A   4. E   5. B   6. C   7. C   8. B   9. C   10. C

11. E   12. B   13. E

A3/A4 型题

1. D   2. D   3. D   4. C   5. D   6. C   7. B   8. B   9. E   10. B

（二）名词解释

1. 肿瘤是机体正常细胞在不同始动与促进因素长期作用下产生的增生与异常分化所形成的新生物。

2. 化学治疗简称化疗,是一种应用特殊化学药物杀灭恶性肿瘤细胞或组织的治疗方法,往往是中晚期肿瘤病人综合治疗中的重要手段。

（三）简答题

1. ①照射野皮肤忌摩擦、理化刺激,忌搔抓;保持清洁干燥,洗澡禁用肥皂、粗毛巾搓擦,局部用软毛巾吸干;②穿着柔软的棉质衣服,及时更换;③局部皮肤出现红斑瘙痒时禁搔抓,禁用酒精、碘酒等涂擦,防止发生蜂窝织炎;④照射野皮肤有脱皮现象时,禁用手撕脱,应让其自然脱落,一旦撕破难以愈合;⑤外出时戴帽,避免阳光直接暴晒,减少阳光对照射野皮肤的刺激。

2. 每周查 1 次血常规,血白细胞计数低于 3.5×10^9/L 者应遵医嘱停药或减量。血小板计数低于 80×10^9/L、血白细胞计数低于 1.0×10^9/L 时,应做好保护性隔离,预防交叉感染;给予必要的支持治疗,如中药调理、成分输血,必要时遵医嘱应用升血细胞类药。加强病室空气消毒,减少探视;预防医源性感染;对大剂量强化化学治疗者实施严密的保护性隔离或置于层流室。

（四）病例分析题

（1）恶性肿瘤病人常会经历包括震惊否认期，愤怒期、磋商期、抑郁期和接受期。愤怒期恶性肿瘤病人，会产生恐慌、哭泣，继而愤怒、烦躁、不满，常迁怒于亲属和医务人员，甚至百般挑剔、无理取闹，直至出现冲动性行为。目前该病人心理反应属于愤怒期。

（2）该病人发生肺癌的危险因素有年龄、性别、职业、吸烟史。

（3）静脉炎、静脉栓塞的预防措施包括：通常经深静脉或中心静脉置管给药。根据药性选用适宜的溶媒稀释；合理安排给药顺序，掌握正确的给药方法，减少对血管壁的刺激；有计划地由远端开始选择静脉并注意保护，妥善固定针头以防滑脱、药物外漏。

【部分习题解析】

（一）选择题

A1/A2 型题

1. D 来源于间叶组织的恶性肿瘤称为肉瘤。

2. C 癌症的三级预防包括：一级预防为病因预防，措施包括保护环境，控制大气、水源、土壤等污染；改变不良的饮食习惯、生活方式；减少职业性暴露于致癌物等。二级预防是指如何早期发现、早期诊断、早期治疗，以提高生存率，降低死亡率。一般以某种肿瘤的高发区及高危人群为对象进行选择性筛查，可改善检出肿瘤病人的预后。三级预防是诊断和治疗后的康复，包括提高生存质量、减轻痛苦、延长生命。因此本题答案为C。

3. A 肿块常是体表或浅在肿瘤的首要症状。随肿瘤的性质不同，肿块具有不同的硬度、活动度及有无包膜。

4. E 诊断恶性肿瘤的方法很多，包括临床症状和体征、化验检查、特殊检查和病理学检查，但只有组织病理学检查是最可靠的确诊肿瘤性质的方法。

5. B 特异性与灵敏性高的肿瘤标志物检测指标对于恶性肿瘤的筛查、诊断及预后判断具有重要意义，目前只有少数能接近上述要求，如甲胎蛋白（AFP）对诊断原发性肝癌特异性较高。

6. C TNM 分期法中的 M 是指远处转移。

7. C 肿瘤根治性手术指手术切除全部肿瘤组织及可能累及的周围组织和区域淋巴结，以求达到彻底治愈的目的。

8. B 静脉推注化学治疗药物时局部疼痛、肿胀，考虑药物外渗发生，应立即拔针更换穿刺部位，并对局部进行相应处理。

9. C 化疗药物外渗，首先应及时停止药物输注，并使用注射器回抽外渗药液，根据药物特性，相应选择冰袋冷敷、热敷、局部封闭治疗等措施。因此选项 C 处理不正确。

10. C 由于抗肿瘤药物对骨髓的抑制，病人常有白细胞计数下降、血小板计数减少的现象。每周应查血常规 1~2 次，白细胞计数降至 $3.5 \times 10^9/L$ 时，需暂停给药；白细胞计数降至 $1 \times 10^9/L$，需保护隔离。

11. E 肿瘤病人放射治疗时，为避免或减轻皮肤反应，应加强照射野皮肤保护：①选择柔软、宽松、吸湿性强的内衣；②保持照射野皮肤清洁、干燥；③切忌用肥皂、粗毛巾擦拭；④禁涂碘酒、乙醇等刺激性药物；⑤避免各种冷、热刺激（如热敷）；⑥防止阳光直射；⑦脱屑者禁忌撕皮；⑧使用电剃须刀，以防加重皮肤损伤；⑨干性反应者予以不含金属（氧化锌等）的薄荷淀粉或冰片止痒；湿反应者涂 2% 甲紫、冰片蛋清等。

12. B 恶性肿瘤为全身性疾病，常伴浸润与转移，多采取局部与整体相结合的综合治疗方法，在去除或控制原发病灶后进行转移灶的治疗。Ⅰ期以手术治疗为主；Ⅱ期以局部治疗为主，原发肿瘤作切除或放射治疗，包括转移灶的治疗，辅以有效的化学治疗；Ⅲ期采取手术前、后及术中放射治疗或化学治疗等综合治疗；Ⅳ期以全身治疗为主，辅以局部对症治疗。

13. E 恶性肿瘤病人化学治疗期间的护理管理措施包括：保持病室整洁、舒适，减少不良刺激，加强病室空气消毒，减少探视，预防医源性感染；做好生活护理，适当户外活动。

A3/A4 型题

1. D　为缓解肿瘤病人不良情绪,可选同种术后康复期病友与其交谈,对缓解病人情绪具有较好的作用,因此选项 D 正确,其他选项不妥。

2. D　实体肿瘤,首选的治疗方式是手术。

3. D　内镜检查可直接观察空腔器官、胸腹腔等部位的病变,同时可取细胞或组织行病理学检查,对肿瘤的诊断具有重要价值。

4. C　目前手术切除仍然是实体肿瘤最有效的治疗方法。

5. D　恶性肿瘤病人抑郁期特点为:当治疗效果不理想、病情恶化、肿瘤复发、疼痛难忍时,病人往往感到绝望无助,对治疗失去信心。表现为悲伤抑郁、沉默寡言、黯然泣下,不听劝告,不遵医嘱,甚至有自杀倾向。

6. C　癌性疼痛的给药要点是:口服、按时(非按需)、按阶梯、个体化给药。镇痛药物剂量根据病人的疼痛程度和需要由小到大直至病人疼痛消失为止,不应对药物限制过严,导致用药不足。

7. B　恶性肿瘤病人愤怒期会产生恐慌、哭泣,继而愤怒、烦躁、不满,甚至出现冲动性行为。根据该病人的表现其心理反应为愤怒期。

8. B　病人诊断为右侧结肠癌的依据为:大便带脓血 1 年余,全身乏力,食欲下降,消瘦、贫血,右上腹可扪及肿块,较硬,触之有疼痛。

9. E　内镜检查可直接观察空腔器官、胸、腹腔等部位的病变,同时可取细胞或组织行病理学检查,对于肿瘤的诊断具有重要价值。

10. B　化学治疗病人为了预防感染,每周检查血常规 1 次,白细胞计数低于 $3.5 \times 10^9/L$ 者应遵医嘱停药或减量。

(臧小英)

第十一章　移植病人的护理

【重点和难点】

(一) 基本概念

1. **器官移植**　是指通过手术的方法将某一个体的活性器官移植到另一个体的体内,使之恢复原有的功能,以代偿受者相应器官因终末性疾病而丧失的功能。

2. **同种异体移植术**　指供、受者属于同一种族,但遗传基因不同的个体之间的移植。

3. **活体移植**　移植物来源于活体供体,在移植过程中始终保持活力,术后即能恢复其原有功能。

4. **移植免疫**　是特异性免疫应答过程,包括 T 淋巴细胞介导的细胞免疫和抗体类物质介导的体液免疫。

5. **排斥反应**　是受体免疫系统对具有抗原特异性的供体器官抗原的特异性免疫应答反应。

6. **急性排斥反应**　最常见,主要由 T、B 淋巴细胞介导,以特异性细胞免疫为主并有体液免疫参与的免疫应答。多发生于术后第 5d 至 6 个月内。病人可出现寒战、高热、全身不适,移植物肿大引起局部胀痛,伴有移植物功能减退。

7. **慢性排斥反应**　发生在手术后数月甚至数年,以移植物慢性缺血并纤维化萎缩为病理特征,临床以移植器官功能逐渐丧失为主要表现。

(二) 免疫抑制剂与免疫抑制治疗

1. **免疫诱导药物**　主要是抗淋巴细胞的免疫球蛋白制剂,包括多克隆抗体和单克隆抗体。

(1) 多克隆抗体:如抗淋巴细胞球蛋白(ALG)和抗胸腺细胞球蛋白(ATG),临床上多用于免疫抑制的诱导阶段。

(2) 单克隆抗体:主要包括抗 CD3 单克隆抗体、抗 CD25 单克隆抗体、抗 CD20 单克隆抗体。

2. 免疫维持用药

(1) 类固醇皮质激素:泼尼松和甲泼尼松龙。副作用主要有 Cushing 综合征、感染、高血压、糖尿病、白内障、骨无菌性坏死、骨质疏松、肌肉萎缩和行为异常等。

(2) 增殖抑制药物:①硫唑嘌呤(Aza):抑制所有分裂活跃细胞尤其是 T 细胞 DNA 的合成,副作用为骨髓抑制、肝毒性、胃肠道反应和脱发等。②吗替麦考酚酯(MMF):特异性抑制 T、B 淋巴细胞的增殖,副作用主要为呕吐、腹泻和骨髓抑制(白细胞计数减少),无肝肾毒性。③咪唑立宾(MZR):竞争性抑制嘌呤合成系统中的肌苷酸至鸟苷酸途径从而抑制核酸合成。最常见的不良反应为高尿酸血症。④来氟米特(LEF)。⑤环磷酰胺。

(3) 钙调磷酸酶抑制剂:①环孢素 A(CsA):抑制 T 细胞的活化、增殖。副作用是肝肾毒性、高血压、高血糖、神经毒性、牙龈增生、多毛症和骨质疏松等。②他克莫司(FK506):通过阻止 IL-2 受体的表达抑制 T 细胞的活化、增殖,肝肾毒性较 CsA 小,高血压和高胆固醇血症发生较少,但神经毒性、致糖尿病作用较 CsA 多。

(4) 哺乳类雷帕霉素靶蛋白(mTOR)抑制剂:如西罗莫司(SRL)、依维莫司,SRL 通过阻断 IL-2 启动的 T 细胞增殖而选择性抑制 T 细胞,是肾毒性最低的免疫抑制剂,且无神经毒性,但有致畸作用,所以孕妇慎用。依维莫司是 SRL 的衍生物,临床上主要用来预防肾移植和心脏移植手术后的排斥反应。

(5) 新型免疫抑制剂:如来氟米特及其衍生物。

3. 免疫抑制治疗

(1) 原则:既能保证移植物不被排斥,同时对受者免疫系统影响最小,药物的毒副作用最少。免疫抑制治疗的基本原则是联合用药,利用药物的协同作用增强其免疫抑制效果,同时减少各种药物的剂量而降低其毒性作用。目前常用三联用药方案,即采用一种钙调磷酸酶抑制剂(CsA 或 TAC)联合类固醇皮质激素和增殖抑制药物(Aza 或 MMF)。

(2) 分类:①基础治疗:即应用免疫抑制剂有效预防排斥反应的发生。移植物血流开通后即开始了免疫应答过程,故术后早期免疫抑制剂用量较大,这一阶段称为诱导阶段。随后可逐渐减量,最终达到维持量以预防急性排斥反应的发生,称为维持阶段。一般情况下免疫抑制治疗需终身维持。②挽救治疗:指当发生急性排斥反应时,需加大免疫抑制剂用量或调整免疫抑制方案,以逆转排斥反应。

(三) 移植前准备

1. 供者的选择

(1) 供受者的免疫学选择(组织配型):①ABO 血型相容试验:同种异体移植时要求供、受者血型相同或相容,至少要符合输血的原则。②预存抗体的检测:淋巴细胞毒交叉配合试验阳性(>10%),提示移植后有发生超急性或加速性急性排斥反应的风险,肾、心移植要求其 <10% 或阴性;群体反应性抗体(PRA)检测如 PRA 高提示不容易找到合适的供体;人类白细胞抗原(HLA)配型相容程度越好,移植器官存活率越高,但与肝移植相关性较小。

(2) 供者的非免疫学要求:移植器官功能正常,无血液病、结核病、恶性肿瘤、严重全身性感染和人类免疫缺陷病毒(HIV)感染等疾病。年龄小于 50 岁为佳,可适当放宽。活体移植以同卵孪生之间最佳。

2. 器官保存

(1) 切取过程:获得器官的过程主要包括切开探查、原位灌注、切取器官、保存器官和运送。从同一个尸体供体可获取心、肺、肾、肝、胰腺等器官,以及角膜等组织,分别移植于多个受体。

(2) 保存原则:遵循低温、预防细胞肿胀和避免生化损伤的原则。器官热缺血时间不宜超过 10min。冷缺血保存时限为心脏 5h、肝脏 12~15h、胰腺 10~20h、肾脏 40~50h。

(3) 保存方法:多采用单纯低温保存法,从器官切取时开始冷灌洗,使器官迅速降温,将其置于 0~4℃冷保存液中直至移植。

（4）器官灌洗液和保存液：①器官灌洗液是指用于器官灌洗的特制成分液体，多器官快速原位联合灌洗多采用保存液进行灌洗；②器官保存液是指用于器官保存的特制成分液体，如 UW 保存液、HTK 液、Hartmann 液等，临床以 UW 保存液最为常用；③机械灌注。

3. 受者的准备　①心理准备；②完善相关检查；③应用免疫抑制剂；④预防感染；⑤其他：包括皮肤清洁；营养支持；纠正水、电解质及酸碱平衡失调；足够的睡眠；饮食和肠道准备；术晨测量体重。

4. 病室准备　空气层流病室准备及其消毒与隔离；仪器和灭菌物品准备；移植专用药品准备。

（四）肾移植

1. 适应证　肾移植适用于经其他治疗无效、须靠透析治疗才能维持生命的终末期肾病病人，如慢性肾小球肾炎、肾盂肾炎、多囊肾、高血压性肾硬化、糖尿病性肾病等疾病所致的不可逆的慢性肾衰竭尿毒症期。

2. 禁忌证　①恶性肿瘤或转移性恶性肿瘤；②慢性呼吸功能衰竭；③严重心脑血管疾病；④泌尿系统严重的先天性畸形；⑤精神病和精神状态不稳定者；⑥肝功能明显异常者；⑦活动性感染，如活动性肺结核和肝炎等；⑧活动性消化道溃疡；⑨淋巴细胞毒交叉配合试验或 PRA 强阳性者。

3. 护理措施

（1）术前护理：心理护理、皮肤准备、营养支持等。

（2）术后护理

1）病情观察：①监测生命体征；②监测尿量：早期维持在 200~500ml/h 为宜；根据尿量和 CVP 及时调整补液速度与量，保持出入量平衡；当尿量 <100ml/h，应及时报告医师；③观察伤口及引流量：髂窝引流管引出血性液体 >100ml/h，提示有活动性出血。

2）合理补液：①血管通路选择：不在手术侧下肢和动静脉造瘘侧肢体建立静脉通道；②输液原则：遵循"量出为入"原则；根据尿量和中心静脉压调整补液速度与量；尿量 <200ml/h、200~500ml/h、500~1 000ml/h 和 >1 000ml/h 时，补液量分别为等于尿量、尿量的 4/5、尿量的 2/3 和 1/2；24h 出入量差额不超过 1 500~2 000ml；③输液种类：除治疗用药外，以糖和盐交替或 0.45% 氯化钠溶液补给；当尿量 >300ml/h 时，加强盐的补充，盐与糖的比例为 2：1；术后需重点维持水电解质及酸碱平衡。

3）免疫抑制剂的应用与监测：国内外普遍采用肾移植三联免疫抑制治疗方案为钙调磷酸酶抑制剂联合一种抗增殖类药物加糖皮质激素的三联免疫抑制方案。术前使用抗体诱导者，继续按疗程使用抗淋巴细胞球蛋白（ALG）；按医嘱定期测定病人血药浓度。

4）饮食指导和营养支持：保证足够的热量及氮量，以增强抵抗力；必要时给予要素饮食或者全静脉高营养。

5）并发症的护理：①出血：观察生命体征、伤口和各引流管引流情况、24h 出入量，尤其是尿量；术后平卧 24h，与移植肾手术同侧的下肢髋膝关节水平屈曲 15°~25°，禁忌突然改变体位；术后可尽早进行床上活动、适度增大活动量，并根据病情逐步开始下床活动；保持大便通畅以避免腹压增高；发现出血征象，快速补液、输血、给予止血剂、升压药，准备再次手术。②感染：监测体温；观察病情；保护性隔离；无菌操作；遵医嘱使用抗生素、抗病毒药物。③急性排斥反应：监测生命体征、尿量、肾功能及移植肾局部情况；遵医嘱执行抗排斥冲击治疗，如使用甲泼尼松龙（MP）、莫罗莫那 CD3（OKT3）等。④泌尿系统并发症：尿瘘、移植肾输尿管梗阻、肾动脉血栓形成或栓塞和移植肾自发性破裂等，观察并记录伤口引流管引流液的颜色、性状和量，发现异常报告医师。

6）健康教育：包括心理指导、用药指导、饮食指导、预防感染、自我保健、育龄期女病人管理和定期门诊随访。

（五）肝移植

1. 适应证　各种终末期肝病，包括：①肝实质疾病：如终末期肝硬化、肝衰竭、难复性肝外伤、先天性肝纤维疾病等；②先天性肝代谢障碍性疾病：如 α_1- 抗胰蛋白酶缺乏症、肝豆状核变性、肝糖原累积综合征、酪氨酸血症等；③终末期胆道疾病：如先天性胆道闭锁、胆汁性肝硬化、肝内胆管闭锁等；④肝脏肿瘤不能手术切除者：如多发性肝腺瘤病、巨大肝血管瘤等良性肿瘤，肝细胞癌、胆管细胞癌等恶性肿瘤或同时合并肝硬化。

2. 禁忌证 ①绝对禁忌证:HIV 阳性、恶性肿瘤有肝外转移或者侵犯;肝胆管以外的全身性感染;器官功能衰竭(脑、心、肺、肾);既往有严重精神病史者;②相对禁忌证:门静脉血栓或栓塞;胆道感染所致的败血症;年龄大于 60 岁者。

3. 护理措施

(1) 术前护理:同肾移植。另外还需做以下特殊准备:①合理补液,纠正体液失衡、贫血、低蛋白血症、凝血异常等;②术前准备浓缩红细胞、血浆,凝血因子、白蛋白、血小板、利尿剂、凝血酶原复合物等;③肠道准备;④术前备皮;⑤康复锻炼,指导呼吸功能锻炼、有效咳嗽训练、抬臀运动、踝泵运动,床上使用便器训练;⑥预防感染,肝性脑病或严重黄疸者予人工肝治疗;⑦预防性抗血栓治疗,Caprini 评分≥3 分的病人移植术后 2~12h 开始预防性抗血栓治疗,并持续用药至出院或术后第 14d;⑧营养支持。

(2) 术后护理

1) 病情监测:①监测呼吸功能;②监测血流动力学;③监测水、电解质及酸碱平衡;④监测肝功能;⑤监测肾功能。

2) 维持体液平衡:遵医嘱补充晶体和胶体溶液、血浆、白蛋白;根据血流动力学、水电解质监测结果合理安排各类液体的输注顺序与速度。

3) 管道护理:①动脉测压管、漂浮导管和深静脉导管护理:与其他危重病人护理重点相同,导管创口护理应遵循无菌原则;②胃管护理:观察胃管引流性状,若引流出血性液体超过 100ml/h,提示有活动性出血,及时报告医师;③T 管护理:观察并记录胆汁的量、色泽、有无混浊、泥沙或絮状物等;④腹腔引流管护理:观察并记录引流液的颜色、性状和量。若 1h 内引流血性液体超过 100ml,提示有活动性出血;若引流出胆汁样液体提示有胆瘘,应及时向医师报告;⑤其他管道护理。

4) 用药护理:提高药物治疗依从性;观察药物副作用;定期监测血药浓度,根据目标浓度调整免疫抑制剂的治疗剂量。

5) 血糖管理:术后禁食补液期间定时监测血糖,血糖高时通过静脉泵入胰岛素进行调节。胰岛素静脉泵入时应给予单独通道,禁止在泵入过程中从该通道推注药物。

6) 饮食指导和营养支持:术后待肠蠕动恢复、肛门排气后即可拔除胃管;其他护理同肾移植术后。

7) 活动指导:早期活动,预防下肢深静脉血栓形成。

8) 并发症的护理:①出血:加强观察,发现出血征象及时报告医师;遵医嘱快速输液、输血;做好手术探查止血的术前准备。②感染:是肝移植术后最常见的致命性并发症,以肺部感染和败血症的病死率最高。术后持续应用免疫抑制剂会增加细菌、病毒、真菌感染的风险,特别是增加细菌感染的风险;密切监测移植肝功能前提下,免疫抑制剂量最小化,是预防移植术后感染的首要环节。③排斥反应:遵医嘱使用免疫抑制剂;发生急性排斥反应时,遵医嘱应用抗排斥反应药物,如大剂量甲泼尼松龙(MP)250~1 000mg/d 冲击治疗,连续 3d;发生晚期排斥反应时遵医嘱增加免疫抑制剂的用量。④胆道系统并发症:监测体温;保持引流管通畅;记录引流管和 T 管引流液的色、质和量;发现异常立即报告医师。⑤血管并发症:监测肝功能;遵医嘱准备行多普勒超声检查以评估肝动脉血栓和狭窄情况、准备血管造影以确诊和介入治疗,或者准备再次肝移植手术。⑥代谢并发症:调整饮食和生活习惯,减轻体重指数(BMI),增加运动量。⑦慢性肾病:监测肾功能,遵医嘱逐渐减少钙调磷酸酶抑制剂。⑧原发性移植物无功能:密切观察移植术后病人引流管引流液情况及肝功能变化,发现异常及时与医师沟通;一旦发生,再次行肝移植是唯一有效的治疗方法。

【习题】

(一) 选择题

A1/A2 型题

1. 下列亲缘关系中最宜亲属移植的是
    A. 同胞兄弟姐妹   B. 父母   C. 叔侄
    D. 同卵孪生的兄弟姐妹   E. 夫妻

2. 按移植物植入的部位分类,肾移植多为
 A. 原位移植 B. 异位移植 C. 原位旁移植 D. 结构移植 E. 联合移植

3. 肾移植供、受者淋巴细胞毒交叉配合试验结果的要求为
 A. <5% B. <10% C. <15% D. <25% E. <50%

4. 2个或多个器官只有1个总的血管蒂,整块切除后,在植入时只需吻合其主要动静脉主干的移植为
 A. 单一移植 B. 联合移植 C. 多器官移植 D. 器官簇移植 E. 单独移植

5. 最常见的排斥反应是
 A. 超急性排斥反应   B. 延迟性超急性排斥反应   C. 慢性排斥反应
 D. 加速性急性排斥反应 E. 急性排斥反应

6. 关于器官保存液,描述**错误**的是
 A. UW 保存液为仿细胞内液型,仅用于器官保存
 B. UW 保存液理论上可以保存肝脏达到 30h 以上,保存肾达 72h
 C. Hartmann 液为仿细胞外液型,多用于器官切取冷灌洗
 D. HTK 保存液为非细胞内液非细胞外液型,多用于器官灌洗与保存
 E. 多器官快速原位联合灌洗多采用保存液进行灌洗

7. 肾移植术后 24h 内,每小时尿量**不应**小于
 A. 30ml B. 50ml C. 100ml D. 300ml E. 500ml

8. 肾移植术后,**不宜**用于补液的静脉是
 A. 移植肾对侧下肢静脉 B. 移植肾侧上肢静脉 C. 移植肾对侧上肢静脉
 D. 移植肾侧下肢静脉 E. 移植肾对侧上下肢静脉

9. 肾移植术后 24h 内的正确卧位是
 A. 去枕平卧,头偏向一侧
 B. 半坐卧位,移植肾侧下肢髋、膝关节屈曲 10°~15°
 C. 侧卧位,移植肾侧下肢髋、膝关节屈曲 15°~25°
 D. 头低脚高位,移植肾侧下肢髋、膝关节屈曲 10°~15°
 E. 平卧位,移植肾侧下肢髋、膝关节屈曲 15°~25°

10. 肝移植病人术后死亡的主要原因是
 A. 排斥反应   B. 出血   C. 感染
 D. 胆道系统并发症 E. 血管并发症

11. 马先生,43 岁,肾移植术后尿量为 200~500ml/h,病人的补液量应为
 A. 等于尿量 B. 尿量的 4/5 C. 尿量的 3/5 D. 尿量的 2/5 E. 尿量的 1/2

12. 白先生,33 岁,肝移植术后第 5d,黄疸逐渐消退,T 管引流出胆汁呈金黄色黏性液,量 30ml/h;咳嗽咳痰较剧烈,黄白色黏稠痰,不易咳出,伴体温逐渐升高。应首先考虑
 A. 急性排斥反应   B. 胆道感染   C. 肺部感染
 D. 手术伤口感染 E. 急性排斥反应并感染

13. 为保证供体器官的功能和移植后的存活率,离体器官热缺血时间**不应**超过
 A. 5min B. 10min C. 20min D. 40min E. 60min

14. 护士给肝移植后的育龄期女病人做出院指导,**不正确**的是
 A. 延迟妊娠直到肝移植术后半年,期间采取有效的避孕措施
 B. 移植物功能稳定
 C. 糖尿病、高血压控制良好
 D. 免疫抑制剂的用量维持在有治疗作用较低水平
 E. 怀孕 32 周之前要监测移植肝的功能和血清 CNIs 浓度直到分娩

15. 关于肝移植手术后的抗排斥药物治疗,**不正确**的是
    A. 病人合并高血压时,当降压药与钙调磷酸酶抑制剂他克莫司联合使用时,需监测病人血钾水平
    B. 使用利尿药可减轻钙调磷酸酶抑制剂导致的水钠潴留
    C. 发生急性排斥发应时,遵医嘱使用大剂量甲泼尼松龙冲击治疗
    D. 发生晚期排斥反应时遵医嘱增加免疫抑制剂的用量
    E. 术后并发肾脏疾病者,减少或者停用类固醇和麦考酚酯;而改用钙调磷酸酶抑制剂,从而保护肾功能

A3/A4 型题

(1~3 题共用题干)

陈先生,40 岁,同种异体肾移植术后第 2d,尿量 650ml/h。体格检查:T 36.9 ℃,P 84 次 /min,BP 138/87mmHg,CVP 9cmH$_2$O。

1. 根据上述病情,该病人首先应考虑发生了
    A. 多尿期   B. 肾动脉血栓形成或栓塞   C. 急性排斥反应
    D. 急性肾衰竭   E. 急性肾小管坏死

2. 该病人的补液原则为
    A. 入量应大于出量   B. 入量应小于出量   C. 量入为出
    D. 量出为入   E. 入量等于尿量

3. 该病人补液量应为
    A. 650ml   B. 533ml   C. 420ml   D. 390ml   E. 325ml

(4~5 题共用题干)

何女士,33 岁,同种异体肾移植术后第 6d,诉全身乏力,情绪低落,移植肾区胀痛。体格检查:T 38.9℃,P 102 次 /min,BP 169/98mmHg,尿量减少至 25ml/h,血肌酐 572mmol/L。

4. 根据上述病情,该病人首先应考虑发生了
    A. 心力衰竭   B. 急性排斥反应   C. 腹腔内感染
    D. 急性肾小管坏死   E. 肾动脉血栓形成

5. 目前该病人最关键的处理措施为
    A. 监测体温变化   B. 应用利尿药   C. 应用抗凝药物
    D. 甲泼尼松龙冲击治疗 E. 大量补液

(6~7 题共用题干)

钟先生,40 岁,肝硬化终末期行肝移植术后第 1d,神志清醒,仍以呼吸机辅助呼吸。体格检查:P 124 次 /min,BP 从 135/88mmHg 下降至 80/60mmHg,面色苍白,全腹软而膨隆,轻压痛,3 条腹腔引流管共引出鲜红色血性液超过 250~350ml/h,已持续 5h。

6. 该病人可能发生的并发症是
    A. 原发性移植肝功能不全   B. 胆道系统并发症
    C. 腹腔内大出血、失血性休克   D. 血管并发症
    E. 原发性移植物无功能

7. 首先采取的护理措施为
    A. 监测体温变化   B. 做好基础护理
    C. 监测肝功能   D. 监测呼吸功能
    E. 遵医嘱扩容抗休克和应用止血药物

(8~10 题共用题干)

王女士,46 岁,肝移植术后第 8d,病人诉肝区不适,食欲缺乏、烦躁、失眠。术后皮肤、巩膜黄染减退后又突然再现,T 管引出胆汁量锐减、颜色变淡。体格检查:皮肤、巩膜黄染,T 39.8 ℃,BP 156/95mmHg。辅助

检查：白细胞计数 $12.19 \times 10^9/L$，血清总胆红素 $224.0\mu mol/L$，直接胆红素 $108.5\mu mol/L$，谷丙转氨酶 372U/L，谷草转氨酶 198U/L。

8. 该病人目前最主要的处理原则是

    A. 停用免疫抑制剂　　　　　　B. 减量使用免疫抑制剂　　　　C. 继续观察病情

    D. 加强抗排斥治疗　　　　　　E. 再次移植

9. 目前该病人需要采取以下护理措施，但**除外**

    A. 严密监测体温、精神状态、肝区胀痛和腹胀等　　　B. 监测肝功能、凝血功能、血生化变化

    C. 遵医嘱应用大剂量甲泼基尼松龙冲击治疗　　　　D. 监测免疫抑制剂的血药浓度

    E. 病人无感染时不需监测体温

10. 术后第 5d 该病人出现咳嗽、咳痰，痰为黄白黏性，体温在下降至 37.5℃ 后又上升到 38.6~39.9℃，此时考虑其并发症是

    A. 免疫力下降造成的肺部感染　　　　　　B. 急性排斥反应

    C. 巨细胞病毒感染　　　　　　　　　　　D. 免疫力下降造成的胸腔感染

    E. 败血症

（二）名词解释

1. 器官移植

2. 排斥反应

（三）简答题

1. 简述肾移植术后并发症的种类与护理。

2. 简述肝移植术后的病情监测和管道护理措施。

（四）病例分析题

胡女士，23 岁，新婚半年。因肌酐进行性升高 1 年余，病人自诉 1 年前无明显诱因出现间断性乏力，活动后明显，伴恶心、呕吐、厌食、腿脚麻木、胸闷气促等。经检查后诊断为慢性肾功能衰竭，在全麻下行同种异体肾脏移植手术，术毕留置盆腔引流管、导尿管各 1 根安返病房，常规应用抗感染、护胃、免疫抑制剂等治疗。术后第 2d，连续 2h 内盆腔引流管引流出血性液体大于 220ml/h，尿色鲜红。病人表情淡漠，面色苍白。体格检查：T 36.5℃，P 120 次/min，R 16 次/min，BP 88/52mmHg。移植肾彩超提示移植肾周可见明显液性暗区。

请问：

（1）病人目前最主要的并发症是什么？

（2）应采取哪些护理措施？

（3）如何做好病人的育龄期管理？

【参考答案】

（一）选择题

A1/A2 型题

1. D　　2. B　　3. B　　4. D　　5. E　　6. A　　7. C　　8. D　　9. E　　10. C

11. B　　12. C　　13. B　　14. A　　15. E

A3/A4 型题

1. A　　2. D　　3. B　　4. B　　5. E　　6. C　　7. E　　8. D　　9. E　　10. A

（二）名词解释

1. 器官移植是指通过手术的方法将某一个体的活性器官移植到另一个体内，使之迅速恢复原有的功能，以代偿受者相应器官因终末性疾病而丧失的功能。

2. 排斥反应是受体免疫系统对具有抗原特异性的供体器官抗原的特异性免疫应答反应。

（三）简答题

1.①出血：观察生命体征、伤口和各引流管引流情况、24h出入量,尤其是尿量;术后平卧24h,与移植肾手术同侧的下肢髋膝关节水平屈曲15°~25°,禁忌突然改变体位;术后可尽早进行床上活动、适度增大活动量;保持大便通畅以避免腹压增高、预防血管吻合口破裂;发现出血征象,快速补液、输血,给予止血剂、升压药,准备再次手术。②感染：是器官移植后最常见的致命并发症。护理：监测体温;观察病情;保护性隔离;无菌操作;遵医嘱使用抗生素、抗病毒药物。③急性排斥反应：监测生命体征、尿量、肾功能及移植肾局部情况;遵医嘱执行抗排斥冲击治疗：如甲泼尼松龙、OKT3等。④泌尿系统并发症：尿瘘、移植肾输尿管梗阻、肾动脉血栓形成或栓塞和移植肾自发性破裂等。观察并记录伤口引流管引流液的颜色、性状和量,发现异常报告医师。

2.（1）病情监测：①监测呼吸功能：监测血氧饱和度及动脉血气分析;脱机和拔除气管插管后指导病人进行呼吸功能锻炼;②监测血流动力学：心率、血压、血氧饱和度、中心静脉压、肺毛细血管楔压等;③监测肝功能：病人意识、凝血功能、胆汁和肝功能生化指标;④监测肾功能：尿量、肾功能生化指标;⑤监测水、电解质及酸碱平衡。

（2）管道护理：①动脉测压管、漂浮导管和深静脉导管护理：与其他危重病人护理重点相同,注意导管创口护理遵循无菌原则。②胃管护理：同一般胃管护理;注意观察引流液内是否含有胆汁;若引流出血性液体超过100ml/h,提示有活动性出血,及时报告医师。③T管护理：常规护理同一般胆道手术后;观察并记录胆汁的量、色泽,有无混浊、泥沙或絮状物等;每日少于100ml或多于500ml,性状异常时应报告医师。④腹腔引流管护理：观察并记录引流液的颜色、性状和量。若1h内引流血性液体超过100ml,提示有活动性出血;若引流出胆汁样液体提示有胆瘘,均应及时向医师报告。

（四）病例分析题

（1）该病人存在的最主要并发症是出血。

（2）护理措施：①观察：监测病人神志、生命体征、外周循环、伤口和各引流管引流情况;记录24h出入量,观察尿液的颜色、性状和量。②预防血管吻合口破裂：术后平卧24h,与移植肾同侧的下肢髋膝关节水平屈曲15°~25°;禁忌突然改变体位;术后可尽早进行床上活动、适度增大活动量,并根据病情逐步开始下床活动。若不能耐受下床,可以嘱其坐在床沿,双腿下垂并晃动,至出院时每天下床活动8~10h;保持大便通畅,避免腹压增高。③处理：发现出血征象,遵医嘱及时加快补液速度,给予止血药、升压药或输血;协助医师做好手术探查止血的术前准备。

（3）病人的育龄期管理：采取有效的避孕措施;延迟妊娠到移植术后至少1年,移植物的功能稳定、并发症控制良好后才考虑怀孕;免疫抑制剂的用量维持在治疗作用较低水平;怀孕32周之前每4周检测移植肾的肾功能和血清CNIs浓度,之后遵医嘱每2周或每周检测1次直到分娩结束。

【部分习题解析】

（一）选择题

A1/A2 型题

1. D 同质移植指供者与受者虽非同一人,但供受者有完全相同的基因,移植后不会发生排斥反应,如同卵双生同胞之间的器官移植。同种异体移植后均会发生不同程度的排斥反应,如母亲左肾移植给儿子。异种移植移植后可引起强烈的排斥反应,如猴心移植给犬。

2. B 肾移植一般不需要切除病肾,多采用髂窝内移植,为异位移植。

3. B 淋巴细胞毒交叉配合试验是检测受者血清中针对供体特异性抗体反应性的最直接方法。若淋巴细胞毒交叉配合试验阳性(>10%),提示移植后有超急性排斥反应或急性排斥反应的风险,故要求供受体的交叉试验试验结果必须<10%才能进行肾移植。

4. D 器官簇移植是指2个或多个器官只有1个总的血管蒂,整块切除后,在植入时只需吻合其主要动静脉主干。

5. E　器官移植术后排斥反应包括超急性排斥反应、加速性急性排斥反应、急性排斥反应和慢性排斥反应,其中以急性排斥反应最为常见。

6. A　UW液为仿细胞内液型,多用于器官灌洗与保存。UW保存液理论上可以保存肝脏达到30h以上,保存肾和胰腺均达72h。Hartmann液为仿细胞外液型,多用于器官切取冷灌洗。HTK保存液为非细胞内液非细胞外液型,多用于器官灌洗与保存。故A选项错误。

7. C　由于术前尿毒症引起水钠潴留,多数病人术后早期出现多尿现象,尿量可达1 000ml/h以上。术后24h内每小时尿量以200~500ml为佳,不应小于100ml。

8. D　在施行肾移植手术的过程中,需要将肾静脉与病人的髂外静脉吻合,使移植侧的髂外静脉受损,故不宜选择移植侧下肢静脉作为静脉输液通路。

9. E　肾移植术后要求平卧24h,移植肾侧下肢髋、膝关节水平屈曲15°~25°,以减少血管吻合口的张力,防止血管吻合口破裂出血。

10. C　感染是肝移植术后最常见的致命性并发症,以肺部感染和败血症的病死率最高。

11. B　肾移植术后的静脉输液遵循"量出为入"的原则。当尿量为200~500ml/h时,输液量为出量的4/5。

12. C　肝移植术后病人体温升高多见于感染或排斥反应,结合本案例病人的临床表现:黄疸消退,胆汁无异常,说明移植肝功能发挥正常。病人表现为黄白色痰液、黏稠,不易咳出,且体温逐渐升高,故首先应考虑肺部感染。

13. B　一般离体器官热缺血时间不应超过10min,热缺血时期对离体器官的损害最为严重,器官在35~37℃常温下,短时间内即趋于失去活力。所以应该尽快冷灌注后放入低温保存液中,尽快手术。

14. A　肝移植后的育龄期女病人延迟妊娠直到肝移植术后至少1年。

15. E　术后并发肾脏疾病者,应减少或者停用损害肾功能的钙调磷酸酶抑制剂。而类固醇、麦考酚酯、咪唑硫嘌呤等抗排斥药物有保护肾功能的作用,建议使用。

A3/A4型题

1. A　应考虑病人为肾移植后多尿期,依据是该病为术后24h内尿量650ml/h,大大超过了正常尿量。肾移植术后多尿期发生在肾移植术后3~5d,以24h内为著。

2. D　肾移植术后静脉输液应遵循"量出为入"的原则,以维持出入量的平衡。

3. B　根据"量出为入"的补液原则,当尿量500~1 000ml/h时,输液量为出量的2/3。

4. B　应考虑为急性排斥反应。主要依据为:病人为移植后第6d,全身乏力、情绪低落、移植肾区胀痛,发热、血压升高,尿量减少,血肌酐水平上升等,均符合急性排斥反应的表现。

5. D　一旦发生急性排斥反应,抗排斥反应治疗是最关键的措施,应用大剂量甲泼尼松龙冲击治疗是抗排斥反应的主要措施。

6. C　病人脉搏增快、低血压、面色苍白等均为血容量不足、休克表现;腹膨隆,腹腔引流出鲜红色血性液超过100ml/h,提示出血部位在腹腔。因此,该病人已发生腹腔内大出血、失血性休克。

7. E　肝硬化终末期本身凝血因子缺乏及植入肝功能未完全恢复等原因造成病人凝血功能的低下是引起术后创面出血的主要原因之一。因此,对于该病人,首先采取的措施是遵医嘱扩容抗休克治疗及应用血小板、纤维蛋白原及凝血酶原复合物等止血药物,经上述处理仍不能控制时,应做好手术止血的准备。

8. D　一旦发生排斥反应,最首要的处理措施是立即应用抗排斥反应的药物。

9. E　急性排斥反应常伴有发热,体温突然升高是诊断急性排斥反应的重要指标,体温的变化可反映治疗的效果,因此一旦发生急性排斥反应,应严密监测体温变化。

10. A　移植术后免疫力较低,感染发生率较高,发生急性排斥反应时常需大剂量激素冲击,更易并发感染。此病人咳嗽咳痰,痰黄白色黏稠,故应选免疫力下降造成的肺部感染。

(尹心红)

第十二章 颅内压增高及脑疝病人的护理

【重点和难点】

(一) 基本概念

1. 颅内压 指颅腔内容物对颅腔壁所产生的压力。成人正常颅内压为 70~200mmH$_2$O,儿童正常颅内压为 50~100mmH$_2$O。

2. 颅内压增高 当颅腔内容物的体积增加或颅腔容积缩小超过颅腔可代偿的容量,使颅内压持续高于 200mmH$_2$O,称为颅内压增高。

3. 脑疝 当颅内压增高到一定程度时,脑组织从高压力区向低压力区移位,导致脑组织、血管及脑神经等重要结构受压和移位,被挤入小脑幕裂孔、枕骨大孔、大脑镰下间隙等生理性或病理性间隙或孔道中,从而出现一系列严重临床症状,称为脑疝。

(二) 颅内压增高

1. 病因与病理生理

(1) 病因:①颅腔内容物增多;②颅腔体积减少。

(2) 影响颅内压增高的因素:①年龄;②病变扩张速度;③病变部位;④伴发脑水肿程度;⑤全身系统性疾病。

(3) 颅内压增高的后果:①脑血流量减少;②脑水肿;③脑移位和脑疝;④库欣反应;⑤胃肠功能紊乱及消化道出血;⑥神经源性肺水肿。

2. 临床表现

(1) 颅内压增高"三主征":头痛、呕吐、视神经乳头水肿。

(2) 意识障碍:进行性意识障碍,可伴有瞳孔散大、对光反射消失、发生脑疝,去大脑强直。

(3) 生命体征变化:血压升高、脉搏徐缓、呼吸不规则、体温升高等病危状态甚至呼吸停止。

(4) 其他症状和体征:一侧或双侧展神经麻痹和复视;婴幼儿可有头颅增大、头皮和额眶部浅静脉扩张、颅缝增宽或分离、前囟饱满隆起等。

3. 辅助检查 ①影像学检查:CT 和 MRI 通常能显示病变的位置、大小和形态。②腰椎穿刺:颅内压增高明显时禁做。③颅内压监测。

4. 处理原则 积极治疗原发病,降低颅内压。

(1) 非手术治疗:通过脑脊液外引流、脱水治疗、药物(激素、巴比妥类)治疗、亚低温治疗、过度通气等降低颅内压。采用镇痛、抗癫痫药物对症治疗。避免颅内压增高的诱因。

(2) 手术治疗:手术去除病因是最根本和最有效的治疗方法。

5. 护理措施

(1) 一般护理:抬高床头 30°,保持头部处于正中位置,昏迷者取侧卧位;给氧;饮食与补液;避免意外损伤;维持正常体温和防治感染。

(2) 病情观察:①意识状态:采用传统评分法或格拉斯哥评分进行;②生命体征:观察"二慢一高"现象;③瞳孔:双侧瞳孔是否等大、等圆及对光反射的变化;④颅内压监护。

(3) 预防颅内压增高:卧床休息;稳定情绪;保持呼吸道通畅;避免剧烈咳嗽和用力排便;处理躁动和控制癫痫发作。

(4) 用药护理

1) 脱水剂:常用 20% 甘露醇和高渗盐水。甘露醇一般使用脉冲式给药,初始剂量为 0.25~1g/kg 在 10~20min 的时间内静脉输入,其后每 4~6h 给予低剂量 0.25~0.5g/kg 维持。若同时使用利尿药,降低颅内压效果更好,如呋塞米 20 ~40mg,静脉注射每 6~8h 一次。脱水治疗期间,应准确记录出入量,并注意纠正利尿药引起的电解质紊乱。

2) 类固醇皮质激素:地塞米松 5~10mg,每日 1~2 次静脉注射。在治疗中应注意防止并发高血糖、感染和应激性溃疡。

3) 巴比妥类:苯巴比妥或硫喷妥钠,使用中应严密监测病人的意识、脑电图、血药浓度及呼吸情况。

(5) 亚低温治疗的护理

1) 环境和物品准备。

2) 实施:先进行药物降温后加用物理降温措施。降温速度以每小时下降 1℃为宜,体温降至肛温 33~35℃较为理想。亚低温治疗时间一般为 3~5d,停止治疗时,先停物理降温,再逐渐停用冬眠药物,按照每 4h 升高 1℃的速度缓慢复温。

3) 观察与护理:①病情观察:严密观察生命体征变化,掌握停药指征;②饮食护理:每日液体入量不宜超过 1 500ml;观察胃排空情况,防止反流和误吸;③并发症的护理:保持呼吸道通畅,加强局部皮肤的观察与护理。

(6) 脑室引流的护理:①无菌操作下接引流袋,使引流瓶(袋)高于侧脑室平面 10~15cm,注意防止脑脊液反流;②控制引流速度和量;③观察记录引流液情况;④严格无菌,防止感染;⑤保持引流通畅;⑥及时拔管:通常不超过 1 周,拔管前行 CT 检查,并先试行夹闭引流管 24h。

(7) 心理护理及健康教育:①生活指导,防止颅内压骤然升高而诱发脑疝;②康复训练,鼓励病人积极参与各项治疗和功能训练;③复诊指导:头痛症状进行性加重并伴呕吐,及时就诊。

(三)脑疝

1. 病因　①外伤所致各种颅内血肿;②各类型脑出血、大面积脑梗死;③颅内肿瘤;④颅内脓肿、颅内寄生虫病及各种肉芽肿性病变;⑤医源性因素,如不当的腰椎穿刺或引流出脑脊液过多过快。

2. 分类　根据移位的脑组织及其通过的硬脑膜间隙和孔道,可将脑疝分为:①颞叶钩回疝或小脑幕切迹疝;②枕骨大孔疝或小脑扁桃体疝;③大脑镰下疝或扣带回疝。

3. 临床表现

(1) 小脑幕切迹疝:①颅内压增高症状进行性加重。②瞳孔改变:早期患侧瞳孔变小,后瞳孔逐渐散大,直接和间接对光反射消失,并有患侧上睑下垂、眼球外斜。晚期可致双侧瞳孔散大,对光反射消失。③运动障碍:病变对侧肢体的肌力减弱或麻痹,病理征阳性,严重时可出现去大脑强直发作。④意识改变:可出现嗜睡、浅昏迷至深昏迷。⑤生命体征紊乱:生命中枢功能紊乱或衰竭,可出现心率减慢或不规则,血压忽高忽低,呼吸不规则,体温可高达 41℃以上或体温不升。最终因呼吸、循环相继停止致血压下降、心搏骤停。

(2) 枕骨大孔疝:剧烈头痛,以枕后部疼痛为甚,反复呕吐,颈项强直,生命体征改变出现较早,瞳孔改变和意识障碍出现较晚。病人早期可突然呼吸停止而死亡。

4. 处理原则　按颅内压增高处理原则快速静脉输注高渗性降颅内压药物,尽快手术去除病因。如难以确诊或虽确诊而病因无法去除时,可选用姑息性手术。

5. 护理措施　立即使用 20% 甘露醇 200~500ml,并快速静脉滴注地塞米松 10mg,静脉推注呋塞米 40mg,以暂时降低颅内压,同时做好手术前准备。枕骨大孔疝发生呼吸骤停者,立即进行气管插管和辅助呼吸。

【习题】

(一)选择题

A1/A2 型题

1. 颅内压增高的三主征是

　　A. 血压升高、脉缓有力、呼吸深慢　　　　B. 头痛、眩晕、呕吐

　　C. 头痛、呕吐、视神经乳头水肿　　　　　D. 头痛、颈项强直、复视

　　E. 昏迷,一侧瞳孔散大,对侧肢体痉挛性瘫痪

2. 颅内压增高病人床头抬高 30° 的主要目的是

    A. 有利于改善心脏功能　　　B. 有利于改善呼吸功能　　　C. 有利于颅内静脉回流

    D. 有利于鼻饲　　　E. 防止呕吐物误入呼吸道

3. 枕骨大孔疝**不同于**小脑幕切迹疝的临床表现是

    A. 头痛剧烈　　　B. 呕吐频繁　　　C. 意识障碍

    D. 呼吸骤停出现早　　　E. 血压升高,脉缓有力

4. 库欣反应的典型表现为

    A. 颅内压升高,脉搏慢,呼吸慢　　　B. 血压升高,脉搏慢,呼吸慢

    C. 体温高,脉搏慢,呼吸慢　　　D. 血压升高,反应慢,呼吸慢

    E. 体温升高,脉搏慢,反应慢

5. 颅内压增高最根本和最有效的治疗方法是

    A. 脱水治疗　　　B. 类固醇皮质激素治疗　　　C. 手术去除病因

    D. 过度通气治疗　　　E. 亚低温治疗

6. 下列关于脑室引流拔管的护理,描述**不正确**的是

    A. 引流时间一般为 7d

    B. 拔管前应行 CT 检查,夹闭引流管 1~2d

    C. 拔管时先夹闭引流管,以免管内液体逆流入颅内引起感染

    D. 引流管内不再有引流物后方可拔管

    E. 拔管后要注意观察有无脑脊液漏出

7. 赵女士,43 岁,被汽车撞倒,头部受伤,唤之睁眼,回答问题错误,针刺肢体回缩,其格拉斯哥昏迷评分为

    A. 15 分　　　B. 12 分　　　C. 11 分　　　D. 8 分　　　E. 5 分

8. 李女士,45 岁,因颅内压增高,行脑室引流 3h 后,引流管无脑脊液流出,**不正确**的处理方法是

    A. 将引流袋降低　　　B. 将引流管缓慢向外抽出　　　C. 将引流管轻轻转动

    D. 生理盐水冲洗　　　E. 必要时换管

9. 某急性颅内压增高的病人实施亚低温治疗期间的护理措施**不正确**的是

    A. 体温下降速度以每小时 1℃为宜　　　B. 通常体温下降至 33~35℃

    C. 收缩压低于 100mmHg 应停止给药　　　D. 复温时应先停止使用冬眠药物

    E. 降温前先给病人使用冬眠药物

10. 赵女士,78 岁,高血压 20 年,家人探视后突然出现剧烈头痛,头晕,呕吐,进而意识障碍,血压 206/110mmHg,CT 显示颅内高密度影,需立刻降颅压和镇静,应**禁用**的药物是

    A. 吗啡　　　B. 甘露醇　　　C. 地西泮

    D. 硝苯地平缓释片　　　E. 尼莫地平

A3/A4 型题

(1~3 题共用题干)

白先生,35 岁,近半年来额部及两颞部疼痛,用力时加重,晨起及傍晚时加重。常伴有恶心,有时呕吐。体格检查:神志清楚,视神经乳头边缘模糊,静脉充盈迂曲,视乳头略隆起,肢体运动正常。

1. 病人最可能发生了

    A. 颅内压增高　　　B. 神经性头痛　　　C. 血管性头痛

    D. 视神经炎　　　E. 脑膜炎

2. 为确定病变性质可进行

    A. CT 扫描　　　B. 腰椎穿刺　　　C. 脑血管造影

    D. 颅脑超声波检查　　　E. 颅骨 X 线检查

3. 在检查前,适宜的治疗措施是
    A. 20% 甘露醇静脉滴注　　　　B. 冬眠低温治疗　　　　C. 脑脊液体外引流
    D. 口服氨苯蝶啶　　　　E. 20% 白蛋白静脉滴注

(4~6 题共用题十)

吴女士,52 岁,体重 50kg。头痛 3 个月,多见于清晨,出现癫痫发作,经检查诊断为颅内占位性病变,颅内压增高,拟行开颅手术

4. 成人颅内压的正常值是
    A. 20~50mmH$_2$O　　　　B. 70~200mmH$_2$O　　　　C. 50~100mmH$_2$O
    D. 100~200mmH$_2$O　　　　E. 210~300mmH$_2$O

5. 术前病人出现便秘时,**不正确**的处理方法是
    A. 使用开塞露　　　　B. 腹部按摩　　　　C. 使用缓泻剂
    D. 肥皂水大量不保留灌肠　　　　E. 鼓励多食蔬菜水果

6. 遵医嘱应用 20% 甘露醇 250ml 时最正确的输液方法是
    A. 快速静脉推注　　　　B. 缓慢静脉滴注,防止高渗液产生静脉炎
    C. 1~2h 内静脉滴注完　　　　D. 10~20min 内静脉滴注完
    E. 输液速度控制在 40~60 滴 /min

(7~10 题共用题干)

王先生,52 岁,因持续性头痛阵发性加剧,饭后严重呕吐急诊入院。测颅内压为 295mmH$_2$O,前额部头痛,烦躁不安,眼底视神经盘水肿。

7. 病人首要的护理诊断 / 问题为
    A. 急性疼痛　　　　B. 躯体移动障碍　　　　C. 有脑组织灌注无效的危险
    D. 焦虑　　　　E. 有体液不足的危险

8. 该病人**禁忌**的治疗措施是
    A. 开颅探查　　　　B. 应用激素　　　　C. 腰椎穿刺,降低颅内压
    D. 20% 的甘露醇快速静滴　　　　E. 脑室体外引流,降低颅内压

9. 今晨病人突然出现剧烈头痛、呕吐,左侧上下肢瘫痪,随即意识丧失,右侧瞳孔散大,对光反射消失,上睑下垂,血压 215/120mmHg,呼吸忽快忽慢。该病人可能出现了
    A. 小脑疝　　　B. 大脑镰下疝　　　C. 枕骨大孔疝　　　D. 高血压危象　　　E. 颞叶沟回疝

10. 目前首要的处理措施是
    A. 快速脱水降颅压　　　　B. 手术减压　　　　C. 适当降低血压
    D. 手术切除血肿　　　　E. 应用止血药

(二) 名词解释

1. 颅内压增高

2. 格拉斯哥昏迷评分

(三) 简答题

1. 简述脑室引流的护理。

2. 简述亚低温治疗中降温和复温的注意事项。

(四) 病例分析题

郭女士,40 岁,因头部外伤 2h 急诊入院,伤后立即昏迷,体格检查:左瞳散大,对光反射消失,右侧肢体肌张力增高,病理反射(+),CT 显示左侧额颞部高密度新月影像。诊断为左额颞急性硬膜下血肿,脑疝。遵医嘱持续颅内压监测、脱水降颅压治疗。

请问:

(1) 该病人存在哪些护理诊断 / 问题?

(2) 该病人的观察要点有哪些?

(3) 护士应采取哪些护理措施?

【参考答案】

(一) 选择题

A1/A2 型题

1. C 2. C 3. D 4. B 5. C 6. D 7. C 8. D 9. D 10. A

A3/A4 型题

1. A 2. A 3. A 4. B 5. D 6. D 7. A 8. C 9. E 10. A

(二) 名词解释

1. 颅腔内容物体积增加或颅腔容积缩小超过颅腔可代偿的容量,导致颅内压持续高于 2.0kPa(200mmH₂O),称为颅内压增高。

2. 格拉斯哥昏迷评分是指依据病人睁眼、语言及运动反应进行评分,三者得分相加表示意识障碍程度。最高 15 分,表示意识清醒,8 分以下为昏迷,最低 3 分,分数越低表明意识障碍越严重。

(三) 简答题

1. 脑室引流的护理:①正确引流管安置,引流管开口高于侧脑室平面 10~15cm;②控制引流速度和量,早期宜慢;③观察并记录引流液的性状和量;④严格无菌,防止感染;⑤保持引流通畅;⑥及时拔管。

2. 亚低温治疗中降温和复温的注意事项:①降温速度以每小时下降 1℃;②体温降至肛温 33~35℃;③亚低温疗法时间一般为 3~5d;④停止治疗时,先停物理降温,再逐渐停用冬眠药物,同时为病人加盖被毯,或使用变温水毯、提升室温等,让其缓慢复温;⑤复温速度控制在每 4h 升高 1℃,12h 后使肛温恢复到 36~37℃。

(四) 病例分析题

(1) 护理诊断/问题:①急性意识障碍 与脑疝有关;②有脑组织灌注无效的危险 与脑疝有关;③有体液不足的危险 与降颅压治疗应用脱水剂有关;④潜在并发症:呼吸、心搏骤停。

(2) 观察要点包括:生命体征变化,特别警惕呼吸、心率血压改变;瞳孔变化;意识变化;颅内压监测结果。

(3) 护理措施:立即紧急脱水降颅压。按医嘱立即使用 20% 甘露醇 250~500ml,10~20min 滴完,以暂时降低颅内压。脱水治疗期间加强水电解质的监测。保持呼吸道通畅,给氧。密切观察病情变化,观察生命体征、瞳孔、意识变化。做好手术前准备。

【部分习题解析】

(一) 选择题

A1/A2 型题

1. C 颅内压增高主要表现为头痛、呕吐、视神经乳头水肿,称为颅内压增高三主征。

2. C 颅内压增高病人抬高床头可促进颅内静脉回流以降低颅内压。

3. D 枕骨大孔疝发生时生命中枢受压,故呼吸、循环障碍发生较早,甚至突然出现呼吸停止。

4. B 颅内压急剧增高时,病人出现心率减慢、呼吸减慢、血压升高(又称"两慢一高")即为库欣反应。

5. C 手术去除病因是最根本的治疗方法,其他的治疗为对症治疗,用以降低颅内压。

6. D 脑室引流管不要求不再有引流物后方可拔管,而应通过夹闭后观察病情决定。其他选项描述正确。

7. C 唤之睁眼计 3 分,回答问题错误计 4 分,针刺肢体回缩计 4 分,故其格拉斯哥昏迷评分为 11 分。

8. D 若引流管无脑脊液流出,可能的原因有:①颅内压低于 120~150mmH₂O,此时可降低引流袋高度;②引流管在脑室内盘曲成角,此时可将过长的引流管缓慢向外抽出;③管口吸附于脑室壁,可将引流管轻轻旋转;④引流管被小凝血块或破碎的脑组织阻塞,可在严格消毒管口后,用无菌注射器轻轻向外抽吸,切不可注入生理盐水冲洗,以免将管内阻塞物冲至脑室系统,引起脑脊液循环受阻。经上述处理后若仍无脑脊液流出,按需更换引流管。综上所述,D 选项表述错误。

9. D 复温时先停用物理降温,以免病人出现寒战,使机体代谢率增高、耗氧量增加,反而增高颅内压。

10. A 甘露醇为高渗性脱水剂,用于降低颅内压;地西泮为镇静药物可帮助控制病人躁动缓解疼痛不适;硝苯地平缓释片和尼莫地平均为降压药物。上述 4 种均有益于控制病人病情。吗啡为镇痛药,但会抑制呼吸,此病人已有意识障碍,故禁用。

A3/A4 型题

1. A 病人表现为头痛、呕吐、视乳头水肿,故判断发生颅内压增高。

2. A 颅内压增高首选 CT 检查,通常能显示病变的位置、大小和形态,对绝大多数病变可做出定位诊断,也助于定性诊断。

3. A 一旦发现颅内压增高,首选 20% 甘露醇静脉滴注降颅压。

4. B 颅内压正常值 0.7~2.0kPa(70~200mmH₂O)。

5. D 病人出现便秘时不能用力屏气排便,避免高压大量灌肠,这样会加重颅内压增高症状。因此 D 选项错误。

6. D 颅内压增高病人应用甘露醇脱水时应快速滴注。该病人体重 50kg,可使用 50g(20% 溶液为 250ml)甘露醇 10~20min 静脉滴注。

7. A 该病人因持续性头痛阵发性加剧入院,故其首要护理诊断/问题为急性疼痛。

8. C 该病人明确存在颅内压增高,此时行腰椎穿刺易导致脑疝形成,故禁用。

9. E 颞叶钩回疝即小脑幕切迹疝,该病人的症状符合其临床表现。而枕骨大孔疝常早期出现呼吸、循环障碍,但意识障碍出现较晚。

10. A 脑疝一旦发生首要处理措施为快速脱水降颅内压。

(秦　颖)

第十三章　颅脑损伤病人的护理

【重点和难点】

（一）基本概念

1. 脑震荡　是最轻的脑损伤,其特点为伤后即刻发生短暂的意识障碍和近事遗忘。

2. 脑挫裂伤　包括脑挫伤及脑裂伤,前者指脑组织遭受破坏较轻,软脑膜完整;后者指软脑膜、血管和脑组织同时有破裂,伴有外伤性蛛网膜下隙出血。两者常同时存在,合称为脑挫裂伤。

（二）头皮损伤

1. 临床表现

(1) 头皮血肿:①皮下血肿:血肿比较局限,无波动;②帽状腱膜下血肿:血肿易扩展,触诊有波动感;③骨膜下血肿:范围局限于某一颅骨,以骨缝为界。

(2) 头皮裂伤:出血较多,不易自行停止。

(3) 头皮撕脱伤:剧烈疼痛和大量出血,甚至发生休克,较少合并颅骨和脑损伤。

2. 处理原则　①头皮血肿:小血肿不需处理;大血肿穿刺抽吸再加压包扎;发生感染,需切开引流。②头皮裂伤:局部压迫止血,争取 24h 内清创缝合。③头皮撕脱伤:伤后 6h 内清创后缝回原处;撕脱时间长,可先行创面清洁和更换敷料,待肉芽组织生长后再植皮。

3. 护理措施

(1) 头皮血肿：①早期冷敷，减轻疼痛；②加强病情观察，警惕是否发生大出血、颅骨骨折及脑损伤；③健康教育：勿剧烈活动，病情较重者，应卧床休息。

(2) 头皮裂伤：①伤口护理：保持敷料清洁干燥；②病情观察：注意观察有无合并颅骨和脑损伤；③预防感染：严格无菌操作规程，观察感染的征象，遵医嘱应用抗生素。

(3) 头皮撕脱伤：①伤口和皮瓣护理：注意创面有无渗血，皮瓣有无坏死和感染，避免植皮区受压以保证植皮存活；②抗休克护理；③做好心理疏导。

（三）颅骨骨折

1. 临床表现

(1) 颅盖骨折：线形骨折局部压痛、肿胀，可伴有局部骨膜下血肿；凹陷性骨折好发于额、顶部，多为全层凹陷。

(2) 颅底骨折：主要表现为皮下或黏膜下瘀斑、脑脊液外漏和脑神经损伤。

2. 辅助检查　颅盖骨折依靠头颅正侧位 X 线检查确诊。CT 检查有助于了解有无合并脑损伤。

3. 处理原则

(1) 颅盖骨折：线形骨折、轻度凹陷性骨折不需要处理。凹陷性骨折凹陷深度 >1cm，位于重要功能区，骨折片刺入脑内，引起瘫痪、失语等功能障碍或局限性癫痫者，应手术治疗。

(2) 颅底骨折：预防颅内感染，脑脊液漏 4 周未自行愈合者，需做硬脑膜修补术。

4. 护理措施

(1) 颅盖骨折

1) 病情观察：出现颅内压增高症状常提示硬脑膜外血肿存在。偏瘫、失语、视野缺损等局灶症状和体征，常提示凹陷性骨折压迫脑组织。

2) 并发症的护理：①骨膜下血肿：观察出血量和血肿范围，止血、镇痛；②癫痫：及时使用抗癫痫药物，观察病情和药物作用；③颅内压增高和脑疝：严密观察病情，及时发现并处理颅内压增高及脑疝的早期迹象。

(2) 颅底骨折

1) 脑脊液漏的护理：①鉴别脑脊液漏。②体位：取头高位并绝对卧床休息待脑脊液漏停止 3~5d 后可改平卧位。③保持鼻腔、外耳道清洁干燥：在外耳道口或鼻前庭疏松放置干棉球，棉球渗湿及时更换，并记录 24h 浸湿的棉球数，以此估计漏出液量。④预防脑脊液反流：禁忌鼻腔或耳道的堵塞、冲洗和滴药，脑脊液鼻漏者，严禁经鼻腔置管，禁忌行腰椎穿刺。避免用力咳嗽、打喷嚏和擤鼻涕；避免挖耳、抠鼻；避免屏气排便。⑤观察颅内感染迹象，遵医嘱应用抗菌药及 TAT 或破伤风类毒素。

2) 颅内低压综合征的护理：嘱病人卧床休息，头低足高位，遵医嘱多饮水或静脉滴注生理盐水以大量补充水分。

（四）脑损伤

1. 脑震荡　最轻的脑损伤，其特点为伤后即刻发生短暂的意识障碍和近事遗忘。

(1) 临床表现：伤后立即出现短暂的意识丧失，持续数分钟至十余分钟，一般不超过 30min。意识恢复后，对受伤当时和伤前近期的情况不能回忆，而对往事记忆清楚，称为逆行性遗忘。神经系统检查多无阳性体征。

(2) 处理原则：一般无须特殊治疗。

(3) 护理措施：遵医嘱对疼痛明显者给予镇静、镇痛药；缓解病人情绪；密切观察病人意识状态、生命体征和神经系统体征。

2. 脑挫裂伤

(1) 临床表现：①意识障碍，是最突出的症状之一；②头痛、恶心、呕吐，是最常见的症状；③生命体征变化：可出现血压升高、脉搏缓慢、呼吸深而慢，严重者呼吸、循环功能衰竭；④局灶症状与体征。

(2) 辅助检查：首选 CT 检查。腰椎穿刺检查脑脊液是否含血，同时可测定颅内压或引流血性脑脊液以减轻症状。颅内压明显增高者禁用。

（3）处理原则：一般采用非手术治疗,若经非手术治疗无效或病情恶化出现脑疝征象时,应及时手术去除颅内压增高的原因,降低颅内压。

（4）护理措施

1）急救护理：保持呼吸道通畅,吸氧,禁用吗啡镇痛,严密监测病人生命体征。

2）保持呼吸道通畅：①及时清除呼吸道异物;②开放气道;③加强呼吸道管理。

3）一般护理：①体位:意识清醒者采取床头抬高 30°,昏迷病人或吞咽功能障碍者选取侧卧位或侧俯卧位。②营养支持:首选肠内营养。病人存在肠内营养禁忌证或肠内营养无法达到能量目标时,可补充肠外营养。意识好转出现吞咽反射时,逐步恢复经口进食。③降低体温。④躁动和癫痫的护理:查明引起躁动的原因及时排除,慎用镇静剂;癫痫者遵医嘱联合应用多种抗癫痫药物加以控制。

4）病情观察：观察意识、瞳孔、生命体征、神经系统体征、颅内压增高症状。

5）用药护理：遵医嘱使用脱水剂,脑保护和促进脑苏醒药,镇静镇痛药。用药期间注意观察药物作用以及病人病情变化。

6）并发症的护理：①应激性溃疡:遵医嘱使用质子泵抑制剂和 H_2 受体抑制剂予以预防。出血后加用止血药。②外伤性癫痫:预防可用苯妥英钠。同时保证病人睡眠,避免情绪激动,预防意外受伤。加强观察记录。③蛛网膜下隙出血:可遵医嘱给予解热镇痛药物对症处理。④暴露性角膜炎:眼睑闭合不全者,角膜涂眼药膏保护;可用纱布遮盖上眼睑,甚至行眼睑缝合术。

7）手术前后的护理：①做好紧急手术前常规准备。②合理安置病人体位,做好引流管护理,严密观察意识、瞳孔、生命体征、肢体活动等情况,及时发现术后颅内出血、感染、癫痫以及应激性溃疡等并发症。

8）康复护理：脑外伤后早期进行康复训练,促进意识恢复以及肢体运动功能恢复。

3. 颅内血肿

（1）临床表现

1）硬脑膜外血肿：①进行性意识障碍,可有清醒→昏迷(原发脑损伤轻);昏迷→中间清醒或好转→昏迷,即存在"中间清醒期"(原发脑损伤略重);持续并进行性加重的昏迷(原发脑损伤较重)3 种情况。②颅内压增高及脑疝表现。③伤后立即出现神经系统局灶症状和体征。

2）硬脑膜下血肿：①急性或亚急性硬脑膜下血肿:表现为伤后持续昏迷或昏迷进行性加重,少有"中间清醒期",较早出现颅内压增高和脑疝症状。②慢性硬脑膜下血肿:表现为慢性颅内压增高症状;偏瘫、失语、局限性癫痫等局灶症状;头昏、记忆力减退、精神失常等精神症状和智力障碍。

3）脑内血肿：临床表现与脑挫裂伤和急性硬脑膜下血肿的症状很相似,以进行性加重的意识障碍为主。

（2）辅助检查：CT 检查有助于明确诊断。

（3）处理原则：颅内血肿一旦确诊原则上应手术治疗,采用骨瓣或骨窗开颅,清除血肿,妥善止血。伤后无明显意识障碍、病情稳定、CT 示出血量少者,可在密切观察病情的前提下,采用脱水降颅内压等非手术治疗。

（4）护理措施：做好原发性脑损伤的相关护理措施。此外,严密观察病情,一旦发现颅内压增高迹象,立即采取降颅内压措施,同时做好术前准备。

4. 开放性脑损伤

（1）临床表现

1）头部伤口：非火器性开放性脑损伤,伤口掺杂大量异物,有脑脊液和脑组织从伤口溢出;火器性开放性脑损伤可见弹片或弹头所形成的伤道。

2）意识障碍：锐器所致的非火器性损伤以及低速致伤物造成的火器性损伤伤后多无或较少发生意识障碍。钝器所致的非火器性损伤以及高速致伤物导致的火器性损伤,多数病人伤后立即出现意识障碍。

3）生命体征变化：颅内血肿或严重脑水肿可出现颅内压增高表现;头部开放性损伤较大时,可能出现休克征象。

4）瞳孔变化及局灶症状：伤后发生脑疝,可出现瞳孔改变;若伤及皮质功能区或其邻近部位时,局灶症状和体征明显。

5）颅内感染症状

（2）辅助检查：CT 和颅骨正位、侧位 X 线平片。

（3）处理原则：①现场积极抢救，保证病人生命安全；②争取在 6~8h 内施行清创术，在无明显污染并应用抗生素的前提下，早期清创的时限可延长到 72h；③术后应用抗生素及 TAT 预防感染。

（4）护理措施

1）急救护理：①现场急救：抢救危及病人生命的伤情。②保持呼吸道通畅：必要时气管插管，禁用吗啡镇痛。③保护伤口：外露的脑组织周围用消毒纱布卷保护，再用纱布架空包扎；对插入颅腔的致伤物不可贸然撼动或拔出；遵医嘱使用抗生素和 TAT。

2）病情观察：密切观察生命体征、意识状态以及瞳孔变化，警惕脑疝发生。

3）手术前后护理：①术前护理：止血及补充血容量；病情观察，评估病情进展情况；完善术前准备。②术后护理：术后送 ICU 病房严密监护；保持呼吸道通畅；继续实施降低颅内压的措施；做好创口和引流管的护理，注意有无颅内再出血和感染迹象；加强基础护理。

【习题】

（一）选择题

A1/A2 型题

1. 头皮帽状腱膜下血肿**不能**吸收时应

    A. 继续观察　　　　　　　　B. 使用止血药物　　　　　　　　C. 切开清除积血

    D. 穿刺抽出积血后加压包扎　　　E. 穿刺抽出积血后局部使用抗生素

2. 颅底骨折病人忌腰椎穿刺和堵塞耳道是为了防止

    A. 脑疝　　　　B. 头痛　　　　C. 脑水肿　　　　D. 颅内压增高　　　　E. 颅内继发感染

3. 颅脑损伤的病人现场急救措施正确的是

    A. 无外出血而有休克征象者，可不予补充血容量

    B. 保持呼吸道通畅

    C. 应用吗啡镇痛

    D. 开放性脑损伤脑组织从伤口膨出时，尽快将其还纳

    E. 昏迷病人采取斜坡卧位，有利于颅内静脉回流

4. 牛先生，43 岁，头部损伤后，缓慢出现乳突下血肿、枕下区皮下淤血，提示

    A. 颅前窝骨折　　　B. 颅中窝骨折　　　C. 颅后窝骨折　　　D. 颅内血肿　　　E. 枕部挫伤

5. 刘女士，32 岁，车祸伤及头部后，眼眶青紫，鼻部流出无色清亮液体。此病人可能受损伤的神经是

    A. 嗅神经　　　　B. 展神经　　　　C. 听神经　　　　D. 面神经　　　　E. 滑车神经

6. 张女士，33 岁，头部损伤后，乳突部皮下和咽结膜下有淤血，耳部有脑脊液流出，听力丧失，眩晕。正确的处理是

    A. 应用利尿脱水剂　　　　　　B. 给予镇静镇痛药　　　　　　　C. 用棉球堵塞外耳道

    D. 头低足高位卧床休息　　　　E. 用生理盐水棉球清洁外耳道

7. 刘先生，52 岁，骑车摔倒，头部触地，当场昏迷，送至急诊，体格检查：神志昏迷，呼之不应，瞳孔无明显改变，对光反射存在，血压正常，约 20min 醒来，诉头疼头晕，对外伤经过没有记忆，神经系统检查基本正常。初步判断刘先生发生了

    A. 脑震荡　　　　B. 脑挫裂伤　　　　C. 脑干损伤　　　　D. 硬脑膜外血肿　E. 硬脑膜下血肿

8. 周先生，29 岁，交通事故，头部外伤，当即昏迷被送至医院。GCS 评分 6 分，住院治疗，约伤后 15min 醒来，神志恢复正常。住院观察期间特别警惕出现

    A. 血压下降　　　B. 再次昏迷　　　C. 全身抽搐　　　D. 瞳孔双侧散大　E. 呼吸骤停

9. 吕女士,40岁,行走时被汽车撞伤,当即昏迷,20min后清醒,对发生事件描述不清,诉头痛、头晕。神志清醒,病理征未引出,CT未见异常。目前对该病人的主要护理措施是

    A. 嘱卧床休息　　　　　　　B. 高蛋白饮食　　　　　　　C. 应用止吐剂

    D. 应用激素治疗　　　　　　E. 应用脱水剂

10. 钱先生,22岁,头部创伤昏迷8h,GCS计分5分。体格检查:瞳孔扩大、对光反应消失,脑脊液鼻漏。为促进脑脊液外漏通道早日闭合,应采取的正确措施是

    A. 昏迷未醒时取俯卧位　　　　　　　　B. 昏迷未醒时平卧,头偏向一侧

    C. 脑脊液鼻漏一旦停止,即可给予平卧位　　D. 昏迷未醒时取头高位

    E. 病人意识清醒后取头低足高位

A3/A4 型题

(1~3 题共用题干)

顾先生,25岁。因交通事故致伤昏迷3h后入院,病人处于昏迷状态,呼之不应,按压眶上神经无反应,左侧瞳孔散大,对光反射迟钝。测量血压150/100mmHg,脉搏缓慢有力,呼吸深而慢,时而躁动、呕吐,右侧肢体瘫痪,病理反射阳性。

1. 对该病人目前关键的处理措施是

    A. 绝对卧床　　　　　　　　B. 抬高床头　　　　　　　C. 营养支持

    D. 应用抗生素　　　　　　　E. 防治脑水肿

2. 对该病人的护理中,**不妥**的是

    A. 密切观察生命体征、瞳孔等变化　　　　B. 取平卧位头偏一侧

    C. 病人若需长期导尿,可给予留置尿管　　D. 保持大便通畅

    E. 配备吸痰器、气管切开等抢救用物

3. 若合并蛛网膜下隙出血,对此并发症有提示作用的是

    A. 颅内压增高　　　　　　　B. 血小板减少　　　　　　C. 白细胞计数降低

    D. 水、电解质紊乱　　　　　E. 脑脊液检查有红细胞

(4~6 题共用题干)

马女士,31岁,不慎从5楼坠落当即昏迷,约15min后清醒伴恶心、呕吐急送医院,6h后出现昏迷,GCS计分7分,左侧瞳孔散大,右侧肢体瘫痪。

4. 最可能的诊断是

    A. 左侧硬膜外血肿　　　　　B. 右侧硬膜外血肿　　　　C. 脑内血肿

    D. 左侧硬膜下血肿　　　　　E. 右侧硬膜下血肿

5. 当病人躁动不安时,应采取的措施是

    A. 注射镇静药物　　　　　　B. 寻找躁动原因,对症处理　　C. 注射吗啡镇痛

    D. 应用脱水剂降颅压　　　　E. 加强病情观察

6. 发现病人痰多,呼吸困难,$SPO_2$78%,吸痰后不能有效缓解,最有效的处理办法为

    A. 加大氧流量吸氧　　　　　B. 置入口咽通气管　　　　C. 人工呼吸

    D. 紧急气管切开　　　　　　E. 应用呼吸兴奋剂

(7~10 题共用题干)

张女士,40岁,重物击伤头部后立即昏迷,送医院途中清醒,自诉头痛,30min后又昏迷。T 38.2℃,P 54 次/min,R 10 次/min,左侧瞳孔散大。

7. 该病人再次昏迷最可能的原因是形成

    A. 脑震荡　　　　　　　　　B. 脑挫裂伤　　　　　　　C. 脑内血肿

    D. 硬脑膜外血肿　　　　　　E. 硬脑膜下血肿

8. 对该病人最根本的治疗是

    A. 紧急手术 　　　　　　B. 应用脱水剂 　　　　　　C. 补充血容量

    D. 应用止血剂 　　　　　　E. 应用抗生素

9. 在观察病情发展时最主要的指标是

    A. 意识状态 　　　　　　B. 生命体征 　　　　　　C. 瞳孔

    D. 神经系统定位体征 　　　E. CT 检查

10. 该病人行急诊手术,术后护理措施正确的是

    A. 20% 的甘露醇 250ml 在 1h 内快速静脉滴注

    B. 行亚低温治疗时,可先用物理降温,效果不佳时加用药物降温

    C. 脱水治疗期间不需要记录出入量

    D. 病人意识未恢复,为防止发生误吸,应禁食并行胃肠外营养

    E. 为防止感染,在达到引流目的后,应尽早拔除引流管

（二）名词解释

1. 逆行性遗忘

2. 开放性颅脑损伤

（三）简答题

1. 简述硬膜外血肿和硬膜下血肿的临床特点。

2. 简述脑挫裂伤病人主要并发症的护理措施。

（四）病例分析题

赵先生,45 岁,2h 前被汽车撞倒,头部受伤,当即昏迷约 10min,醒后诉头痛,在转送过程中再次昏迷并呕吐 3 次,为胃内容物。体格检查:T 37℃,P 65 次 /min,R13 次 /min,BP 130/70mmHg。意识不清,针刺肢体能睁眼并有肢体屈曲动作,回答问题有音无语。右耳后乳突区有瘀斑,右耳道流出血性液体,嘴角向左侧歪。瞳孔直径左:右 =2mm:3.5mm,对光反射左侧正常,右侧迟钝。左侧肢体瘫痪、肌张力稍增高、腱反射亢进,病理反射阳性。CT 检查示右额颞部硬脑膜外血肿、右额颞叶脑挫裂伤、颅底骨折。经积极准备后手术治疗。

请问:

（1）事故现场应如何急救处理?

（2）病人来到医院后,意识障碍按 GCS 评分为几分?

（3）病人目前出现的最危急问题是什么? 首先要采取的措施是什么?

【参考答案】

（一）选择题

A1/A2 型题

1. D　　2. E　　3. B　　4. C　　5. A　　6. E　　7. A　　8. B　　9. A　　10. D

A3/A4 型题

1. E　　2. C　　3. E　　4. A　　5. B　　6. D　　7. D　　8. A　　9. A　　10. E

（二）名词解释

1. 脑震荡病人意识清醒后不能回忆受伤前及当时的情况,而对往事记忆清楚,称为逆行性遗忘。

2. 致伤物造成头皮(黏膜)、颅骨、硬脑膜同时破裂,脑脊液流出,脑组织与外界相通的创伤统称为开放性颅脑损伤。

（三）简答题

1. 硬脑膜外血肿和硬膜下血肿的临床特点见表 2-13-1。

表 2-13-1　硬膜外血肿和硬膜下血肿的临床特点

临床特点	硬膜外血肿	硬膜下血肿
着力点	多发生在着力同侧	多发生在着力对侧,同侧少
脑挫裂伤	较轻,多发生在着力部位	较重多发生在对冲部位
原发性意识障碍	较轻	较重
中间清醒期	多见	较少出现
蛛网膜下腔出血	少见	多见

2. ①应激性溃疡:积极使用质子泵抑制剂和 H_2 受体抑制剂予以预防。出血后加用止血药。②外伤性癫痫:预防可用苯妥英钠。同时保证病人睡眠,避免情绪激动,预防意外受伤。加强观察记录。③蛛网膜下隙出血:可遵医嘱给予解热镇痛药物对症处理。④颅内压增高和脑疝:应用脱水剂等积极降颅压。

(四)病例分析题

(1)现场急救中重点做好呼吸道管理。包括:清除病人口中呕吐物;病人头稍抬高并偏向右侧,防止误吸同时防止脑脊液漏逆行感染;根据病人病情进展适时进行气管插管、机械通气等维持呼吸功能。此外,加强意识、瞳孔变化的观察,警惕脑疝发生。

(2)意识障碍程度按照格拉斯哥评分法评为 7 分。具体评分如下:针刺肢体能睁眼(2 分)并有肢体屈曲动作(3 分),回答问题有音无语(2 分)。

(3)最危急的问题是小脑幕切迹疝形成,此时首先应采取的措施包括:立即紧急降低颅内压,遵医嘱立即使用 20% 甘露醇 200~500ml,并快速静脉滴注地塞米松 10mg,静脉推注呋塞米 40mg,以暂时降低颅内压,同时做好手术前准备,急行硬膜外血肿清除术,颅内减压术等。保持呼吸道通畅,给予氧气吸入。密切观察意识、生命体征、瞳孔变化和肢体活动。

【部分习题解析】

(一)选择题

A1/A2 型题

1. D　帽状腱膜下血肿较小者可加压包扎待其吸收;若血肿较大,则应在严格皮肤准备和消毒下穿刺抽吸,然后再加压包扎。

2. E　腰椎穿刺和堵塞外耳道会导致脑脊液漏逆流,引发颅内感染。

3. B　有休克征象者,应积极补液抗休克治疗,故 A 项错误;吗啡镇痛会抑制呼吸,颅脑损伤病人禁用,故 C 项错误;膨出的脑组织严禁还纳,故 D 项错误。昏迷病人应取侧卧位或俯卧位,以防止呕吐误吸,故 E 项错误。

4. C　乳突后、枕下皮下淤血是颅后窝骨折的典型表现。

5. A　该病人的表现符合颅前窝骨折的特点,颅前窝骨折最易损伤嗅神经、视神经。

6. E　脑脊液耳漏病人的护理中用生理盐水棉球清洁外耳道,避免棉球过湿导致液体逆流至颅内。C 选项放置棉球应疏松不可堵塞外耳道。D 选项体位应取半坐卧位。A、B 选项与题意不符。

7. A　意识障碍时间不超过 30min,逆行性遗忘,神经系统检查正常是脑震荡的典型表现。

8. B　再次昏迷意味着颅内血肿形成,病情恶化,故需警惕。

9. A　该病人的表现符合脑震荡的特点,脑震荡的护理措施为卧床休息,缓解情绪,如需要遵医嘱给予镇静镇痛药,加强病情观察。

10. D　存在脑脊液漏时,病人应取头高位并绝对卧床,目的是借助重力作用使脑组织移向颅底,使脑膜逐渐形成粘连而封闭脑膜破口,待脑脊液漏停止 3~5d 后可改平卧位。

A3/A4 型题

1. E　脑挫裂伤后病人极易发生脑水肿,此时关键的处理措施为防治脑水肿,预防病情进一步恶化。

2. C　持续留置导尿易发生泌尿系统感染。需长期导尿者,宜行耻骨上膀胱造瘘术,以减少泌尿系统感染。

3. E　蛛网膜下隙出血病人脑脊液中可见红细胞,故本题选 E。

4. A　存在"中间清醒期",符合硬膜外血肿的特点;左侧瞳孔改变、右侧肢体瘫痪,符合左侧局灶性体征的定位特点,故本题选 A 项。

5. B　病人躁动时,应积极寻找原因并予以解除。镇静剂和吗啡慎用,以免遮盖病情或加重呼吸抑制;降颅压和病情观察并非躁动病人的针对性护理措施。故本题选 B 项。

6. D　该病人昏迷且 GCS<8 分,自主呼吸无法维持并存在痰多,应立即行气管切开,以保证呼吸道通畅及氧供。故本题选 D 项。

7. D　硬脑膜外血肿典型的意识障碍表现为昏迷—清醒—昏迷,即存在中间清醒期。

8. A　硬脑膜外血肿一旦形成,首选治疗措施为手术清除血肿。

9. A　硬脑膜外血肿病人的意识状态往往与病情严重程度密切相关,故观察病情发展时的主要指标为意识状态。

10. E　甘露醇降颅压时应当快速滴注,在 10~20min 内完成,故 A 项错误;为避免物理降温时病人发生寒战,导致颅内压增高等病情恶化,应先药物降温,故 B 项错误;脱水治疗必须密切监测出入量,故 C 项错误;昏迷病人早期肠内营养有利于维持肠道功能、减少应激性溃疡的发生,故 D 项错误。

(秦　颖)

第十四章　颅内和椎管内血管性疾病病人的护理

【重点和难点】

(一) 基本概念

1. 脑血管性疾病　是各种颅内和椎管内血管病变引起脑功能障碍的一组疾病的总称。

2. 颅内动脉瘤　是颅内动脉局限性异常扩大造成动脉壁的囊性膨出,占蛛网膜下隙出血的 75%~80%。

3. 脑卒中　是各种原因引起的脑血管疾病急性发作,造成脑的供应动脉狭窄或闭塞及非外伤性的脑实质性出血,并出现相应临床症状及体征。包括缺血性脑卒中及出血性脑卒中。

4. 颅内动静脉畸形　是由一支或几支发育异常供血动脉、引流静脉形成的病理脑血管团,是先天性中枢神经系统血管发育异常所致畸形中最常见的一种类型。颅内动静脉畸形可发生于脑的任何部位,一般为单发病变,幕上病变最多见,约占 90%,其余位于颅后窝。

5. 蛛网膜下隙出血(SAH)　是由各种病因引起颅内和椎管内血管突然破裂,血液流至蛛网膜下隙后出现的一组症状。

(二) 脑卒中

1. 病因病理

(1) 缺血性脑卒中:主要原因是动脉粥样硬化基础上发生脑血管痉挛或血栓形成,导致脑的供应动脉狭窄或闭塞。栓塞部位以颈内动脉和大脑中动脉为多见。

(2) 出血性脑卒中:高血压病死亡的主要原因。出血多位于基底核壳部,可形成血肿压迫脑组织,造成颅内压增高甚至脑疝。

2. 临床表现

(1) 缺血性脑卒中:临床可表现为暂时缺血性发作(TIA)、可逆缺血性神经功能缺陷(RIND)、进展性脑卒中(PS)及完全性脑卒中(CS)。

(2) 出血性脑卒中:突然出现意识障碍和偏瘫;重症者可出现昏迷、完全性瘫痪、去皮质强直、生命体征紊乱。

3. 辅助检查　脑血管造影、CT、磁共振血管造影(MRA)。对于急性脑出血首选 CT 检查。

4. 处理原则

(1) 缺血性脑卒中:一般先行非手术治疗,包括卧床休息、扩血管、抗凝、血液稀释疗法及扩容治疗等。急性缺血性卒中可使用再灌注治疗,发病 3~4.5h 内病人进行静脉溶栓治疗,发病 6h 内病人进行静脉溶栓治疗桥接血管内治疗安全、有效,对于发病 >6h、经严格的影像学评估、条件适宜的急性缺血性卒中病人,推荐血管内治疗。颈动脉内膜切除术,适用于颅外端颈内动脉狭窄 >50% 者,颈内动脉完全闭塞超过 24~48h,已发生脑软化者不宜手术。未接受静脉溶栓而计划进行动脉内治疗的病人,手术前保持血压 ≤180/100mmHg。

(2) 出血性脑卒中:非手术治疗无效时应考虑手术。可选开颅血肿清除术,或锥颅穿刺血肿抽吸加尿激酶溶解引流术。

5. 护理措施

(1) 一般护理:①鼓励病人进食,有吞咽障碍者应鼻饲流质;防止进食时误吸;②防止意外损伤;③促进沟通;④促进肢体功能恢复。

(2) 缓解疼痛

1) 镇痛:切口疼痛遵医嘱给予镇痛药物。忌用吗啡或哌替啶。

2) 降低颅内压:注意鉴别术后切口疼痛与颅内压增高引起的头痛。

3) 腰椎穿刺:若系术后血性脑脊液刺激脑膜引起的头痛,术后早期行腰椎穿刺引流出血性脑脊液。但颅内压增高显著者禁忌使用。

(3) 并发症的护理

1) 切口脑脊液漏:注意观察切口敷料及引流情况;一旦发现切口处有脑脊液漏,及时通知医师;病人取半卧位、抬高头部以减少漏液;防止颅内感染。

2) 颅内压增高、脑疝:控制输液的量和速度;遵医嘱使用脱水剂和激素;维持水、电解质的平衡;病情观察;及时处理使颅内压升高的因素。

3) 颅内出血:是术后最危险的并发症,多发生在术后 24~48h。病人表现为意识清楚后又逐渐嗜睡、昏睡甚至昏迷。应严密观察,避免颅内压增高;一旦发生,做好手术止血的准备。

4) 感染:常见的感染有切口感染、肺部感染及脑膜脑炎。重在预防,如严格无菌操作、加强营养及基础护理。对于缺血性脑卒中病人目前不推荐诱导低温。

5) 中枢性高热:多出现于术后 12~48h,体温达 40℃ 以上,常伴有自主神经功能紊乱症状。需采用亚低温治疗。

6) 癫痫发作:多发生在术后 2~4d 脑水肿高峰期。应及时给予抗癫痫药物控制。

(三) 颅内动脉瘤

1. 临床表现

(1) 局灶症状:取决于动脉瘤部位、毗邻解剖结构及动脉瘤大小。

(2) 动脉瘤破裂出血症状:多有诱因。一旦破裂出血,血液流至蛛网膜下隙,可出现剧烈头痛、呕吐、意识障碍、脑膜刺激征等,严重者可引发枕骨大孔疝,导致呼吸骤停。

(3) 脑血管痉挛:多发生在出血后 3~15d。局部血管痉挛只发生在动脉瘤附近,症状不明显;广泛脑血管痉挛可致脑梗死,出现意识障碍、偏瘫、失语甚至死亡。

2. 辅助检查　数字减影血管造影(DSA)是确诊颅内动脉瘤的检查方法。

3. 处理原则　一般建议治疗大多数直径 >7~10mm 的非海绵窦内颅内动脉瘤,而对更小的动脉瘤则建议观察和监测。

(1) 非手术治疗:主要是防止出血或再出血,控制脑血管痉挛。早期使用钙离子拮抗剂改善微循环。

(2) 手术治疗:开颅动脉瘤颈夹闭术,适用于动脉瘤未破裂病人和 SAH 病人。高龄、病情危重或不接受手术者,可采用血管内介入治疗。复杂性动脉瘤可在多功能手术室实施一站式手术治疗。

4. 护理措施

(1) 术前护理

1) 预防出血或再次出血:①卧床休息:抬高床头 30°,保持病房安静,减少刺激,稳定病人情绪,预防再出血。②控制颅内压:维持颅内压在 100mmH$_2$O 左右;脱水剂不能加压输入;脑脊液引流速度要慢,引流瓶位置不能过低;避免颅内压增高的诱因。③控制血压:避免引发血压骤升骤降的因素;通常使血压下降 10% 即可;避免血压偏低造成脑缺血。④抗凝治疗:使用抗凝药物必须个体化。

2) 术前准备:介入栓塞治疗者双侧腹股沟区备皮。动脉瘤位于 Willis 环前部者在术前进行颈动脉压迫试验及练习。

(2) 术后护理

1) 体位:待意识清醒后抬高床头 30°。介入栓塞治疗者术后卧床休息 24h,术侧髋关节制动 6h。

2) 病情观察:密切监测生命体征、意识状况、神经功能状况、肢体活动、伤口及引流液等变化,观察有无颅内压增高或再出血迹象。

3) 一般护理:①保持呼吸道通畅,给氧;②术后当日禁食,次日给予流质或半流质饮食,昏迷病人经鼻饲提供营养;③遵医嘱使用抗癫痫药物、根据术中情况适当脱水,可给予激素、扩血管药物等;④保持大便通畅;⑤加强皮肤护理。

4) 并发症的护理

① 脑血管痉挛:表现为一过性神经功能障碍,如头痛、短暂的意识障碍、肢体瘫痪和麻木、失语症等。使用尼莫地平可以改善微循环。

② 脑梗死:病人出现一侧肢体无力、偏瘫、失语甚至意识障碍。绝对卧床休息,保持平卧姿势,遵医嘱予扩血管、扩容、溶栓治疗。

③ 穿刺点局部血肿:常发生于介入栓塞治疗术后 6h 内。股动脉穿刺术后穿刺点加压包扎,卧床休息 24h,术侧髋关节制动 6h。

(四) 颅内动静脉畸形

1. 临床表现

(1) 出血:最常见的首发症状。突然出现剧烈头痛、呕吐、意识障碍等症状。

(2) 抽搐:额、颞部颅内动静脉畸形的青年病人多以抽搐为首发症状。

(3) 头痛:间断性局部或全头痛。

(4) 神经功能缺损及其他症状:出现进行性神经功能缺损,运动、感觉、视野及语言功能障碍,个别病人有三叉神经痛或头部杂音。

2. 辅助检查 DSA 是确诊本病的手段,对制订颅内动静脉畸形(AVM)的治疗计划和治疗后随访至关重要。

3. 处理原则 手术切除是最根本的治疗方法。在多功能手术室实施一站式手术,清除血肿并切除 AVM 是急诊病人的最佳选择。直径小于 3cm 或手术后残存 AVM 可采用立体定向放射治疗或血管内治疗。

4. 护理措施 卧床休息,避免各种不良刺激,保持情绪稳定。伴有癫痫发作者,遵医嘱使用抗癫痫药物,密切观察血压及颅内压变化情况,防止颅内出血。其他护理措施参见颅内动脉瘤病人的护理。

(五) 自发性蛛网膜下隙出血

1. 临床表现

(1) 突发剧烈头痛:30% 病人的头痛为单侧性,主要发生在动脉瘤侧。头痛发作可能伴有出血症状。

(2) 出血症状:多有诱因。起病急骤,突然剧烈头痛、恶心、呕吐、面色苍白、全身冷汗、眩晕、项背痛或下肢疼痛。部分病人出现一过性意识障碍,严重者昏迷甚至死亡。

(3) 神经功能损害症状:颈内动脉 - 后交通动脉或大脑后动脉动脉瘤可造成同侧动眼神经麻痹,出血前后约 20% 出现偏瘫。

(4) 其他:癫痫发作;视力、视野障碍;部分蛛网膜下隙出血发病后数日可有低热。

2. 辅助检查　CT 是目前诊断蛛网膜下隙出血的首选检查。数字减影血管造影（DSA）对颅内动脉瘤的分辨率最高。对于疑诊 SAH 但 CT 结果阴性的病人，需进一步行腰椎穿刺检查。CT 检查已确诊的蛛网膜下隙出血病人不需再做腰椎穿刺，蛛网膜下隙出血伴有颅内压增高时慎用，可能诱发脑疝。

3. 处理原则　出血急性期应绝对卧床休息，可用止血剂。头痛剧烈者给镇痛、镇静剂，保持大便通畅等。伴颅内压增高应用甘露醇脱水治疗。尽早病因治疗，如血管内治疗、开颅动脉瘤夹闭，动静脉畸形或脑肿瘤切除等。

4. 护理措施　生活规律，避免诱因，防颅内出血。遵医嘱给予镇痛、镇静剂等。伴颅内压增高应用甘露醇脱水治疗。癫痫发作者，遵医嘱按时服用抗癫痫药。其他护理措施参见颅内动脉瘤。

【习题】

（一）选择题

A1/A2 型题

1. 关于颅内动脉瘤择期手术的术前护理，**错误**的是
    A. 卧床休息　　　　　　　　　　　　　B. 床头抬高 30°
    C. 维持颅内压在 100mmH$_2$O 左右　　　D. 使用降压药物，将血压降至正常范围
    E. 避免便秘、咳嗽、癫痫发作

2. 确诊颅内动脉瘤的检查方法是
    A. X 线平片　　　　　　　B. CT　　　　　　　　C. MRI
    D. 数字减影血管造影（DSA）　　　E. 经颅多普勒超声检查

3. 颅内动、静脉畸形最常见的首发症状是
    A. 出血　　　B. 癫痫　　　C. 头痛　　　D. 运动障碍　　　E. 视力障碍

4. 脑血管疾病手术后最危险的并发症是
    A. 发热　　　B. 脑脊液漏　　　C. 感染　　　D. 颅内出血　　　E. 肺部并发症

5. 脑出血最常见的原因是
    A. 颅内肿瘤破裂　　　　B. 颅内动脉瘤破裂　　　　C. 高血压动脉硬化
    D. 动静脉畸形　　　　　E. 脑血栓形成

6. 关于短暂性脑缺血发作的临床特点，**错误**的是
    A. 突然发病　　B. 可有猝倒　　C. 持续时间短暂　　D. 可有眩晕　　E. 常有后遗症

7. 下列关于颅内动静脉畸形处理原则，**错误**的是
    A. 手术治疗是最根本的治疗方法
    B. 在多功能手术室实施一站式手术，清除血肿并切除 AVM 是急诊治疗病人的最佳选择
    C. 对位于脑深部重要功能区的颅内动静脉畸形，应及早手术切除
    D. 直径 <3cm 的颅内动静脉畸形可采用立体定向放射治疗
    E. DSA 对制订 AVM 治疗计划和治疗后随访至关重要

8. 蛛网膜下隙出血的主要临床表现**不包括**
    A. 突发剧烈头痛　　　　B. 出血症状　　　　C. 神经功能损害
    D. 癫痫　　　　　　　　E. 高热

9. 李女士，23 岁，颅内动脉瘤，脑血管造影显示动脉瘤位于 Willis 环前部，此病人术前最重要的练习是
    A. 深呼吸　　B. 咳嗽排痰　　C. 俯卧位　　D. 颈仰卧位　　E. 压迫颈动脉

10. 张先生，62 岁，晨起发现自己左侧半身肢体瘫痪，眼球震颤，共济失调，吞咽困难。该病人最可能发生了
    A. 脑桥出血　　　　　　B. 小脑出血　　　　　　C. 蛛网膜下腔出血
    D. 脑血栓　　　　　　　E. 脑血管痉挛

A3/A4 型题

(1~4 题共用题干)

王先生,68 岁,高血压 20 余年,因与他人争吵,突然出现头痛、呕吐、言语不清,跌倒在地,之后神志不清,大小便失禁。体格检查:昏迷,左侧瞳孔直径 8mm,右侧瞳孔直径 3mm;P 54 次 /min,R 16 次 /min,BP 180/100mmHg。头颅 CT 示一侧基底节内囊区高密度影。

1. 考虑病人出现上述症状的原因是

    A. 脑出血   B. 脑梗死   C. 短暂性脑缺血发作

    D. 脑肿瘤压迫   E. 脑肿瘤破裂

2. 目前首先应采取的措施是

    A. 使用降压药物   B. 使用止血药物   C. 脱水降颅压   D. 立即手术   E. 使用促醒药物

3. 病人目前已出现

    A. 左侧颞叶疝   B. 大脑镰下疝   C. 枕骨大孔疝   D. 高血压危象   E. 右侧颞叶疝

4. 病人若存在肢体瘫痪,最可能是

    A. 左侧偏瘫   B. 右侧偏瘫   C. 完全性瘫痪   D. 左下肢瘫痪   E. 右下肢瘫痪

(5~10 题共用题干)

刘女士,49 岁,突然剧烈头痛、呕吐、右眼睑下垂,右眼球活动受限,上、下视不能,瞳孔散大,对光反射消失。体格检查:烦躁不安,颈项强直,克氏征(+)。既往无高血压病史。

5. 根据上述症状体征,首先考虑的疾病是

    A. 自发性蛛网膜下隙出血   B. 脑血管畸形   C. 颈动脉海绵窦瘘

    D. 高血压脑出血   E. 脑梗死后出血

6. 如果行腰椎穿刺,脑脊液的检查结果为

    A. 正常   B. 以大量白细胞增多为主   C. 以大量蛋白质增加为主

    D. 以大量红细胞增多为主   E. 以葡萄糖减少为主

7. 若考虑为颅内动脉瘤破裂,首选的检查方法是

    A. MRI   B. CT   C. 多普勒超声

    D. 脑电图   E. 数字减影血管造影

8. 若腰椎穿刺获得血性脑脊液,可首先**除外**

    A. 颅内动静脉畸形   B. 高血压脑出血   C. 脑内肿瘤

    D. 脊髓血管畸形   E. 外伤性蛛网膜下腔出血

9. 若诊断确定,治疗方法首选

    A. 放射治疗   B. 开颅动脉瘤颈夹闭术   C. 栓塞治疗

    D. 结扎颈内动脉   E. 加固手术

10. 病人入院时神志不清,P 60 次 /min,R 12 次 /min,BP 150/85mmHg。首要的处理方法是

    A. 20% 甘露醇静脉滴注   B. 卧床休息   C. 腰椎穿刺

    D. 应用抗生素   E. 应用止血药

(二) 名词解释

1. 暂时缺血性发作(TIA)

2. 颅内动脉瘤

(三) 简答题

1. 简述脑卒中术后常见的并发症。

2. 简述脑脊液漏的护理。

(四) 病例分析题

张先生,60 岁,因剧烈咳嗽后出现剧烈头痛、呕吐 2h 入院。体格检查:T 37℃,P 80 次 /min,R 20 次 /

min,BP 160/90mmHg。意识清楚,右侧眼睑下垂,右侧瞳孔直径 8mm,直接、间接对光反射消失,左侧瞳孔直径 4mm,对光反射存在。颈项强直,克氏征(+)。腰椎穿刺引流出血性脑脊液,测得颅内压增高。初步诊断:颅内动脉瘤、蛛网膜下腔出血。

请问:

(1) 为进一步明确诊断需要哪些检查?

(2) 此疾病的诱因有哪些? 如何预防出血?

(3) 目前可以采取哪些护理措施?

【参考答案】

(一) 选择题

A1/A2 型题

1. D   2. D   3. A   4. D   5. C   6. E   7. C   8. E   9. E   10. D

A3/A4 型题

1. A   2. C   3. A   4. B   5. A   6. D   7. E   8. C   9. B   10. A

(二) 名词解释

1. 暂时缺血性发作(TIA)是指神经功能障碍持续时间不超过 24h,表现为突发的单侧肢体无力、感觉麻木、一过性黑矇及失语等大脑半球供血不足表现;椎基底动脉供血不足表现以眩晕、步态不稳、复视、耳鸣及猝倒为特征。症状反复发作,可自行缓解。

2. 颅内动脉瘤是指颅内动脉壁的囊性膨出,多因动脉壁局部薄弱和血流冲击而形成,极易破裂出血,是蛛网膜下腔出血最常见的原因。

(三) 简答题

1. 脑脊液漏、颅内压增高及脑疝、颅内出血、感染、中枢性高热、癫痫发作等。

2. 观察切口敷料及引流情况,一旦发现有脑脊液漏,及时通知医师妥善处理;病人取半卧位、抬高头部以减少漏液;为防止颅内感染,使用无菌绷带包扎头部,枕上垫无菌治疗巾并经常更换,定时观察有无浸湿;在敷料上标记浸湿范围,以估计脑脊液漏出量。

(四) 病例分析题

(1) 为进一步明确诊断需要做脑血管造影。

(2) 此病的诱因主要有运动、情绪激动、用力排便、咳嗽等,但部分病人可无明显诱因或在睡眠中发生。预防出血的方法主要有适当控制血压,避免血压剧烈波动;保持大便通畅,必要时使用缓泻剂;避免情绪激动和剧烈运动等。

(3) 目前可采取的护理措施:①卧床休息,保持安静,避免情绪激动,保持大便通畅,遵医嘱给予脱水剂,降低颅内压;②维持正常血压,使用药物降低血压时,如有头晕、意识改变等脑缺血症状,及时通知医师处理;③遵医嘱使用止血剂如氨基己酸时,应注意观察有无血栓形成迹象。

【部分习题解析】

(一) 选择题

A1/A2 型题

1. D 由于动脉瘤出血后多伴有动脉痉挛,如血压下降过多可能引起脑供血不足,通常使血压下降 10% 即可。

2. D 数字减影脑血管造影(DSA)是确诊颅内动脉瘤、颅内动静脉畸形的检查方法,头颅 CT 或 MRI 可协助诊断。

3. A 颅内动、静脉畸形最常见的首发症状是出血。出血好发年龄为 20~40 岁。

4. D 脑血管疾病手术后最危险的并发症是颅内出血。

5. C 出血性脑卒中多发生于 50 岁以上的高血压动脉硬化病人,男性多见,是高血压死亡的主要原因。

6. E 短暂性脑缺血发作,症状反复发作,可自行缓解,大多不留后遗症。

7. C 对位于脑深部重要功能区的颅内动静脉畸形,不宜手术切除。

8. E 蛛网膜下隙出血的主要临床表现包括:突发剧烈头痛、出血症状、神经功能损害、癫痫。不包括高热。

9. E 颅内动脉瘤位于 Willis 环前部的病人,应在术前进行颈动脉压迫试验及练习,以建立侧支循环。

10. D 脑血栓常于睡眠中或安静休息时发病,早晨起床时才发现半身肢体瘫痪。

A3/A4 型题

1. A 高血压病人在与人争吵中发生昏迷、生命体征紊乱、瞳孔改变和 CT 检查所见,考虑脑出血(出血性脑卒中)。

2. C 脑出血病人首先应采取的措施是脱水降颅压。

3. A 高血压引起出血性脑卒中后,病人出现颅内压增高症状,进行性意识障碍,患侧(左侧)瞳孔散大,对侧(右侧)瞳孔正常,符合左侧颞叶疝(小脑幕切迹疝)的诊断。

4. B 左侧颞叶疝(小脑幕切迹疝)引起的运动障碍主要为病变对侧肢体肌力减退或瘫痪,肌张力增加,腱反射亢进,病理征阳性。

5. A 根据发病年龄、出现的局灶症状(动眼神经麻痹)以及动脉瘤破裂出血的典型症状,首先考虑的疾病是颅内动脉瘤破裂引起的自发性蛛网膜下隙出血。

6. D 病人出现蛛网膜下隙出血症状,行腰椎穿刺脑脊液检查为血性脑脊液,以大量红细胞增多为主。

7. E 数字减影脑血管造影是确诊颅内动脉瘤的检查方法。可判断动脉瘤的位置、数目、形态、内径、有无血管痉挛。

8. C 脑内肿瘤腰椎穿刺无血性脑脊液。

9. B 开颅动脉瘤颈夹闭术可彻底消除动脉瘤,保持动脉瘤的载瘤动脉通畅。

10. A 该病人因脑动脉瘤破裂出血入院,应控制血压、降低颅内压,以防发生脑疝危及生命。

(史 蕾)

第十五章 颅内和椎管内肿瘤病人的护理

【重点和难点】

(一)基本概念

1. 原发性颅内肿瘤 是发生于颅内脑组织、脑膜、脑神经、垂体、血管及残余胚胎组织等的肿瘤。

2. 继发性颅内肿瘤 是身体其他部位恶性肿瘤转移到颅内的肿瘤,多来自肺、乳腺、甲状腺、消化道等部位的恶性肿瘤,多位于幕上脑组织内。

3. 椎管内肿瘤 可发生在脊髓内或脊髓附近,包括髓内肿瘤、髓外硬膜内肿瘤或硬膜外肿瘤 3 类。

(二)颅内肿瘤

1. 分类与特点

(1)弥漫性胶质瘤:发病率最高、治疗最为复杂和难以治愈的类型。低级别星形细胞瘤主要发生于中青年。高级别星形细胞瘤包括间变性星形细胞瘤和胶质母细胞瘤,好发于中老年。胶质母细胞瘤是恶性程度最高的星形细胞瘤,病程进展快,颅内高压症状明显,癫痫发生率较低。少突胶质细胞肿瘤发病高峰 30~40

岁。肿瘤生长较缓慢,与正常脑组织分界较清楚,常以癫痫为首发症状,易误诊为原发性癫痫。

(2) 脑膜瘤:成人常见的发生率仅次于胶质瘤的颅内肿瘤。良性居多,生长缓慢,病程长。

(3) 蝶鞍区肿瘤:垂体腺瘤为来源于腺垂体的良性肿瘤。好发于青壮年,对病人生长、发育、劳动能力、生育功能有严重损害。颅咽管瘤多见于儿童及青少年。

(4) 前庭神经施万细胞瘤:又称听神经瘤,为良性肿瘤,多以单侧高频耳鸣隐匿性起病,逐渐丧失听力。早期表现为同侧神经性听力下降、耳鸣和平衡障碍三联征。

(5) 转移性肿瘤:最常见的转移途径为经血液转移,80%位于血液供给丰富的大脑中动脉分布区。

2. 临床表现　主要以颅内压增高和神经功能定位症状为共同特点。局部定位症状和体征因肿瘤不同部位而异。

3. 辅助检查　CT 或 MRI 是诊断颅内肿瘤的首选方法,垂体腺瘤需做血清内分泌激素测定以确诊。

4. 处理原则　手术治疗是最直接、有效的方法。降低颅内压可以缓解症状,为手术治疗争取时间。放射治疗适用于恶性脑瘤部分切除后辅助治疗及对放射治疗较敏感的颅内肿瘤。化学治疗是重要的综合治疗手段之一,但在化学治疗过程中需防颅内压升高、肿瘤坏死出血及抑制骨髓造血功能等不良反应。

5. 护理措施

(1) 体位:幕上开颅术后病人应卧向健侧,幕下开颅术后早期宜取去枕侧卧或侧俯卧位,避免切口受压。经口鼻蝶窦入路术后取半卧位,以利伤口引流。后组脑神经受损、吞咽功能障碍者只能取侧卧位,以免口咽部分泌物误入气管。体积较大的肿瘤切除后,24~48h 内手术区保持高位,以免突然翻动时脑和脑干移位。搬动病人或为其翻身时,应有人扶持头部使头颈部成一直线,防止头颈部过度扭曲或震动。

(2) 并发症的护理

1) 颅内出血:颅内出血是颅脑手术后最危险的并发症,多发生于术后 24~48h 内。术后应密切观察病情,一旦发生,做好再次手术止血的准备。

2) 颅内压增高:术后密切观察病情,抬高床头 30°。遵医嘱给予甘露醇和地塞米松等,以降低颅内压。

3) 颅内积液或假性囊肿:加强创腔引流护理,减少局部积液或形成假性囊肿。护理时注意:①妥善放置引流瓶:术后早期,创腔引流瓶(袋)置于头旁枕上或枕边,高度与头部创腔保持一致;48h 后,可将引流瓶(袋)略放低。②拔管:引流管放置 3~4d,一旦血性脑脊液转清,即可拔除引流管。

4) 脑脊液漏:保持鼻腔清洁,严禁堵塞鼻腔,禁止冲洗,避免剧烈咳嗽,禁止从鼻腔吸痰或插胃管。

5) 尿崩症:主要发生于鞍上手术后,如垂体腺瘤、颅咽管瘤等手术。病人出现多尿、多饮、口渴,每日尿量大于 4 000ml,尿比重低于 1.005。遵医嘱给予神经垂体素治疗时,准确记录出入量,根据尿量的增减和血清电解质的水平调节用药剂量。尿量增多期间,须注意补钾,每 1 000ml 尿量补充 1g 氯化钾。

(三) 椎管内肿瘤

1. 临床表现　与肿瘤所在脊髓节段,肿瘤位于髓内或髓外,以及肿瘤性质相关。神经根痛是脊髓肿瘤早期最常见症状,随肿瘤增大,脊髓和神经根受到进行性压迫和损害,出现感觉障碍、肢体运动障碍及反射异常、自主神经功能障碍等症状。

2. 辅助检查　脑脊液检查示蛋白质含量增加,在 5g/L 以上,但白细胞计数正常,称蛋白细胞分离现象,是诊断椎管内肿瘤的重要依据。MRI 检查是目前最有价值的辅助检查方法。

3. 处理原则　椎管内肿瘤的有效治疗方法是手术切除。恶性椎管内肿瘤经手术切除大部分并作充分减压后辅以放射治疗,可使病情得到一定程度的缓解。

4. 护理措施

(1) 缓解疼痛:避免加重病人疼痛的因素,如指导病人采取适当体位,减少神经根刺激,以减轻疼痛。遵医嘱适当应用镇痛药。

(2) 病情观察:注意病人的肢体感觉、运动及括约肌功能状况。对于肢体功能障碍者应注意满足其日常生活需求。出现截瘫时做好相应护理。

【习题】

(一) 选择题

A1/A2 型题

1. 颅内肿瘤手术后最危险的并发症是
   A. 颅内感染　　B. 颅内出血　　C. 中枢性高热　　D. 尿崩症　　E. 癫痫发作

2. 治疗颅内肿瘤首选的方法是
   A. 手术治疗　　B. 化学治疗　　C. 放射治疗　　D. 免疫治疗　　E. 脱水治疗

3. 下列关于前庭神经施万细胞瘤的描述,**不正确**的是
   A. 为良性肿瘤
   B. 多以单侧高频耳鸣隐匿性起病,逐渐丧失听力
   C. 治疗以手术切除为主,肿瘤 <3cm 者不可行立体放射治疗
   D. 源于前庭神经的 Schwann 细胞,发生在内听道段
   E. 又称为听神经瘤

4. 最常见的颅内原发性恶性肿瘤为
   A. 垂体腺瘤　　B. 脑膜瘤　　C. 神经胶质瘤　　D. 听神经瘤　　E. 颅咽管瘤

5. 儿童鞍区最常见的肿瘤是
   A. 畸胎瘤　　B. 表皮样瘤　　C. 颅咽管瘤　　D. 垂体瘤　　E. 生殖细胞瘤

6. 诊断椎管内肿瘤最有价值的辅助检查方法是
   A. 脑脊液检查　　B. MRI　　C. 脊髓造影　　D. CT　　E. X 线脊柱平片

7. 诊断颅内肿瘤首选的辅助检查是
   A. CT 或 MRI　　B. X 线　　C. PET　　D. 脑脊液检查　　E. B 超

8. 左侧颅内肿瘤幕上开颅手术后,首选的体位是
   A. 仰卧位　　B. 左侧卧位　　C. 右侧卧位　　D. 侧俯卧位　　E. 俯卧位

9. 颅内肿瘤术后并发脑脊液漏的护理要点,**错误**的是
   A. 注意保持鼻腔清洁　　　　B. 严禁堵塞鼻腔　　　　C. 每日冲洗鼻腔 2 次
   D. 禁止从鼻腔吸痰或插胃管　　E. 避免剧烈咳嗽

10. 龙先生,58 岁,因诊断为"颅内肿瘤"入院。护士将其床头抬高 30°,其主要目的是
    A. 有利于改善心脏功能　　　B. 有利于改善呼吸功能　　　C. 有利于颅内静脉回流
    D. 有利于鼻饲　　　　　　　E. 防止呕吐物误入呼吸道

A3/A4 型题

(1~3 题共用题干)

马先生,69 岁,因头痛、头晕、右半身麻木无力 2 个月,呕吐 2d 入院。体格检查:意识清楚,血压正常,眼底视盘模糊不清,视乳头水肿。右面部感觉减退,右侧肢体不全瘫,右侧病理反射阳性。头部 CT 检查发现有颅内占位性病变。

1. 应首先考虑的诊断为
   A. 慢性硬脑膜下血肿　　　　B. 脑出血　　　　C. 颅内肿瘤
   D. 脑脓肿　　　　　　　　　E. 急性硬脑膜下血肿

2. 此时最有效的处理措施是
   A. 持续腰穿引流　　　　B. 使用脱水药　　　　C. 开颅病灶切除
   D. 过度换气　　　　　　E. 去骨片减压术

3. 下列关于该病人术后护理,**不妥**的是
   A. 保持口腔清洁

    B. 术后遵医嘱给予甘露醇,以降低颅内压

    C. 血性脑脊液转清后,即可拔除引流管

    D. 加强生活护理,防止摔伤、跌倒

    E. 幕上开颅术后病人应取半卧位,以利于切口引流

(4~7 题共用题干)

    张先生,55 岁,头痛 3 个月,多见于清晨,常出现癫痫发作,经检查诊断为颅内肿瘤、颅内压增高,拟行开颅手术。

  4. 为明确诊断,首选的检查是

    A. 脑血管造影   B. CT 或 MRI   C. B 超   D. 腰椎穿刺   E. 脑脊液检查

  5. 病人出现便秘时,**不正确**的处理方法是

    A. 使用开塞露   B. 腹部按摩   C. 使用缓泻剂

    D. 用肥皂水灌肠   E. 鼓励病人多食蔬菜水果

  6. 入院后第 3d,病人出现剧烈头痛、呕吐频繁、烦躁不安,右侧瞳孔散大,左侧肢体肌力减退,病理征阳性。此时可能出现了

    A. 左侧颞叶疝   B. 大脑镰下疝   C. 枕骨大孔疝   D. 高血压危象   E. 右侧颞叶疝

  7. 行开颅手术后,医师在手术中放置了脑室引流,术后引流管护理,**不妥**的是

    A. 引流管开口高于侧脑室平面 15cm   B. 妥善固定引流管

    C. 每日引流量以不超过 500ml 为宜   D. 定时无菌生理盐水冲洗

    E. 观察并记录引流液的颜色、性状和量

(8~10 题共用题干)

    王女士,32 岁。月经不规律 1 年,闭经 9 个月,发现溢乳 5 个月余,头痛 1 个多月。曾经按"子宫发育不全"治疗无效,妇科检查子宫及附件未见异常。体检:体型肥胖,神清,眼底视乳头未见异常。CT 示鞍区内有一 2.1cm×1.4cm 低密度区,增强扫描有轻度强化,鞍区膨隆,诊断为催乳素腺瘤。拟行鞍区肿瘤切除术。

  8. 诊断颅内肿瘤,首选的检查是

    A. PET   B. 脑脊液检查   C. 脑血管造影

    D. CT   E. ECT

  9. 病人术后第 3d 出现高热、头痛、脑膜刺激征阳性。护士考虑可能的原因为

    A. 颅内感染   B. 中枢性高热   C. 脑脊液丢失过多

    D. 脑出血   E. 脑水肿

  10. 该病人术后可能出现的最危险的并发症是

    A. 颅内出血   B. 失用性肌肉萎缩   C. 癫痫发作

    D. 颅内感染   E. 肺不张

(二) 名词解释

1. 弥漫性胶质瘤

2. 椎管内肿瘤

(三) 简答题

1. 简述椎管内肿瘤的临床表现。

2. 简述颅内肿瘤切除术后创腔引流管的护理措施。

(四) 病例分析题

    王先生,56 岁,颅内肿瘤切除术后第 2d,突然出现烦躁不安、头痛加剧、恶心、呕吐等症状。

请问:

(1) 病人可能发生了什么并发症?

(2) 针对目前的情况,应对采取哪些护理措施?

【参考答案】

（一）选择题

A1/A2 型题

1. B　　2. A　　3. C　　4. C　　5. C　　6. B　　7. A　　8. C　　9. C　　10. C

A3/A4 型题

1. C　　2. C　　3. E　　4. B　　5. D　　6. E　　7. D　　8. D　　9. A　　10. A

（二）名词解释

1. 2016 WHO 中枢神经系统肿瘤分类将星形细胞瘤和少突胶质细胞瘤统称为弥漫性胶质瘤。其年发病率为(5~8)/10 万,是所有脑肿瘤中发病率最高、治疗最为复杂和难以治愈的类型。

2. 椎管内肿瘤又称脊髓肿瘤,是指发生于脊髓本身和椎管内与脊髓邻近组织的原发性或转移性肿瘤。

（三）简答题

1. 与肿瘤所在脊髓节段,肿瘤位于髓内或髓外,以及肿瘤性质相关。神经根痛是脊髓肿瘤早期最常见症状,随肿瘤增大,脊髓和神经根受到进行性压迫和损害,出现感觉障碍、肢体运动障碍及反射异常、自主神经功能障碍等症状。

2. 术后创腔引流管的护理措施:术后早期创腔引流瓶(袋)放置于头旁枕上或枕边,高度与头部创腔保持一致,以保证创腔内一定的液体压力,避免脑组织移位。术后 48h 内,不可随意放低引流瓶(袋),若术后早期引流量多,应适当抬高引流瓶(袋)。手术 48h 后,可将引流瓶(袋)略放低,以较快引流出创腔内的液体。保持引流通畅,观察和记录引流液的颜色、性状和量,引流管放置 3~4d,一旦血性脑脊液转清,即可拔除引流管,以免形成脑脊液漏。

（四）病例分析题

（1）颅内肿瘤术后并发症:颅内压增高。

（2）①头高位 30°；②保持呼吸道通畅、吸氧；③控制输液量；④静脉快滴 20% 甘露醇 250ml,详细记录24h 出入量；⑤避免用力动作,保持大便通畅,避免使颅内压增高的因素；⑥保持病室安静；⑦心理护理；⑧密切观察病情变化。

【部分习题解析】

（一）选择题

A1/A2 型题

1. B　颅内出血是颅脑手术后最危险的并发症,多发生于术后 24~48h,发生后应立即手术止血,否则可导致病人死亡。

2. A　手术治疗是颅内肿瘤处理原则中最直接、有效的方法。

3. C　前庭神经施万细胞瘤治疗以手术切除为主,肿瘤 <3cm 者应行立体放射治疗。

4. C　原发性颅内肿瘤以神经胶质瘤最为常见。

5. C　颅咽管瘤在儿童先天性颅内肿瘤中发病率居首位。

6. B　脊髓 MRI 检查是目前诊断椎管内肿瘤最有价值的辅助检查方法。CT 等检查可协助诊断。

7. A　头部 CT 或 MRI 扫描是诊断颅内肿瘤的首选方法,结合两者的检查结果,不仅能明确诊断,而且能确定肿瘤的位置、大小及瘤周组织情况。

8. C　左侧颅内肿瘤幕上开颅手术后,病人应卧向健侧,避免切口受压。

9. C　脑脊液漏护理中应保持鼻腔清洁,严禁堵塞鼻腔,禁止冲洗,避免剧烈咳嗽,禁止从鼻腔吸痰或插胃管。

10. C　抬高床头 30°,以利于颅内静脉回流,降低颅内压。

A3/A4 型题

1. C 颅内肿瘤的主要表现是颅内压增高症状,伴有感觉障碍、共济失调等局灶症状。

2. C 手术治疗是颅内肿瘤处理原则中最直接、有效的方法。

3. E 幕上开颅术后病人应卧向健侧,避免切口受压。

4. B 头部 CT 或 MRI 扫描是诊断颅内肿瘤的首选方法。

5. D 颅内压增高病人应避免颅内压的骤然升高,便秘时灌肠可导致腹内压升高,加重颅内压增高。

6. E 病人颅内压增高症状明显,出现患侧(右侧)瞳孔散大,对侧(左侧)肢体肌力减退,病理征阳性,符合右侧颞叶疝(小脑幕切迹疝)的诊断。

7. D 脑室引流时,切不可注入生理盐水进行冲洗,以免引流管内阻塞物被冲至脑室系统。

8. D 颅内肿瘤首选的诊断方法是 CT。

9. A 从临床表现可判断,病人发生了颅内感染。

10. A 颅内出血是颅脑手术后最危险的并发症。

(史　蕾)

第十六章　颈部疾病病人的护理

【重点和难点】

(一) 基本概念

1. 甲状腺功能亢进　简称甲亢,是由各种原因引起循环中甲状腺素异常过多而出现以全身代谢亢进为主要特征的疾病。

2. 单纯性甲状腺肿　称"地方性甲状腺肿",是由于机体缺碘、存在致甲状腺肿物质或甲状腺素合成酶缺陷所致的代偿性甲状腺肿大,不伴有明显的甲状腺功能亢进或减退。

(二) 甲状腺癌

1. 病理　甲状腺癌分为乳头状癌、滤泡状癌、未分化癌、髓样癌,其中乳头状癌最常见。乳头状癌和滤泡状癌属于分化型甲状腺癌。

2. 临床表现　初期多无明显症状,仅出现颈淋巴结肿大。随病情进展,肿块逐渐增大、质硬、吞咽时肿块移动度减低,进一步侵犯气管、食管、神经可出现呼吸困难、咯血、吞咽困难、声音嘶哑、Horner 综合征等压迫症状。远处转移多见于扁骨和肺。

3. 辅助检查　超声检查是分化型甲状腺癌的首选诊断方法。细针穿刺细胞学检查适用于直径超过 1cm 或较小但临床可疑的甲状腺结节,是术前诊断甲状腺癌最有效和最实用的方法。血清降钙素测定有助于诊断髓样癌。

4. 处理原则　手术切除是各型甲状腺癌(除未分化癌外)的基本治疗方法。根据病人情况再辅以放射性核素治疗、TSH 抑制治疗及放射外照射等疗法。

5. 护理措施

(1) 术前护理:①心理护理;②饮食指导;③术前适应性训练:术前教会病人颈部放松运动、头颈过伸位训练、深呼吸、有效咳嗽;④术前准备:必要时为病人剃除耳后毛发,无胃肠动力障碍或肠梗阻者术前缩短禁食禁饮时间,术前晚遵医嘱予以镇静安眠类药物。

(2) 术后护理

1) 体位和引流:术后取平卧位,病情允许可取半卧位,鼓励病人早期下床活动。指导病人变换体位、起身、咳嗽时用手固定颈部以减少震动。做好引流管的观察、护理和记录。

2) 饮食与营养:清醒病人,可给予少量温水或凉水。若无呛咳、误咽等不适,可逐步过渡至微温流质饮食、半流质和软食。

3）保持呼吸道通畅：指导病人进行深呼吸、有效咳嗽，必要时给予超声雾化吸入，使痰液稀释易于排出。

4）疼痛：应用视觉模拟评分法（VAS）准确动态评估，鼓励病人表达疼痛感受，指导病人正确应用分散注意力等非药物镇痛方法，必要时遵医嘱给予非甾体类等镇痛药，尽量减少阿片类药物的使用。

5）并发症的护理：密切监测生命体征的变化，观察病人发音和吞咽情况。及早发现术后并发症，并及早通知医师、配合抢救。

A. 呼吸困难和窒息：是最危急的并发症，多发生于术后 48h 内。对于颈部肿胀较轻且无明显不适者，可暂时给予局部加压等保守治疗。对于血肿压迫所致呼吸困难，应立即拆开缝线，消除血肿，严密止血，必要时行气管切开。喉头水肿者视情况采用皮质激素进行治疗，严重者应紧急作环甲膜穿刺或气管切开。

B. 喉返神经损伤：多为暂时性，经理疗等及时处理后，一般在 3~6 个月内可逐渐恢复。严重呼吸困难时应立即行气管切开。

C. 喉上神经损伤：对于声音嘶哑的病人，视情况可行声音治疗。对于存在误咽或呛咳风险的病人，根据吞咽功能评估结果进行吞咽功能训练。一般经康复治疗后可逐渐恢复。

D. 甲状旁腺功能减退：应适当限制肉类、乳品和蛋类等食品。症状轻者可口服钙剂或静脉注射钙剂，并同时服用维生素 D_2 或维生素 D_3。严重者予以 10% 葡萄糖酸钙或氯化钙 10~20ml 缓慢静脉推注，必要时 4~6h 后重复注射。

E. 乳糜漏：宜先行局部加压包扎，并给予持续负压引流、低脂饮食等保守治疗，必要时可禁食、给予静脉营养支持。经保守治疗多能自愈，对于保守治疗无效者可考虑手术治疗。

F. 皮下气肿：症状较轻者无须处理，气肿可自行吸收。若出现广泛皮下气肿、严重的呼吸困难等，应立即进行行急救，给予吸氧或建立人工气道等。

（3）健康教育　①功能锻炼：卧床期间鼓励病人床上活动以促进血液循环和切口愈合；功能锻炼应至少持续至出院后 3 个月；②饮食指导：甲状腺癌病人食指导：甲状腺癌病人可以正常进食含碘饮食。如果手术后行 ^{131}I 治疗，治疗前需要低碘饮食；③心理调适；④后续治疗：指导甲状腺全 / 近全切除者遵医嘱坚持服用甲状腺素制剂，术后遵医嘱按时行放射治疗等；⑤定期复诊，教会病人自行检查颈部。

（三）甲状腺功能亢进

1. 分类　按引起甲亢的原因分为原发性甲亢、继发性甲亢和高功能腺瘤。

2. 临床表现

（1）甲状腺激素分泌过多综合征：病人可出现高代谢综合征和各系统功能受累。合并甲状腺功能亢进性心脏病时，出现心律失常、心脏增大和心力衰竭。少数病人伴有胫前黏液性水肿。

（2）甲状腺肿大：呈弥漫性、对称性、质地不等，无压痛，多无局部压迫症状。甲状腺扪诊可触及震颤，听诊时可闻及血管杂音。

（3）眼征：典型者双侧眼球突出、睑裂增宽。严重者上下眼睑难以闭合；瞬目减少；眼睛向下看时上眼睑不能随眼球下闭；上视时无额纹出现；两眼内聚能力差；甚至伴眼睑肿胀、结膜充血水肿等。

3. 辅助检查　基础代谢率可判断甲亢病情严重程度和治疗效果。血清促甲状腺素（TSH）测定是国际上公认的诊断甲亢的首选指标。甲状腺核素静态显像对多结节性甲状腺肿伴甲亢和自主高功能腺瘤诊断意义较大。

4. 处理原则　手术治疗是治疗甲亢的有效疗法。非手术治疗主要包括放射性 ^{131}I 治疗和抗甲状腺药物治疗。

5. 护理措施

（1）术前护理

1）休息

2）饮食护理、心理护理、术前适应性训练、术前准备参见甲状腺癌病人的术前护理。

3）用药护理：通过药物降低基础代谢率是甲亢病人手术准备的重要环节。①单用碘剂：常用的为复方碘化钾溶液口服，3 次/d，从 3 滴/次开始，逐日每次增加一滴，至 16 滴/次为止，然后维持此剂量。服药 2~3 周后甲亢症状得到基本控制，便可进行手术。②硫脲类药物加用碘剂：先用硫脲类药物，一般用药 2~4 个月，待甲亢症状控制后停药，再用碘剂 2 周左右后手术。③碘剂加用硫脲类药物后再加用碘剂：少数病人服碘剂 2 周后症状改善不明显，可加服硫脲类药物，待甲亢症状基本控制、停用硫脲类药物后再继续单独服用碘剂 1~2 周后手术。在此期间应严密观察用药效果与不良反应。④普萘洛尔：使用上述药物无效者可用普萘洛尔。剂量从 60mg/d 开始，6h 一次，逐日增加，随心率而调节，一般至 160mg/d，服药 4~7d 后待心率降至正常，方可手术。由于普萘洛尔在体内半衰期不到 8h，故于手术前 1~2h 必须再口服一次。术后继续服用 4~7d。

4）突眼护理：突眼者注意保护眼睛，常滴眼药水；外出戴墨镜或眼罩；睡前用抗生素眼膏敷眼，戴黑眼罩或以油纱布遮盖。

（2）术后护理：参见甲状腺癌术后护理措施。

1）用药护理：甲亢病人术后继续服用复方碘化钾溶液，3 次/d，10 滴/次，共 1 周左右；或由 3 次/d，16 滴/次开始，逐日每次减少 1 滴，直至病情平稳。遵医嘱术后口服甲状腺素，每日 30~60mg，连服 6~12 个月，以抑制促甲状腺素的分泌和预防复发。

2）并发症的护理：除与甲状腺癌相似并发症外，还可能出现甲状腺危象。①表现：术后 12~36h 内出现高热（>39℃）、心率增快（>120~140 次/min），可出现烦躁不安、谵妄甚至昏迷，也可表现为神志淡漠、嗜睡、大汗、呕吐、腹泻，以及全身红斑及低血压；②护理：预防的关键在于甲亢手术前应有充分、完善的准备，使血清甲状腺素水平及基础代谢率降至正常范围后再手术。术后早期加强巡视和病情观察，一旦发生危象，立即通知医师，遵医嘱给予碘剂、氢化可的松、肾上腺素能阻滞剂、镇静剂等药物治疗，并予以降温、静脉输入大量葡萄糖溶液、给氧等处理。

（3）健康教育：①康复指导；②用药指导：指导甲亢术后遵医嘱继续服药，教会病人正确服用碘剂的方法；③饮食指导：甲亢病人应尽可能忌用富碘食物和药物。如果应用放射性碘治疗甲亢，含碘多的食物例如海带、紫菜等海藻类应该禁用至少 7d；④复诊指导。

（四）单纯性甲状腺肿

1. 病因　甲状腺素原料（碘）缺乏；甲状腺素需要量增高；甲状腺合成和分泌障碍。

2. 临床表现　①甲状腺肿大或颈部肿块；②压迫症状：压迫气管、食管和喉返神经，出现呼吸困难、声音嘶哑和吞咽困难；压迫颈深部大静脉，出现面部青紫、肿胀及颈胸部表浅静脉怒张。

3. 辅助检查　超声检查为首选检查方法；细针穿刺细胞学检查是术前评价甲状腺结节良、恶性最有效的方法。

4. 处理原则

（1）手术治疗：多采用甲状腺次全切除术。

（2）非手术治疗：生理性甲状腺肿病人可不予药物治疗，宜多食含碘丰富的食物，如海带、紫菜等；对于 20 岁以前的弥漫性单纯甲状腺肿病人，可给予小量 TSH 抑制剂，缓解甲状腺增生和肿大。

5. 护理措施　多食海带、紫菜等海产品及含碘丰富的食物，避免过多食用卷心菜、萝卜、菠菜、花生等抑制甲状腺激素合成的食物。妊娠期、哺乳期、成长发育期应增加碘的摄入。碘缺乏者，嘱病人遵医嘱准确、长期补充碘剂，并注意观察药效及不良反应。

【习题】

（一）选择题

A1/A2 型题

1. 甲状腺手术后最严重的并发症为

　　A. 出血　　　　B. 声调下降　　　C. 声音嘶哑　　　D. 误咽　　　E. 手足抽搐

2. 甲状腺术后导致呼吸困难和窒息的原因描述中,**不正确**的是
　　A. 伤口内出血压迫血管　　　B. 急性喉头水肿　　　　　C. 双侧喉返神经损伤
　　D. 双侧喉上神经损伤　　　　E. 气管软化塌陷

3. 甲状腺乳头状癌的特点是
　　A. 常见于男性　　　　　　　B. 多见于老年人　　　　　C. 分化程度低
　　D. 恶性程度高　　　　　　　E. 主要为淋巴转移

4. 一侧喉返神经损伤可出现
　　A. 音调变低　　　　　　　　B. 声音嘶哑　　　　　　　C. 咳嗽反射消失
　　D. 严重呼吸困难　　　　　　E. 失声

5. 甲状腺切除手术前病人应练习的体位是
　　A. 半卧位　　　B. 俯卧位　　　C. 去枕平卧位　　　D. 垫枕平卧位　　　E. 头颈过伸位

6. 分泌大量降钙素的甲状腺癌是
　　A. 转移癌　　　B. 乳头状癌　　　C. 滤泡状癌　　　D. 未分化癌　　　E. 髓样癌

7. 贾女士,35 岁,因甲亢行甲状腺次全切除术。术后进流食时,出现误咽、呛咳,可能是术中损伤了
　　A. 喉上神经内支　　　　　　B. 喉上神经外支　　　　　C. 单侧喉返神经
　　D. 双侧喉返神经　　　　　　E. 甲状旁腺

8. 甲状腺危象多发生在甲状腺次全切除术后
　　A. 第 1~4h　　　B. 第 4~8h　　　C. 第 8~12h　　　D. 第 12~36h　　　E. 第 36~48h

9. 甲状腺手术术前服用碘剂的作用是
　　A. 抑制甲状腺素合成　　　　B. 对抗甲状腺素作用　　　C. 促进甲状腺素合成
　　D. 抑制甲状腺素释放　　　　E. 减少促甲状腺激素分泌

10. 甲亢病人术前为了减少甲状腺素合成需要服用的药物是
　　A. 硫氧嘧啶　　　B. 普萘洛尔　　　C. 阿托品　　　D. 甲状腺素　　　E. 复方碘化钾

11. 甲状腺功能亢进症病人最具特征的甲状腺局部表现是
　　A. 弥漫性肿大　　　　　　　B. 对称性肿大　　　　　　C. 无压痛
　　D. 随吞咽动作上下移动　　　E. 扪诊可触及震颤,听诊可闻及血管杂音

12. 引起甲状腺危象的主要原因是
　　A. 手术时过多挤压甲状腺　　B. 术前准备不充分　　　　C. 切除腺体过多
　　D. 切除腺体不足　　　　　　E. 手术中过度紧张

13. 甲状腺危象病人使用普萘洛尔的目的是
　　A. 镇静催眠　　　　　　　　　　　　B. 降低组织对儿茶酚胺的反应
　　C. 降低应激反应　　　　　　　　　　D. 给机体补充能量
　　E. 减轻组织缺氧

14. 日常生活中使用加碘食盐,多食海带等含碘丰富的食物,主要是预防
　　A. 甲状腺肿瘤　　　　　　　B. 单纯性甲状腺肿　　　　C. 甲状腺功能亢进
　　D. 甲状腺囊肿　　　　　　　E. 甲状腺舌骨囊肿

15. 甲状旁腺激素对血液中钙磷浓度调节的作用表现为
　　A. 降低血钙浓度,升高血磷浓度　　　　B. 升高血钙浓度,降低血磷浓度
　　C. 升高血钙浓度,不影响血磷浓度　　　　D. 降低血钙浓度,不影响血磷浓度
　　E. 升高血钙、血磷浓度

16. 能够用于判断甲亢病情严重程度和治疗效果的重要标志是
　　A. 脉率、脉压大小　　　　　B. 甲状腺大小　　　　　　C. 突眼程度
　　D. 情绪是否稳定　　　　　　E. 体重是否增加

17. 鉴别甲状腺结节良恶性最重要的方法是
    A. 典型的临床症状　　　　B. 穿刺细胞学检查　　　　C. 体格检查
    D. ^{131}I 核素检查　　　　E. 颈部 CT 检查

18. 下列**不属于**颈部常见肿块的病因是
    A. 颈淋巴结结核　　　　B. 炎症　　　　C. 外伤
    D. 肿瘤　　　　E. 先天性畸形

19. **不宜**行甲状腺手术治疗的是
    A. 中重度原发性甲亢并发心律失常　　　　B. 继发性甲亢或高功能腺瘤
    C. 甲亢伴有气管压迫症状　　　　D. 青少年甲亢
    E. 巨大甲状腺肿影响工作生活

20. 甲状腺腺瘤病人的肿块特点是
    A. 质地较硬　　　　B. 表面不平　　　　C. 边界清楚
    D. 双侧弥漫性肿大　　　　E. 不随吞咽上下移动

A3/A4 型题

（1~2 题共用题干）

李女士，37 岁，甲状腺全切除术后 2h 出现面部青紫、颈部切口肿胀、呼吸困难。

1. 其可能原因是
    A. 出血　　　　B. 痰液堵塞咽喉部　　　　C. 分泌物堵塞气管
    D. 喉返神经损伤　　　　E. 气管塌陷

2. 此时首要的处理方法为
    A. 立即拆开缝线，敞开伤口　　　　B. 吸痰、吸氧　　　　C. 注射呼吸兴奋剂
    D. 请麻醉医师插管　　　　E. 气管切开

（3~5 题共用题干）

杨女士，37 岁，因中度原发性甲亢经内科治疗效果不佳行甲状腺大部切除术，术后第 2d，T 39℃，P 138 次 /min，病人烦躁不安、呕吐、大便次数增多。

3. 该病人可能发生了
    A. 双侧喉返神经损伤　　　　B. 伤口内血肿，压迫气管　　　　C. 甲状旁腺被误切
    D. 肺炎　　　　E. 甲状腺危象

4. 引起该并发症的常见原因为
    A. 手术时过多挤压甲状腺　　　　B. 术前准备不充分　　　　C. 切除腺体过多
    D. 切除腺体不充分　　　　E. 手术中过度紧张

5. 以下处理措施**不正确**的是
    A. 给兴奋药　　　　B. 用大量肾上腺皮质激素　　　　C. 输 10% 葡萄糖液加利血平
    D. 大量应用复方碘剂　　　　E. 静脉注射葡萄糖酸钙

（6~8 题共用题干）

黄女士，33 岁，因怕热、多汗伴甲状腺肿大 2 个月入院。入院后诊断为甲亢。体格检查：P 110 次 /min，BP 140/90mmHg。

6. 该病人的基础代谢率为
    A. 29%　　　　B. 39%　　　　C. 49%　　　　D. 59%　　　　E. 9%

7. 该病人属于
    A. 正常　　　　B. 轻度甲亢　　　　C. 中度甲亢　　　　D. 重度甲亢　　　　E. 极重度甲亢

8. 提示该病人可以手术的基础代谢率是
    A. 15%　　　　B. 25%　　　　C. 35%　　　　D. 40%　　　　E. 50%

(9~11题共用题干)

杨女士,30岁,颈部增粗,伴食欲亢进、消瘦、手颤、怕热、多汗半年,以原发性甲亢收入院。体格检查:BP140/90mmHg,P 120次/min,眼球突出,眼裂增大,甲状腺弥漫性肿大、质软、可触及震颤,闻及血管杂音。

9. 该病人术前准备需使用的药物是

    A. 阿托品   B. 普萘洛尔   C. 复方碘化钾

    D. 钙剂   E. 甲状腺片

10. 术前服药方法正确的是

    A. 每天3次,从3滴开始,逐日增加1滴至16滴维持

    B. 每天2次,从10滴开始,逐日增加1滴至20滴维持

    C. 每天15滴开始,每天2次,逐日减少5滴维持

    D. 每天15滴开始,每天2次,逐日减少至3滴维持

    E. 每天2次,从5滴开始,逐日增加1滴至15滴维持

11. 经过充分的术前准备,病人已行甲状腺次全切除术,术后护理措施**错误**的是

    A. 观察生命体征   B. 注意颈部肿胀   C. 观察发音和进食情况

    D. 取半卧位   E. 遵医嘱服用甲状腺素片,并每日检查血象

(12~15题共用题干)

胡女士,38岁,巨大结节性甲状腺肿,在颈丛麻醉下行一侧甲状腺全切、一侧甲状腺次全切术,术后第2d突然发生手足持续性痉挛。

12. 此时首要的处理原则为

    A. 检查引流管是否通畅   B. 气管切开

    C. 立即喉镜检查   D. 立即静脉注射10%氯化钙20ml

    E. 拆除颈部伤口缝线,检查有无积血

13. 应进一步进行的辅助检查是

    A. 查血清T_3和T_4 B. 查肝功能   C. 查血糖

    D. 查血气分析   E. 查血清钙、磷浓度

14. 发生手足持续性痉挛的可能原因为

    A. 切口内出血压迫气管   B. 喉头水肿   C. 气管塌陷

    D. 双侧喉返神经损伤   E. 甲状旁腺被切或误伤

15. 对该病人的饮食应限制

    A. 瘦肉、蛋黄、乳制品   B. 碳水化合物、维生素

    C. 绿叶蔬菜、豆制品、海鲜   D. 含钙食物

    E. 脂肪

(二) 名词解释

1. 甲状腺危象

2. 基础代谢率

3. Horner综合征

(三) 简答题

1. 简述甲状腺癌术后主要的并发症。

2. 简述甲状腺术后出现呼吸困难的常见原因。

3. 简述甲状腺功能亢进病人术前用药准备方法。

(四) 病例分析题

1. 刘先生,46岁,因无意中发现颈前区有一肿块2周就诊,无任何不适。体格检查:颈前区偏左有一肿

块 3cm×2cm,质中等,边界不清,随吞咽活动,无触痛,放射性核素扫描见左甲状腺有一冷结节。门诊以"甲状腺占位性病变"收入院,完善术前准备后行手术治疗。术中病理为"甲状腺乳头状腺癌",即行左侧甲状腺全切加右侧甲状腺次全切术,术后 4h,病人主诉胸闷、气急,随后出现颈部增粗、呼吸困难、发绀。

请问:

(1) 该病人出现呼吸困难的可能原因是什么?

(2) 甲状腺术后病人预防呼吸困难的措施有哪些?

2. 王女士,43 岁,3 个月前无明显诱因出现进食增多、容易饥饿、喝水多、感觉乏力、心慌、手颤、怕热、出汗多、失眠多梦、脾气暴躁。1d 前出现高热、恶心、呕吐、大汗、腹泻、烦躁不安。门诊以"甲状腺功能亢进"收入院。体格检查:T 39℃、P 130 次 /min、R 24 次 /min、BP 180/105mmHg。病人表情紧张、恐惧不安、烦躁、眼球突出、双手颤抖、皮肤弹性差。甲状腺肿大,质软,可触及震颤,可闻及血管杂音。其他检查未见异常。完善术前准备后行手术治疗。

请问:

(1) 针对该病人的突眼征,应如何进行处理?

(2) 如何为其测定基础代谢率?

(3) 若该病人术后发生了甲状腺危象,应如何进行处理?

【参考答案】

(一) 选择题

A1/A2 型题

1. A　2. D　3. E　4. B　5. E　6. E　7. A　8. D　9. D　10. A
11. E　12. B　13. B　14. B　15. B　16. A　17. B　18. C　19. D　20. C

A3/A4 型题

1. A　2. A　3. E　4. B　5. E　6. C　7. C　8. A　9. C　10. A
11. E　12. D　13. E　14. E　15. A

(二) 名词解释

1. 甲状腺危象是甲亢术后严重并发症之一,临床表现为术后 12~36h 内出现高热(>39℃)、心率增快(>120~140 次 /min)、烦躁不安、谵妄,甚至昏迷,也可表现为神志淡漠、嗜睡、呕吐、水泻,以及全身红斑及低血压。多与术前准备不足、甲亢症状未能很好控制及手术应激有关。

2. 基础代谢率是指在自然温度环境中,人体在非活动的状态下(包括消化系统,即禁食 2h 以上),维持生命所需消耗的最低能量。计算公式为:基础代谢率(%)=(脉率 + 脉压)−111。

3. Horner 综合征又称颈交感神经综合征,是肿瘤压迫颈交感神经引起的一系列症状,表现为同侧上眼睑下垂、瞳孔缩小、眼球内陷、面部无汗等。

(三) 简答题

1. 术后主要并发症有呼吸困难和窒息(是最危急的并发症)、喉返神经损伤、喉上神经损伤、甲状旁腺功能减退、乳糜漏和皮下气肿。

2. 甲状腺术后出现呼吸困难的常见原因有:术后切口(创面)出血、血肿压迫;气管插管或手术损伤导致喉头水肿;气管塌陷;双侧喉返神经损伤致声带麻痹。

3. 甲状腺功能亢进病人术前用药准备方法主要有 4 种:①单用碘剂;②硫脲类药物加用碘剂;③碘剂加用硫脲类药物后再加用碘剂;④普萘洛尔。

(四) 病例分析题

1.(1) 该病人出现呼吸困难的原因是术后切口(创面)出血。

(2) 甲状腺术后预防呼吸困难的主要措施包括:①病情观察:加强生命体征观察的同时,注意对呼吸、发音和颈部粗细程度的观察;②体位:病人回病房后取平卧位,血压平稳或麻醉清醒后取头高足低位;③引流:

对放置橡皮片或引流管者,应密切观察引流情况;④饮食:颈丛麻醉者,术后病人清醒后可进少量温或凉流质饮食,禁忌过热流质;⑤急救准备:常规在床旁放置无菌气管切开包和手套。

2. (1) ①戴有色眼镜防止强光或灰尘刺激,睡觉时用油纱布或眼罩保护眼睛;②正确使用眼药水,用地塞米松或氢化可的松眼液滴眼,以减轻局部炎症,缓解症状;用抗生素眼液滴眼,严重者应全身应用抗生素以消除眼部炎症;③取高枕卧位,限制食盐以减轻局部水肿,必要时遵医嘱使用利尿剂;④正确用眼,少看书、少看电视,眼勿向上凝视,以免加重突眼和诱发斜视;⑤经常做眼球运动,使眼部肌肉放松。

(2) 基础代谢率测定前 3d,病人停服甲状腺制剂及抗甲状腺药物,前 1d 晚餐不宜过饱,夜间保证充足睡眠,病人一般在禁食 14~16h、环境温度 16~20℃和绝对静卧的条件下测定,病人清醒后由护士测血压和脉搏。计算公式为:基础代谢率(%)= 脉搏 + 脉压 −111。

(3) 一旦发现病人出现甲状腺危象,立即通知医师予以处理:①碘剂:口服复方碘化钾溶液 3~5ml,紧急时将 10% 的碘化钠 5~10ml 加入 10% 葡萄糖 500ml 中静脉滴注,以降低循环血液中甲状腺素水平。②氢化可的松:每日 200~400mg,分次静脉滴注,以拮抗过多甲状腺素的反应。③肾上腺素能阻滞药:利血平 1~2mg,肌内注射;或胍乙啶 10~20mg,口服。前者用药 4~8h 后危象可有所减轻,后者在 12h 后起效。还可用普萘洛尔 5mg,加入葡萄糖溶液 100ml 中静脉滴注,以降低周围组织对甲状腺素的反应。④镇静剂:常用苯巴比妥钠 100mg,或冬眠合剂 Ⅱ 号半量肌内注射,每 6~8h 1 次。⑤降温:用退热、冬眠药物或物理降温等综合措施,保持体温在 37℃左右。⑥静脉输入大量葡萄糖溶液:补充能量。⑦氧气吸入:减轻组织缺氧。⑧心力衰竭者,加用洋地黄制剂。

【部分习题解析】

(一) 选择题

A1/A2 型题

1. A 出血是甲状腺癌术后最严重的并发症,出血及血肿压迫气管,严重者可导致进行性呼吸困难、烦躁、发绀甚至窒息。

2. D 甲状腺术后导致呼吸困难和窒息的原因有:出血及血肿压迫气管、喉头水肿、气管塌陷、双侧喉返神经损伤。喉上神经损伤,若损伤内支易引起误咽,若损伤外支可引起声带松弛、声调降低、无力。

3. E 乳头状癌约是成人甲状腺癌的最主要类型和儿童甲状腺癌的全部。多见于 30~45 岁的中青年女性,低度恶性,生长缓慢,较早出现颈部淋巴结转移,预后较好。

4. B 一侧喉返神经损伤可出现声音嘶哑。

5. E 术前教会病人练习头颈过伸位,有助于适应术中体位。

6. E 髓样癌来源于滤泡旁细胞(C 细胞),可分泌大量降钙素。

7. A 多在处理甲状腺上极时损伤喉上神经内支(感觉),使咽喉黏膜感觉丧失,病人进食特别是进水时,丧失喉部的反射性咳嗽,易引起误咽或呛咳,故本题选 A。

8. D 甲状腺危象多与术前准备不足、甲亢症状未能很好控制及手术应激有关,表现为术后 12~36h 内出现高热(>39℃)、心率增快(>120~140 次 /min),可出现烦躁不安、谵妄、甚至昏迷,也可表现为神志淡漠、嗜睡、大汗、呕吐、水泻以及全身红斑及低血压。

9. D 碘剂可抑制蛋白水解酶,减少甲状腺球蛋白的分解,逐渐抑制甲状腺素的释放,有助避免术后甲状腺危象的发生。

10. A 硫脲类抗甲状腺药主要抑制甲状腺素的合成。其作用机制是通过抑制甲状腺内过氧化物酶,阻止摄入到甲状腺内的碘化物氧化及酪氨酸的偶联,从而阻碍甲状腺素(T_4)和三碘甲状腺氨酸(T_3)的合成。碘剂的作用是抑制蛋白水解酶,减少甲状腺球蛋白的分解,逐渐抑制甲状腺素的释放,但不能抑制甲状腺素的合成。

11. E 甲亢病人甲状腺扪诊可触及震颤,听诊时可闻及血管杂音。

12. B 甲状腺危象多与术前准备不足、甲亢症状未能很好控制及手术应激有关。

13. B　普萘洛尔可降低组织对儿茶酚胺的反应,从而控制甲亢症状,且用药后不引起腺体充血,有利于手术操作。

14. B　碘的摄入不足导致无法合成足够的甲状腺素,从而反射性地引起垂体 TSH 分泌增高并刺激甲状腺增生和代偿性肿大。

15. B　甲状旁腺激素是甲状旁腺主细胞分泌的碱性单链多肽类激素。它的主要功能是调节体内钙和磷的代谢,促使血钙水平升高,血磷水平下降。

16. A　临床上常根据脉压和脉率来计算基础代谢率,计算公式为:基础代谢率(%)=(脉率 + 脉压)−111。正常值为 ± 10%,+20%~+30% 为轻度甲亢,+30%~+60% 为中度甲亢,+60% 以上为重度甲亢。因此,可以采用脉率、脉压的大小来判断甲亢病情严重程度和治疗效果。

17. B　细针穿刺细胞学检查是术前诊断甲状腺癌灵敏度和特异性较高的方法,此诊断的正确率可高达 80% 以上。

18. C　颈部肿块常见病因及分类主要为颈部淋巴结结核、炎症、肿瘤及先天性畸形。

19. D　手术是治疗甲亢的有效疗法。甲状腺手术适应证:①继发性甲亢或高功能腺瘤;②中度以上的原发性甲亢;③腺体较大,伴有压迫症状或胸骨后甲状腺肿;④抗甲状腺药物或 ^{131}I 治疗后复发者;⑤妊娠早、中期的甲亢病人具有上述指征者,应考虑手术治疗。甲状腺手术禁忌证:①青少年病人;②症状较轻者;③老年病人或具有严重器质性疾病不能耐受手术治疗者。

20. C　甲状腺腺瘤多为单发,呈圆形或椭圆形,局限在一侧腺体内,表面光滑,稍硬,无压痛,边界清楚,随吞咽上下移动。

A3/A4 型题

1. A　甲状腺次全切除术后因出血及血肿压迫气管可有颈部肿胀,切口渗出鲜血等表现。

2. A　对于血肿压迫所致呼吸困难,出现颈部疼痛、肿胀甚至呼吸困难,应立即拆开缝线,敞开伤口,消除血肿,严密止血,必要时行气管切开。

3. E　甲状腺危象表现为术后 12~36h 内出现高热(>39℃)、心率增快(>120~140 次 /min),可出现烦躁不安、谵妄,甚至昏迷,也可表现为神志淡漠、嗜睡、呕吐、腹泻、全身红斑及低血压。

4. B　甲状腺危象是甲亢术后的严重并发症之一,多与术前准备不足、甲亢症状未能很好控制及手术应激有关。

5. E　一旦发现病人出现甲状腺危象,应立即通知医师,遵医嘱给予碘剂、氢化可的松、肾上腺素能阻滞剂、镇静剂等药物治疗,并予以降温、静脉大量输入葡萄糖溶液、给氧等处理,但不应静脉注射葡萄糖酸钙。

6. C　基础代谢率的计算公式为:基础代谢率(%)=(脉率 + 脉压)−111。因此(110+50)−111=49%。

7. C　基础代谢率的正常值为 ± 10%,+20%~+30% 为轻度甲亢,+30%~+60% 为中度甲亢,+60% 以上为重度甲亢。因此,49% 属于中度甲亢。

8. A　甲亢症状得到基本控制,表现为病人情绪稳定,睡眠好转,体重增加,脉率稳定在每分钟 90 次以下,脉压恢复正常,基础代谢率 +20% 以下,便可进行手术。

9. C　复方碘化钾溶液是甲状腺功能亢进病人术前准备的常用药物,普萘洛尔多用于经使用碘剂、硫脲类药物后心率减慢不显著者,或硫脲类药物应用后副作用大者。

10. A　复方碘化钾溶液口服,3 次 /d,从 3 滴 / 次开始,逐日每次增加一滴,至 16 滴 / 次为止,然后维持此剂量。

11. E　甲状腺术后遵医嘱服用甲状腺素片,并每周检查血象。

12. D　甲状腺次全切除术后甲状旁腺被误切、挫伤或其血液供应受累会导致甲状旁腺功能减退,病人术后 1~7d,多在术后 48h 内会出现手足伴有疼痛的持续性痉挛等低钙血症表现。发生手足抽搐时,立即遵医嘱予以 10% 葡萄糖酸钙或氯化钙缓慢静脉推注。

13. E　病人口服及静脉注射钙剂后需要定期监测血清钙浓度,以调节钙剂的用量。

14. E 甲状旁腺被误切、挫伤或其血液供应受累会导致甲状旁腺功能减退。

15. A 一旦发生低钙血症应适当限制肉类、乳品和蛋类等食品,因其含磷较高,影响钙的吸收。

(汪 晖)

第十七章 乳房疾病病人的护理

【重点和难点】

(一) 基本概念

1. 酒窝征 若乳腺肿瘤累及 Cooper 韧带,可使其缩短而致肿瘤表面皮肤凹陷,出现"酒窝征"。

2. 橘皮征 皮下淋巴管被乳腺癌癌细胞堵塞,引起淋巴回流障碍,可出现真皮水肿,乳房皮肤呈"橘皮样"改变,称为橘皮征。

(二) 急性乳腺炎

1. 病因 急性乳腺炎以初产妇多见,常发生在产后 3~4 周。除产后抵抗力下降外,还有乳汁淤积和细菌入侵。常见致病菌为金黄色葡萄球菌。

2. 临床表现 患侧乳房胀痛,局部红、肿、发热,有压痛性肿块。一般在数日后可形成单房或多房性脓肿。病人常有患侧腋窝淋巴结肿大和触痛,早期可有寒战、高热和脉搏加快等脓毒血症表现。

3. 辅助检查 血常规可见白细胞计数及中性粒细胞比值升高,或 C 反应蛋白升高;诊断性穿刺若抽出脓液可确定脓肿形成。

4. 处理原则 原则是消除感染,排空乳汁。脓肿形成前主要是抗生素(首选青霉素类)治疗为主,脓肿形成后则需及时行脓肿切开引流。

5. 护理措施

(1) 非手术治疗护理/术前护理:包括一般护理,排空乳汁,配合治疗,缓解疼痛。

(2) 术后护理:脓肿切开引流后,做好伤口引流护理,定时更换切口敷料。

(3) 健康教育:保持婴儿口腔卫生和乳头清洁,养成良好的哺乳习惯,纠正乳头内陷,预防和处理乳头破损。

(三) 乳腺囊性增生病

1. 病因 与内分泌失调有关:①体内雌、孕激素比例失调;②部分乳腺实质成分中女性激素受体的质和量异常。

2. 临床表现 ①症状:主要的表现是一侧或双侧乳房胀痛和肿块,部分病人的疼痛与月经周期有关。②体征:一侧或双侧乳腺单个或多个质韧而不硬的结节,与周围乳腺组织分界不明显,与皮肤无粘连。

3. 辅助检查 钼靶 X 线和超声检查均有助于本病的诊断。

4. 处理原则 非手术治疗方法主要是定期观察和药物对症治疗,并注意与乳腺癌鉴别。若有不典型上皮增生,可结合其他因素决定手术范围。

5. 护理措施

(1) 减轻疼痛:解释疼痛发生的原因,消除病人的顾虑;托起乳房;用药护理。

(2) 定期检查:定期乳房自我检查和到医院复查,以便及时发现恶性病变。

(四) 乳腺纤维腺瘤

1. 临床表现 主要为乳房单发肿块,好发于乳房外上象限。月经周期对肿块的大小无影响。

2. 处理原则 手术切除是唯一有效的治疗方法。

3. 护理措施 告知病人乳腺纤维腺瘤的病因和治疗方法。暂不手术者应密切观察病情变化。肿瘤切除术后保持切口敷料清洁干燥,行微创旋切术后的病人术后 1 周应加压包扎,不能随意松解绷带,以免引起伤口局部血肿;加压包扎解除后穿紧身内衣,术后 1 个月内避免剧烈的上臂运动或引起乳房震颤的运动,如开车、甩臂、打羽毛球等,以免引起血肿。

(五) 乳管内乳头状瘤

1. 临床表现　一般无自觉症状,乳头溢液为主要表现。因肿瘤小,常不能触及。轻压肿块常有乳头血性溢液。

2. 处理原则　以手术治疗为主。

3. 护理措施　告诉病人乳头溢液的病因、手术治疗的必要性。术后保持切口敷料清洁干燥。

(六) 乳腺癌

1. 病因　尚不清楚。目前认为与下列因素有关:①激素作用:如雌酮及雌二醇与乳腺癌的发病有直接关系;②家族史:一级女性亲属中有乳腺癌病史者的发病危险性是普通人群的 2~3 倍;③月经婚育史:月经初潮年龄早、绝经年龄晚、未育、初次足月产年龄较大及未进行母乳喂养者发病机会增加;④乳腺良性疾病;⑤饮食与营养:如营养过剩、肥胖和高脂肪饮食可增加发病机会;⑥生活环境和生活方式。

2. 病理生理

(1) 病理分型:包括非浸润性癌、浸润性特殊癌、浸润性非特殊癌和其他罕见癌。约 80% 的乳腺癌为浸润性非特殊癌。

(2) 转移途径:①局部浸润;②淋巴转移:腋窝淋巴结转移最多;③血行转移:最常见的远处转移依次为骨、肺、肝。

3. 临床表现

(1) 常见乳腺癌

1) 乳房肿块:早期表现为患侧乳房出现无痛性、单发小肿块,病人常无意中发现。肿块多位于乳房外上象限。乳腺癌发展至晚期可出现肿块固定,卫星结节和铠甲胸,甚至皮肤破溃形成溃疡,常有恶臭,易出血。

2) 乳房外形改变:①酒窝征;②乳头内陷;③橘皮征。

3) 转移征象:最初多见为患侧腋窝淋巴结转移。也可经血行转移至骨、肺、肝时,而出现相应症状。

(2) 特殊乳腺癌:炎性乳腺癌和乳头湿疹样乳腺癌的发病率均较低。前者在年轻女性多见,尤其在妊娠及哺乳期,恶性度高,转移早,发展迅速,预后极差;后者恶性度低,发展慢,腋淋巴结转移较晚。

4. 辅助检查　影像学检查包括钼靶 X 线摄片、超声检查和磁共振成像。活组织病理检查可以确诊。

5. 处理原则　手术治疗为主,辅以化学药物、内分泌、放射、生物等综合治疗措施。

(1) 非手术治疗:①化学治疗:浸润性乳腺癌伴腋淋巴结转移是应用辅助化学治疗的指征,化学治疗常选择联合化疗方案,化疗时应注意化疗药物的给药顺序、输注时间和剂量强度。②内分泌治疗:雌激素受体(ER)阳性者优先应用内分泌治疗。常用药物为他莫昔芬和芳香化酶抑制剂。他莫昔芬是与雌激素结构式相似的抗雌激素药物,主要用于绝经前妇女;芳香化酶抑制剂适用于受体阳性的绝经后妇女。③放射治疗:主要用于保留乳房的乳腺癌手术后病人。④生物治疗:曲妥珠单抗注射液,选择性地作用于人表皮生长因子受体 2(HER-2),降低病人的复发风险和死亡风险。

(2) 手术治疗:是病灶仍局限于局部及区域淋巴结病人的首选方法,包括保留乳房的乳腺癌切除术、乳腺癌改良根治术、乳腺癌根治术、乳腺癌扩大根治术、全乳房切除术、前哨淋巴结活检术和腋淋巴结清扫术、乳腺癌根治术后乳房重建术。改良根治术保留了胸肌,术后外观效果较好,目前已成为常用的手术方式。

6. 护理措施

(1) 术前护理:心理护理;终止哺乳或妊娠;术前准备。

(2) 术后护理

1) 体位:术后麻醉清醒、血压平稳后取半卧位。

2) 病情观察:严密观察生命体征变化,观察切口敷料渗血、渗液情况。

3) 伤口护理:①有效包扎:手术部位用弹力绷带加压包扎,使皮瓣紧贴胸壁;包扎松紧度以能容纳 1 指,能维持正常血运,且不影响病人呼吸为宜;②观察皮瓣血液循环;③观察患侧上肢远端血液循环。

4) 引流管护理:乳腺癌根治术后,皮瓣下常规放置引流管并接负压引流,以便及时、有效地吸出残腔内的积液、积血,并使皮肤紧贴胸壁,有利于皮瓣愈合。护理:①保持有效负压吸引;②妥善固定引流管;③保持引流通畅;④观察引流液的颜色、性状和量;⑤拔管:若引流液转为淡黄色,连续 3d 每日量少于 10~15ml、创面与皮肤紧贴,手指按压伤口周围皮肤无空虚感,即可考虑拔管。

5) 患侧上肢肿胀的护理:患侧腋窝淋巴结切除、头静脉被结扎、腋静脉栓塞、局部积液或感染等因素导致上肢淋巴回流不畅静脉回流障碍所致。护理:①避免损伤:尽量避免在患侧上肢测血压、抽血、做静脉或皮下注射等;②抬高患侧上肢;③促进肿胀消退。

6) 患侧上肢功能锻炼:①术后 24h 内:活动手指和腕部,可作伸指、握拳、屈腕等锻炼。②术后 1~3d:进行上肢肌肉的等长收缩;可用健侧上肢或他人协助患侧上肢进行屈肘、伸臂等锻炼,逐渐过渡到肩关节的小范围前屈、后伸运动。③术后 4~7d:鼓励病人用患侧手洗脸、刷牙、进食等,并做以患侧手触摸对侧肩部及同侧耳朵的锻炼。④术后 1~2 周:术后 1 周开始做肩关节活动。术后 10d 左右开始做抬高患侧上肢、手指爬墙、梳头等的锻炼。指导病人应循序渐进,逐渐增加功能锻炼的内容。术后 7d 内限制肩关节外展,以防皮瓣移动而影响愈合。严重皮瓣坏死者,术后 2 周内避免大幅度运动。皮下积液或术后 1 周引流液超过 50ml 时应减少练习次数及肩关节活动幅度(限制外展)。

(3) 健康教育:①饮食与活动。②保护患肢。③鼓励恢复性生活,术后 5 年内避免妊娠,防止乳腺癌的复发。④坚持化学治疗、内分泌治疗和 / 或放射治疗。⑤乳房定期检查:20 岁以上的妇女,特别是高危人群和术后病人应每月进行 1 次乳房自我检查。检查时间最好选在月经周期开始的第 7~10d,或月经结束后 2~3d,已经绝经的女性应选择每个月固定的一日检查。40 岁以上女性或乳腺癌术后病人每年还应行钼靶 X 线摄片检查。⑥心理社会康复:可以在认知、决策、应对技能等方面提升病人的自我控制能力,尽快摆脱病人角色,积极面对生活。积极调动和利用社会网络的支持,如专业支持、家庭支持和同伴支持,最大限度地恢复病人的社会功能。

【习题】

(一) 选择题

A1/A2 型题

1. 急性乳腺炎最常见的病因是
   A. 乳汁淤积　　　　　　　　B. 雄激素分泌减少　　　　　C. 雌激素分泌增加
   D. 卵巢内分泌功能失调　　　E. 遗传因素

2. 关于急性乳腺炎的处理,**不宜**采用的是
   A. 25% 硫酸镁湿热敷乳房局部　　B. 全身应用抗生素　　　　C. 排空乳汁
   D. 停止哺乳　　　　　　　　　　E. 脓肿形成后切开引流

3. 防止急性乳腺炎病人乳汁淤积的护理措施是
   A. 局部热敷　　　　　　　　B. 应用抗生素　　　　　　　C. 患侧暂停哺乳
   D. 用宽松的胸罩托起乳房　　E. 继续哺乳或吸净乳汁

4. 张女士,43 岁,每次月经前均有乳房胀痛及肿块,月经结束后自行消退,首先考虑为
   A. 乳腺癌　　　　　　　　　B. 炎性乳腺癌　　　　　　　C. 乳腺纤维腺瘤
   D. 乳腺囊性增生病　　　　　E. 乳管内乳头状瘤

5. 姚女士,20 岁,右侧乳房有一个 0.8cm×1.2cm 肿块,表面光滑,边缘清晰,可推动,与月经周期无关,最可能的原因是
   A. 乳腺癌　　　　　　　　　B. 乳腺纤维腺瘤　　　　　　C. 乳腺炎性肿块
   D. 乳管内乳头状瘤　　　　　E. 乳腺囊性增生病

6. 王女士,45 岁,因左侧乳头无痛性血性溢液就诊,体格检查:在乳晕下方可及一米粒大小肿块,挤压时溢液增多,首先考虑为
   A. 乳腺癌　　　　　　　　　B. 急性乳腺炎　　　　　　　C. 乳腺纤维腺瘤
   D. 乳腺囊性增生病　　　　　E. 乳管内乳头状瘤

7. 属于乳腺癌高危人群的是
    A. 47 岁绝经者
    B. 母亲患乳腺癌者
    C. 14 岁月经初潮者
    D. 有乳腺炎病史者
    E. 24 岁第一胎足月产者

8. 乳腺癌最易发生于乳腺的
    A. 外上象限
    B. 外下象限
    C. 内上象限
    D. 内下象限
    E. 乳头和乳晕区

9. 根据乳腺癌淋巴转移的主要途径,护理评估应重点关注的部位是
    A. 腹股沟　　B. 颌下　　C. 颈后　　D. 颈前　　E. 腋窝

10. 乳腺癌病人最常见的首发症状是
    A. 乳头内陷
    B. 乳房无痛性肿块
    C. 乳房皮肤溃疡
    D. 乳房皮肤橘皮样改变
    E. 两侧乳头位置不对称

11. 乳腺癌病人出现"酒窝征"的机制是
    A. 癌细胞堵塞乳房皮下淋巴管
    B. 癌肿侵及乳腺导管
    C. 癌细胞浸润皮肤,形成小结
    D. 癌肿侵及 Cooper 韧带
    E. 癌肿侵犯皮肤破溃形成溃疡

12. 当乳腺癌细胞堵塞皮内淋巴管时,病人表现为
    A. 酒窝征
    B. 湿疹样改变
    C. 橘皮样改变
    D. 溃疡
    E. 菜花样改变

13. 下列叙述中**不是**乳腺癌的病因是
    A. 营养不良
    B. 乳腺小叶上皮不典型性增生
    C. 未婚、未育、晚育、未哺乳
    D. 初潮早、绝经晚
    E. 雌酮及雌二醇增高

14. 确定乳房肿块性质的最可靠方法是
    A. 乳房触诊
    B. 钼靶 X 线检查
    C. 放射性核素扫描
    D. B 超检查
    E. 活组织病理检查

15. 乳腺癌中最常见的类型是
    A. 非浸润性癌
    B. 早期浸润性癌
    C. 浸润性特殊癌
    D. 浸润性非特殊癌
    E. 纤维腺瘤癌变

16. 廖女士,65 岁,行右乳腺癌改良根治术后 3 个月,因右上肢明显水肿来院就诊,**不正确**的护理措施是
    A. 按摩右上肢
    B. 在左手臂输液
    C. 右上肢保持自然下垂
    D. 右手握拳和屈肘练习
    E. 弹力绷带包扎右上肢

17. 冷女士,乳腺癌术后第 1d,患侧上肢皮肤呈青紫色,伴皮肤温度降低,脉搏不能扪及,提示
    A. 伤口感染
    B. 皮瓣下出血
    C. 引流管堵塞
    D. 腋部血管受压
    E. 胸带包扎过松

18. 苏女士,68 岁,体检发现右侧乳房外上象限有一个 2cm×2cm 结节,活动度差。为进一步检查,下列影像学检查方法中应首选
    A. 超声检查
    B. CT 扫描
    C. 磁共振检查
    D. 钼靶 X 线摄片
    E. 乳腺导管造影

19. 王女士,47 岁,行右乳腺癌根治术后,右上肢功能锻炼应达到的目标是
    A. 手能摸到右侧耳朵
    B. 手指爬墙到肩部的高度
    C. 肘能自如屈伸
    D. 手掌摸到左侧肩部
    E. 手经头顶摸到左侧耳朵

20. 王女士,38 岁,本次月经开始日期为 11 月 1 日,她进行乳房自我检查的时间最好在 11 月
    A. 1~3d　　B. 4~6d　　C. 7~10d　　D. 11~15d　　E. 15~20d

A3/A4 型题

(1~3 题共用题干)

方女士,23 岁,产后 45d 出现左侧乳房胀痛,全身畏寒发热。体格检查:左侧乳房皮肤红肿明显,局部可扪及一压痛性肿块,同侧腋窝淋巴结肿大。

1. 首先考虑的诊断是

    A. 炎性乳癌　　　　　　　　B. 乳房纤维腺瘤　　　　　　C. 急性淋巴结炎

    D. 急性乳腺炎　　　　　　　E. 乳腺囊性增生

2. 对该病人正确的处理措施是

    A. 继续哺乳　　　　　　　　B. 局部理疗　　　　　　　　C. 清洁乳头

    D. 切开排脓　　　　　　　　E. 穿刺引流

3. 提示该病人需接受手术治疗的临床表现是

    A. 肿块增大　　　　　　　　B. 发热、寒战　　　　　　　C. 血白细胞计数升高

    D. 局部触及波动感　　　　　E. 乳房明显红肿热痛

(4~6 题共用题干)

万女士,45 岁,因无意中发现左乳房肿块 3d 就诊。体格检查:左乳外上象限有一个直径约 2cm 的肿块,质较硬,无压痛,与皮肤有少许粘连,无乳头溢液,左侧腋下可扪及直径约 1.5cm 的肿大淋巴结。

4. 该病人的初步诊断是

    A. 乳腺癌　　　　　　　　　B. 炎性乳腺癌　　　　　　　C. 乳腺纤维腺瘤

    D. 乳腺囊性增生　　　　　　E. 乳管内乳头状瘤

5. 为了进一步明确诊断,下列检查中**不妥**的是

    A. 乳腺超声检查　　　　　　B. 钼靶 X 线检查　　　　　　C. 乳腺磁共振检查

    D. 查甲胎蛋白　　　　　　　E. 空芯针穿刺活检术

6. 为了解与发病有关的危险因素,还应重点评估该病人的

    A. 二便情况　　　　　　　　B. 饮食习惯　　　　　　　　C. 睡眠情况

    D. 居住环境　　　　　　　　E. 月经婚育史

(7~12 题共用题干)

李女士,67 岁,自诉洗澡时偶然发现右乳内一个无痛性肿块来院就诊,被诊断为乳腺癌。今日行乳腺癌改良根治术,手术顺利。

7. 病人清醒后应采取的体位是

    A. 平卧位　　　　　　　　　B. 半卧位　　　　　　　　　C. 侧卧位

    D. 端坐位　　　　　　　　　E. 头高脚低位

8. 平卧休息时该病人右臂应

    A. 尽量向外展　　　　　　　B. 自然垂于床边　　　　　　C. 在身旁垫枕抬高

    D. 屈肘 90° 放于胸腹部　　　E. 随意放在舒适的位置

9. 右臂放此位置最主要的目的是预防

    A. 冻结肩　　　　　　　　　B. 上肢肿胀　　　　　　　　C. 皮瓣缺血坏死

    D. 胸部伤口疼痛　　　　　　E. 皮瓣下积气积液

10. 术后第 2d,对该病人护理措施中**不正确**的是

    A. 在左手臂测血压　　　　　B. 在右手臂穿刺抽血　　　　C. 指导右手臂屈肘活动

    D. 弹力绷带包扎手术部位　　E. 保持伤口引流管通畅

11. 该病人右胸部手术部位留置了一根引流管,该引流管应该

    A. 接无菌引流袋　　　　　　B. 接无菌引流瓶　　　　　　C. 持续负压吸引

    D. 经常冲水以保持通畅　　　E. 末端封闭,不接任何装置

12. 该引流管的作用是
    A. 减少胸腔压力,促进呼吸
    B. 促进手术区的淋巴回流
    C. 促进手术区的血液循环
    D. 防止手术区皮肤与胸壁粘连
    E. 防止手术区皮下积液和皮瓣坏死

(13~15 题共用题干)

章女士,30 岁,因左侧乳腺癌行乳腺癌改良根治术,术后经过规范的治疗,准备出院。

13. 出院前该病人左上肢仍有轻度肿胀,因此护士应告知日常生活中要**避免**
    A. 饲养宠物　　　B. 提举重物　　　C. 使用电脑　　　D. 饭后散步　　　E. 做饭洗碗

14. 为预防乳腺癌复发,对其出院指导中最重要的内容是
    A. 加强营养　　　　　　B. 参加体育活动　　　　　　C. 5 年内避免妊娠
    D. 定期做乳房自我检查　　E. 继续患侧上肢功能锻炼

15. 护士还应告诉该病人进行乳房自我检查的频率是
    A. 每年 1 次　　　　　　B. 6 个月 1 次　　　　　　C. 3 个月 1 次
    D. 每月 1 次　　　　　　E. 每周 1 次

(二) 名词解释

1. 酒窝征

2. 橘皮征

3. 铠甲胸

(三) 简答题

1. 列举乳腺癌术后病人皮瓣下留置负压引流管的目的及主要护理措施。

2. 简述乳腺癌改良根治术后患侧肢体功能锻炼的方法。

(四) 病例分析题

1. 刘女士,28 岁,产后 24d 出现右侧乳房胀痛,伴有全身畏寒、发热。体格检查:T 39.1℃,P 88 次 /min,R 21 次 /min,BP 105/77mmHg,右侧乳房皮肤红肿明显,局部可扪及一压痛性肿块,有波动感,同侧腋窝淋巴结肿大。

请问:

(1) 该病人最可能的诊断是什么? 处理原则是什么?

(2) 该病人目前的主要护理诊断 / 问题是什么? 应采取哪些护理措施?

(3) 如何指导该病人预防本病再次发生?

2. 张女士,52 岁,因自查发现左乳肿物 1 个月余。入院后诊断为乳腺癌,行左乳腺癌改良根治术,术后病人皮瓣下留置一根负压引流管,胸部用弹力绷带加压包扎,在护士指导下开始进行左手握拳和屈腕练习。术后第 3d 开始,该病人左侧手臂逐渐出现肿胀且不易消退。术后第 5d,病人一般情况可,引流液呈淡红色,24h 引流量 15ml,给予拔管,准备出院。

请问:

(1) 该病人发生上肢肿胀可能的原因是什么?

(2) 消除上肢肿胀的主要护理措施有哪些?

(3) 护士应如何进行出院指导?

【参考答案】

(一) 选择题

A1/A2 型题

1. A	2. D	3. E	4. D	5. B	6. E	7. B	8. A	9. E	10. B
11. D	12. C	13. A	14. E	15. D	16. C	17. D	18. D	19. E	20. C

A3/A4 型题

1. D　　2. A　　3. D　　4. A　　5. D　　6. E　　7. B　　8. C　　9. B　　10. B
11. C　　12. E　　13. B　　14. C　　15. D

（二）名词解释

1. 若乳房肿瘤累及 Cooper 韧带，可使其缩短而致肿瘤表面皮肤凹陷，称为"酒窝征"。

2. 若皮下淋巴管被癌细胞堵塞，引起淋巴回流障碍，可出现真皮水肿，乳房皮肤呈"橘皮样"改变，称为橘皮征。

3. 癌细胞侵犯大片乳房皮肤时，可出现多个坚硬小结节或条索，呈卫星样围绕原发病灶。若结节彼此融合，弥漫成片，可延伸至背部和对侧胸壁，致胸壁紧缩呈铠甲状，称为铠甲胸。

（三）简答题

1. （1）目的：及时、有效地吸出残腔内的积液、积血，并使皮肤紧贴胸壁，从而有利于皮瓣愈合。

（2）护理措施：①保持有效负压吸引；②妥善固定引流管；③保持引流通畅；④观察记录引流液的颜色和量；⑤拔管：若引流液转为淡黄色、连续 3d 每日量少于 10~15ml、创面与皮肤紧贴，手指按压伤口周围皮肤无空虚感，即可考虑拔管。

2. ①术后 24h 内：活动手指和腕部，可作伸指、握拳、屈腕等锻炼。②术后 1~3d：上肢肌肉的等长收缩；患侧上肢被动屈肘、伸臂等锻炼，逐渐过渡到肩关节的小范围前屈、后伸运动。③术后 4~7d：鼓励病人用患侧手洗脸、刷牙、进食等，并练习以患侧手触摸对侧肩部及同侧耳朵。④术后 1~2 周：以肩部为中心，前后摆臂，术后 10d 左右循序渐进地做抬高患侧上肢、手指爬墙、梳头等的锻炼。

（四）病例分析题

1. （1）最可能的诊断：急性乳腺炎。处理原则：①局部处理：局部外敷金黄散或鱼石脂软膏可促进炎症消退。②应用抗生素：在取得药物敏感试验结果前，推荐使用青霉素治疗。③终止乳汁分泌：病侧乳房应停止哺乳，并以吸乳器吸尽乳汁。④手术治疗：脓肿形成后，及时在超声引导下穿刺抽吸脓液，必要时可切开引流。

（2）护理诊断/问题：①疼痛　与乳腺炎症、肿胀、乳汁淤积有关。②体温过高　与乳腺炎症有关。护理措施：①注意休息，避免过度紧张和劳累；②摄入充足的食物、液体和维生素 C；③对发热者给予物理或药物降温；排空乳汁；④遵医嘱局部用药，口服抗生素或中药以控制感染，必要时服用药物终止哺乳；⑤使用局部托起、热敷、药物外敷、理疗或药物缓解疼痛。

（3）预防再次发生的措施：①保持婴儿口腔卫生，及时治疗口腔炎症。②保持乳头清洁：每日清水擦洗乳房 1~2 次。③养成良好哺乳习惯：产后尽早开始哺乳，按需哺乳。哺乳时避免手指压住腺管，以免影响乳汁排出，每次哺乳时将乳汁吸净。④纠正乳头内陷：乳头内陷者在妊娠期和哺乳期每日挤捏、提拉乳头，矫正内陷。⑤预防和处理乳头破损：不让婴儿含着乳头睡觉；哺乳后涂抹乳汁或天然羊毛脂乳头修护霜以保护乳头皮肤；戴乳头保护罩，以减少衣物摩擦影响创面愈合；乳头、乳晕破损或皲裂者，暂停哺乳，改用吸乳器吸出乳汁哺育婴儿；局部用温水清洗后涂抗生素软膏，待愈合后再哺乳。

2. （1）该病人发生上肢水肿可能的原因为患侧腋窝淋巴结切除、头静脉被结扎导致上肢淋巴回流不畅静脉回流障碍。

（2）主要护理措施：①避免损伤：尽量避免在患侧上肢测血压、抽血、做静脉或皮下注射等，避免患肢过度负重或外伤。②抬高患侧上肢：平卧时患肢下方垫枕抬高 10°~15°，肘关节轻度屈曲；半卧位时屈肘 90° 放于胸腹部；下床活动时用吊带托或用健侧手将患肢抬高于胸前，需要他人扶持时只能扶健侧，以防腋窝皮瓣滑动而影响愈合；避免患肢下垂过久。③促进肿胀消退：按摩患侧上肢或进行握拳、屈、伸肘运动，以促进淋巴回流，肢体肿胀严重者，可弹力绷带包扎以促进淋巴回流，局部感染者，及时应用抗菌药治疗。

（3）①饮食与活动。②保护患肢。③鼓励恢复性生活，术后 5 年内避免妊娠，防止乳腺癌的复发。④坚持化学治疗、内分泌治疗和/或放射治疗。⑤乳房定期检查：每月进行 1 次乳房自我检查。检查时间最好选在月经周期开始的第 7~10d,或月经结束后 2~3d。告诉病人每年还应行钼靶 X 线摄片检查。⑥心理社会康复:可以在认知、决策、应对技能等方面提升病人的自我控制能力,尽快摆脱病人角色,积极面对生活。积极调动和利用社会网络的支持,如专业支持、家庭支持和同伴支持,最大限度地恢复病人的社会功能。

【部分习题解析】

(一) 选择题

A1/A2 型题

1. A 急性乳腺炎的病因除产后抵抗力下降外,还有乳汁淤积和细菌入侵。

2. D 一般不停止哺乳,停止哺乳既影响婴儿喂养,也增加乳汁淤积的机会。若感染严重或脓肿引流后并发乳瘘,才单侧停止喂养或终止哺乳。

3. E 为了防止乳汁淤积,应继续哺乳,或定时用吸乳器吸净乳汁。

4. D 乳腺囊性增生病突出的表现是乳房胀痛和肿块,疼痛与月经周期有关。

5. B 乳腺纤维腺瘤病人的主要症状为乳房肿块,具有良性肿瘤表面光滑、边缘清晰、活动度大的特点,月经周期对肿块的大小无影响。

6. E 乳管内乳头状瘤病人以乳头溢液为主要表现。因肿瘤小,常不能触及。大乳管乳头状瘤可在乳晕区扪及圆形、质软、可推动的小结节,轻压此肿块常有乳头溢液。溢液多为血性,也可为暗棕色或黄色液体。

7. B 乳腺癌的病因尚不清楚。目前认为一级亲属中有乳腺癌病史、月经初潮年龄早、绝经年龄晚、未育、初次足月产年龄较大及未进行母乳喂养者发病机会增加。

8. A 乳腺癌好发于乳房外上象限。

9. E 乳腺癌以淋巴转移最多见,最常见的转移途径为腋窝淋巴结。

10. B 乳腺癌病人的早期表现是患侧乳房出现无痛、单发的小肿块,常在洗澡或更衣中无意发现。

11. D 乳腺癌时,若肿瘤累及 Cooper 韧带,可使其缩短而致肿瘤表面皮肤凹陷,出现"酒窝征"。

12. C 皮下淋巴管被癌细胞堵塞,引起淋巴回流障碍,可出现真皮水肿,皮肤呈"橘皮样"改变。

13. A 乳腺癌与营养过剩、肥胖、高脂饮食密切相关。

14. E 乳腺癌明确诊断的金标准是病理学检查发现癌细胞。

15. D 约 80% 的乳腺癌为浸润性非特殊癌。

16. C 患侧上肢水肿时,应按摩患侧上肢或进行握拳、屈、伸肘运动;避免在患侧上肢输液;避免患肢下垂过久;肢体肿胀严重者,可弹力绷带包扎以促进淋巴回流。

17. D 若病人手指发麻、皮肤发绀、皮温下降、动脉搏动不能扪及等,提示腋窝部血管受压,应及时调整胸部弹力绷带的松紧度。

18. D 钼靶 X 线是早期发现乳腺癌的有效方法。

19. E 乳腺癌病人术后练习抬高患侧上肢时,应达到患侧手能够越过头顶梳对侧头发、摸到对侧耳朵。

20. C 乳房自我检查的最佳时间是月经开始后的 7~10d,或月经结束后 2~3d,此时乳房最松弛,较容易发现病变。

A3/A4 型题

1. D 该病人符合急性乳腺炎的表现:处于产后哺乳期,患侧乳房胀痛,局部有压痛性肿块,有全身发热及淋巴结肿大等感染征象。

2. A 急性乳腺炎病变早期应鼓励继续哺乳,或定时吸净乳汁,避免乳汁淤积。

3. D 脓肿形成后,即触摸有波动感后,则需及时行脓肿切开引流。

4. A 乳腺癌病人早期表现是患侧乳房出现无痛、单发的小肿块,常在无意发现。肿块最常见于乳房外上象限,质地较硬、活动度差,常可转移到同侧腋窝淋巴结。因此,高度怀疑该病人发生了乳腺癌。

5. D 甲胎蛋白与乳腺癌关系不密切。

6. E　乳腺癌的发病与雌酮和雌二醇关系密切,因此应重点评估病人的月经婚育史。

7. B　术后麻醉清醒、血压平稳后取半卧位,以利于呼吸和引流。

8. C　平卧时患肢下方垫枕抬高 10°~15°,肘关节轻度屈曲。

9. B　术后患侧腋窝淋巴结切除、头静脉被结扎、腋静脉栓塞、局部积液或感染等因素导致上肢淋巴回流不畅,静脉回流障碍,右臂抬高有利于预防上肢肿胀。

10. B　术后勿在患侧上肢测血压、抽血、做静脉或皮下注射等,以免造成损伤,导致患肢肿胀。

11. C　乳腺癌根治术后,皮瓣下常规放置引流管并接负压引流。

12. E　放置负压引流管是为了及时、有效地吸出残腔内的积液、积血,并使皮肤紧贴胸壁,从而有利于皮瓣愈合。

13. B　由于病人左上肢仍有轻度肿胀,应避免过度负重。

14. C　乳腺癌的发病与激素改变密切相关,为避免复发,5 年内应避免妊娠。

15. D　20 岁以上的妇女,特别是高危人群应每月进行 1 次乳房自我检查。术后病人也应每月自查 1 次,以便早期发现复发征象。

(高　丽)

第十八章　胸部损伤病人的护理

【重点和难点】

(一) 基本概念

1. **闭合性气胸**　空气从胸壁或肺的伤道进入胸腔后,伤道闭合,气体不再继续进入胸腔,胸腔内压低于大气压,使患侧肺部分萎陷、有效气体交换面积减少,肺的通气和换气功能受损。

2. **开放性气胸**　损伤后胸壁伤口或软组织缺损持续存在,胸腔与外界大气相通,空气可随呼吸自由进出胸腔。

3. **张力性气胸**　损伤后气管、支气管或肺损伤的裂口与胸腔相通且形成活瓣,吸气时气体从裂口进入胸腔,而呼气时裂口活瓣关闭,气体不能排出,使胸腔内积气不断增多,压力逐步升高,导致胸腔内压力高于大气压,又称为高压性气胸。

4. **胸壁反常呼吸运动(连枷胸)**　多根多处肋骨骨折的病人,局部胸壁失去完整肋骨支撑而软化,吸气时软化区胸壁内陷,呼气时外突,称连枷胸。

5. **纵隔扑动**　开放性气胸和局部胸壁软化的病人,随着呼吸时两侧胸腔压力差的变化,纵隔出现左右摆动,表现为吸气时纵隔向健侧移位,呼气时又移回患侧。

6. **心脏压塞征**　穿透性心脏损伤的致伤物和致伤动能较小时,心包与心脏裂口小,心包裂口易被血凝块阻塞而引流不畅,导致心脏压塞,表现为 Beck 三联征,即:①静脉压增高,>15cmH$_2$O(1.47kPa),颈静脉怒张;②心音遥远、脉搏微弱;③脉压小,动脉压降低,甚至难以测出。

(二) 肋骨骨折

1. **好发部位**　第 4~7 肋骨长而薄,最易折断。

2. **处理原则**　有效镇痛、处理肋骨骨折、肺部物理治疗和早期活动。

3. **护理要点**　现场急救;保持呼吸道通畅;肺部物理治疗;减轻疼痛;病情观察。

(三) 气胸

1. 临床表现

(1) 闭合性气胸

1) 症状:肺萎陷在 30% 以下者为小量气胸,病人无明显呼吸和循环功能紊乱的症状;肺萎陷在

30%~50%者为中量气胸;肺萎陷在50%以上者为大量气胸。后两者可出现明显的低氧血症。

2)体征:患侧胸部饱满,呼吸活动度降低,气管向健侧移位,叩诊呈鼓音。听诊呼吸音减弱甚至消失。

(2)开放性气胸

1)症状:明显呼吸困难、鼻翼扇动、口唇发绀,重者伴有休克症状。

2)体征:胸部吸吮性伤口;颈部和胸部皮下可触及捻发音,心脏、气管向健侧移位。患侧胸部叩诊呈鼓音,听诊呼吸音减弱或消失。

(3)张力性气胸

1)症状:严重呼吸困难、烦躁、意识障碍、发绀、大汗淋漓、昏迷、休克甚至窒息。

2)体征:患侧胸部饱满,呼吸活动度减低;气管明显移向健侧,颈静脉怒张,多有皮下气肿;叩诊呈鼓音;听诊呼吸音消失。

2. 不同类型气胸的处理

(1)闭合性气胸:①小量气胸者,积气一般在1~2周内自行吸收,无须特殊处理。②中量或大量气胸者,行胸腔穿刺抽尽积气以减轻肺萎陷,必要时行胸腔闭式引流术,促使积气尽早排出。

(2)开放性气胸:①紧急封闭伤口,变开放性气胸为闭合性气胸。②安全转运。③住院处理:及时清创、缝合胸壁伤口,行胸腔穿刺抽气减压,或胸腔闭式引流术。④预防和处理并发症。⑤手术治疗:对疑有胸腔内脏器损伤或进行性出血者行开胸探查术,止血、修复损伤或清除异物。

(3)张力性气胸:可危及病人生命,需紧急抢救处理。①迅速排气减压;②胸腔闭式引流术,排出气体,促使肺膨胀;③开胸探查。

3. 胸腔闭式引流的护理

(1)保持管道密闭性:①用凡士林纱布严密覆盖胸壁引流管周围;②水封瓶始终保持直立,长管没入水中3~4cm;③更换引流瓶或搬动病人时,先用止血钳双向夹闭引流管,防止空气进入;④放松止血钳时,先将引流瓶安置低于胸壁引流口平面的位置;⑤随时检查引流装置是否密闭,防止引流管脱落。

(2)严格无菌操作:①保持引流装置无菌,定时更换引流装置,并严格遵守无菌技术操作规程;②保持胸壁引流口处敷料清洁、干燥,一旦渗湿,及时更换;③引流瓶低于胸壁引流口平面60~100cm,依靠重力引流,以防瓶内液体逆流入胸腔。

(3)保持引流通畅:①观察并准确记录引流液的颜色、性状和量,定时挤压引流管,防止受压、扭曲和阻塞;②一般取半坐卧位,经常改变体位,鼓励病人咳嗽和深呼吸,以便胸腔内液体和气体的排出,促进肺复张。

(4)观察记录引流:密切注意水封瓶长管中水柱波动的情况,以判断引流管是否通畅,水柱波动的幅度能够反映无效腔的大小及胸腔内负压的情况,一般水柱上下波动的范围为4~6cm。①若水柱波动幅度过大,提示可能存在肺不张;②若水柱无波动,提引流管不通畅或肺已经完全复张;③若病人出现气促、胸闷、气管向健侧偏移等肺受压症状,则提示血块阻塞引流管,应积极采取措施,通过捏挤或通过引流瓶中的短管使用负压间断抽吸,促使其通畅,必要时做进一步处理。

(5)处理意外事件:①若引流管从胸腔滑脱,立即用手捏闭胸壁伤口处皮肤,消毒处理后,以凡士林纱布封闭伤口,并做进一步处理;②若引流瓶损坏或引流管从胸壁引流管与引流装置连接处脱落,立即用双钳夹闭胸壁引流导管,并更换引流装置。

(6)拔管护理

1)拔管指征:一般置管48~72h后,引流瓶中无气体逸出且引流液颜色变浅,24h引流液量<300ml、脓液<10ml,胸部X线显示肺膨胀良好无漏气,病人无呼吸困难或气促,即可考虑拔管。

2)拔管方法:嘱病人先深吸一口气,在深吸气末屏气,迅速拔管,并立即用凡士林纱布和厚敷料封闭胸壁伤口,包扎固定。

3)拔管后护理:拔管后24h内,注意观察病人是否有呼吸困难,胸闷,发绀,切口漏气、渗液、出血和皮下气肿等,如发现异常及时通知医师处理。

(四) 血胸

1. 病因与分类

(1) 病因:多由胸部损伤,如肋骨骨折断端或利器损伤胸部引起。

(2) 分类

1) 按病理生理特点:①大量持续出血所致的胸腔积血称为进行性血胸。②当血液在胸腔积聚迅速且积血量超过肺、心包及膈肌运动所起的去纤维蛋白作用时,胸腔内积血发生凝固,称为凝固性血胸。③因肋骨断端活动刺破肋间血管或血管破裂处血凝块脱落,发生延迟出现的胸腔内积血,称为迟发性血胸。④经伤口或肺破裂口侵入的细菌,在血液中迅速滋生繁殖,形成感染性血胸,最终导致脓血胸。

2) 根据出血量的多少分为:①少量血胸,出血量 <500ml;②中量血胸,出血量 500~1 000ml;③大量血胸,出血量 >1 000ml。

2. 术前护理

(1) 现场急救:包括心肺复苏、保持呼吸道通畅、止血、包扎和固定等。胸部有较大异物,不宜立即拔除,以免出血不止。

(2) 观察病情变化:①严密监测生命体征,尤其注意呼吸型态、频率及呼吸音的变化,有无缺氧征象。②发现进行性血胸的征象:观察胸腔引流液的颜色、性状和量,若每小时引流量超过 200ml 并持续 3h 以上,引流出的血液很快凝固;持续脉搏加快,血压降低,虽经补充血容量,血压仍不稳定;血红细胞计数、血红蛋白及血细胞比容持续下降,胸部 X 线显示胸腔大片阴影,提示有进行性血胸的可能,应积极做好开胸手术的术前准备。

(3) 静脉补液:建立静脉通路,积极补充血容量和抗休克;按医嘱合理安排输注晶体和胶体溶液,根据血压和心功能状态等控制补液量和速度。

3. 术后护理　病情观察;维持呼吸功能;胸腔闭式引流的护理;预防肺部并发症和胸腔继发感染。

(五) 心脏损伤

心脏损伤分为钝性心脏损伤与穿透性心脏损伤。心肌挫伤是临床最常见的钝性心脏损伤。

【习题】

(一) 选择题

A1/A2 型题

1. 胸腔闭式引流装置水封瓶内的长管没入水中的长度是
    A. 1~2cm　　　　B. 3~4cm　　　　C. 5~6cm　　　　D. 7~8cm　　　　E. 9~10cm

2. 刘先生,32 岁,因外伤致张力性气胸,行胸腔闭式引流,其引流瓶的正确位置是低于胸壁引流口平面
    A. 10~20cm　　　B. 20~40cm　　　C. 40~60cm　　　D. 60~100cm　　　E. 100cm 以上

3. 胸腔闭式引流水封瓶长管中水柱波动的范围是
    A. 1~2cm　　　　B. 2~3cm　　　　C. 3~4cm　　　　D. 4~6cm　　　　E. 6~8cm

4. 王先生,22 岁,因自发性气胸入院后实施胸腔闭式引流,病人想戴管活动,护士交代注意事项,**错误**的是
    A. 活动前固定好引流管、引流瓶
    B. 一旦引流瓶意外打碎,应立即将胸腔引流管反折
    C. 维持引流瓶的直立状态
    D. 夹闭引流管
    E. 保持系统的密闭性

5. 若胸腔闭式引流管从胸腔滑脱,正确的紧急处理方法是
    A. 密切观察,暂不处理　　　　B. 捏紧导管　　　　　　　C. 给病人吸氧
    D. 将引流管重新插入伤口　　　E. 用手捏闭放置引流管口处皮肤

6. 最常见的肋骨骨折发生于
   A. 第1~2肋   B. 第2~3肋   C. 第3~4肋   D. 第4~7肋   E. 第8~10肋

7. 可出现胸廓反常呼吸运动的胸部损伤类型是
   A. 开放性气胸   B. 闭合性气胸   C. 张力性气胸
   D. 多根多处肋骨骨折   E. 损伤性血胸

8. 胸部损伤致血胸的病人胸腔内积血**不凝固**的最主要原因是
   A. 出血量大   B. 凝血因子减少   C. 肺及膈肌的去纤维化作用
   D. 被胸腔内渗液稀释   E. 胸腔内存在部分抗凝物质

9. 李先生,36岁,被锋利物刺伤胸壁,胸壁伤口可闻及空气进出的吸吮样声音,应采取的首要急救措施是
   A. 封闭伤口、固定胸壁   B. 清创   C. 穿刺排气
   D. 放置胸腔闭式引流管   E. 吸氧

10. 为行胸腔闭式引流的病人定时挤压胸腔引流管的目的是
    A. 防止引流管打折   B. 重建胸腔负压   C. 保持引流管通畅
    D. 防止引流液逆流   E. 预防感染

11. 对于多根多处肋骨骨折、胸壁软化范围不大的病人,急救方法是
    A. 镇痛   B. 吸氧   C. 肋骨牵引固定术
    D. 行胸腔闭式引流   E. 多头胸带或弹性胸带固定胸廓

12. 进行性血胸的紧急处理措施是
    A. 剖胸探查   B. 固定胸壁   C. 穿刺排气
    D. 立即封闭胸壁伤口   E. 抗感染治疗

13. 小量气胸是指肺萎陷**不超过**
    A. 30%   B. 40%   C. 50%   D. 60%   E. 70%

14. 大量血胸是指出血量为
    A. 成年人500ml以下   B. 成年人500~1 000ml   C. 成年人1 500~2 000ml
    D. 成年人1 500ml以上   E. 成年人1 000ml以上

15. 张力性气胸的主要致死原因是
    A. 气管严重移位   B. 纵隔扑动   C. 反常呼吸
    D. 严重缺氧   E. 皮下气肿

16. 胸腔闭式引流拔除时,应嘱病人
    A. 深吸气后屏气   B. 深呼气后屏气   C. 浅吸气后屏气
    D. 浅呼气后屏气   E. 正常呼吸

17. 刘先生,28岁,胸部外伤后呼吸困难、脉速,见胸壁有一约2cm的伤口,呼吸时发出"嘶嘶"的声音,患侧呼吸音消失,叩诊呈鼓音。考虑为
    A. 肋骨骨折   B. 开放性气胸   C. 闭合性气胸
    D. 张力性气胸   E. 损伤性血胸

18. 张先生,36岁,左侧胸部多根多处肋骨骨折,严重呼吸困难,左胸饱满,气管向右侧偏移,叩诊呈鼓音,入院后行胸腔闭式引流。该病人此时最适宜的卧位是
    A. 健侧卧位   B. 半卧位   C. 平卧位
    D. 仰卧中凹位   E. 患侧卧位

19. 开放性气胸的主要病理生理变化是
    A. 胸廓反常呼吸运动   B. 纵隔扑动   C. 纵隔向健侧移位
    D. 肺内气体对流   E. 呼吸衰竭

20. 可出现 Beck 三联征的是
    A. 急性肺部损伤
    B. 闭合性气胸
    C. 开放性气胸
    D. 张力性气胸
    E. 心脏压塞

A3/A4 型题

(1~6 题共用题干)

李先生,45 岁,酒后驾车发生车祸,急诊入院,左侧胸部外伤,左侧肋骨骨折伴开放性伤口,呼吸时,伤口处可闻及"嘶嘶"声,BP 65/39mmHg。

1. 现病人昏迷、休克,脾破裂,同时右肱骨骨折,抢救该病人,首先应
    A. 做好急诊手术术前准备
    B. 骨折部位包扎固定
    C. 应用升压药
    D. 封闭胸部伤口
    E. 输血、补液、监测生命体征

2. 经过紧急处理,现该病人病情稳定,为确定是否存在气胸,首选的辅助检查措施是
    A. 胸腔穿刺
    B. B 超
    C. 胸部 X 线检查
    D. 胸腔镜
    E. 纤维支气管镜

3. 经过初步检查,确定该病人存在气胸,医师决定为其行胸腔闭式引流,置管部位宜选择在
    A. 锁骨中线第 2 肋间
    B. 锁骨中线第 4 肋间
    C. 腋前线第 4 肋间
    D. 腋中线第 6~8 肋间
    E. 腋后线第 6~8 肋间

4. 搬运该病人时,**不正确**的做法是
    A. 水封瓶置于病人两腿之间
    B. 双钳夹闭引流管
    C. 将引流管固定在病人衣服上
    D. 嘱病人屏气
    E. 水封瓶不可高于病人胸部

5. 在护理该病人的过程,护士检查胸腔闭式引流管是否通畅的方法是
    A. 定时更换引流装置
    B. 检查引流管内是否有血凝块
    C. 观察病人呼吸、听诊呼吸音有无异常
    D. 观察长管内的水柱有无波动
    E. 观察引流管内是否有液体流出

6. 经处理后病人病情好转,医师考虑为其拔除引流管,以下**不符合**拔管条件的是
    A. 无气体逸出
    B. 24h 引流脓液 15ml
    C. 24h 引流液 20ml
    D. 24h 引流液 40ml
    E. 胸部 X 线示肺复张良好

(7~9 题共用题干)

王先生,33 岁,左胸部多根多处肋骨骨折,极度呼吸困难,发绀,皮肤湿冷,BP 68/42mmHg,气管向右侧偏移,左胸饱满,叩诊呈鼓音,左胸廓饱满,呼吸幅度降低,呼吸音消失。

7. 该病人最可能发生了
    A. 张力性气胸
    B. 闭合性气胸
    C. 开放性气胸
    D. 创伤性血胸
    E. 血胸伴失血性休克

8. 该病人目前最主要的护理问题是
    A. 恐惧
    B. 知识缺乏
    C. 清理呼吸道无效
    D. 潜在并发症:休克
    E. 低效性呼吸型态

9. 目前首要的急救处理是
    A. 气管插管呼吸机辅助呼吸
    B. 快速补液
    C. 剖胸探查
    D. 心理护理
    E. 排气减压

(10~15 题共用题干)

黄女士,46 岁,外伤致右侧肋骨骨折,出现皮下气肿,且越来越重,呼吸困难,咳血痰,脉搏细数,指端发凉,右侧胸部呼吸音消失,胸部 X 线检查可见液平面。

10. 该病人可能出现了
    A. 血胸
    B. 张力性血气胸
    C. 闭合性血气胸
    D. 开放性气胸
    E. 张力性气胸

11. 护士在巡视病房时发现胸腔闭式引流管连接处脱落,此时应立即采取的处理是
    A. 用手捏闭胸壁伤口处皮肤
    B. 重新连接引流管
    C. 双钳夹闭胸壁引流导管
    D. 拔除引流管
    E. 通知医师、等待处理

12. 病人行胸腔闭式引流,护士鼓励其咳嗽和深呼吸,目的是
    A. 增加氧供
    B. 防止液体回流
    C. 保持引流通畅
    D. 促进液体、气体排出及肺复张
    E. 呼吸功能锻炼

13. 保证水封瓶长管没入水中的目的是
    A. 保持一定的压力
    B. 防止逆行感染
    C. 保持管道的密闭性
    D. 有助于观察水柱波动情况
    E. 液体量少,便于更换装置

14. 该病人的胸腔闭式引流管长管中水柱波动范围为 15~20cm,提示
    A. 可能存在肺不张
    B. 肺已完全复张
    C. 引流不通畅
    D. 病人肺活量增大
    E. 液体引流效果好

15. 该病人出院时,**错误**的健康教育内容是
    A. 3 个月后复查 X 线胸片
    B. 注意安全,避免外伤
    C. 尽可能少活动,以免影响康复
    D. 应每日保证有效咳嗽咳痰
    E. 避免呼吸道感染

(二) 名词解释

1. 纵隔扑动

2. 张力性气胸

3. 连枷胸

4. 肋骨骨折

(三) 简答题

1. 简述胸腔闭式引流的目的。

2. 简述如何保持胸腔闭式引流的密闭性。

(四) 病例分析题

1. 赵女士,42 岁,因外伤致开放性气胸,病人伤口处可闻及 "嘶嘶" 样声音,P 110 次 /min,R 25 次 /min,BP 83/40mmHg。

请问:

(1) 该病人的处理原则是什么?

(2) 如果行胸腔闭式引流,如何保持引流管通畅?

(3) 符合哪些条件时,可以考虑为病人拔除胸腔引流管?

2. 李先生,38 岁,2h 前驾车与前车追尾,车辆翻入沟内,玻璃碎片刺入右胸部,伤后 30min 由救护车送入院。病人诉胸痛、胸闷、呼吸困难、呼吸受限。体格检查:P 105 次 /min,R 26 次 /min,BP 90/62mmHg。右胸壁一宽约 3cm 玻璃碎片刺入但未闻及空气出入的声音,右胸触压痛明显。胸部 X 线提示右侧第 4、5、6 肋多发肋骨骨折,右肺萎陷 40%,右侧胸腔积气,气管纵隔略向左移位,右胸壁异物。初步诊断为开放性胸外伤、开放性气胸、多根多处肋骨骨折。

请问:

(1) 在事故现场及术前,护士应采取哪些措施?

(2) 此病人的主要护理诊断有哪些?

(3) 如何对该病人进行健康教育?

【参考答案】

(一) 选择题

A1/A2 型题

1. B　2. D　3. D　4. D　5. E　6. D　7. D　8. C　9. A　10. C
11. E　12. A　13. A　14. E　15. D　16. A　17. B　18. B　19. B　20. E

A3/A4 型题

1. D　2. C　3. A　4. D　5. D　6. B　7. A　8. E　9. E　10. B
11. C　12. D　13. C　14. A　15. C

(二) 名词解释

1. 胸部损伤致双侧胸腔内压力不平衡,患侧胸内压显著高于健侧时,可致纵隔向健侧移位,进一步使健侧肺扩张受限,表现为吸气时纵隔向健侧移位,呼气时又移回患侧,导致其位置随呼吸而左右摆动,称为纵隔扑动。

2. 张力性气胸是由气管、支气管或肺损伤裂口与胸腔相通,且形成活瓣,气体随每次吸气时从裂口进入胸腔,而呼气时裂口活瓣关闭,气体不能排出,使胸腔内积气不断增多,压力逐步升高,导致胸腔压力高于大气压,又称为高压性气胸。

3. 多根多处肋骨骨折使局部胸壁失去完整肋骨支撑而软化,可出现反常呼吸运动,即吸气时软化区胸壁内陷,呼气时外突,称连枷胸。

4. 肋骨骨折是指暴力直接或间接作用于肋骨,使肋骨的完整性和连续性中断,是最常见的胸部损伤。

(三) 简答题

1. 引流胸腔内积气、血液和渗液;重建胸膜腔负压,保持纵隔的位置正常;促进肺复胀。

2. ①随时检查引流装置是否密闭,引流管有无脱落,若引流管从胸腔滑脱,应立即用手捏闭伤口处皮肤,消毒处理后,以凡士林纱布封闭伤口,并协助医师进一步处理;若引流瓶损坏或引流管连接处脱落,应立即双钳夹闭胸壁引流导管,并更换引流装置,引流管周围应用油纱布严密包盖。②水封瓶长管没入水中3~4cm,并始终保持直立。③更换引流瓶或搬动病人时,应先用止血钳双重夹闭引流管,防止空气进入。放松止血钳时,应先将引流瓶安置低于胸壁引流口平面的位置。

(四) 病例分析题

1. (1) ①非手术治疗:紧急封闭伤口;安全转运;住院处理;预防和处理并发症。②手术治疗:对疑有胸腔内器官损伤或进行性出血者行开胸探查,止血、修复损伤或清除异物。

(2) ①观察并准确记录引流液的颜色、性状和量,定时挤压引流管,防止受压、扭曲和阻塞;②密切注意水封瓶长管中水柱波动的情况,以判断引流管是否通畅;③取半卧位,经常改变体位,鼓励病人咳嗽和深呼吸,以便胸腔内液体和气体的排出,促进肺复张。

(3) 置管引流 48~72h 后,引流瓶中无气体逸出且颜色变浅,24h 引流液量 <300ml、脓液 <10ml、胸部 X 线显示肺复张良好无漏气、病人无呼吸困难或气促时,可终止引流,考虑拔管。

2. (1) 病人若出现危及生命的征象时,护士应协同医师施以急救;该病人内脏损伤情况未知,不可盲目拔除玻璃碎片;保持呼吸道通畅;缓解疼痛;动态观察病情变化,观察呼吸、血压、心率、意识等变化;遵医嘱注射破伤风抗毒素及合理使用抗生素;该病人血压有所下降,应及时建立静脉通路,遵医嘱输血输液并记录液体出入量,避免输液过快、过量而发生肺水肿;术前准备。

(2) ①气体交换受损　与胸部损伤、疼痛、胸廓活动受限及肺萎陷有关。②急性疼痛　与组织损伤有关。

(3) ①向意识清醒的病人讲解深呼吸和有效咳嗽、咳痰的意义:深呼吸有利于缓解伤口疼痛,减轻呼吸困难;有效咳嗽、咳痰可保持呼吸道通畅,预防呼吸道感染,促进肺扩张。②鼓励病人尽量克服疼痛配合治疗,指导病人咳嗽、咳痰时,用双手按压患侧胸壁,以减轻因伤口震动产生的疼痛。③告知病人应早期循序渐进进行肢体功能锻炼,同时注意安全,近期不宜参加剧烈的体育活动。④胸部损伤严重的病人,出院后须定期来院复诊,发现异常及时治疗;肋骨骨折病人术后 3 个月应复查胸部 X 线检查,以了解骨折愈合情况。

【部分习题解析】

（一）选择题

A1/A2 型题

1. B　为保持管道的密闭性,胸腔引流瓶长管应没入水中 3~4cm。

2. D　胸腔引流瓶应低于胸壁引流口平面 60~100cm,防止液体逆流至胸腔,并能借助重力引流。

3. D　水封瓶长管中水柱波动的情况可判断引流管是否通畅。一般水柱上下波动的范围为 4~6cm。

4. D　带管病人活动时需保持整个系统的密闭性,但不应夹闭引流管以免导致胸膜腔内积气无法排出,加重病情。

5. E　若胸腔闭式引流管从胸腔滑脱,在没有准备的情况下,应立即用手捏闭放置引流管口处皮肤,再进一步处理。

6. D　第 4~7 肋骨长而薄,最易折断,故最易发生肋骨骨折。

7. D　多根多处肋骨骨折将使局部胸壁失去完整肋骨支撑而软化,可出现反常呼吸运动。

8. C　心包、肺和膈肌的运动具有去纤维蛋白作用,因此积血不易凝固。

9. A　开放性气胸的首要处理是立即封闭伤口,使其转为闭合性气胸。

10. C　通过定时挤压引流管,可以保持引流通畅。

11. E　多根多处肋骨骨折、胸壁软化范围小而反常呼吸运动不严重的病人采用多头胸带或弹性胸带固定胸廓,这样能减少肋骨断端活动、减轻疼痛。

12. A　进行性血胸出血量多,可造成有效循环血量减少致循环衰竭,处理不当,病人可因失血性休克短期内死亡,宜立即剖胸探查、止血。

13. A　气胸导致肺萎陷在 30% 以下者为小量气胸。

14. E　少量血胸,血胸量≤500ml;中量血胸,血胸量 500~1 000ml;大量血胸,血胸量 >1 000ml。

15. D　张力性气胸的主要致死原因是病人极度呼吸困难,严重缺氧。

16. A　拔除胸腔闭式引流时,应嘱病人深吸气后屏气,因此时肺处于最大膨胀状态,无效腔隙最小。

17. B　病人呼吸时伤口发出 "嘶嘶" 的声音,提示气体可以自由进出胸腔,同时患侧呼吸音消失,叩诊呈鼓音,考虑为开放性气胸。

18. B　该病人发生了张力性气胸,经胸腔闭式引流后病情稳定者取半卧位,使膈肌下降,有利于呼吸。

19. B　开放性气胸由于胸腔与外界大气直接相通,气体自由进出胸腔,在呼吸过程中,由于健侧胸腔内压力有波动,因而出现纵隔扑动,严重影响呼吸和循环功能。

20. E　Beck 三联征是指静脉压升高、血压下降、脉细快。病人可伴有心音遥远、动脉压下降,常见于心脏压塞病人。

A3/A4 型题

1. D　左侧胸部外伤,左侧肋骨骨折伴开放性伤口,呼吸时,伤口处可闻及 "嘶嘶" 声,判断病人为开放性气胸,此时由于纵隔扑动,严重威胁病人生命,故首先要封闭伤口,阻止纵隔扑动。

2. C　判断气胸是否存在以及气胸量多少,可通过胸部 X 线检查确诊,胸腔穿刺也可以判断是否存在气胸,但误穿肺脏亦可抽出气体。

3. A　因气体上浮,故引流气体宜选择胸腔内位置较高的锁骨中线第 2 肋间。

4. D　搬运该病人需注意保持引流系统的密闭性(B 选项正确);防止引流液逆流(E 选项正确);保证引流管引流瓶妥善固定防止脱出(A、C 选项正确)。嘱病人屏气无法达到上述目的且对病人呼吸不利,故 D 选项错误。

5. D　由于长管与病人的胸腔相通,呼吸过程中,由于胸腔内压力的变化,长管内的水柱出现波动,代表管路通畅。

6. B　24h 引流脓液 <10ml,方可考虑为其拔除引流管。

7. A　极度呼吸困难,气管向右侧偏移,左胸饱满,叩诊呈鼓音,左胸廓饱满,是张力性气胸的临床表现。

8. E　极度呼吸困难,发绀,严重缺氧,应首先考虑低效性呼吸型态。

9. E　一旦发生张力性气胸,应立即穿刺排气减压。

10. B　病人皮下气肿越来越重,右侧胸部呼吸音消失,X 线可见液平面等可判断病人为张力性气胸和血胸。

11. C　若引流管从胸壁引流管与引流装置连接处脱落,立即用双钳夹闭胸壁引流导管,以免外界气体进入胸膜腔。

12. D　咳嗽和深呼吸可以促进液体、气体排出及肺复张。

13. C　为保持胸腔闭式引流管道的密闭性,水封瓶内长管应没入水中 3~4cm。

14. A　长管中水柱正常波动范围为 4~6cm,波动过大,提示可能存在肺不张。

15. C　病人恢复期胸部可能仍有轻微不适或疼痛,但应早期进行锻炼并循序渐进,以促进肺康复、减少并发症。

(秦　颖)

第十九章　胸壁、胸膜疾病病人的护理

【重点和难点】

(一) 基本概念

1. 漏斗胸　是胸骨连同肋骨向内、向后凹陷,呈舟状或漏斗状的胸壁畸形。

2. 脓胸　是指脓性渗液积聚于胸膜腔内的化脓性感染。

3. 胸壁肿瘤　来源于胸廓深部软组织、肌肉、骨骼的肿瘤。分为原发性胸壁肿瘤和继发性胸壁肿瘤。

4. 胸膜肿瘤　发生于胸膜的肿瘤,包括原发性胸膜肿瘤和继发性胸膜肿瘤两大类。

(二) 漏斗胸

1. 临床表现

(1) 症状:病人常体型瘦弱,不好动,易患上呼吸道感染,活动能力受限。活动时出现心慌、气短和呼吸困难。

(2) 体征:除胸廓畸形外,常有轻度驼背、腹部凸出等特殊体型。

2. 处理原则　畸形轻者不需要特殊处理。畸形严重者,影响生长发育和呼吸、循环功能,带来心理负担,应早期手术治疗。

3. 护理措施

(1) 术前护理:①心理护理;②术前准备,重点是呼吸功能锻炼和床上大小便训练;③营养支持,指导病人进食高蛋白、高热量、高维生素饮食。

(2) 术后护理:

1) 监测生命体征:心电监护 12~24h,持续低流量吸氧,密切观察血压、呼吸、脉搏及血氧饱和度变化并做好记录。

2) 保持呼吸道通畅:全麻术后病人回病房后去枕平卧,头部偏向一侧,予鼻导管给氧。及时咳出呼吸道分泌物,保持呼吸道通畅。出现躁动者,遵医嘱应用镇静剂。密切观察病人的面色、呼吸情况,如有异常及时通知医师。

3）胸腔闭式引流护理：应妥善固定管道，保持有效引流，定时挤压、防止堵管，避免打折，密切观察其引流量、颜色，并准确记录。正常情况下术后1~2d拔管。

4）体位及运动：术后需保持平卧于硬板床，勿使用海绵等软垫；盖被轻薄，避免胸部负重。严禁翻身侧卧，以防胸廓受压变形，造成矫形钢板移位。术后第1d即可下床活动。注意扶病人坐起时应平托其后背，保持胸背部挺直，避免牵拉上肢。

5）饮食：术后麻醉清醒4~6h，无腹胀、恶心、呕吐症状即可进食，一般先进食流质、半流质饮食，并逐渐过渡到正常饮食。术后加强营养，进食含蛋白质营养丰富的食物以及新鲜水果和蔬菜。

6）并发症的护理：气胸为漏斗胸术后主要并发症，术后应密切观察病人的呼吸型态、频率和节律，定时听诊双肺呼吸音是否清晰、一致，有无鼻翼扇动、口唇发绀等缺氧症状。避免翻身拍背和背部叩击，防止支架移位损伤肺脏。少量气胸可行胸腔穿刺，大量气胸则须放置胸腔闭式引流。严密监测病人的体温，注意观察有无伤口感染或呼吸道感染。

（三）脓胸

1. 脓胸的分类

（1）按病程分为急性脓胸和慢性脓胸。

（2）按致病菌分为化脓性脓胸、结核性脓胸和特异病原性脓胸。

（3）根据感染波及的范围分为局限性脓胸和全脓胸。

2. 病因

（1）急性脓胸：多为继发性感染，致病菌以肺炎球菌、链球菌多见。近年来，由于抗生素的广泛应用，这些细菌所致肺炎和脓胸已较前减少，而葡萄球菌特别是耐药性金黄色葡萄球菌却大大增多。若为厌氧菌感染，则为腐败性脓胸。致病菌侵入胸膜腔并引起感染的途径和方式：①直接由化脓病灶侵入或破入胸膜腔，或因外伤、异物存留、手术污染或血肿引起继发感染；②经淋巴管侵入胸膜腔；③经血源性播散进入胸膜腔。

（2）慢性脓胸：①急性脓胸未及时治疗或处理不当；②脓腔内有异物存留；③合并支气管或食管瘘而未及时处理；④与胸膜腔毗邻的慢性病灶等感染的反复侵入；⑤有特殊病原菌存在使脓腔长期不愈。

3. 临床表现

（1）急性脓胸

1）症状：常有高热、脉速、呼吸急促、食欲减退、胸痛、全身乏力等，积脓较多者还有胸闷、咳嗽、咳痰症状，严重者可出现发绀和休克。

2）体征：患侧呼吸运动减弱，肋间隙饱满；患侧语颤音减弱；叩诊呈浊音，脓气胸叩诊上胸部呈鼓音，下胸部呈浊音；听诊呼吸音减弱或消失。

（2）慢性脓胸

1）症状：常有长期低热、食欲减退、消瘦、贫血、低蛋白血症等慢性全身中毒症状及营养不良；有时可有气促、咳嗽、咳脓痰等症状。

2）体征：可见胸廓内陷，呼吸运动减弱，肋间隙变窄；支气管及纵隔偏向患侧；听诊示呼吸音减弱或消失；可有杵状指/趾；严重者有脊椎侧凸。

4. 处理原则

（1）急性脓胸：控制原发感染，促进肺组织尽快复张。

（2）慢性脓胸：手术治疗消除致病原因和脓腔。

5. 护理措施

（1）术前护理：加强营养、皮肤护理、减轻疼痛、降低体温、改善呼吸功能、心理护理。

（2）术后护理：做好病情观察、维持有效呼吸、保持引流管通畅、开展有效康复训练。

6. 健康教育

（1）预防感染：注意保暖，避免受凉，防止肺部感染。及时发现感染症状并积极治疗。

(2) 疾病指导:遵医嘱按时服药;定期复查肺功能,如有不适,随时复诊。

(3) 康复指导:嘱病人加强营养;保证充足睡眠,避免劳累;指导病人进行呼吸功能锻炼及有氧运动,如深呼吸、吹气球、太极拳、散步等,以增加肺活量,改善肺功能,增强机体抵抗力。

(四) 胸壁、胸膜肿瘤

1. 临床表现

(1) 胸壁肿瘤:根据病史、症状和肿块的性质。生长比较迅速、边缘不清、表面有扩张血管、疼痛等,往往是恶性肿瘤的表现。肿块坚硬如骨、边缘清楚、增大缓慢者,多属良性骨或软骨肿瘤。

(2) 胸膜肿瘤:①大多数胸膜转移瘤病人往往无症状。②弥漫型恶性胸膜间皮瘤起病症状不明显。常见症状有呼吸困难、持续性剧烈胸痛、干咳等。常伴有大量血性胸腔积液。肿瘤侵犯肺或支气管,可继发少量咯血。偶尔可见同侧 Horner 综合征或上腔静脉综合征。晚期一般可有不适、厌食、消瘦、全身衰竭等。③局限型胸膜间皮瘤生长缓慢,绝大多数呈良性表现,约 50% 无症状。最常见表现为咳嗽、胸痛和发热。

2. 处理原则

(1) 胸壁肿瘤:以手术处理为主,不能手术者,配合化疗、放疗综合治疗。

(2) 胸膜肿瘤:①继发性胸膜肿瘤:主要针对原发瘤,但也常需控制胸膜腔渗液。②原发性胸膜肿瘤:弥漫性胸膜间皮瘤主要采取药物治疗,局限型纤维间皮瘤常采用手术切除术。

3. 护理措施

(1) 胸壁肿瘤病人的护理

1) 术前护理:遵医嘱给予有效的抗生素治疗,控制局部感染;并发慢性支气管炎者,术前应遵医嘱给予足量抗生素控制肺部感染;做好术前放射治疗或化学治疗期间的对症护理;作好胸壁重建的术前准备。

2) 术后护理:加强呼吸道护理,鼓励病人有效排痰,必要时行气管切开和呼吸机辅助呼吸;手术部位适当加压包扎,防止积液及感染;遵医嘱合理应用抗生素。

(2) 胸膜肿瘤病人的护理

1) 心理护理:病人血性胸水较多,持续时间长,需长期胸腔闭式引流,很容易产生急躁、焦虑、恐惧心理。应针对病人具体情况给予心理疏导。

2) 疼痛护理:评估病人疼痛情况,采用非药物和药物治疗,以减轻病人疼痛。

3) 胸腔闭式引流的护理:保持引流通畅,维持有效引流,防止感染。

4) 胸腔内化学治疗的护理:化疗前清淡易消化饮食,预防呕吐。注药前将胸水抽净,注药后每 30min 更换一次体位,使药物充分均匀分布于胸膜腔。协助病人做好生活护理,加强口腔护理和皮肤护理,预防感染。

【习题】

(一) 选择题

A1/A2 型题

1. 脓胸致病菌最常见的来源是

  A. 胸腔手术污染　　　　　B. 肺内感染灶　　　　　C. 胸腔内其他脏器的感染灶

  D. 纵隔内脏器的感染灶　　E. 身体其他部位的感染灶

2. 下列**不是**急性脓胸的临床表现是

  A. 严重中毒症状　　　　　B. 体温高达 40℃　　　　C. 白细胞计数增高

  D. 胸廓饱满　　　　　　　E. 杵状指

3. 慢性脓胸可出现的体征是

  A. 肋间隙饱满　　　　　　B. 叩诊鼓音　　　　　　C. 支气管及纵隔偏向患侧

  D. 支气管及纵隔偏向健侧　E. 下胸部叩诊过清音

4. 慢性脓胸病人术后护理措施正确的是

  A. 胸廓成形术后病人易发生大量渗血,需快速输新鲜血液

B. 胸膜纤维板剥脱术后病人,不需用胸带包扎

C. 引流管应选用细管,以减少刺激

D. 指导病人做腹式深呼吸

E. 引流管应插入较深的位置

5. 急性脓胸病人若怀疑伴有气管食管瘘或腐败性脓胸时,应采取的处理措施是

A. 及时反复行胸腔穿刺　　　　B. 向胸膜腔内注入抗生素　　　　C. 加大全身抗生素用量

D. 及早行胸腔闭式引流术　　　　E. 脓胸扩清术

6. 李先生,20岁,因肺炎合并右侧脓胸,多次胸膜腔穿刺抽出稠厚脓液,有发热等感染中毒症状难控制。应采取的下列治疗方法是

A. 继续胸穿抽脓,注入对致病菌敏感的抗生素

B. 早日剖胸手术

C. 更换胸穿部位抽脓

D. 胸腔闭式引流术,全身使用对致病菌敏感抗生素

E. 继续胸穿抽脓,全身使用对致病菌敏感抗生素

7. 刘先生,25岁,确诊肺炎1周,体温正常2d,昨夜突发高热、呼吸急促、咳痰、胸痛。体格检查:右侧肋间隙饱满,语颤音减弱。胸部X线示:右侧胸腔呈现大片浓密阴影。血常规:白细胞计数 $16 \times 10^9/L$,中性粒细胞比值为 0.85。右侧胸膜腔穿刺抽出少许稀薄脓性液体。考虑出现急性脓胸,其护理措施**错误**的是

A. 指导病人做胸式深呼吸　　　　B. 物理降温　　　　C. 适当镇痛

D. 协助病人定时翻身　　　　E. 嘱病人多饮水

8. 下列关于漏斗胸处理原则正确的是

A. 手术时机以 12 岁以上为最佳

B. 目前临床广泛应用胸骨翻转术(Wada 手术)治疗

C. 漏斗胸可影响病人心理健康,均须行手术治疗

D. 微创漏斗胸矫正术后无须拆除支撑钢板

E. 畸形不严重者可不予处理

9. 下列有关胸壁肿瘤处理原则正确的是

A. 恶性肿瘤不能手术切除

B. 良性肿瘤不须手术切除

C. 不论良性或恶性,均不需手术切除

D. 无法确定性质的胸壁肿瘤,在条件许可下均应及早做手术切除治疗

E. 转移性胸壁肿瘤无须切除

10. 下列关于胸膜肿瘤叙述正确的是

A. 原发性胸膜肿瘤比继发性胸膜肿瘤多见

B. 胸膜间皮瘤大多为良性

C. 胸膜间皮瘤的病因与长期吸入石棉粉尘有密切关系

D. 胸腔积液细胞学检查是诊断恶性胸膜间皮瘤最好的手段

E. 继发性胸膜肿瘤经手术治疗预后较好

A3/A4 型题

(1~4 题共用题干)

黄女士,25岁,2周前确诊大叶性肺炎,经积极治疗体温正常已 2 周,昨日突起畏寒发热、呼吸急促。体格检查:右侧肋间隙饱满,语颤音减弱。胸部 X 线示:右侧胸腔平第 4 前肋有一外高内低弧形阴影,行右侧胸膜腔穿刺,抽出少许稀薄脓性液体。血常规:白细胞计数 $17 \times 10^9/L$,中性粒细胞比值为 0.88。

1. 考虑病人并发了
    A. 血胸   B. 开放性气胸   C. 张力性气胸
    D. 闭合性气胸   E. 急性脓胸

2. 目前主要治疗措施是
    A. 胸腔闭式引流术   B. 开胸手术
    C. 全身应用抗生素   D. 开胸手术 + 大量广谱抗生素
    E. 胸腔抽脓注入抗生素 + 全身应用抗生素

3. 目前该病人的护理措施**不正确**的是
    A. 多进食高蛋白、高热量和富含维生素的食物   B. 根据呼吸情况,酌情给氧 2~4L/min
    C. 可每日或隔日 1 次抽脓   D. 取平卧位
    E. 鼓励病人多饮水,必要时物理降温

4. 病人行胸腔闭式引流,若胸腔引流管自胸壁伤口脱出,正确的处理是
    A. 捏紧导管   B. 更换引流导管   C. 捏紧胸壁穿刺处皮肤
    D. 将引流管立即重新插入   E. 立即缝合胸壁穿刺处

(5~10 题共用题干)

关先生,55 岁,吸烟 20 年,20 支 /d。既往患肺结核,两个月前因高热、呼吸困难确诊为结核性胸膜炎。病人主诉近 2 个月一直咳嗽,食欲减退,体重减轻。体格检查:胸廓内陷,支气管偏向左侧,呼吸运动减弱,肋间隙变窄,听诊示呼吸音减弱。血常规:红细胞计数 3×10^9/L,血红蛋白 6.5g/L。

5. 该病人目前的可能诊断为
    A. 血胸   B. 慢性脓胸   C. 张力性气胸   D. 闭合性气胸   E. 急性脓胸

6. 该病人最主要的发病原因是
    A. 吸烟   B. 合并支气管胸膜瘘或食管胸膜瘘
    C. 合并特异性感染如结核菌感染   D. 胸内留有异物
    E. 急性脓胸治疗不及时或治疗不当

7. 该病人目前的处理原则是
    A. 抗生素治疗   B. 闭式胸腔引流术   C. 胸腔穿刺抽脓
    D. 消除致病原因,闭合胸腔   E. 胸腔注入抗生素

8. 该病人的护理措施**不正确**的是
    A. 鼓励病人有效咳嗽、排痰
    B. 用较细的引流管进行引流以便减少刺激,减轻疼痛
    C. 指导病人做腹式深呼吸
    D. 可给予少量多次输血
    E. 行胸膜纤维板剥脱术后应严密观察生命体征

9. 该病人如要行胸膜纤维板剥除术,术前主要的处理措施是
    A. 护肝治疗   B. 少量多次输新鲜血   C. 胸腔内冲洗
    D. 局部理疗   E. 静脉大剂量应用抗生素

10. 该病人如行胸廓成形术,进行康复训练**不正确**的是
    A. 采取正直姿势   B. 练习头部前后左右回转运动
    C. 练习上半身的前屈运动   D. 练习上半身的左右弯曲运动
    E. 自术后第 3d 开始上肢运动

(二) 名词解释

1. 脓胸

2. 漏斗胸

（三）简答题

1. 简述改善脓胸病人呼吸功能的主要护理措施。

2. 简述脓胸病人的护理要点。

3. 简述胸壁肿瘤的处理原则。

（四）病例分析题

洪先生，20岁，15d前因受凉出现发热，咳嗽，间断咳痰，热型为稽留热，确诊为肺炎。给予头孢类抗生素及激素治疗8d，病人仍持续高热，咳嗽转为干咳。体格检查：T 39℃，P 118次/min，R 36次/min，发育正常，胸廓对称无畸形，左肺呼吸动度不明显，触诊语颤减弱，叩诊为浊音，未闻及呼吸音。实验室检查：白细胞计数 17.2×10^9/L，中性粒细胞比值0.64，淋巴细胞比值0.30。胸部CT检查：左侧胸腔12cm×6.5cm阴影。左侧胸膜腔穿刺，抽出少许稀薄脓性液体。临床诊断为急性脓胸。

请问：

（1）简述急性脓胸最常见的原因。

（2）列出该病人主要护理诊断。

（3）针对该病人护理诊断目前主要的护理措施是什么？

【参考答案】

（一）选择题

A1/A2型题

1. B   2. E   3. C   4. D   5. D   6. D   7. A   8. E   9. D   10. C

A3/A4型题

1. E   2. E   3. D   4. C   5. B   6. E   7. D   8. B   9. B   10. E

（二）名词解释

1. 脓胸是指脓性渗出液积聚于胸膜腔内的化脓性感染。

2. 漏斗胸是指前胸壁胸骨中下部与其两侧肋骨异常向后弯曲凹陷，呈舟状或漏斗状的胸壁畸形。

（三）简答题

1. 改善脓胸病人呼吸功能的主要护理措施：①体位：取半卧位，以利于呼吸和引流。有支气管胸膜瘘者取患侧卧位，以免脓液流向健侧或发生窒息；胸廓成形术后取术侧卧位。②吸氧：给氧，氧流量2~4L/min。③保持呼吸道通畅：痰液较多者，合理应用抗生素控制感染，协助病人排痰或体位引流。④协助医师进行治疗。⑤呼吸功能训练：鼓励病人有效咳嗽、排痰、吹气球、使用深呼吸功能训练器，促使肺充分膨胀，增加通气容量。⑥保证有效引流：急性脓胸病人如能及时彻底排除脓液，使肺逐渐膨胀，脓腔闭合，一般可治愈。

2. 脓胸病人的护理要点：①术前护理要点：改善呼吸功能；减轻疼痛；降温；加强营养；保持皮肤清洁；康复训练。②术后护理要点：严密观察病情；维持有效呼吸；保持有效胸腔闭式引流；加强术后康复训练。

3. 胸壁肿瘤的处理原则：诊断明确的良性原发性胸壁肿瘤，如肿瘤较小，且症状不明显，可暂时不处理。无法确定性质的胸壁肿瘤，无论是良性还是恶性，均应及早手术切除治疗。

（四）病例分析题

（1）导致急性脓胸的最常见原因是肺的继发性感染。

（2）护理诊断有：①气体交换受损；②疼痛；③体温过高。

（3）针对性的护理措施有：

1）改善呼吸功能：①体位：取半坐卧位，以利于呼吸和引流；②酌情给氧；③保持呼吸道通畅；④遵医嘱合理应用抗生素；⑤协助医师进行治疗；⑥呼吸功能训练；⑦保证有效引流。

2）减轻疼痛：指导病人做腹式深呼吸，减少胸廓运动，减轻疼痛，必要时行镇静、镇痛护理。

3）降温：给予冰敷、乙醇擦浴等物理降温措施，鼓励病人多饮水，必要时应用药物降温。

4）保持病人皮肤清洁，做好心理护理。

【部分习题解析】

(一) 选择题

A1/A2 型题

1. B 脓胸最主要的原发病灶来自肺部。

2. E 杵状指是慢性脓胸的临床表现。

3. C 慢性脓胸体征可见胸廓内陷,呼吸运动减弱,肋间隙变窄;支气管及纵隔偏向患侧;听诊示呼吸音减弱或消失。可有杵状指/趾;严重者有脊椎侧凸。

4. D 慢性脓胸胸廓成形术后病人易发生大量渗血,需密切观察病情,出现异常通知医师,故 A 不对;胸膜纤维板剥脱术后病人,需用胸带加压包扎,B 不对;引流管不能过细,引流位置适当,勿插入太深,以免影响脓液排出,故 C、E 均错误。术后胸部伤口疼痛,指导病人做腹式深呼吸。故选 D。

5. D 急性脓胸应尽早排净脓液,使肺早日复张。若脓液稠厚不易抽出,或经治疗脓液不见减少,病人症状不见明显改善,或发现有大量气体,疑伴有气管、食管瘘或腐败性脓胸等,均宜及早施行胸膜腔闭式引流术。

6. D 急性脓胸若脓液稠厚不易抽出,或经治疗脓液不见减少,病人症状不见明显改善,或发现有大量气体,疑伴有气管食管瘘或腐败性脓胸等,均宜及早施行胸膜腔闭式引流术。故选 D。

7. A 急性脓胸病人指导病人做腹式深呼吸,减少胸廓运动以减轻疼痛;高热者给予冰敷、乙醇擦浴等物理降温措施;予肠内、外营养支持;协助病人定时翻身和肢体活动,给病人擦洗身体,按摩背部及骶尾部皮肤,以改善局部血液循环,增强机体抵抗力;开放式引流时应保持局部清洁,及时更换敷料,引流口周围皮肤涂氧化锌软膏,防止发生皮炎。

8. E 漏斗胸畸形轻者,可不予处理,随年龄增长可自行矫正。

9. D 胸壁肿瘤不论良性或恶性,在条件许可下均应及早做手术切除治疗。

10. C 胸膜肿瘤以继发性胸膜肿瘤较多见。原发性胸膜肿瘤,如胸膜间皮瘤,大多为恶性,与长期吸入石棉粉尘有关。胸腔镜活检是诊断胸膜间皮瘤的最佳手段。继发性胸膜肿瘤以治疗原发肿瘤为主。

A3/A4 型题

1. E 该病人并发了脓胸的主要依据是:患大叶性肺炎正在治疗中,突然出现高热、呼吸急促,白细胞计数及中性粒细胞计数均升高。胸腔穿刺抽出少许稀薄脓液。

2. E 该病人最先出现的脓液稀薄,主要的治疗措施是及早胸膜腔穿刺,抽出稀薄脓液并向胸膜腔内注入抗生素,同时依据致病菌药敏来选择抗生素,观察疗效并及时调整药物和剂量。

3. D 急性脓胸病人应取半坐卧位,以利于呼吸和引流。

4. C 若引流管从胸腔滑脱,立即用手捏闭伤口处皮肤,消毒处理后,用凡士林纱布封闭伤口,并协助医师做进一步处理。

5. B 该病人曾患肺结核并继发急性脓胸,出院时可能未完全治愈,所以一直有咳嗽、食欲下降、消瘦。体格检查发现胸廓内陷,呼吸运动减弱,肋间隙变窄,听诊示呼吸音减弱,并伴贫血。此乃慢性脓胸的临床表现与体征。

6. E 发生慢性脓胸的主要原因是:急性脓胸未及时治疗;急性脓胸处理不当。如引流太迟、引流管拔除过早、引流管过细、引流位置不当等致排脓不畅;脓腔内有异物存留,如弹片、死骨、引流管残段等,使感染难以控制;合并支气管或食管瘘而未及时处理;与胸膜腔毗邻的慢性病灶,如胸下脓肿、肝脓肿、肋骨骨髓炎等感染的反复传入;有特殊病原菌存在,如结核菌、放线菌等慢性炎症,导致纤维层增厚、肺膨胀不全,使脓腔长期不愈。

7. D 慢性脓胸的处理原则是消除致病原因,闭合脓腔,改善病人全身情况,消除中毒症状和纠正营养不良。以及根据病情选择胸膜纤维板剥除术、胸廓成形术、胸膜肺切除术或改进引流手术。

8. B 慢性脓胸病人应注意引流管不能过细,以免引流不畅。

9. B 该病人日渐消瘦,且重度贫血,应先改善全身情况再行手术。

10. E 胸廓成形术后病人,由于手术所需切断某些肌群,特别是肋间肌,易引起脊柱侧弯及术侧肩关节的运动障碍,故病人需采取正直姿势。坚持练习头部前后左右回转运动,练习上半身的前屈运动及左右弯曲运动。自术后第 1d 起即开始上肢运动,如:上肢屈伸、抬高上举、旋转等,使之尽可能恢复到健康时的活动水平。

(袁 华)

第二十章　肺部疾病病人的护理

【重点和难点】

(一) 基本概念

1. 肺癌　起源于支气管黏膜上皮和肺泡上皮的恶性肿瘤,也称支气管肺癌。

2. 肺结核　由结核分枝杆菌引起的、有较强传染性的慢性肺部疾病。

3. 支气管扩张　由于支气管壁及其周围肺组织的炎症性破坏所造成的支气管异常性、永久性扩张的慢性呼吸道疾病。

(二) 肺癌

1. 病理分类　①腺癌:最常见,多为周围型,生长速度较慢,局部浸润和血行转移早期即可发生,淋巴转移发生较晚;②鳞状细胞癌(鳞癌):多见于老年男性,与吸烟关系密切,中央型多见,通常先经淋巴转移,血行转移较晚;③大细胞癌:老年男性、周围型多见,分化程度低,预后不良;④小细胞癌:老年男性、中央型多见,胞质内含有神经内分泌颗粒,恶性程度高,侵袭力强,远处转移早,较早出现淋巴和血行转移,预后较差。

2. 临床表现

(1) 原发肿瘤表现:刺激性干咳或咳痰、咯血、喘鸣、胸闷、气促、胸痛、体重下降、乏力和发热等。

(2) 肿瘤压迫或侵犯邻近器官组织表现:压迫或侵犯膈神经引起同侧膈肌麻痹;压迫或侵犯喉返神经引起声带麻痹、声音嘶哑;压迫上腔静脉引起上腔静脉压迫综合征;侵犯胸膜及胸壁引起剧烈持续的胸痛和胸腔积液;侵犯胸膜则为尖锐刺痛,呼吸及咳嗽时加重;压迫肋间神经,疼痛可累及其神经分布区;若侵犯肋骨或胸椎,则相应部位出现压痛;压迫食管可引起吞咽困难、支气管 - 食管瘘;若压迫颈交感神经引起 Horner 综合征。

(3) 肿瘤远处转移表现:肺癌远处主要转移至脑、骨、肝、肾上腺及淋巴结,引起相应症状。

(4) 非转移性全身症状:如杵状指、骨关节痛、骨膜增生等骨关节病综合征、Cushing 综合征、重症肌无力、男性乳房发育、多发性肌肉神经痛等,称为副癌综合征。

3. 处理原则　根据病人的机体状况、肿瘤的病理组织学类型、分子类型、侵及范围和发展趋势采取个体化多学科综合治疗。目前基本手术方式为解剖性肺叶切除加淋巴结清扫术。

4. 护理措施

(1) 术前护理:①呼吸道准备,包括戒烟、维持呼吸道通畅、预防和控制感染、呼吸功能锻炼和机械通气治疗,改善肺泡的通气与换气功能,预防手术后感染;②纠正营养和水分的不足;③深静脉血栓(VTE)预防;④心理护理,减轻焦虑和恐惧。

(2) 术后护理

1) 病情观察:一般心电监护 24~48h;病人术后 24~36h 血压常有波动,应严密观察肢端温度,甲床、口唇及皮肤色泽,周围静脉充盈情况等。

2) 安置体位:病人麻醉未清醒前取平卧位,清醒且血压稳定者,可改为半坐卧位;肺段切除术或楔形切除术者选择健侧卧位;一侧肺叶切除者,如呼吸功能尚可,可取健侧卧位,如呼吸功能较差,则取平卧位;全肺切除术者,避免过度侧卧,可取 1/4 患侧卧位;咯血或支气管瘘管者,取患侧卧位。

3) 维持呼吸道通畅:包括给氧、观察、深呼吸及咳嗽、氧气雾化、吸痰等。

4) 胸腔闭式引流管的护理:按照胸腔闭式引流常规护理;术后肺创面及缝针处出现漏气时,可在胸腔引流瓶的短管处接低负压吸引器;全肺切除术后胸腔引流管一般全钳闭或半钳闭,防止两侧胸膜腔内压力不平衡导致纵隔摆动。

5) 伤口护理:保持伤口敷料干燥、无渗血、渗液;一般 7~9d 可拆除缝线。

6) 维持液体平衡和补充营养:控制输液量和速度;饮食宜高蛋白、高热量、丰富维生素、易消化。

7) 休息与活动:鼓励早期下床活动和进行手臂和肩关节的运动。

8) 并发症的护理:积极预防和处理出血、肺炎、肺不张、心律失常、支气管胸膜瘘、肺水肿、肺栓塞、心肌梗死等并发症。①胸腔内出血:加快输血、补液速度,注意保温,遵医嘱止血,保持胸腔引流管通畅,必要时监测中心静脉压,做好开胸探查止血的准备。②肺部感染和肺不张:鼓励咳嗽、咳痰,痰液黏稠者予以氧气雾化,必要时行鼻导管吸痰或行支气管纤维镜下吸痰,病情严重时可行气管切开,确保呼吸道通畅。③心律失常:遵医嘱应用抗心律失常药物,严格掌握药物剂量、浓度、给药方法和速度,观察药物的疗效及不良反应。④支气管胸膜瘘:置病人于患侧卧位;使用抗生素控制感染;继续行胸腔闭式引流;小瘘口可自行愈合,但应延长胸腔引流时间,必要时再次开胸手术修补。⑤肺水肿:立即减慢输液速度,控制液体入量;给予吸氧,氧气以 50% 乙醇溶液湿化;保持呼吸道通畅;遵医嘱给予心电监护及强心、利尿、镇静和激素治疗。⑥肺栓塞:绝对卧床休息,高浓度吸氧;根据情况予监测中心静脉压,控制输液入量及速度以及镇静镇痛、抗休克治疗和护理;遵医嘱予抗凝治疗或溶栓治疗后维持抗凝治疗。⑦心肌梗死:卧床休息,吸氧,心电监测及心理护理,遵医嘱予镇痛、扩冠、溶栓、抗心律失常、抗休克等处理。

(三) 肺结核

1. 病理改变 渗出性改变、增生性病变和干酪样坏死。

2. 临床表现 全身反应包括午后或傍晚低热、盗汗、疲倦乏力、食欲减退、体重下降等。呼吸道症状为咳嗽、咯血、胸痛、呼吸困难等。

3. 特殊护理措施

(1) 维持正常体温:①降温;②补液;③抗结核治疗。

(2) 并发症的护理:①预防肺部或胸腔继发性感染,重点在于做好消毒隔离和用药护理;②警惕支气管胸膜瘘的发生,重点在于加强监护和呼吸道护理。

(四) 支气管扩张

1. 病理改变 柱状、囊状和混合型扩张。

2. 临床表现 慢性咳嗽、咳痰、咯血,反复发作的呼吸道和肺部感染。

3. 特殊护理措施

(1) 营养支持:给予高维生素、高蛋白饮食,纠正营养不良和贫血。

(2) 并发症的护理:①窒息:协助病人保持安静,充分休息,必要时遵医嘱使用镇静剂、止血药物,维持呼吸道通畅。②肺部及胸腔感染:术前控制感染和减少痰量,争取每日排痰量在 50ml 以下;术后加强呼吸道护理;协助做好药物敏感试验;遵医嘱合理使用抗生素。

【习题】

(一) 选择题

A1/A2 型题

1. 肺癌大多数起源于

　　A. 肺毛细血管　　　　　B. 支气管黏膜上皮　　　　　C. 支气管软骨

　　D. 肺小血管　　　　　　E. 肺淋巴管

2. 肺癌中较早出现淋巴和血行广泛转移的是

    A. 鳞癌   B. 腺癌   C. 肺泡细胞癌   D. 大细胞癌   E. 小细胞癌

3. 肺癌最常见的病理类型是

    A. 小细胞癌   B. 腺癌   C. 鳞癌   D. 大细胞癌   E. 混合型肺癌

4. 肺癌的早期常见症状是

    A. 食欲减退   B. 持续性胸痛   C. 刺激性干咳、痰中带血

    D. 大咯血   E. Horner 综合征

5. **不属于**肺癌非转移性的全身症状的是

    A. 骨关节病综合征   B. Cushing 综合征   C. 重症肌无力

    D. 男性乳腺增大   E. 女性闭经

6. 肺癌病人出现声音嘶哑,应考虑肿瘤压迫

    A. 臂丛神经   B. 膈神经   C. 上腔静脉   D. 喉返神经   E. 颈交感神经

7. 肺癌病人的术前指导**错误**的是

    A. 术前 2 周戒烟   B. 腹式深呼吸   C. 保持口腔清洁

    D. 锻炼浅而快的呼吸   E. 将胸腔引流的方式告知病人

8. 肺癌病人行肺叶切除术后拔除气管插管,麻醉清醒后安返病房,以下**错误**的护理是

    A. 病人伤口愈合后再鼓励其咳嗽,防止伤口愈合不良

    B. 病人清醒后立即鼓励并协助其作深呼吸和咳嗽

    C. 咳嗽前先给病人叩背

    D. 嘱病人做 3~5 次深呼吸,深吸气后屏气 3~5s,再用力咳嗽将痰咳出

    E. 病人咳嗽时,可固定胸部伤口以减轻震动引起的疼痛

9. 指导全肺切除术后病人应**避免**的体位是

    A. 过度侧卧位   B. 半卧位   C. 1/4 侧卧位   D. 坐位   E. 仰卧位

10. 肺段切除术后病人最适合的体位是

    A. 平卧位   B. 头低足高仰卧位   C. 健侧卧位

    D. 1/4 侧卧位   E. 患侧卧位

11. 以下支气管扩张病人的护理措施中**错误**的是

    A. 咳嗽剧烈时遵医嘱使用镇静剂   B. 予高蛋白饮食,保证足够热量供给

    C. 遵医嘱使用抗生素控制感染   D. 嘱病人避免咳嗽

    E. 咯血后用生理盐水漱口,保持口腔清洁

12. 关于预防肺结核病人肺切除术后并发症的措施,下列叙述**不妥**的是

    A. 术前予以有效的抗结核治疗 1~2 周

    B. 正确掌握手术适应证和手术时机

    C. 严格无菌操作和提高手术水平,防止胸膜腔污染和出血

    D. 保证术后胸膜腔引流通畅,促进肺复张

    E. 术后加强抗菌药和抗结核药物治疗

13. 万先生,75 岁,因确诊肺癌行右上肺叶切除术加淋巴结清扫术,术后返回病房,生命体征平稳。2h后,病人出现烦躁不安,P 118 次 /min,BP 90/54mmHg,胸腔引流管引流出 400ml 鲜红色液。病人最有可能出现的情况是

    A. 肺水肿   B. 肺部感染   C. 肺不张

    D. 支气管胸膜瘘   E. 胸腔内出血

14. 全肺切除术后病人胸腔闭式引流管护理中,**不正确**的是

    A. 引流管呈钳闭或半钳闭状态

B. 保持患侧胸腔内有一定的渗液，减轻或纠正明显的纵隔移位

C. 每次放液量不宜超过 100ml

D. 若发现气管向健侧移位，可酌情放出适量的引流液

E. 放液速度宜快

15. 肺部手术病人术前护理中能有效预防术后肺部感染的护理措施是

A. 做好心理护理　　　　B. 纠正营养不良　　　　C. 监测生命体征

D. 维持体液平衡　　　　E. 做好呼吸道准备，改善肺功能

16. 李女士，57岁，自诉刺激性干咳4月余，伴胸痛、乏力、食欲下降，最近两周常有头晕、头痛，体格检查见颈静脉怒张。考虑为肺癌，且癌肿压迫

A. 上腔静脉　　B. 颈交感神经　　C. 喉返神经　　D. 膈神经　　E. 食管

17. 付女士，55岁，因刺激性干咳5个月，视物不清10d入院，胸部X线示右上肺4cm×2.5cm大小的不规则阴影，医师称此病变造成了Horner综合征，下列表现**不属于**Horner综合征的是

A. 同侧上眼睑下垂　　　　B. 声音嘶哑　　　　C. 眼球内陷

D. 面部无汗　　　　E. 瞳孔缩小

18. 谢先生，58岁，行左上肺叶切除加淋巴结清扫术后，为防止出现术侧肩关节僵直，应指导其进行的活动是

A. 翻身　　　　B. 床下进行四肢活动　　　　C. 术侧手臂及肩关节运动

D. 双手交替握紧、松开　　　　E. 独自自由活动

19. 李先生，50岁，胸部CT检查示右下肺叶直径3.4cm不规则高密度肿块，同侧肺门淋巴结肿大、直径约1.1cm，支气管纤维镜下活检提示为鳞癌，行全肺切除术。该病人术后第1d，T 37.5℃，P 88次/min，R 22次/min，BP 120/80mmHg，CVP 1.57kPa（16cmH₂O），尿液的颜色和量正常，下列护理措施中正确的是

A. 保持胸腔引流管通畅使之呈全开放状态　　　　B. 控制液体入量

C. 尽快引流其胸腔积血、积液，预防感染　　　　D. 取健侧卧位

E. 输液速度控制在50滴/min左右

20. 孙先生，42岁，肺切除术后发生了支气管胸膜瘘，以下说法**错误**的是

A. 多发生在术后1周

B. 由于支气管残端血运不良，支气管缝合处破裂引发

C. 表现为从胸腔引流管持续引流出大量气体

D. 亚甲蓝注入胸膜腔后，病人可咳出蓝色痰液

E. 一旦发生，病人应健侧卧位，使用抗生素抗感染

A3/A4型题

（1~3题共用题干）

龙女士，43岁，因长期咳嗽，反复咳黄绿色脓痰、咯血10余年入院。胸部CT示左下肺及左上肺舌段囊状支气管扩张。内科治疗无效，现考虑手术治疗。

1. 该病人的术前护理措施中**错误**的是

A. 控制感染，遵医嘱给予抗生素　　　　B. 术前将痰量控制在50ml/d以下

C. 应用镇咳、祛痰剂，绝对卧床休息　　　　D. 指导进行呼吸功能训练

E. 体位引流及雾化吸入

2. 该病人行左上肺舌段加左下肺切除术，术后当日出现痰多，不能咳出，发绀明显，病人面部表情恐慌，该病人可能出现了

A. 肺水肿　　B. 窒息　　C. 肺不张　　D. 哮喘发作　　E. 支气管胸膜瘘

3. 针对该病人的情况，应立即采取的救治措施是

A. 加大氧流量吸氧　　　　B. 叩背，鼓励病人咳嗽咳痰

  C. 呼吸机辅助呼吸   D. 经鼻导管吸痰或用支气管纤维镜吸痰

  E. 通知医师拔除无波动的胸腔引流管,减少刺激

(4~6 题共用题干)

  王先生,52 岁,有结核病接触史,吸烟 30 余年,无自觉症状。胸部 X 线示左上肺约 3cm 的肿块阴影,边缘模糊,痰液检查发现抗酸杆菌。

  4. 病人目前首先应采取的治疗方法是

   A. 抗结核治疗   B. 手术治疗   C. 抗结核治疗和支持治疗

   D. 随诊观察,定期复查   E. 放射治疗和支持治疗

  5. 该病人的护理措施**错误**的是

   A. 劝诫病人戒烟   B. 保持口腔清洁   C. 进食高蛋白高维生素饮食

   D. 禁止探视   E. 预防感染

  6. 该病人行肺叶切除加淋巴结清扫术后,下列处理措施中**不妥**的是

   A. 病人在麻醉清醒、生命体征稳定后取半卧位

   B. 注意监测生命体征

   C. 已连续 3h 胸腔引流出血性液体 150ml/h,继续观察

   D. 叩背,鼓励病人咳嗽

   E. 遵医嘱应用抗生素

(7~10 题共用题干)

  王先生,56 岁,吸烟,10 年前曾患右上肺结核,已治愈,平素体健;近 3 个月来咳嗽,痰中带血,胸部 X 线示右肺上叶有一孤立性球形阴影,直径 1.5cm,经支气管纤维镜检查诊断为肺癌,完善术前准备后在全麻下行右肺上叶切除加淋巴结清扫术。

  7. 术后早期协助病人进行深呼吸、有效咳嗽,目的是预防

   A. 支气管胸膜瘘   B. 心律失常   C. 急性肺水肿

   D. 切口感染   E. 肺不张和肺部感染

  8. 在下列可能出现的并发症中最**不会发生**的是

   A. 出血   B. 感染   C. 肺不张

   D. 肺水肿   E. 腹泻

  9. 该病人手术后第 1d,其护理措施中**错误**的是

   A. 协助病人深呼吸及咳嗽   B. 根据病人疼痛程度适当给予镇痛药物

   C. 床上肢体主动或被动运动   D. 取头低仰卧位引流排痰

   E. 病人生命体征平稳后,协助其床旁站立移步

  10. 术后第 5d,病人自觉切口疼痛,T 38.5℃,应考虑

   A. 外科手术热   B. 泌尿系统感染   C. 肺部感染

   D. 膈下脓肿   E. 切口感染

(11~16 题共用题干)

  章先生,50 岁,某石棉厂工人,因咳嗽、痰中带血 3 个月就诊,既往有"慢性支气管炎",吸烟 30 年,20 支/d,喜食甜食。20 年前父亲因肺癌去世,母亲健在。入院后各项检查结果显示为左侧中央型肺癌。

  11. 该病人肺癌发病相关因素**不包括**

   A. 长期大量吸烟   B. 慢性支气管炎病史   C. 石棉接触史

   D. 肺癌家族史   E. 喜食甜食

  12. 该病人若全身情况好,治疗方式应选择

   A. 肺楔形切除术   B. 肺段切除术   C. 化学疗法

   D. 放射疗法   E. 全肺切除术 + 淋巴结清扫术

13. 该病人术前护理措施中**错误**的是

  A. 向病人及家属详细说明手术方案　　　　B. 遵医嘱给予抗菌药

  C. 嘱病人注意口腔卫生　　　　　　　　　D. 若病人不能戒烟,可免其戒烟

  E. 嘱病人练习腹式深呼吸

14. 该病人术后护理措施**有误**的是

  A. 密切观察生命体征　　　　　　　　　　B. 记录24h出入量

  C. 严格控制输液的速度和量　　　　　　　D. 术后应用镇咳药,防止咳嗽引起伤口疼痛

  E. 告知病人手术情况,减轻焦虑

15. 该病人手术后放置胸腔闭式引流的目的是

  A. 排出积气　　　　　　　　　　　　　　B. 调节纵隔两侧压力

  C. 排出积血、积液　　　　　　　　　　　D. 利于观察胸腔内出血情况

  E. 防止肺不张

16. 该病人术后第1d,输液总量达到3 200ml时出现频繁咳嗽、咳粉红色痰、呼吸困难,应立即采取的护理措施是

  A. 立即加大氧流量给氧,以50%乙醇湿化,置下肢于下垂位

  B. 呼吸机辅助呼吸

  C. 挤压胸腔引流管

  D. 鼻导管吸痰

  E. 雾化吸入

（二）名词解释

1. 副癌综合征

2. 中央型肺癌

（三）简答题

1. 预防和处理支气管扩张手术病人呼吸道感染的护理措施有哪些?

2. 肺癌术后如何指导病人进行康复锻炼?

（四）病例分析题

1. 刘先生,49岁,无明显诱因出现刺激性干咳5个月,偶有痰中带血,无胸痛、发热、盗汗。既往体健。吸烟30年,20支/d。初步诊断为右肺中央型肺癌,在全麻下行右全肺切除加淋巴结清扫术。

请问:

（1）该病人术后可能出现哪些并发症?

（2）如何对该病人进行胸腔闭式引流管的护理?

2. 李先生,45岁,因咳嗽、痰中带血3个月入院,经检查诊断为左上肺癌。该病人在全麻下行左上肺叶切除加淋巴结清扫术。手术后麻醉清醒拔除气管插管返回病室。病人自述疼痛、胸闷、气促、咳嗽、痰不易咳出,体格检查:痛苦面容,唇甲发绀,T 37.0℃,P 120次/min,双肺可闻及痰鸣音。

请问:

（1）针对该病人上述情况,其主要护理诊断/问题有哪些?

（2）针对该病人手术后呼吸道方面的情况,应采取哪些护理措施?

【参考答案】

（一）选择题

A1/A2型题

| 1. B | 2. E | 3. B | 4. C | 5. E | 6. D | 7. D | 8. A | 9. A | 10. C |
| 11. D | 12. A | 13. E | 14. E | 15. E | 16. A | 17. B | 18. C | 19. B | 20. E |

A3/A4 型题

1. C　　　2. B　　　3. D　　　4. C　　　5. D　　　6. C　　　7. E　　　8. E　　　9. D　　　10. E

11. E　　12. E　　13. D　　14. D　　15. B　　16. A

（二）名词解释

1. 少数肺癌病人可出现非转移性全身症状,如杵状指、骨关节痛、骨膜增生等骨关节病综合征、Cushing综合征、重症肌无力、男性乳房发育、多发性肌肉神经痛等,称为副癌综合征,可能与肿瘤产生的内分泌物质有关。

2. 起源于主支气管、肺叶支气管,位置靠近肺门者的肺癌,称为中央型肺癌。

（三）简答题

1. 支气管扩张手术病人预防呼吸道感染的关键在于控制呼吸道感染,保持呼吸道通畅。

(1) 术前护理措施:①保持室内空气流通和温度适宜,注意防寒保暖;②遵医嘱使用抗生素,尽可能将痰液控制于 50ml/d 以下;③指导病人进行有效咳嗽咳痰;④指导病人行体位引流及雾化吸入,以提高排痰效果,但咯血病人不宜做体位引流;⑤清除慢性感染灶,以防诱发呼吸道感染。

(2) 术后护理措施:①协助病人改变体位,鼓励咳嗽排痰;②早期雾化吸入以利于痰液的排出;③呼吸道内有分泌物不能排出时,可经鼻导管吸痰,必要时用纤维支气管镜吸痰,甚至做气管切开吸痰,以防肺不张。④严重呼吸功能不全时,可行呼吸机辅助呼吸。

2. 肺部疾病病人手术后指导病人进行康复锻炼的方法:①指导病人进行腹式深呼吸、有效咳嗽、咳痰和翻身,促进肺扩张;②指导病人练习使用深呼吸训练器,以有效配合术后康复,预防肺部并发症的发生;③指导病人在床上进行腿部运动以避免下肢深静脉血栓的形成;④指导病人行手术侧手臂及肩膀的运动练习,维持关节全范围运动及正常姿势。

（四）病例分析题

1. (1) 该病人术后可能出现的并发症:出血、肺不张与肺炎、心律失常、支气管胸膜瘘和肺水肿等。

(2) 全肺切除术后胸腔闭式引流管的护理除妥善固定、严格无菌、保持通畅、观察记录、异常处理和拔管护理外,还应注意:①胸腔引流管一般全钳闭或半钳闭,保证术后患侧胸膜腔内有一定的胸液,维持双侧胸腔内压力平衡,防止纵隔过度摆动。②全钳闭时,可根据气管位置调整引流管开放的时间及次数。如气管明显向健侧移位,在排除肺不张后酌情放出适量的气体或引流液。每次放液量不宜超过 100ml,速度宜慢,以免快速多量放液引起纵隔突然移位,导致心搏骤停。③半钳闭时注意保持引流管内水柱随呼吸波动的幅度为 4~6cm。

2. (1) 该病人现有的主要护理诊断/问题包括:①气体交换受损　与肺组织病变、手术、麻醉有关;②低效型呼吸型态　与疼痛不敢咳嗽、痰液黏稠排出困难等导致呼吸道分泌物潴留有关;③疼痛　与手术所致组织损伤有关。

(2) 针对病人呼吸道的情况,主要是保持呼吸道畅通,改善肺泡的通气与换气功能,其措施包括:①氧气吸入,加大氧流量;②协助病人取半坐卧位;③观察呼吸频率、幅度及节律,双肺呼吸音;有无气促、发绀等缺氧征象以及动脉血氧饱和度等情况,若有加重及时通知医师予以处理;④鼓励并协助病人深呼吸及咳嗽:每 1~2h 一次。定时给病人叩背,使存在肺叶、肺段处的分泌物松动流至支气管中并咳出;⑤雾化吸入,以达到稀释痰液、解痉、抗感染的目的;⑥遵医嘱应用镇痛剂,病人疼痛减轻或消失后帮助病人咳嗽排痰。

【部分习题解析】

（一）选择题

A1/A2 型题

1. B　肺癌多数起源于支气管黏膜上皮,因此也称支气管肺癌。

2. E　腺癌早期即可发生血行转移,淋巴转移较晚;鳞癌通常早期发生淋巴转移,血行转移较晚,小细胞癌较早出现淋巴和血行转移,大细胞肺癌转移较少。

3．B 肺腺癌发病率逐年上升,目前已经成为发病率最高的肺癌类型。

4．C 刺激性干咳是肺癌早期的常见症状,晚期可出现发热、食欲减退等全身症状及肿瘤压迫症状,如声嘶、Horner 综合征。

5．E 少数肺癌可出现非转移性全身症状,如杵状指、骨关节痛、骨膜增生等骨关节病综合征、Cushing综合征、重症肌无力、男性乳房发育、多发性肌肉神经痛等,女性闭经一般很少发生。

6．D 肺癌压迫或侵犯喉返神经可引起声带麻痹、声音嘶哑。

7．D 术前应指导肺癌病人进行腹式深呼吸以改善其肺功能,浅而快的呼吸是不正确的。

8．A 病人清醒后立即鼓励并协助其作深呼吸和咳嗽,不能等到伤口愈合再指导病人咳嗽咳痰,以免发生术后肺部并发症。

9．A 全肺切除术后病人应避免过度侧卧位引起纵隔偏移。

10．C 肺段切除术后病人宜采取健侧卧位,以促进患侧肺脏的复张。

11．D 支气管扩张病人术后应鼓励其咳嗽咳痰,保持呼吸道通畅,避免出现肺不张。

12．A 肺结核病人术前应先抗结核治疗 6~8 个月,待病灶稳定后才能手术。

13．E 肺癌术后病人当胸腔引流液量多(每小时 >100ml)、呈鲜红色、有血凝块,病人出现烦躁不安、血压下降、脉搏增快、尿少等血容量不足的表现时,应考虑有活动性出血。

14．E 全肺切除术后胸腔闭式引流管放液宜慢。

15．E 术前呼吸道准备是预防术后肺部感染的最佳措施。

16．A 肺癌癌肿压迫上腔静脉 引起上腔静脉压迫综合征,表现为上腔静脉回流受阻,面部、颈部、上肢和上胸部静脉怒张,皮下组织水肿,上肢静脉压升高,可出现头痛、头昏或晕厥。

17．B Horner 综合征是肿瘤压迫颈交感神经引起的一系列症状,表现为同侧上眼睑下垂、瞳孔缩小、眼球内陷、面部无汗等,声嘶是肿瘤压迫喉返神经引起的症状。

18．C 术后进行术侧手臂及肩关节运动,可以预防术侧肩关节僵直。

19．B 全肺切除术后引流管应保持全钳闭或半钳闭,缓慢引流出胸腔内积血积液,取半卧位或 1/4 患侧卧位,输液速度应控制在 20~30 滴 /min。CVP 16cmH$_2$O 提示容量过多,易发生肺水肿,应控制液体入量。

20．E 支气管胸膜瘘发生后,应患侧卧位,避免漏液流向健侧。

A3/A4 型题

1．C 支气管扩张手术病人术前需控制感染,方法包括使用抗生素、雾化吸入、有效咳嗽、体位引流,尽可能将痰液控制在 50ml/d 以下,同时进行呼吸功能锻炼,有利于术后配合。病人可根据身体状况适当运动,不必绝对卧床休息。

2．B 病人痰多不能咳出,同时出现发绀、面部表情恐慌,应考虑窒息。

3．D 立即经鼻导管吸痰或用支气管纤维镜吸痰是救治痰液堵塞所致窒息病人的首选措施。

4．C 痰液中发现抗酸杆菌,说明病人处于肺结核活动期,不宜立即手术,应先抗结核治疗 6~8 个月,待病灶稳定后再手术,同时应给予支持治疗。

5．D 活动期肺结核病人可以接受探视,但病人未接受化学治疗或化学治疗不足 2~3 周,探视者应戴口罩。

6．C 肺叶切除术病人连续 3h 胸腔引流出血性液体大于 100ml/h,应警惕胸腔内出血,应立即通知医师并协助处理。

7．E 术后早期进行深呼吸、有效咳嗽是预防肺不张和肺部感染的最佳方法。

8．E 肺叶切除术后易出现出血、感染、肺不张和肺水肿,但一般不会出现腹泻。

9．D 肺叶切除术后第 1d,应尽量采取半卧位,有助于病人引流通畅、呼吸顺畅以及减轻疼痛。

10．E 术后第 5d,发热、切口疼痛是切口感染的表现。

11．E 肺癌的病因包括长期大量吸烟、接触石棉、遗传因素、慢性肺疾病史等,未提及甜食与肺癌发病有关。

12. E　中央型肺癌病人通常实施肺叶或一侧全肺切除加淋巴结切除术。

13. D　肺癌术前一定要戒烟 2 周以上,以免术后呼吸道分泌物过多而引起呼吸道感染。

14. D　肺癌术后应鼓励病人咳嗽咳痰,以预防肺部并发症的发生。

15. B　全肺切除术后留置胸腔闭式引流的目的是调节纵隔两侧压力,以防纵隔过度摆动。

16. A　全肺切除术后输液过多出现肺水肿时,应立即加大氧流量给氧,以 50% 乙醇湿化,置下肢于下垂位。

(李乐之　叶　曼)

第二十一章　食管疾病病人的护理

【重点和难点】

(一) 食管癌

1. 病因　①亚硝胺及真菌;②营养不良及微量元素缺乏;③饮食习惯;④遗传因素和基因;⑤其他因素。

2. 病理和分型　我国绝大多数为鳞状上皮癌,占 80% 以上。中胸段食管癌最多,其次为下胸段,上胸段少见。贲门部腺癌可向上延伸累及食管下段。按病理形态,中晚期食管癌可分为四型:①髓质型;②蕈伞型;③溃疡型;④缩窄型(硬化型)。

3. 转移途径　主要通过淋巴转移,血行转移发生较晚。

4. 临床表现

(1) 症状:①早期常无明显症状,吞咽粗硬食物时可能偶有不适,包括哽噎感、胸骨后烧灼样、针刺样或牵拉摩擦样疼痛。食物通过缓慢或停滞感、异物感。哽噎、停滞感常通过饮水而缓解或消失。上述症状时轻时重,进展缓慢。②中晚期进行性吞咽困难、吐黏液样痰为其典型症状,先是难咽干硬食物,继而只能进半流质、流质,最后滴水难进。病人逐渐消瘦、贫血、脱水和无力。当癌肿梗阻所引起的炎症水肿暂时消退,或部分癌肿脱落后,梗阻症状可暂时减轻,常误认为病情的好转。随着肿瘤发展,食管癌可侵犯邻近器官或向远处转移,出现相应的晚期症状。

(2) 体征:大多数食管癌病人体检时无明显阳性体征。应特别注意颈部或锁骨上肿大淋巴结、肝包块、胸腹腔积液等远处转移体征。

5. 处理原则　以手术为主,目前临床常采用右胸的两切口或三切口入路,多采用胸(腹)腔镜为代表的微创技术,食管癌切除后常用胃或结肠重建食管,以胃最为常用。

6. 护理措施

(1) 术前护理:①心理护理;②营养支持和维持水、电解质平衡;③术前准备:重点是呼吸道准备和胃肠道准备。

(2) 术后护理

1) 病情观察:监测并记录生命体征。

2) 饮食护理:①能经口进食、病情稳定的病人于术后第 1d 开始口服营养,不能经口进食的病人,通过管饲尽早给予肠内营养。循序渐进,于术后 3~6d 达到营养需求目标。②严重营养不良、术前行全量放射治疗、新辅助放射治疗及化学治疗、严重糖尿病等发生吻合口瘘风险较高的病人,采用常规护理,需禁饮禁食 3~4d,持续胃肠减压,遵医嘱予以肠内和肠外营养支持。③避免进食生、冷、硬食物,以防后期吻合口瘘。④进食后 2h 内勿平卧,睡眠时将床头抬高,防止胃液反流至食管。⑤食管胃吻合术后病人,应少食多餐,1~2 个月后,症状多可缓解。

3) 呼吸道护理:食管癌术后病人易发生呼吸困难、缺氧,并发肺不张、肺炎,甚至呼吸衰竭。护理:①密切观察呼吸型态、频率和节律,有无缺氧征兆;②气管插管者,及时吸痰,保持气道通畅;③术后第 1d 每 1~2h 鼓励病人深呼吸,促使肺膨胀;④痰多、咳痰无力者若出现呼吸浅快、发绀、呼吸音减弱等痰阻塞现象时,立即行鼻导管深部吸痰,必要时行纤维支气管镜下吸痰或气管切开吸痰。

4) 胃肠道护理:①胃肠减压的护理:发生吻合口瘘风险小者,考虑在食管切除术后第 2d 拔出鼻胃管;发生吻合口瘘风险较大者,术后 3~4d 内持续胃肠减压,妥善固定,负压吸引,保持通畅,注意观察,脱出后不盲目插入。②结肠代食管(食管重建)术后护理:保持置于结肠袢内的减压管通畅;注意观察腹部体征;向病人解释常嗅到粪便气味的原因。③术后肠麻痹的护理:维持合理的液体输入量,避免液体输入过量以减轻可能出现的肠黏膜水肿。④肠内营养的护理。

5) 胸腔闭式引流的护理:参见第十八章中胸部损伤病人的护理相关内容。

6) 并发症的护理:①出血:观察并记录引流液的颜色、性状和量。若引流量持续 2h 都超过 4ml/(kg·h),伴血压下降、脉搏增快、躁动、出冷汗等低血容量表现,应考虑有活动性出血,及时报告医师,并做好再次开胸的准备。②吻合口瘘:多发生在术后 5~10d,死亡率高达 50%。术后应密切观察病人有无吻合口瘘的临床表现。一旦出现,应立即通知医师,嘱病人禁食;加强胸腔闭式引流的护理;遵医嘱予以抗感染治疗及营养支持;严密观察生命体征;需再次手术者,积极配合医师完善术前准备。③乳糜胸:乳糜胸多发生在术后 2~10d,少数病人可在 2~3 周后出现。须积极预防和及时处理,包括禁食,给予肠外营养支持;及时引流胸腔内乳糜液;需行胸导管结扎术者,积极完善术前准备。

(3) 健康教育:①疾病预防;②饮食指导;③活动与锻炼;④复诊指导。

(二) 食管良性肿瘤

1. 病因　食管良性肿瘤病因未明,考虑可能与遗传、疾病(食管炎、食管黏膜损伤等)等因素有关。

2. 病理生理　食管良性肿瘤按其组织发生来源可分为腔内型、黏膜下型及壁间型。

3. 临床表现　食管良性肿瘤的症状和体征主要取决于肿瘤的部位和大小。较大的肿瘤可以不同程度地堵塞食管腔,出现咽下困难、呕吐和消瘦等症状。很多病人有吸入性肺炎、胸骨后压迫感或疼痛感。血管瘤病人可发生出血。

4. 辅助检查　主要有 X 线吞钡检查和纤维食管镜检查。

5. 处理原则　食管良性肿瘤都需进行外科手术切除病变。对腔内型小而长蒂的肿瘤可经内镜摘除。对壁内型和黏膜下型肿瘤,一般需经剖胸或胸腔镜切除。术中小心保护食管黏膜防止破损。对巨大平滑肌瘤或合并溃疡时,可行平滑肌瘤及食管切除,用胃重建食管。

6. 护理措施

(1) 心理护理:注意观察病人情绪,帮助其增强战胜疾病的信心,树立起积极乐观的生活态度。

(2) 营养支持和维持水、电解质平衡:加强病人营养素的摄入,提高手术应对能力。

(3) 其他护理参见本章中食管癌病人的护理。

【习题】

(一) 选择题

A1/A2 型题

1. 我国食管癌绝大多数为鳞状上皮癌,占比

    A. 40% 以上　　　　B. 50% 以上　　　　C. 60% 以上　　　　D. 70% 以上　　　　E. 80% 以上

2. 食管癌最常见的发生部位是

    A. 颈部食管　　　　　　　B. 胸部上段食管　　　　　　　C. 胸部中段食管

    D. 胸部下段食管　　　　　E. 腹部食管

3. 食管癌主要经淋巴途径转移,各段最终均可转移至

    A. 腹腔淋巴结　　　　　　B. 食管旁淋巴结　　　　　　　C. 膈下淋巴结

    D. 锁骨上淋巴结　　　　　E. 腋窝淋巴结

4. 早期食管癌的临床表现**不包括**

    A. 食管内异物感　　　　　　B. 食物停滞感　　　　　　C. 进行性吞咽困难

    D. 进食时胸骨后不适或疼痛　　E. 进食时胸骨后灼烧感

5. 食管癌进展期的典型症状是

    A. 胸骨后疼痛进展期　　　　　B. 呃逆　　　　　　　　　C. 恶心

    D. 进行性吞咽困难　　　　　　E. 呕吐

6. 食管癌病人出现声音嘶哑、饮水呛咳多提示

    A. 癌肿部位有炎症　　　　　　B. 癌肿已侵犯食管外组织　　C. 有远处血行转移

    D. 有食管气管瘘　　　　　　　E. 癌肿侵犯喉返神经

7. 食管癌根治术后病人饮食护理指导正确的是

    A. 禁饮、禁食 1d

    B. 肛门排气后进普食

    C. 进食时呕吐者,暂停进食,好转后继续进食

    D. 病人饭后立即平卧

    E. 少食多餐

8. 食管癌病人进行术前准备正确的是

    A. 戒烟 2 周　　　　　　　　　B. 戒酒 4 周　　　　　　　C. 禁食 12h

    D. 禁饮 8h　　　　　　　　　　E. 给予低蛋白、低热量饮食

9. 食管癌切除术后早期最严重的并发症是

    A. 胸腔感染　　　　　　　　　B. 反流性食管炎　　　　　C. 吻合口水肿狭窄

    D. 吻合口瘘　　　　　　　　　E. 术后肺不张或感染

10. 食管癌切除术后出现乳糜胸,多发生在术后

    A. 2~10d　　　B. 5~15d　　　C. 10~20d　　　D. 15~30d　　　E. 30~40d

11. 食管癌病人发生吻合口瘘的原因**不包括**

    A. 食管的解剖特点　　　　　　B. 食管血供呈节段性　　　C. 食管癌组织细胞坏死

    D. 吻合口张力太大　　　　　　E. 感染

12. 食管癌术后吻合口瘘的描述及处理**错误**的是

    A. 吻合口瘘多发生在术后 3d 内

    B. 如发生吻合口瘘嘱病人立即禁食

    C. 如发生吻合口瘘行胸腔闭式引流

    D. 如发生吻合口瘘予抗感染治疗

    E. 如发生吻合口瘘予肠外营养

13. 临床最为常见的食管良性肿瘤是

    A. 乳头状瘤　　B. 血管瘤　　C. 颗粒细胞瘤　　D. 息肉　　E. 食管平滑肌瘤

14. 食管癌切除后最常用来重建食管的器官是

    A. 胃　　　　　B. 空肠　　　C. 回肠　　　　　D. 结肠　　　E. 直肠

15. 王先生,65 岁,诊断为食管癌半年,今晨突然出现大量呕血,提示癌肿

    A. 侵犯喉返神经　　　　　　　B. 侵犯主动脉　　　　　　C. 组织脱落

    D. 致食管穿孔　　　　　　　　E. 细胞坏死

16. 李先生,50 岁,近半个月内吞咽粗硬食物时出现哽噎感、胸骨后烧灼样或牵拉摩擦样疼痛,临床怀疑早期食管癌,可用于确诊的方法是

    A. X 线钡餐检查　　　　　　　B. 放射性核素检查　　　　C. 食管纤维内镜检查

    D. CT　　　　　　　　　　　　E. 锁骨上淋巴结活检

17. 马女士,56 岁,进行性吞咽困难 2 个月,体重明显减轻,临床诊断为食管癌,择期近日行手术治疗,术前护理**错误**的是

    A. 术前应纠正营养不良　　　　　　　　B. 因是食管手术,无须戒烟

    C. 每日刷牙、漱口,保持口腔清洁　　　　D. 嘱病人术前练习深呼吸

    E. 教会病人有效咳痰方法

18. 陈先生,55 岁,今日上午全麻下经左胸切除食管下段癌肿,后行食管胃吻合术,术后病人胃肠道护理措施正确的是

    A. 术后持续胃肠减压 24h

    B. 术后 12h 内从胃管抽吸出少量血性液为异常现象

    C. 若胃管内引流出大量鲜红色血液考虑吻合口出血

    D. 禁止挤压胃管

    E. 胃管脱出后,再重新插入

19. 王先生,60 岁,食管癌术后第 3d,今晨护士查房发现其胸腔闭式引流管引流出大量淡黄色混浊液体,考虑为

    A. 胸腔活动性出血　　　　B. 乳糜胸　　　　C. 胸腔感染

    D. 食管吻合口瘘　　　　　E. 肺不张

20. 马先生,58 岁,进食后吞咽哽噎感 1 个月,日渐消瘦,临床诊断为食管癌,予结肠代食管手术,术后护理**错误**的是

    A. 保持置于结肠袢内的减压管通畅

    B. 注意观察腹部体征

    C. 如从减压管内吸出大量血性液体,考虑代食管的结肠袢坏死

    D. 病人如嗅到粪便气味属异常现象,应报告医师及时处理

    E. 指导病人注意口腔卫生

A3/A4 型题

(1~3 题共用题干)

陈先生,58 岁,因吞咽哽噎感 6 个月就诊,目前仅能进半流质食物。体格检查:消瘦,锁骨上可扪及肿大淋巴结。食管吞钡 X 线示食管中下段 4cm 长的局限性管壁僵硬,黏膜部分中断,钡剂尚能通过。

1. 首先考虑的诊断是

    A. 食管炎　　　　　　　B. 食管癌　　　　　　　C. 食管良性肿瘤

    D. 贲门失弛缓症　　　　E. 食管憩室

2. 为明确诊断,首选的检查方法是

    A. 胸部 CT　　　　　　B. 胸部 MRI　　　　　　C. 食管镜检查及组织活检

    D. 胸腔镜检查　　　　　E. 纵隔镜检查

3. 对该病人行结肠代食管手术治疗,术前护理措施**错误**的是

    A. 术前 3d 改流质饮食　　　　B. 术前 3~5d 口服肠道不吸收抗生素

    C. 术前 1d 禁食　　　　　　　D. 术前 2d 每晚行清洁灌肠

    E. 术日晨置胃管

(4~6 题共用题干)

吴先生,58 岁,因进行性吞咽困难 4 个月入院。体格检查:锁骨上无肿大淋巴结,无声嘶。食管镜检查示食管中段 6cm 长的管腔狭窄,黏膜中断,病理报告为鳞癌 Ⅱ 级。

4. 对病人行食管 - 胃吻合术,术后护理措施**不妥**的是

    A. 听诊双肺呼吸音是否清晰

    B. 保持气道通畅

    C. 术后第 1d 每 2h 鼓励病人使用深呼吸训练器

    D. 病人若出现呼吸浅快应立即行鼻导管深部吸痰

    E. 术后 2d 内持续胃肠减压

5. 手术后早期最严重的并发症是

    A. 胸膜腔感染   B. 反流性食管炎   C. 吻合口瘘

    D. 吻合口狭窄   E. 肺不张或肺感染

6. 若出现该并发症，**不妥**的护理措施是

    A. 改流质饮食   B. 行胸腔闭式引流   C. 遵医嘱予以抗感染治疗

    D. 营养支持   E. 严密观察生命体征

（7~12 题共用题干）

马先生，63 岁，进行性吞咽困难 3 个月，2 型糖尿病 10 年余，近 1 周出现声音嘶哑。

7. 可明确诊断的检查是

    A. 胸部 X 线 + 心电图 + 胸部 CT   B. 腹部 B 超 + 痰细胞学检查

    C. 食管镜 + 胸部 MRI+ 纤支镜   D. 食管吞钡 X 线 + 食管镜

    E. 癌胚抗原 + 核素磷 -32 扫描 + 胃液分析

8. 如该病人食管吞钡 X 线示中段食管有 3cm 长的环状狭窄，食管镜活检报告鳞癌 Ⅱ 级，锁骨上无肿大淋巴结，无声嘶，胸部 X 线正常。应行

    A. 食管癌切除加胃代食管吻合术   B. 胃造瘘术

    C. 放射疗法   D. 化学疗法

    E. 中医中药治疗

9. 如该病人行手术治疗，术后第 6d，胸腔引流管已拔除，进食后突感胸痛、呼吸困难，体温 38℃，应高度怀疑的并发症是

    A. 吻合口瘘   B. 乳糜胸   C. 胸膜腔感染   D. 吻合口狭窄   E. 反流性食管炎

10. 病人行该手术后的护理措施**错误**的是

    A. 术后禁食期间不可下咽唾液   B. 避免进食生、冷、硬食物

    C. 术后 3~4d 禁食、禁饮   D. 禁食期间持续胃肠减压

    E. 停止胃肠减压后可开始进普食

11. 行该手术 6d 后，病人恢复普食，餐后出现胸闷、呼吸困难，正确的处理是

    A. 嘱病人平卧   B. 建议病人少食多餐，症状多可缓解

    C. 给病人吸氧   D. 给病人行鼻导管吸痰

    E. 给病人行纤维支气管镜吸痰

12. 术后常规需要注意观察的项目**不包括**

    A. 纵隔摆动   B. 胸腔引流情况   C. 呼吸

    D. 胸闷、胸痛、气急、呛咳   E. 高热、脉快

（13~15 题共用题干）

马先生，60 岁，因进行性吞咽困难 1 个月入院。食管镜检查示食管下段 5cm 长的管腔狭窄，黏膜中断，病理报告为鳞癌 Ⅲ 级。病人既往体健，喜食甜食，长期酗酒，家族成员中无类似疾病。

13. 该病人患食管癌的最可能因素是

    A. 亚硝胺   B. 真菌   C. 营养不良   D. 长期饮酒   E. 遗传

14. 对病人行食管 - 胃吻合术，术后 3 周辅以放疗。放疗 3 周后，病人出现吞咽疼痛、进食不适感，该病人可能发生了

    A. 乳糜胸   B. 放射性食管炎   C. 食管气管瘘

    D. 吻合口瘘   E. 食管癌复发

15. 针对病人上述问题,护理措施正确的是
　　A. 停止进食　　　　　　　　　　B. 给予静脉补液
　　C. 进温热、无刺激的半流食,多饮水　　D. 静脉注射镇痛药
　　E. 暂停放疗

(二) 名词解释

1. 食管癌

2. Barrett 食管

(三) 简答题

1. 简述食管癌病人术前的胃肠道准备。

2. 简述食管癌病人术后饮食护理措施。

(四) 病例分析题

王先生,50 岁,因进行性吞咽困难 2 个月入院。体格检查:未发现异常。辅助检查:血常规示红细胞计数 $4.0 \times 10^{12}/L$,血红蛋白 85g/L;食管镜检查示食管中段 5cm 长的管腔狭窄,黏膜中断;病检检查示鳞癌Ⅱ级。临床诊断为食管癌。

请问:

(1) 该病人应首选何种治疗方式?

(2) 术后第 6d,病人出现高热、寒战、呼吸困难、胸痛和少量胸腔积液,该病人可能出现了何种并发症?如何护理?

【参考答案】

(一) 选择题

A1/A2 型题

1. E　2. C　3. D　4. C　5. D　6. E　7. E　8. B　9. D　10. A
11. C　12. A　13. E　14. A　15. B　16. C　17. B　18. C　19. B　20. D

A3/A4 型题

1. B　2. C　3. D　4. E　5. C　6. A　7. A　8. A　9. A　10. E
11. B　12. A　13. D　14. B　15. C

(二) 名词解释

1. 食管癌是指从下咽到食管胃结合部之间食管上皮来源的癌,是一种常见的上消化道恶性肿瘤。

2. Barrett 食管是指食管末端黏膜上皮柱状细胞化。

(三) 简答题

1. 食管癌术前胃肠道准备包括:①饮食:对饮酒者,术前 4 周戒酒。无胃肠道动力障碍者,术前禁食 6h,禁饮 2h,有吞咽困难或梗阻的病人应延长禁食禁饮时间,避免因进食导致麻醉中误吸等意外发生。②食管癌出现梗阻和炎症者:术前 1 周遵医嘱给予病人分次口服抗生素(如链霉素)溶液,可起到局部抗感染作用。③进食后有滞留或反流者:术前 1d 晚上遵医嘱予以生理盐水 100ml 加抗生素经鼻胃管冲洗食管及胃,可减轻局部充血水肿、减少术中污染、防止吻合口瘘。④拟行结肠代食管手术者:术前 3~5d 口服肠道不吸收的抗生素,如甲硝唑、庆大霉素或新霉素等;术前 2d 进食无渣流质饮食;术前晚行清洁灌肠或全肠道灌洗后禁饮禁食。⑤术日晨常规留置胃管,胃管通过梗阻部位时不能强行进入,以免穿破食管,可置于梗阻部位上端,待手术中直视下再置于胃中。

2. 食管癌术后饮食护理措施包括:①能经口进食、病情稳定的病人于术后第 1d 开始口服营养,不能经口进食的病人,通过管饲尽早给予肠内营养。循序渐进,于术后 3~6d 达到营养需求目标。②严重营养不良、术前行全量放射治疗、新辅助放射治疗及化学治疗、严重糖尿病等发生吻合口瘘风险较高的病人,采用常规护理,需禁饮禁食 3~4d,持续胃肠减压,遵医嘱予以肠内和肠外营养支持,避免术后吻合口瘘的发生。③避

免进食生、冷、硬食物(包括质硬的药片和带骨刺的鱼肉类、花生、豆类等),以防后期吻合口瘘。④经食管癌、贲门癌切除术,或由于早期进食,可发生胃液反流至食管,病人可有反酸、呕吐等症状,平卧时加重,嘱病人进食后2h内勿平卧,睡眠时将床头抬高。⑤食管胃吻合术后病人,可由于胃拉入胸腔、肺受压而出现胸闷、进食后呼吸困难,应建议病人少食多餐,1~2个月后,症状多可缓解。

（四）病例分析题

（1）该病人可行食管癌切除加胃代食管吻合术。

（2）该病人出现的并发症是吻合口瘘。

护理措施:①嘱病人立即禁食;②协助行胸腔闭式引流并常规护理;③遵医嘱予以抗感染治疗及营养支持;④严密观察生命体征,若出现休克症状,应积极抗休克治疗;⑤需再次手术者,积极配合医师完善术前准备。

【部分习题解析】

（一）选择题

A1/A2 型题

1. E 我国食管癌绝大多数为鳞状上皮癌,占80%以上。

2. C 食管癌以中段食管癌较为多见,下段次之,上段较少,多系鳞癌。

3. D 食管癌主要经淋巴途径转移,各段晚期最终均可转移至锁骨上淋巴结,腹主动脉旁淋巴结。

4. C 早期食管癌常无明显症状,在吞咽粗硬食物时有不同程度的不适感觉,包括哽噎感,胸骨后烧灼样、针刺样或牵拉摩擦样疼痛,食物通过缓慢,并有停滞感或异物感。哽噎、停滞感常通过饮水后缓解消失。

5. D 食管癌进展期的典型症状为进行性吞咽困难;晚期则明显消瘦、乏力、贫血及低蛋白血症等。

6. E 食管癌病人出现声音嘶哑、饮水呛咳多提示癌肿侵犯喉返神经。

7. E 食管癌病人术后护理措施:禁饮、禁食3~4d;肛门排气后进流质饮食;少食多餐;进食时呕吐者需禁食,病人饭后2h才能平卧。

8. B 食管癌病人术前严格戒烟戒酒4周,术前禁食6h,禁饮2h,给予高蛋白、高热量、丰富的维生素、易消化的流质或半流质饮食。

9. D 吻合口瘘是食管癌手术后极为严重的并发症,病死率高达50%。

10. A 食管癌切除术后乳糜胸多发生在术后2~10d,少数病例可在2~3周后出现。

11. C 发生吻合口瘘的原因有:①食管的解剖特点,如无浆膜覆盖、肌纤维呈纵行走向,易发生撕裂;②食管血液供应呈节段性,易造成吻合口缺血;③吻合口张力太大;④感染、营养不良、贫血、低蛋白血症等。

12. A 食管癌病人术后吻合口瘘多发生在术后5~10d。

13. E 临床上最常见的食管良性肿瘤是食管平滑肌瘤,约占食管良性肿瘤的70%。

14. A 食管癌切除后最常用来重建食管的器官是胃。

15. B 食管癌病人突然出现大呕血,可能为癌肿侵犯主动脉、溃烂破裂时所引起的大出血。

16. C 食管纤维内镜检查可用于确诊食管癌。

17. B 食管癌病人手术前,吸烟者要严格戒烟,指导并训练病人有效咳痰和腹式深呼吸,以利于术后减轻伤口疼痛,主动排痰,达到增加肺部通气量、改善缺氧、预防术后肺炎和肺不张的目的。

18. C 食管癌手术后持续胃肠减压3~4d;由于术中少量出血进入胃内,术后12h内胃管内可抽吸出少量血性液体;若胃管内引流出大量鲜红色血液,应考虑吻合口出血;为保持引流管通畅,应定期挤压胃管;胃管脱出后,不能盲目重新插入,以免形成吻合口瘘。

19. B 乳糜胸是食管癌术后较严重的并发症,多发生在术后2~10d,少数病例可在2~3周后出现,多因伤及胸导管所致。术后早期由于禁食,乳糜液含脂肪甚少,胸膜腔闭式引流可为淡血性或淡黄色液,量较多。胸膜腔活动性出血引流液呈鲜红色并有较多血凝块。食管吻合口瘘引流液为脓性,可出现食物残渣。

20. D　结肠代食管手术后,病人如嗅到粪便气味为正常现象,应告知病人以消除其疑惑。

A3/A4 型题

1. B　食管癌病人食管吞钡 X 线双重对比造影检查可见:①食管黏膜皱襞紊乱、粗糙或有中断现象;②充盈缺损;③局限性管壁僵硬,蠕动中断;④龛影;⑤食管有明显的不规则狭窄,狭窄以上食管有不同程度的扩张。

2. C　对临床已有症状或怀疑而又未能明确诊断者,则应早做纤维食管镜检查,可直视肿块部位、大小及钳取活组织作病理组织学检查,确诊食管癌。

3. D　食管癌术前当晚行清洁灌肠即可。

4. E　对食管癌行食管 - 胃吻合术者,术后需持续胃肠减压 3~4d。

5. C　吻合口瘘是食管癌手术后极为严重的并发症,多发生在术后 5~10d。

6. A　出现吻合口瘘,应嘱病人立即禁食。

7. D　如为食管癌,食管吞钡 X 线可确定癌肿部位;对临床已有症状或怀疑而又未能明确诊断者,则应早做纤维食管镜检查,可直视肿块部位、大小及钳取活组织作病理组织学检查。

8. A　手术治疗是治疗食管癌的首选方法,适用于全身情况和心肺功能储备良好、无明显远处转移征象的病人。食管中段切除后吻合口多在颈部,代食管器官大多为胃。

9. A　食管手术后吻合口瘘常发生在术后 5~10d,表现为呼吸困难、胸腔积液、全身中毒症状。病人的表现符合吻合口瘘。

10. E　食管胃吻合术后糖尿病病人,停止胃肠减压 24h 后,若无呼吸困难、胸内剧痛、患侧呼吸音减弱及高热等吻合口瘘的症状时,可开始进食。先试饮少量水,术后 5~6d 可进全清流质,每 2h 给 100ml,每日 6 次。术后 3 周病人若无特殊不适可进普食,但仍应注意少食多餐,细嚼慢咽,进食不宜过多、速度过快。

11. B　食管胃吻合术后病人,可由于胃拉入胸腔、肺受压而出现胸闷、进食后呼吸困难,应建议病人少食多餐,1~2 个月后,症状多可缓解。

12. A　食管癌术后需要注意观察:胸腔引流情况;呼吸状态;胸闷、胸痛、气急、呛咳;高热、脉快。

13. D　根据病人既往生活史、疾病史与家族史,其患食管癌的最可能因素是长期饮酒。

14. B　病人放疗 3 周后,出现吞咽疼痛、进食不适感,可能发生了放射性食管炎这一并发症。

15. C　放射性食管炎病人,如果不影响进食,可暂观察,进温热、无刺激的半流食,多饮水;中重度疼痛影响进食者,可给予静脉补液、抗炎、激素、抑酸、口服消化道黏膜保护剂如硫糖铝等处理,口服稀释后的利多卡因可达到黏膜表面麻醉效应,能减轻局部疼痛,但要注意有过敏反应者。必要时需暂停放疗。该病人出现吞咽疼痛、进食不适感,目前可给予的护理措施是进温热、无刺激的半流食,多饮水。

（臧小英）

第二十二章　心脏大血管疾病病人的护理

【重点和难点】

（一）基本概念

1. **体外循环**　指利用特殊人工装置 - 人工心肺机将回流的上、下腔静脉血和右心房静脉血引出体外,在人工肺内进行气体交换,即经氧合并排除二氧化碳后,经过调节温度和过滤后,再由人工心泵输回体内动脉继续血液循环的生命支持技术。

2. **法洛四联症**　是右室漏斗部或圆锥动脉干发育不全引起的一种心脏畸形,主要包括肺动脉狭窄、室间隔缺损、主动脉骑跨和右心室肥厚四种解剖畸形。

3. **Beck 三联征**　指静脉压升高,血压下降,脉细快。常见于心脏压塞。

4. **主动脉夹层** 是主动脉夹层动脉瘤的简称,指主动脉壁内膜与部分中层裂开,血液在主动脉压力作用下进入裂开间隙,形成血肿并主要向远端延伸扩大。

5. **胸主动脉瘤** 是各种原因造成胸主动脉壁正常结构的损害,尤其是承受压力和维持大动脉功能的弹力纤维层变脆弱和破坏,使胸主动脉局部或弥漫性扩张或膨出,达到正常胸主动脉直径的 1.5 倍以上。

（二）体外循环并发症的护理

1. **急性心脏压塞** ①做好引流管的护理,保持引流管通畅,观察并记录引流液的量及性状;②监测中心静脉压,使其维持在 $5\sim12cmH_2O$;③严密观察病情,警惕心脏压塞的发生。

2. **低心排综合征** ①监测心排血量（CO）、心排指数（CI）、体循环阻力（SVR）和肺循环阻力（PVR）等数值的变化,及早发现低心排血量,及时报告医师处理;②重视血容量的补充,水、电解质及酸碱平衡紊乱和低氧血症的纠正;③及时、合理、有效地使用正性肌力药物和血管活性药物,应用输液泵控制输液速度和用量,并观察用药效果。

3. **感染** ①密切监测体温变化;②严格遵守无菌操作原则;③保持病人口腔和皮肤卫生;④病人病情平稳后,及时撤除各种管道;⑤合理应用抗生素;⑥加强营养支持。

4. **肾功能不全** ①术前维护好肾功能,不用损伤肾功能的药物;②术后及时复温、保暖,维持全身灌注良好,保持尿量在 $1ml/(kg\cdot h)$ 以上;③密切监测肾功能,每小时测尿量 1 次,每 4h 测尿 pH 和比重,观察尿色变化、有无血红蛋白尿等;④术后合理饮食,低蛋白饮食,限制盐的摄入,远离加工食品。

5. **脑功能障碍** 应严密观察病人的意识、瞳孔、肢体活动情况;病人若出现头痛、呕吐、躁动、嗜睡等异常表现及神经系统的阳性体征时,应及时通知医师,协助处理。

（三）先天性心脏病

1. 分类

（1）左向右分流型:如动脉导管未闭、房间隔缺损和室间隔缺损等。

（2）右向左分流型:如法洛四联症和大动脉转位等。

（3）无分流型:即心脏左、右两侧或动、静脉之间无异常通路或分流,不产生发绀,如肺动脉狭窄和主动脉缩窄等。

2. 临床表现

（1）动脉导管未闭:可出现心悸、气促、咳嗽、乏力和多汗等症状。婴儿可出现喂养困难及生长发育迟缓等,易反复发生肺部感染、呼吸窘迫和心力衰竭。

（2）房间隔缺损:劳力性气促、乏力、心悸等症状,易出现呼吸道感染和右心衰竭。

（3）室间隔缺损:缺损大、分流量大者在出生后即出现症状。可表现为反复发生呼吸道感染、充血性心力衰竭、喂养困难和发育迟缓;活动耐力较同龄人差,有劳累后气促、心悸;严重者逐渐出现发绀和右心衰竭。

（4）法洛四联症:①发绀:啼哭、情绪激动时症状加重,且随年龄增大而逐年加重;②喜爱蹲踞,是特征性姿势;③缺氧发作:表现为活动后突然呼吸困难,发绀加重,出现缺氧性昏厥和抽搐,甚至死亡。

3. **辅助检查** ①心电图检查;② X 线检查;③超声心动图检查;④心导管检查;⑤心脏造影术。

4. 护理措施

（1）术前护理措施:①心理护理;②合理作息;③病情观察;④维持循环和呼吸功能稳定;⑤改善营养状况;⑥预防及控制感染。

（2）术后护理措施:①严密监测循环功能,包括血压、心功能、心电图、左心房压、右心房压、肺动脉和肺动脉楔压。②促进有效通气,密切观察呼吸功能,监测动脉血气,及时清理呼吸道分泌物和呕吐物。③体位护理:未清醒病人取平卧位,头偏向一侧;待病人清醒,保持半卧位;促进体位舒适。④营养和体液护理:术后 24h 肠蠕动恢复后,开始进流质饮食,逐步过渡到半流食及普食。⑤切口和心包纵隔引流管护理。⑥活动和功能锻炼:保证充足的休息,定时翻身,术后尽早开始床上功能锻炼。⑦给药护理。

（四）心脏瓣膜病

1. 病因 最常见的是风湿性瓣膜病，最常累及二尖瓣，其次为主动脉瓣、三尖瓣，肺动脉瓣很少累及；此外，老年退行性瓣膜病也越来越重视，以主动脉瓣膜病变最为常见，其次是二尖瓣病变。

2. 临床表现

（1）二尖瓣狭窄的临床表现：①症状：气促、咳嗽、咯血和发绀。②体征：可见二尖瓣面容。颈静脉怒张、肝大、腹水和双下肢水肿。心脏增大。心尖部第 1 心音亢进，舒张中期隆隆样杂音；在胸骨左缘第 3、4 肋间可闻及二尖瓣开放拍击音。

（2）二尖瓣关闭不全的临床表现：①症状：病变轻可无明显症状；病变较重或病程长者，表现为心悸、乏力和劳累后气促等。②体征：心尖搏动增强，并向左下移位。心尖部可闻及全收缩期杂音，向腋部传导，第一心音减弱或消失，肺动脉瓣区第二心音亢进。晚期病人出现右心衰竭体征，如颈静脉怒张、肝大及下肢水肿等。

（3）主动脉瓣狭窄的临床表现：①症状：中度和重度狭窄者可表现为乏力、眩晕、心绞痛、劳累后气促、运动时昏厥、端坐呼吸、急性肺水肿。②体征：胸骨右缘第 2 肋间能扪及收缩期震颤；主动脉瓣区可闻及收缩期喷射性杂音，向颈部传导；主动脉瓣区第二心音延迟并减弱。

（4）主动脉瓣关闭不全的临床表现：①症状：轻度关闭不全、心脏功能代偿好者无明显症状；重度关闭不全者表现为乏力、心悸、眩晕、晕厥、劳累后气促，严重者常发生心绞痛、端坐呼吸、阵发性呼吸困难。②体征：心界向左下方增大，心尖部可见抬举性搏动。胸骨左缘第 3、4 肋间和主动脉瓣区可闻及叹息样舒张早、中期或全舒张期杂音，向心尖传导。

3. 心脏瓣膜疾病瓣膜置换术后抗凝治疗的护理

（1）机械瓣置换术后的病人，须终身抗凝治疗；置换生物瓣的病人需抗凝治疗 3~6 个月。

（2）抗凝治疗期间，定期复查国际标准比值（INR），调整华法林的剂量保持 INR 在 2.0~2.5 为宜。

（3）密切观察病人，如出现牙龈出血，口腔黏膜、鼻腔出血，皮肤青紫、瘀斑、出血和血尿提示抗凝过量；出现下肢厥冷、疼痛、皮肤苍白等提示抗凝剂不足。

（4）应用抗凝药物指导：告知病人：①不可随意增减药物，随意减药会造成瓣膜无法正常工作，随意加药会引起身体各部分出血的危险。②用药期间注意观察出血倾向。③服用抗凝药物期间，注意其与其他药物反应，如苯巴比妥类药物、阿司匹林、双嘧达莫（潘生丁）、吲哚美辛（消炎痛）等药物能增强抗凝作用；维生素 K 等止血药则降低抗凝作用，需在医师指导下使用上述药物。

（5）复诊指导：瓣膜置换术后半年内，每个月定期复查凝血酶原时间（PT）和国际标准比值（INR），根据结果遵医嘱调整用药。半年后，置入机械瓣的病人每 6 个月定期复查 1 次。

（五）冠心病

1. 临床表现

（1）心绞痛：表现为胸闷、胸骨后压榨样疼痛，向上、向左放射至左肩、左臂、左肘甚至小指和无名指。

（2）心肌梗死：心肌梗死时心绞痛剧烈，持续时间长，休息和含服硝酸甘油片不能缓解；可伴恶心、呕吐、大汗、发热、发绀、血压下降、心律失常、心源性休克、心力衰竭，甚至猝死。

2. 手术治疗目的及方式 手术治疗主要目的是通过血管旁路移植绕过狭窄的冠状动脉，为缺血心肌重建血运通道，手术方式为冠状动脉旁路移植术。

3. 冠状动脉旁路移植术围术期的护理

（1）心理护理。

（2）术前减轻心脏负担：①活动与休息：保证充足的睡眠，避免劳累和情绪波动；②合理膳食：多食高维生素、粗纤维素、低脂的食物，防止便秘发生；③给氧和镇静。

（3）术后加强病情监测：①密切监测血压，维持血压稳定；②观察心率、心律和心电图变化，警惕心律失常和心肌梗死的发生；③监测血氧饱和度和动脉氧分压，防止发生低氧血症；④观察体温和末梢循环，术后早期积极复温，注意保暖，促进末梢循环恢复；⑤观察病人呼吸功能，呼吸频率、幅度和双侧呼吸音；⑥加强肾功能监护:密切观察尿量、尿比重、血钾、尿素氮和血清肌酐等指标的变化;记录24h液体出入量,防止肾功能不全的发生。

(4) 术后取静脉的手术肢体的护理:①局部加压包扎;②观察手术切口是否有渗血;③观察肢体远端的足背动脉搏动情况和足趾温度、颜色、感觉和运动情况。

(5) 术后抗凝治疗的护理:①介绍术后抗凝治疗的目的;②术前1周停用阿司匹林等抗凝药;③术后应用肝素等进行抗凝治疗;④用药时密切观察凝血酶原时间,防止出血和血栓形成。

(6) 术后加强功能锻炼。

(六) 主动脉夹层

1. 病因　①遗传性疾病如马方综合征、Turner综合征等是年轻的主动脉夹层病人常见的病因;②先天性心血管畸形、先天性主动脉缩窄和主动脉瓣畸形者易发生;③主动脉壁中层退行性变;④高血压;⑤损伤。

2. 临床表现

(1) 疼痛:是主动脉夹层的主要特征,表现为突发前胸、后背、腰或腹部的剧烈疼痛,呈撕裂样或刀割样刺痛,难以忍受,多呈持续性,并沿动脉走行向胸、后背放射性传导;疼痛常在突然用力,如举重物、剧烈运动、咳嗽、排便时出现;疼痛的部位和性质可提示夹层破口的部位及进展情况。

(2) 累及症状:①累及主动脉瓣,出现主动脉瓣关闭不全的症状,可导致急性左心衰;②累及冠状动脉出现心绞痛和心肌梗死;③累及头臂动脉出现脑供血不足、甚至昏迷;④累及肋间动脉出现截瘫;⑤累及肾动脉,可发生血尿、无尿、严重高血压甚至肾功能衰竭;⑥累及腹腔干、肠系膜动脉导致急腹痛、肠坏死和肝脏或脾脏梗死;⑦累及下肢动脉,可出现急性下肢缺血症状,如疼痛、无脉甚至下肢缺血坏死等症状。

(3) 主动脉瘤破裂:表现为急性胸痛、失血性休克、昏迷、晕厥、心脏压塞、死亡,是一种极其危险的外科急症。

3. 辅助检查　主动脉CTA是急性主动脉夹层的首选检查。

4. 处理原则　主动脉夹层急性期应迅速予镇静、镇痛、控制血压和心率,以减少对主动脉壁的压力,防止夹层继续扩展和主动脉破裂。Stanford A型主动脉夹层,一旦确诊,原则上应按急诊手术治疗,开胸在体外循环下行病损段血管的置换。急性Stanford B型主动脉夹层,应在药物控制血压、心率稳定后,限期行血管腔内修复术。

5. 护理措施

(1) 术前护理:①绝对卧床休息,避免情绪波动;②严密观察病情变化;③加强疼痛管理;④改善营养状况,纠正贫血、低蛋白血症,防止便秘发生;⑤严格控制血压;⑥术前3周戒烟,术前预防性应用抗生素;⑦心理护理。

(2) 术后护理:①维持血压稳定:有创动脉压监测,术后复温,注意保暖,适量应用镇静、镇痛药物,遵医嘱合理使用利尿剂和血管扩张剂,严格掌握输液速度和量,吸痰前给予镇静降压药物,吸痰时动作轻柔;②纠正水电解质酸碱平衡失调;③保持呼吸道通畅;④引流管的护理:观察引流液的性状及量,间断挤压引流管,若考虑有活动性出血,及时报告医师,并做好再次开胸止血的准备;⑤观察主动脉主要分支供血情况,观察四肢动脉搏动情况,四肢皮肤温度、色泽,监测四肢血压,若与之前血压差距很大,通知医师找出原因;⑥预防和处理急性呼吸功能不全、神经系统功能障碍、肾功能不全等并发症。

(3) 健康教育:①健康生活方式指导;②预防呼吸道感染;③自我血压管理:定期测量,遵医嘱服用降压药,随身携带降压药物;④复诊指导:定期复查,若出现心悸、胸背部疼痛等不适时,应及时就诊。

(七) 胸主动脉瘤

1. 病因　①动脉粥样硬化性动脉瘤;②中层囊性坏死;③创伤性动脉瘤;④感染性因素。

2. 临床表现

(1) 胸痛:胸背部呈间歇性或持续性胀痛或跳痛,若肋骨、胸骨、脊椎受侵蚀以及脊椎神经受压迫时,胸痛加重。

(2) 邻近器官组织受压迫和侵蚀的症状

1) 压迫症状:①压迫气管、支气管可引起刺激性咳嗽和呼吸困难;②压迫喉返神经引起声音嘶哑;③压迫交感神经可引起 Horner 综合征;④压迫膈神经引起膈肌麻痹;⑤压迫左无名静脉可使左上肢静脉压高于右上肢。

2) 侵蚀症状:升主动脉根部动脉瘤累及主动脉瓣瓣环,使其扩大引起主动脉瓣关闭不全的表现。动脉瘤逐渐增大可达颈部胸骨切迹上方,或侵蚀破坏胸廓骨骼,使胸壁出现搏动性肿块。

(3) 主动脉瘤破裂:表现为急性胸痛、出血。瘤体破裂入气管可引起大咯血、窒息;破入食管引起呕血、失血性休克甚至死亡。

3. 处理原则 胸主动脉瘤明确诊断后应积极施行治疗。

4. 护理措施 同主动脉夹层病人的护理,重点在于病情观察,动态监测心电、有创动脉血压、呼吸功能、肾功能、远端肢体血供等;定期监测血常规、电解质和动脉血气;妥善固定并观察引流液的颜色、性状和量,保持引流管通畅;加强呼吸道管理。

【习题】

(一) 选择题

A1/A2 型题

1. 体外循环转流后需重复监测的指标是

   A. 凝血酶原时间　　　　　　　　　　　B. 活化凝血酶时间

   C. 凝血酶原时间活动度国际标准比　　　D. 凝血酶时间

   E. 活化部分凝血酶时间

2. 下列**不是**体外循环预充液的是

   A. 乳酸林格液　　　　　B. 白蛋白　　　　　C. 5% 碳酸氢钠

   D. 10% 氯化钾　　　　　E. 0.9% 生理盐水

3. 动脉导管未闭的主要病变是

   A. 大动脉错位　　　　　B. 分离性发绀　　　　　C. 主动脉骑跨

   D. 肺动脉狭窄　　　　　E. 肺动脉与主动脉之间的胎儿循环未闭合

4. 与动脉导管未闭病人心排血量降低**无关**的是

   A. 心脏畸形　　　　　B. 高血压　　　　　C. 血容量不足

   D. 心律失常　　　　　E. 水、电解质失衡

5. 王姓患儿,男,6 岁,体检时发现心脏杂音,无明显症状。体格检查:无发绀,胸骨左缘 3~4 肋间全收缩期杂音,肺动脉瓣区第二心音增强。最可能的诊断是

   A. 室间隔缺损　　　　　B. 房间隔缺损　　　　　C. 动脉导管未闭

   D. 肺动脉狭窄　　　　　E. 二尖瓣关闭不全

6. 李女士,30 岁,继发房间隔缺损,其心电图表现正确的是

   A. 电轴左偏　　　　　B. 电轴右偏　　　　　C. 左室肥大

   D. P-R 间期延长　　　　　E. 房室传导阻滞

7. 刚入院的室间隔缺损的患儿,护士在身体评估的时候会发现

   A. 口唇发绀、双颊红润　　　　　B. 身体瘦小　　　　　C. 心前区吹风样收缩期杂音

   D. 智力下降　　　　　E. 口齿不清

8. 室间隔缺损病人术前准备措施**错误**的是

   A. 充分休息　　　　　B. 预防控制感染　　　　　C. 呼吸道准备

   D. 应用缩血管药物　　　　　E. 强心利尿治疗

9. 张姓患儿,男,9岁,自幼即发现有心脏杂音,平时不喜欢活动,体格发育较同龄儿瘦小,喜蹲踞。体格检查:口唇青紫,杵状指,初步诊断为法洛四联症,可能存在的畸形是

    A. 房缺＋室缺＋肺动脉狭窄＋主动脉骑跨

    B. 右房肥大＋室缺＋肺动脉狭窄＋主动脉骑跨

    C. 室缺＋肺动脉狭窄＋主动脉骑跨＋右心室肥厚

    D. 室缺＋肺动脉狭窄＋主动脉骑跨＋动脉导管未闭

    E. 房缺＋肺动脉狭窄＋主动脉骑跨＋右心室肥厚

10. 急性心脏压塞的病人可出现的表现是

    A. 心动过缓   B. 呼吸困难   C. 下肢水肿

    D. 高血压   E. 意识模糊

11. 引起二尖瓣狭窄最常见的原因是

    A. 风湿性心脏病   B. 先天畸形   C. 感染性心内膜炎

    D. 冠心病   E. 上呼吸道感染

12. 主动脉瓣关闭不全的最主要的临床表现是

    A. 血压升高   B. 心律失常   C. 心肌梗死   D. 充血性心力衰竭   E. 心绞痛

13. 二尖瓣关闭不全行人工瓣膜置换术的病人,术后饮食指导护士应告知

    A. 多吃蔬菜、水果,富含维生素的饮食   B. 避免高脂肪、高蛋白饮食

    C. 少吃海鲜   D. 低盐饮食

    E. 多吃蔬菜、水果,避免维生素 K 的食物

14. 以下会产生左心室向心性肥厚的疾病是

    A. 二尖瓣狭窄   B. 二尖瓣关闭不全   C. 主动脉瓣狭窄

    D. 主动脉瓣关闭不全   E. 二尖瓣狭窄合并三尖瓣关闭不全

15. 冠状动脉搭桥的病人术后告诉护士,取血管的大腿疼痛,护士应立即采取的措施是

    A. 评估该侧肢体的温度和循环情况   B. 使用镇痛药

    C. 抬高该侧肢体 15°~30°   D. 帮助病人按摩该侧肢体以减轻疼痛

    E. 通知医师

16. 胸主动脉瘤病人术后,护士评估时发现其血清电解质水平不稳定,护士需要通知医师采取措施的指标是

    A. 血清 Na^+ 140mmol/L   B. 血清 Ca^{2+} 2.32mmol/L   C. 血清 K^+ 3.1mmol/L

    D. 血清 Cl^- 101mmol/L   E. 血糖 6.6mmol/L

17. 急性主动脉夹层病人收缩压控制的一般目标是

    A. 80~100mmHg   B. 100~120mmHg   C. 110~130mmHg

    D. 120~140mmHg   E. 130~150mmHg

18. 主动脉夹层心率控制的目标是

    A. ≤50 次 /min   B. ≤60 次 /min   C. 60~80 次 /min

    D. 80~100 次 /min   E. 100~120 次 /min

19. 王先生,64 岁,突感胸部剧痛 2h,呈撕裂样,并向背部放射,有高血压病史 10 年,含服硝酸甘油 3 片不能缓解,首先应考虑的诊断是

    A. 急性胆囊炎   B. 急性心肌梗死   C. 急性胰腺炎

    D. 急性胸膜炎   E. 主动脉夹层

20. 下列**不是**主动脉夹层常见的护理诊断选项是

    A. 急性疼痛   与主动脉夹层发生、发展有关

    B. 焦虑与恐惧   与病情凶险及对疾病预后的不确定性有关

    C. 体液过多　与低蛋白血症有关

    D. 活动无耐力　与心功能下降、疾病和手术有关

    E. 潜在并发症：感染、出血、动脉瘤破裂、急性心脏压塞、肾功能不全、神经系统功能障碍等

21. 胸主动脉瘤病人因严重的胸痛急诊入院，入院后表现非常的焦虑和紧张，可以帮助病人减轻恐惧的措施是

    A. 陪伴病人，自我介绍，解释病房环境

    B. 安慰病人，告诉病人不要再想疼痛了

    C. 告诉病人镇痛药半小时内就会发生作用

    D. 介绍监护仪器

    E. 指导病人放松训练

22. 主动脉夹层的术前处理原则**不包括**

    A. 有效镇痛　　　　　　B. 控制血压　　　　　　C. 控制心率

    D. 控制心肌收缩力　　　E. 洋地黄强心

23. 主动脉夹层病人询问护士引起该疾病的主要原因时，护士最好的回答是

    A. 很多原因引起这个疾病，目前病因不清楚

    B. 是吸烟引起的

    C. 主要是血管退行性病变有关

    D. 高血压是引起该病的常见危险因素

    E. 主要是动脉畸形引起的

24. 急性主动脉夹层诊断，首选的辅助检查是

    A. 胸部 X 线　　　　　　B. 经食管超声心动图　　　　　　C. 全动脉 CTA

    D. MRI　　　　　　E. 心电图

25. 主动脉夹层病人**不会**出现的症状是

    A. 脑供血不足　　　B. 脑出血　　　C. 截瘫　　　D. 心绞痛　　　E. 急腹症

A3/A4 型题

(1~5 题共用题干)

赵姓患儿，10 岁，自幼发现心脏杂音，易感冒，诊断为先天性心脏病，房间隔缺损。

1. 心脏听诊可发现

    A. 听诊发现肺动脉瓣区可闻及 Ⅱ~Ⅲ 级吹风样收缩期杂音

    B. 听诊发现主动脉瓣区可闻及 Ⅱ~Ⅲ 级吹风样收缩期杂音

    C. 听诊发现心尖区可闻及 Ⅱ~Ⅲ 级吹风样舒张期杂音

    D. 听诊发现肺动脉瓣区可闻及 Ⅱ~Ⅲ 级吹风样舒张期杂音

    E. 听诊发现主动脉瓣区可闻及 Ⅱ~Ⅲ 级吹风样舒张期杂音

2. 如患儿体格检查中发现有发绀存在，可能的原因是

    A. 年龄较大　　B. 缺损较大　　C. 右向左分流　　D. 肺动脉高压　　E. 右心衰竭

3. 该患儿为原发房间隔缺损，其心电图表现正确的是

    A. 电轴左偏　　B. 电轴右偏　　C. 右室肥大　　D. P-R 间期缩短　　E. 房室传导阻滞

4. 心导管检查后若患儿出现持续发热，最恰当的措施是

    A. 物理降温　　　　　　B. 强心、利尿治疗　　　　　　C. 应用非甾体类抗炎药

    D. 抗生素控制感染　　　E. 脱掉过多的衣物

5. 该病人术前护理重点**不包括**

    A. 防止心衰的发生　　　　B. 加强营养　　　　C. 绝对卧床休息

    D. 防止感染　　　　　　E. 减轻焦虑和恐惧

(6~10 题共用题干)

刘女士,48 岁,劳累后心悸、气短 13 年,加重 2 个月,曾有夜间阵发性呼吸困难及咯血。双下肢无明显水肿。既往有四肢关节酸痛史。超声心动图显示二尖瓣狭窄,伴中度反流。诊断为风湿性心脏病,二尖瓣狭窄。

6. 入院后护士评估时发现病人

  A. 口唇发绀、双颊红润   B. 口唇和双颊均发绀   C. 心前区收缩期杂音

  D. 上眼睑水肿、双下肢水肿 E. 咳粉红色泡沫样痰

7. 术前该病人卧床休息的主要目的是

  A. 降低心肌耗氧   B. 减少肌肉做功   C. 维持情绪稳定

  D. 保证病人安全   E. 减轻焦虑和恐惧

8. 医师在全麻体外循环下对该病人行"二尖瓣置换术",术后常用的抗凝药物是

  A. 肝素   B. 阿司匹林   C. 醋硝香豆素片

  D. 双嘧达莫   E. 华法林

9. 医师在全麻体外循环下对该病人行"二尖瓣置换术",术后 2d 返回普通病房。术后 5d,病人出现无诱因鼻出血,出血量约 10ml,导致病人出现鼻出血的可能原因是

  A. 抗凝治疗过量   B. 抗凝治疗不足   C. 空气干燥

  D. 鼻腔疾病   E. 血液系统疾病

10. 为防止病人出现心力衰竭,护理措施**不正确**的是

  A. 吸氧   B. 限制液体摄入   C. 应用强心药物

  D. 适当补钾   E. 促进其排尿

(11~15 题共用题干)

李先生,60 岁,既往有高血压病史,突然出现剧烈撕裂样胸痛,呈持续性,累及背部。体格检查:BP 170/95mmHg,HR 90 次/min,双肺无异常。

11. 入院后,护士应首先采取的措施是

  A. 介绍急诊室环境   B. 吸痰

  C. 应用镇痛药控制心前区疼痛   D. 抽血测量血清淀粉酶

  E. 心电监护

12. 病人心电图正常,该病人最可能的诊断是

  A. 不稳定型心绞痛   B. 急性心肌梗死   C. 肺动脉栓塞

  D. 急性心包炎   E. 主动脉夹层

13. 李先生接受手术治疗,术后返回病房,护士监测 BP 130/86mmHg,HR 84 次/min,R 18 次/min,T 37.2℃,15min 后病人出现意识不清,呼吸变浅,BP 120/78mmHg,HR 96 次/min,R 10 次/min,护士应立即采取的措施是

  A. 呼叫病人名字,判断意识状态   B. 立即通知医师

  C. 继续观察 15min 再处理   D. 抽血测量血气分析

  E. 立即吸氧

14. 动脉血气分析结果显示:SaO_2 85%,pH 7.32,$PaCO_2$ 70mmHg,HCO_3^- 24mmol/L,病人可能出现了

  A. 呼吸性酸中毒   B. 呼吸性碱中毒   C. 代谢性酸中毒

  D. 代谢性碱中毒   E. 混合型酸中毒

15. 引起病人血气分析异常的可能原因是

  A. 肾衰竭   B. 麻醉引起呼吸抑制   C. 脑功能障碍

  D. 肺部感染   E. 心力衰竭

（16~20 题共用题干）

金先生,65 岁,5h 前无明显诱因出现胸部剧烈疼痛,呈撕裂样,口服硝酸甘油无好转,被家属紧急送入院。经检查确诊为主动脉夹层。

16. 刚入院时,护士在身体评估的时候会发现

　　A. 口唇发绀,双颊红润　　　　　　　　B. 面色苍白,血压下降

　　C. 神情淡漠,口齿不清　　　　　　　　D. 心动过缓

　　E. 痛苦病容

17. 该病最危险的并发症是

　　A. 主动脉栓塞　　　　　　　　　　　　B. 主动脉瘤感染

　　C. 动脉瘤破裂　　　　　　　　　　　　D. 脑供血不足

　　E. 动脉瘤压迫引起呼吸困难

18. 该病人术前的护理重点**不包括**

　　A. 防止心力衰竭的发生　　B. 改善营养状况　　C. 绝对卧床休息

　　D. 防止感染　　　　　　　E. 减轻焦虑和恐惧

19. 该病人术后维持血压稳定的措施**不包括**

　　A. 注意保暖　　　　　　　B. 减轻疼痛　　　　C. 合理使用降压药

　　D. 吸痰时动作轻柔　　　　E. 口服降压药

20. 该病人术后 36h,出现体温升高,达到 38℃,最可能的原因是

　　A. 切口感染　　　　　　　B. 主动脉瘤感染　　C. 吸收热

　　D. 肺部感染　　　　　　　E. 泌尿系统感染

（二）名词解释

1. 体外循环

2. 法洛四联症

3. 主动脉夹层

4. 胸主动脉瘤

（三）简答题

1. 简述体外循环术后病人常见并发症及护理。

2. 简述瓣膜病人术后抗凝治疗的护理。

3. 简述主动脉夹层累及其他脏器的临床表现。

4. 简述主动脉夹层病人术后维持血压稳定的护理措施。

（四）病例分析题

1. 刘先生,58 岁,因反复活动后乏力、呼吸困难半年,加重 1 个月,以"主动脉瓣关闭不全"收入院。体格检查:BP 138/46mmHg,心尖搏动增强,可触及明显的抬举性搏动;听诊 HR 88 次 /min,胸骨左缘第 3、4 肋间和主动脉瓣区可闻及叹息样全舒张期杂音,向心尖传导。心脏彩超显示:主动脉瓣瓣叶回声稍增强,重度关闭不全。在全麻体外循环下行"主动脉瓣置换术",置换机械瓣一枚。术毕返回 ICU,呼吸机辅助呼吸,麻醉未清醒,身上留置有导尿管、心包纵隔引流管以及右颈静脉穿刺针,泵入异丙肾上腺素、多巴胺、硝酸甘油,并给予丙泊酚镇静。

请问:

（1）术后病人常见的护理诊断 / 问题有哪些?

（2）术后返回 ICU 促进该病人有效通气的护理措施有哪些?

（3）出院前对病人的健康教育有哪些?

2. 王先生,53 岁,因胸痛 5h 入院。病人 5h 前无明显诱因出现胸部剧烈疼痛,呈撕裂样,口服硝酸甘油无好转,被家属紧急送入院。既往高血压史 8 年,最高血压达 190/170mmHg。不规律服用降压药。无高

血压家族史,冠心病、糖尿病史。吸烟 30 余年,20 支 /d。体格检查:T 36.2℃,P 86 次 /min,R 18 次 /min,BP 130/85mmHg(服用降压药后)。口唇无发绀,无颈静脉怒张,双肺呼吸音清。心界不大,HR 86 次 /min,心律规整,剑突下无压痛。腹软,肝、脾未触及,无压痛,双下肢无水肿。辅助检查:主动脉 CTA 示主动脉夹层动脉瘤,累及主动脉弓、降主动脉。

请问:

(1) 该病人主要的护理诊断 / 问题有哪些?

(2) 针对该病人的护理诊断 / 问题,采取的护理措施是什么?

【参考答案】

(一) 选择题

A1/A2 型题

1. B	2. D	3. E	4. B	5. A	6. B	7. B	8. D	9. C	10. B
11. A	12. D	13. E	14. C	15. A	16. C	17. B	18. C	19. E	20. C
21. A	22. E	23. D	24. C	25. B					

A3/A4 型题

1. A	2. C	3. A	4. D	5. D	6. B	7. A	8. E	9. A	10. B
11. E	12. E	13. A	14. A	15. B	16. E	17. C	18. A	19. E	20. C

(二) 名词解释

1. 体外循环是指利用特殊人工装置 - 人工心肺机将回流的上、下腔静脉和右心房静脉血引出体外,在人工肺内进行气体交换,再由人工心泵输回体内动脉继续血液循环的生命支持技术。

2. 法洛四联症是右室漏斗部或圆锥动脉干发育不全引起的一种心脏畸形,包括肺动脉狭窄、室间隔缺损、主动脉骑跨和右心室肥厚。

3. 主动脉夹层指主动脉壁内膜与部分中层裂开,血液在主动脉压力作用下进入裂开间隙,形成血肿并主要向远端延伸扩大。

4. 胸主动脉瘤是各种原因造成胸主动脉壁正常结构的损害,尤其是承受压力和维持大动脉功能的弹力纤维层变脆弱和破坏,使胸主动脉局部或弥漫性扩张或膨出,达到正常胸主动脉直径的 1.5 倍以上。

(三) 简答题

1. 体外循环术后病人常见并发症及护理要点如下:

(1) 急性心脏压塞。护理要点:①做好引流管的护理,保持引流管通畅,观察并记录引流液的颜色、性状及量;②监测中心静脉压,使其维持在 5~12cmH$_2$O;③严密观察病情,一旦出现心脏压塞的表现,及时通知医师处理。

(2) 低心排综合征。护理要点:①监测心排血量(CO)、心排指数(CI)、体循环阻力(SVR)和肺循环阻力(PVR)等数值的变化,及早发现低心排血量,及时报告医师处理;②补充血容量,纠正水、电解质及酸碱平衡失调和低氧血症;③及时、合理、有效地使用正性肌力药物和血管活性药物,以恢复心脏和其他重要器官的供血供氧,应用输液泵控制输液速度和用量,并观察用药效果;④当药物治疗效果不佳或反复发作室性心律失常时,可行经皮主动脉内球囊反搏。

(3) 感染。护理要点:①密切监测体温变化;②严格遵守无菌操作原则;③保持手术切口干燥,定期换药,注意口腔和皮肤卫生;④每日评估各侵入性管道留置必要性,及时撤除各种管道;⑤合理使用抗生素;⑥加强营养支持。

(4) 肾功能不全。护理要点:①术前维护好肾功能,禁用损伤肾功能的药物。②术后及时复温、保暖,维持全身灌注良好,保持尿量在 1ml/(kg·h)以上。③密切监测肾功能,每小时测尿量 1 次,每 4h 测尿 pH 和比重,观察尿色变化、有无血红蛋白尿等。尿量减少时及时找出原因;停用肾毒性药物;怀疑肾衰竭者应限制水和电解质的摄入;若确诊为急性肾衰竭,行透析治疗;发生血红蛋白尿者,给予高渗性利尿或静脉滴注 5% 碳酸氢钠碱化尿液,防止血红蛋白沉积在肾小管导致肾功能损害。④术后合理饮食,低蛋白饮食,限制盐的摄入,远离加工食品。

(5) 脑功能障碍。护理要点:术后严密观察病人的意识、瞳孔、肢体活动情况;病人若出现头痛、呕吐、躁动、嗜睡等异常表现及神经系统的阳性体征时,及时通知医师,协助处理。

2. 行瓣膜置换术者,术后 24~48h 遵医嘱即给予华法林抗凝治疗,抗凝治疗效果以凝血酶原时间活动度国际标准比值(INR)保持在 2.0~2.5 为宜。机械瓣置换术后者,须终身抗凝治疗;生物瓣置换术后者需抗凝治疗 3~6 个月。抗凝治疗期间:①不可随意增减药物,随意减药会造成瓣膜无法正常工作,随意加药会引起身体各部分出血的危险。②用药期间注意观察:如出现牙龈出血,口腔黏膜、鼻腔出血,皮肤青紫、瘀斑、出血和血尿等抗凝过量或出现下肢厥冷、疼痛、皮肤苍白等抗凝剂不足等表现时应及时就诊。③服用抗凝药物期间,注意其与其他药物反应,如苯巴比妥类药物、阿司匹林、双嘧达莫(潘生丁)、吲哚美辛(消炎痛)等药物能增强抗凝作用;维生素 K 等止血药则降低抗凝作用,需在医师指导下使用上述药物。④复诊指导:瓣膜置换术后半年内,每个月定期复查凝血酶原时间(PT)和国际标准比值(INR),根据结果遵医嘱调整用药。半年后,置入机械瓣的病人每 6 个月定期复查 1 次。

3. 主动脉夹层累及其他脏器后可出现:①累及主动脉瓣,出现主动脉瓣关闭不全的症状,可导致急性左心衰;②累及冠状动脉出现心绞痛和心肌梗死;③累及头臂动脉出现脑供血不足、甚至昏迷;④累及肋间动脉出现截瘫;⑤累及肾动脉,可发生血尿、无尿、严重高血压甚至肾功能衰竭;⑥累及腹腔干、肠系膜动脉导致急腹痛、肠坏死和肝脏或脾脏梗死;⑦累及下肢动脉,可出现急性下肢缺血症状,如疼痛、无脉甚至下肢缺血坏死等症状。

4. 主动脉夹层病人术后维持血压稳定的护理措施:①有创动脉压监测,及时了解血压变化;②术后复温,注意保暖,适量应用镇静、镇痛药物,防治因紧张、血管收缩、疼痛引起的高血压;③遵医嘱合理使用利尿剂和血管扩张剂,严格掌握输液速度和量;④为防止吸痰刺激引起血压骤升,吸痰前,给予镇静降压药物,吸痰时动作轻柔。

(四) 病例分析题

1. (1) 术后病人常见的护理诊断:①焦虑与恐惧;②潜在并发症:感染、心律失常、急性左心衰竭等。

(2) 促进该病人有效通气的护理措施有:①妥善固定气管插管,定时测量气管插管距门齿的距离并做好标记,必要时镇静,防止气管插管脱出或移位。②密切观察呼吸频率、节律和幅度,呼吸机是否与病人呼吸同步;有无发绀、鼻翼扇动、点头或张口呼吸;检查双肺呼吸音;监测动脉血气分析,根据以上情况及时调整呼吸机参数。遵医嘱适当给予镇静剂、肌肉松弛剂、镇痛剂。③保持呼吸道通畅,做好呼吸道加温、湿化、雾化;及时吸痰。

(3) 出院前健康教育:①抗凝药用药指导:加强用药的自我监测,如出现牙龈出血,口腔黏膜、鼻腔出血,皮肤青紫、瘀斑、出血和血尿等抗凝过量和血管栓塞如下肢厥冷、疼痛、皮肤苍白等抗凝剂不足等表现及时就诊。②饮食指导 食用低脂肪的均衡饮食,少食多餐,避免过量进食加重心脏负担;指导病人养成定期排便习惯,防止便秘。③活动指导。④积极预防和控制感染。⑤加强自我保健,定期复查。

2. (1) 该病人主要的护理诊断/问题有:①急性疼痛;②焦虑、恐惧;③知识缺乏。

(2) 该病人的主要护理措施:①卧床休息,保持环境安静,绝对卧床休息,保证充足睡眠,避免情绪波动,严格控制活动量,必要时应用镇静剂;②疼痛管理,评估疼痛的位置、性质、持续时间、诱因等,集中护理操作,减少环境刺激,指导病人放松的技巧,禁止用力,按医嘱给予吗啡等镇痛药缓解疼痛;③指导病人遵医嘱服用降压药,向病人介绍用药目的、药物名称、剂量、用法,观察药物常见副作用;④指导病人戒烟。

【部分习题解析】

(一) 选择题

A1/A2 型题

1. B 监测活化凝血酶时间确定肝素追加量。

2. D 用液体、血液或血液成分预先充满人工肺,是预冲液,不包括 10% KCl。

3. E　肺动脉有降主动脉之间的胎儿循环未闭合是动脉导管未闭的主要病变。

4. B　动脉导管未闭的病人会出现低血压,因主动脉血持续流向肺动脉,形成左向右分流导致低血压。

5~A　根据室间隔缺损会出现胸骨左缘 3~4 肋间全收缩期杂音,肺动脉瓣区第二心音增强来判断。

6. B　继发房间隔缺损,心电图表出现电轴右偏,原发性房间隔缺损会出现电轴左偏。

7. B　室间隔缺损病人会出现生长发育迟缓,但智力是正常的。

8. D　室间隔缺损病人术前准备应使用扩血管药物。

9. C　法洛四联症的主要畸形是室缺 + 肺动脉狭窄 + 主动脉骑跨 + 右心室肥厚。

10. B　心脏压塞病人的主要表现包括:低血压、心动过速、呼吸困难和颈静脉扩张。

11. A　风湿性心脏病是引起二尖瓣狭窄的最常见原因。

12. D　主动脉瓣关闭不全的病人主要表现为充血性心力衰竭,也可以出现心肌和脑供血不足的表现。

13. E　人工瓣膜置换术后病人终身抗凝治疗,避免维生素 K 的摄入。

14. C　主动脉狭窄引起左心室肥厚,使心肌耗氧量增加。

15. A　冠脉搭桥术后取血管的大腿疼痛应立即评估该侧肢体的温度和循环情况,了解血管吻合后血液供应。

16. C　血钾的正常值是 3.5~5.5mmol/L。

17. B　急性主动脉夹层病人收缩压控制的一般目标是 100~120mmHg。

18. C　主动脉夹层心率控制的目标是 60~80 次 /min。

19. E　根据疼痛的特点,服用硝酸甘油不缓解,判断是主动脉夹层。

20. C　体液过多与低蛋白血症有关,不是主动脉夹层常见的护理诊断。

21. A　疾病和陌生环境造成病人疼痛,护士陪伴和介绍环境可减轻病人的恐惧。

22. E　主动脉夹层术前处理原则包括有效镇痛、控制高血压、心率和减轻心肌收缩力基础上,进行手术治疗。洋地黄强心不是其处理原则。

23. D　本病确切的发病机制尚未完全明确,已公认的主要危险因素有高血压。当病人咨询护士时,护士最好的回答是告诉他危险因素。

24. C　急性主动脉夹层诊断,首选的辅助检查是全动脉 CTA。

25. B　主动脉夹层会压迫阻塞邻近血管引起脑供血不足,截瘫、心绞痛和急腹症。

A3/A4 型题

1. A　肺动脉瓣区收缩期杂音是房间隔缺损的典型心音。

2. C　右向左分流会出现发绀。

3~A　原发房间隔缺损,常呈电轴左偏和 P-R 间期延长,可有左室高电压和左室肥大。

4. D　侵入性检查后可能出现感染,需积极抗生素控制感染。

5. C　房间隔缺损术前适当休息,不用绝对卧床。

6. B　典型的二尖瓣面容是口唇和双颊均发绀。

7. A　卧床休息可以减低心肌耗氧。

8. E　人工瓣膜置换术后常用的抗凝药物是华法林。

9. A　抗凝治疗过量可出现鼻出血。

10. E　预防病人可能出现心力衰竭,可吸氧、限制液体输入、应用强心药物,适当补钾,限制钠盐摄入,促进其排尿是错误的。

11. E　入院后,护士要立即对病人进行心电监护。

12. E　根据疼痛特点,心电图没有改变,判断是主动脉夹层。

13. A　护士应首先呼叫病人名字,判断意识状态。

14. A　根据 pH 7.32 判断病人酸中毒,$PaCO_2$ 正常值 35~45mmHg,病人是 70mmHg,是呼吸性因素引起,而病人 HCO_3^- 24mmol/L 是正常的,故判断病人出现呼吸性酸中毒。

15. B　根据病人的表现,血压、心率正常,呼吸缓慢,应考虑是麻醉引起呼吸抑制而造成血气分析异常。

16. E　病人因剧烈疼痛而有痛苦面容。

17. C　主动脉瘤破裂可以引起死亡。

18. A　主动脉夹层病人术前应绝对卧床休息,防止感染,改善营养,减轻焦虑和恐惧。

19. E　主动脉夹层病人术后需要积极控制血压:①遵医嘱合理使用利尿剂和血管扩张剂等降压药进行静脉推注,使用输液泵严格控制输液速度和量;②适量应用镇静、镇痛药,防止因紧张、疼痛引起血压升高;③术后复温,注意保暖;④为防止吸痰刺激引起血压骤升,吸痰前,给予镇静降压药物,吸痰时动作轻柔。

20. C　术后 48h 内出现体温升高,但低于 38℃,多为外科手术热,不需要特殊处理。

(袁 华 叶 曼)

第二十三章　急性化脓性腹膜炎病人的护理

【重点和难点】

(一) 基本概念

1. 急性化脓性腹膜炎　是由细菌感染、化学性刺激或物理性损伤等引起的腹膜和腹膜腔炎症,是外科最为常见的急腹症。

2. 原发性腹膜炎　又称自发性腹膜炎,腹腔内无原发病灶,是通过血液、淋巴循环、透过肠壁或女性生殖系统等途径而感染所引起的腹膜炎,临床上较少见。

3. 继发性腹膜炎　是急性化脓性腹膜炎最常见的类型,继发于腹腔内脏器的炎症、破裂、穿孔、腹部创伤或手术等引起的大量消化液及细菌进入腹膜腔所导致的急性炎症。

4. 腹腔间隔室综合征　腹腔内压力非生理性、进行性、急剧升高而影响内脏血流及器官功能,腹内压≥20mmHg 且伴有与腹腔内高压有关的单个或多个器官功能衰竭。

5. 腹腔脓肿　指腹腔内某一间隙或部位的局限性脓液积聚,是膈肌以下盆底以上躯干的腹腔内任何部位脓肿的总称。多继发于急性腹膜炎,腹内脏器穿孔、炎症,或腹腔内手术。

6. 膈下脓肿　脓液积聚在一侧或两侧的膈肌下与横结肠及其系膜的间隙内者,统称为膈下脓肿。

7. 盆腔脓肿　腹腔内炎性渗出物或脓液易积聚于盆腔而形成。

(二) 病因

1. 原发性腹膜炎　致病菌多为溶血性链球菌、肺炎双球菌或大肠埃希菌。细菌进入腹膜腔的途径常有:①血行播散;②女性生殖系统上行性感染;③腹腔内及邻近器官细菌通过腹膜层直接扩散;④透壁性感染。

2. 继发性腹膜炎　主要致病菌是胃肠道内的常驻菌群,其中以大肠埃希菌最常见,其次为厌氧拟杆菌、链球菌、变形杆菌等。引起继发性腹膜炎常见的原因有:①腹内脏器穿孔或破裂;②腹内器官炎症扩散;③腹内脏器缺血;④其他:如腹腔内出血、腹腔内脓肿破裂、腹壁严重感染、医源性感染等。

(三) 临床表现

1. 症状

(1) 腹痛:是最主要的症状。一般呈持续性、剧烈腹痛,深呼吸、咳嗽、转动身体时疼痛加剧。腹痛范围多自原发病变部位开始,随炎症扩散而延及全腹,但仍以原发病灶处最显著。

(2) 恶心、呕吐:初始为腹膜受到刺激引起的反射性恶心、呕吐,多较轻微,呕吐物为胃内容物;发生麻痹性肠梗阻时,呕吐物可含有黄绿色胆汁,甚至呈棕褐色粪水样内容物。

(3) 体温、脉搏的变化:与炎症轻重有关。体温由正常逐渐升高、脉搏逐渐加快;如发生腹膜炎之前体温已升高,继发腹膜炎后更趋增高。

(4) 感染中毒症状:病人可出现寒战、高热、脉速、呼吸浅快、大汗及口干。随病情进一步发展,可出现重度缺水、代谢性酸中毒及感染性休克等表现。

（5）腹腔间隔室综合征（ACS）表现：病人腹腔内压急剧升高，胸闷气短，呼吸困难，心率加快，腹部膨隆，张力高可伴有腹痛、肠鸣音减弱或消失等。

（6）其他症状：如口渴、少尿或无尿、腹胀、肛门停止排便排气等，当炎症波及膈肌时，可出现频繁呃逆。

2. 体征

（1）全身表现：急性病容，腹部拒按，喜仰卧位，双下肢屈曲。常有呼吸浅快、低血压及休克表现。

（2）腹部体征：①腹胀明显，腹式呼吸运动减弱或消失；②出现腹膜刺激征：腹部压痛、反跳痛和腹肌紧张，以原发病灶处最为明显；③叩诊呈鼓音，胃肠穿孔时肝浊音界缩小或消失，腹腔内积液较多时移动性浊音呈阳性；④伴肠麻痹者，听诊时肠鸣音减弱或消失；⑤直肠指检：直肠前窝饱满及触痛，表明盆腔已有感染或形成盆腔脓肿。

（四）辅助检查

1. 实验室检查 白细胞计数及中性粒细胞比值增高。

2. 影像学检查 立位腹部平片可见小肠普遍胀气并有多个小液平面的肠麻痹征象；B超和CT可发现腹腔内积液，CT是腹腔感染影像学诊断的金标准。

3. 诊断性腹腔穿刺抽液术或腹腔灌洗术 一般在两侧下腹部髂前上棘内下方进行诊断性穿刺抽液，依据抽出液的性状、气味、混浊度，涂片镜检，细菌培养以及淀粉酶测定等判断病因。

4. 其他检查 经直肠前穿刺或经后穹隆穿刺（女性）、腹腔镜检查。

（五）处理原则

1. 非手术治疗

（1）适应证：①病情较轻或病程已超过24h，且腹部体征已减轻或有减轻趋势者；②伴有严重心、肺等脏器疾病不能耐受手术者。

（2）治疗措施：①半卧位；②禁食和胃肠减压；③纠正水、电解质紊乱；④补充热量和营养支持；⑤合理应用抗生素；⑥镇静、镇痛和吸氧等对症处理。

2. 手术治疗

（1）适应证：①经非手术治疗6~8h后，腹膜炎症状和体征不缓解或反而加重者；②腹腔内原发病严重；③腹腔内炎症较重；④腹膜炎病因不明且无局限趋势者。

（2）手术方法：①腹腔开放术：腹内压持续>25mmHg且威胁生命时进行；②处理原发病；③彻底清洁腹腔；④充分引流。

（六）护理措施

1. 非手术治疗护理/术前护理

（1）病情观察：①监测意识状态、生命体征、尿量变化；②记录24h液体出入量；③观察腹部症状和体征的动态变化；④监测危重病人的循环、呼吸、肾功能。

（2）体位：一般取半卧位，休克病人取平卧位或头、躯干和下肢各抬高约20°。尽量减少搬动和按压腹部，以减轻疼痛。

（3）禁食、胃肠减压。

（4）维持体液平衡和有效循环血量：遵医嘱补充液体和电解质等，以纠正水、电解质及酸碱失衡。

（5）营养支持：输入葡萄糖供给一部分热量，同时补充氨基酸、白蛋白等。

（6）控制感染：遵医嘱合理应用抗生素。

（7）镇静、镇痛：诊断不明确或需要进行观察的病人，慎用镇痛剂。

（8）其他护理措施：降温、吸氧、术前准备等。

（9）心理护理。

2. 术后护理措施

（1）病情观察：①密切监测生命体征变化、神志和尿量变化，注意危重病人心、肺、肝、肾、脑等重要脏器的功能及 DIC 的发生;②注意腹部体征变化,观察有无膈下或盆腔脓肿等并发症的表现;观察其肠蠕动恢复情况;③观察引流情况及伤口愈合情况等。

(2) 体位与活动:待麻醉苏醒、血压、脉搏平稳后改为低半卧位,鼓励病人早期活动。

(3) 禁食、胃肠减压:禁食期间做好口腔护理,每日 2 次。

(4) 补液与营养支持:合理补充水、电解质和维生素;根据病人的营养状况,及时给予肠内、肠外营养支持。

(5) 抗感染:根据脓液细菌培养和药物敏感试验结果,选用有效抗生素。

(6) 引流护理:①引流管:妥善固定引流管,标识清楚;保持通畅;引流管不能高于腹腔引流出口。②引流袋:引流袋应低于腹部引流口;普通引流袋每日更换,抗反流型引流袋可 2~3d 更换 1 次,严格无菌操作。③引流液:观察并记录引流液的性质和量。④皮肤护理:保持引流管周围皮肤干燥清洁,及时更换敷料。⑤拔管指征:引流液清亮、量小于 10ml/d、无发热、无腹胀、白细胞计数恢复正常。

(7) 预防并发症:重点预防腹腔脓肿和切口感染的发生。

(七) 膈下脓肿和盆腔脓肿的临床表现与处理原则

1. 全身症状　①膈下脓肿:急性腹膜炎或腹腔内脏器的炎性病变治疗后,原有病情好转或腹部手术数日后出现发热,初为弛张热,脓肿形成以后呈持续高热,39℃左右;脉搏增快、舌苔厚腻、乏力、盗汗、消瘦等全身表现。②盆腔脓肿:急性腹膜炎治疗过程中,出现体温下降后又升高。

2. 局部症状　①膈下脓肿:肋缘下或剑突下持续性钝痛,深呼吸时加重,可有肩、颈部牵涉痛;脓肿刺激膈肌可引起呃逆;膈下感染可引起反应性胸腔积液,病人出现咳嗽、胸痛、气促等表现。②盆腔脓肿:典型的直肠或膀胱刺激症状,如里急后重、大便频而量少、黏液便或伴有尿频、排尿困难等。

3. 体征　①膈下脓肿:季肋区叩痛,严重时出现局部皮肤凹陷性水肿,皮温升高;右膈下脓肿可使肝浊音界扩大;患侧胸部下方呼吸音减弱或消失。②盆腔脓肿:直肠指检发现直肠前窝饱满及有触痛。

4. 处理原则　①膈下脓肿:较大脓肿可在超声引导下经皮穿刺置管引流,必要时需切开引流;②盆腔脓肿:应用抗生素,辅以腹部热敷、温水坐浴、温热盐水灌肠及物理透热等疗法,脓肿较大者须手术切开引流。

【习题】

(一) 选择题

A1/A2 型题

1. 引起继发性腹膜炎的常见致病菌是
   A. 大肠埃希菌　　　　　　B. 溶血性链球菌　　　　　C. 厌氧菌
   D. 肺炎双球菌　　　　　　E. 多种细菌混合感染

2. 关于继发性腹膜炎的病因描述**错误**的是
   A. 病原菌经血液途径感染腹腔　B. 腹腔内脏器炎症　　　　C. 腹腔内脏器穿孔
   D. 腹腔内脓肿破裂　　　　　　E. 腹腔手术污染

3. 急性腹膜炎发生严重休克是因为
   A. 急性呼吸衰竭　　　　　　B. 中毒性心肌炎　　　　　C. 剧烈疼痛
   D. 毒素吸收和血容量减少　　E. 无法进食导致营养失调

4. 急性化脓性腹膜炎标志性体征是
   A. 进行性黄疸　　　　　　B. 持续高热　　　　　　　C. 移动性浊音阳性
   D. 明显腹胀　　　　　　　E. 压痛、反跳痛、肌紧张

5. 急性化脓性腹膜炎早期出现呕吐的原因是
   A. 麻痹性肠梗阻　　　　　　　　　　B. 中枢性呕吐
   C. 腹膜受刺激引起反射性呕吐　　　　D. 胃肠道痉挛
   E. 膈肌受刺激

6. 关于急性化脓性腹膜炎手术指征的叙述中**错误**的是

    A. 经非手术治疗 12h,症状、体征加重

    B. 急性化脓性腹膜炎,一经确诊均应行手术治疗

    C. 中毒症状明显,伴有休克表现

    D. 腹腔内原发病严重者

    E. 腹膜炎原因不明确,弥漫性腹膜炎无局限趋势

7. 急性腹膜炎病人采取半卧位的主要目的是

    A. 有利于下肢静脉回流　　　　　　　B. 利于手术切口的愈合

    C. 利于呼吸和循环　　　　　　　　　D. 减少吸收和减轻中毒症状

    E. 避免压力性损伤发生

8. 急性腹膜炎术后腹腔安置引流管的护理,以下护理措施正确的是

    A. 引流袋应低于腹腔引流口,但引流管应高于腹腔引流口

    B. 若发现引流液突然减少,病人伴有腹胀、发热,须立即拔管

    C. 保护引流管周围皮肤,敷料每 48h 更换 1 次

    D. 普通引流袋 2~3d 更换 1 次,抗反流型引流袋每日更换 1 次

    E. 更换引流袋时严格遵守无菌操作

9. 膈下脓肿典型临床表现为

    A. 直肠、膀胱刺激症状　　　　　　　B. 发热、呃逆、肋缘下或剑突下可有持续性钝痛

    C. 腹痛、腹胀、腹部压痛并可扪及包块　D. 消化道出血

    E. 膈下出现游离气体

10. 盆腔脓肿最常用的检查措施是

    A. 内镜检查　　　　　B. 腹部 X 线平片　　　　C. 大便常规化验

    D. 腹腔穿刺术　　　　E. 直肠指检

11. 李先生,30 岁,因急性胃溃疡穿孔,行胃大部切除术,术后第 5d 起体温升高,持续 4d,下腹坠胀,里急后重,有黏液样稀便,应考虑为

    A. 倾倒综合征　　　　B. 消化不良　　　　　　C. 肠粘连、肠功能紊乱

    D. 盆腔脓肿　　　　　E. 胃大部切除术后腹泻

12. 王女士,30 岁,开始为脐周疼痛,而后转右下腹部疼痛,入院检查全腹压痛,反跳痛,腹肌紧张,X 线立位透视未见有膈下游离气体,腹腔穿刺抽出大量脓液,拟诊为急性腹膜炎,最可能的病因是

    A. 肠梗阻　　　　　　B. 胆囊炎　　　　　　　C. 阑尾穿孔

    D. 胃穿孔　　　　　　E. 急性胰腺炎

13. 王先生,38 岁,急性腹膜炎经手术治疗后 1 周,体温升高至 39℃,伴剑突下持续性疼痛,CT 确诊为膈下脓肿,行经皮脓肿穿刺引流术,以下护理措施**错误**的是

    A. 妥善固定引流管

    B. 记录每日引流液量

    C. 引流液小于 10ml/d,临床指征恢复正常可以拔除导管

    D. 引流管脱落后应立即重新穿刺

    E. 鼓励病人深呼吸,以促进脓液的排出和脓腔的闭合

14. 张先生,41 岁,与朋友聚餐后,突发上腹部剧烈疼痛,体格检查:腹部膨隆,上腹压痛明显,有反跳痛和腹肌紧张。下列处理**不正确**的是

    A. 禁食、胃肠减压　　　B. 应用哌替啶镇痛　　　　C. 应用抗生素控制感染

    D. 协助病人取半卧位　　E. 开放静脉,遵医嘱补液

15. 郭先生,40 岁,因重症急性胰腺炎上腹痛 12h,伴恶心、呕吐,体格检查:T 38.8℃,BP 76/60mmHg,P 124 次/min,R 28 次/min,急性痛苦面容,腹部膨隆,全腹肌紧张,压痛、反跳痛。目前最重要的护理措施是

    A. 禁食、胃肠减压　　　　　　　B. 镇痛、解痉　　　　　　　C. 给予营养支持

    D. 建立静脉通路、补液扩容　　　E. 抗生素治疗

A3/A4 型题

(1~5 题共用题干)

李先生,35 岁,饱餐后突然发生上腹剧痛,随后蔓延至全腹,腹痛呈持续性。体格检查:T 37.2℃,BP 110/70mmHg,P 90 次/min,R 26 次/min;全腹压痛、反跳痛,肝浊音界缩小,移动性浊音阳性,肠鸣音消失。

1. 该病人目前最主要的护理诊断是

    A. 急性疼痛　　　　　　　　　　B. 活动无耐力　　　　　　　C. 体液容量不足

    D. 焦虑　　　　　　　　　　　　E. 营养失调:低于机体需要量

2. 为进一步明确诊断,首选的检查是

    A. 监测体温　　　　　　　　　　B. 血常规检查　　　　　　　C. 腹部立位平片

    D. 血清淀粉酶测定　　　　　　　E. 超声检查

3. 如采取非手术治疗,首选的治疗措施应是

    A. 禁食,胃肠减压　　　　　　　B. 补充血容量　　　　　　　C. 穿刺引流

    D. 胃肠外营养支持　　　　　　　E. 抗感染

4. 监测生命体征,发现病人血压 70/40mmHg。经积极抗休克治疗后仍不好转,此时应

    A. 尽快手术探查　　　　　　　　B. 继续抗休克治疗　　　　　C. 大剂量抗生素治疗

    D. 快速输血　　　　　　　　　　E. 抗休克同时行手术治疗

5. 病人术后第 7d,突然寒战、高热,体温持续在 39℃左右,伴上腹疼痛,季肋部压痛伴有呃逆,应考虑是

    A. 盆腔脓肿　　　B. 肠间脓肿　　　C. 膈下脓肿　　　D. 急性胃肠炎　　　E. 内出血

(6~8 题共用题干)

赵女士,35 岁,腹部被车撞伤 2d,由当地卫生院转来医院。病人腹痛、恶心、呕吐、发热、尿少,T 38.8℃,P 120 次/min,R 24 次/min,BP 80/60mmHg,腹胀、全腹压痛及反跳痛,右下腹最明显,伴肌紧张,移动性浊音(+)。

6. 考虑引起该病人休克的主要原因是

    A. 感染中毒　　　B. 失血失液　　　C. 疼痛　　　D. 心脏功能受损　　　E. 创伤

7. 该病人目前的护理措施**不正确**的是

    A. 静脉输液　　　　　　　　　　B. 半卧位　　　　　　　　　C. 做好术前准备

    D. 心理支持　　　　　　　　　　E. 禁食、胃肠减压

8. 经过液体复苏,病人情况稳定,行手术治疗,术中见肠道破损,腹腔、盆腔大量肠液样液体,行小肠部分切除肠吻合修补术、腹腔清洗。术后病人神志淡漠,胸闷气短,持续高热,腹部膨隆,张力高,心率 130 次/min,乳酸持续性升高。目前该病人最可能发生了

    A. 肠吻合口瘘　　　　　　　　　B. 腹腔间隔室综合征　　　　C. 术后出血

    D. 肠梗阻　　　　　　　　　　　E. 肠绞窄

(9~10 题共用题干)

王先生,58 岁,因右上腹痛伴寒战、高热 10d 入院,既往患胆石症 5 年。体格检查:右下胸部和肝区有叩击痛,可触及肝内波动性肿块,伴有右上腹腹肌紧张,行非手术治疗。5d 后体温升至 39℃,脉率增快,右肺底呼吸音减弱,出现湿啰音,肝浊音界增大,季肋区叩痛,胸部 X 线可见右侧膈肌升高,肋膈角模糊。经 CT 检查发现膈下较大脓肿。

9. 针对目前病人的情况,应采取的措施是

    A. 继续应用抗生素　　　　　　　B. 密切观察病情变化　　　　C. 脓肿切开引流

    D. 禁食、胃肠减压　　　　　　　E. 腹腔灌洗

10. 针对该病人,以下护理措施中**错误**的是

    A. 取半卧体位   B. 鼓励多饮水和高营养饮食

    C. 遵医嘱给予有效抗生素   D. 妥善维护引流管

    E. 告诉病人为了保证引流充分,应避免深呼吸

(二) 名词解释

1. 急性化脓性腹膜炎

2. 腹腔脓肿

(三) 简答题

1. 简述腹腔引流的护理要点。

2. 简述急性化脓性腹膜炎病人术后病情观察要点。

(四) 病例分析题

钟女士,24 岁。因右上腹痛 3d,加重 3h 急诊入院。病人于 3d 前进食后出现右上腹痛,自行口服抗生素后稍缓解。3h 前于进食后疼痛突然加重,伴恶心、呕吐,呕吐黄色胆汁,伴发热,疼痛现弥漫至全腹部。体格检查:T38.8℃,P120 次 /min,R25 次 /min,BP140/70mmHg。急性病容,睑结膜未见苍白,巩膜未见黄染,心肺(-),全腹压痛,伴反跳痛及肌紧张,墨菲征(+),肠鸣音活跃。腹部 CT 示胆囊结石伴胆囊壁明显水肿增厚,胆囊周围可见少量积液,胆囊周围脂肪间隙模糊;实验室检查:WBC 15×10^9/L,中性粒细胞比值为 90%,腹腔穿刺液含胆红素 532mmol/L。

请问:

(1) 根据以上情况,请判断该病人发生了什么问题?

(2) 病人目前主要的护理诊断 / 问题有哪些?

(3) 针对以上护理问题,应给予哪些护理措施?

【参考答案】

(一) 选择题

A1/A2 型题

1. A   2. A   3. D   4. E   5. C   6. B   7. D   8. E   9. B   10. E

11. D   12. C   13. D   14. B   15. D

A3/A4 型题

1. A   2. C   3. A   4. E   5. C   6. A   7. B   8. B   9. C   10. E

(二) 名词解释

1. 急性化脓性腹膜炎是由细菌感染、化学性刺激或物理性损伤等引起的腹膜和腹膜腔炎症,是外科最为常见的急腹症。

2. 腹腔脓肿指腹腔内某一间隙或部位的局限性脓液积聚,是膈肌以下盆底以上躯干的腹腔内任何部位脓肿的总称。多继发于急性腹膜炎、腹内脏器穿孔、炎症或腹腔内手术。

(三) 简答题

1. 腹腔引流护理要点 ①引流管:妥善固定,标识清楚,保持通畅;引流管不能高于腹腔引流出口,以免引起逆行性感染。②引流袋:引流袋应低于腹部引流口;普通引流袋每日更换,抗反流型引流袋可 2~3d 更换 1 次,更换时严格遵守无菌操作原则。③引流液:维持有效引流,观察并记录引流液的颜色、性状和量。④皮肤护理:保持引流管周围皮肤干燥清洁,有渗液时要及时更换敷料。⑤拔管指征:引流液清亮、量小于 10ml/d、无发热、无腹胀、白细胞计数恢复正常时,可考虑拔除腹腔引流管。

2. 术后病情观察要点 ①密切监测生命体征变化,危重病人注意循环、呼吸、肾功能的监测和维护;②观察并记录 24h 出入量,尤其是尿量变化;必要时监测中心静脉压、血细胞比容、血清电解质、肾功能、血气分析等;③注意腹部体征变化,观察有无膈下或盆腔脓肿等并发症的表现;观察其肠蠕动恢复情况;及时

发现异常,通知医师,配合处理;④观察引流情况及伤口愈合情况等。

(四)病例分析题

(1)胆囊炎和胆囊结石导致胆囊穿孔,引发急性化脓性腹膜炎。

(2)主要护理诊断/问题

1)急性疼痛:腹痛　与胆囊穿孔胆汁漏入腹腔导致腹膜炎有关。

2)体温过高　与胆囊穿孔导致腹腔感染有关。

3)体液不足　与恶心、呕吐以及腹腔液体渗出有关。

(3)护理措施包括:①严密观察生命体征及病情变化,包括腹部体征变化;②禁食、胃肠减压;③取半卧位;④补液:开放静脉通道,遵医嘱补液、维持水电解质平衡;⑤抗感染:遵医嘱使用抗生素治疗;⑥镇痛:采取分散注意力、调整卧位等方法帮助病人缓解疼痛,待明确病因后可适当给予镇痛剂;⑦高热护理:每4h监测体温1次,给予物理降温或药物降温;⑧迅速做好手术前准备。

【部分习题解析】

(一)选择题

A1/A2 型题

1. A　大肠埃希菌是引起继发性腹膜炎的常见致病菌。

2. A　病原菌经血液途径感染腹腔为原发性腹膜炎。

3. D　急性腹膜炎时腹膜腔内大量渗出液引起水电解质紊乱,血浆蛋白减少,血容量锐减;腹腔渗液中大量的细菌与毒素可经腹膜吸收、区域淋巴管进入血液循环,从而引起一系列全身反应。

4. E　急性化脓性腹膜炎标志性体征是腹膜刺激征,典型表现为腹部压痛、反跳痛、肌紧张。

5. C　急性化脓性腹膜炎病人最初为腹膜受到刺激引起反射性恶心、呕吐,多较轻微,呕吐物为胃内容物。

6. B　急性化脓性腹膜炎确诊后,病情较轻者应先进行非手术治疗,病情加重或无法确诊病因的情况下需手术治疗。

7. D　急性腹膜炎病人采取半卧位可使漏入腹腔的破损脏器内容物或腹腔渗出液引流向盆腔,从而减少吸收和减轻中毒症状。

8. E　引流袋和引流管均应低于腹腔引流口,以免引起逆行性感染;若发现引流液突然减少,病人伴有腹胀、发热,多由于引流管堵塞所致,应积极排查原因,及时调整负压,维持有效引流,而不能立即拔管;引流管周围皮肤有渗液时要随时更换敷料;普通引流袋每日更换,抗反流型引流袋可2~3d更换1次,更换时严格遵守无菌操作原则。

9. B　膈下脓肿易引起全身感染而表现为高热,脓肿的压迫而引起剑突下方或肋缘下持续性钝痛,深呼吸时加重,可有肩、颈部牵涉痛;脓肿刺激膈肌可引起呃逆。

10. E　盆腔脓肿时直肠指检可发现直肠前壁饱满、有触痛、有时可触及波动感。

11. D　腹部术后第5d体温升高,并出现下腹坠胀,里急后重,有黏液样稀便,符合盆腔脓肿的表现。

12. C　转移性右下腹疼痛为急性阑尾炎的典型症状。

13. D　引流管脱落后需再次评估脓肿恢复情况再决定是否再次穿刺引流,并且应更换引流管,操作过程中严格无菌操作。

14. B　对于诊断不明确或需要进行观察的病人,暂不用镇痛药,以免掩盖病情。

15. D　该病人目前出现了感染性休克的症状,补液、扩容是目前最主要的护理措施。

A3/A4 型题

1. A　该病人目前处于腹膜炎发生早期,生命体征稳定,腹痛是最主要问题。

2. C　腹部X线对消化道穿孔等空腔脏器损伤诊断有重要意义。

3. A　应首先进行禁食、胃肠减压,减少消化道内容物继续漏入腹腔,减轻腹痛。

4. E　病人血压下降,出现休克表现,抗休克治疗措施无效,应抗休克同时行手术治疗。

5. C　术后第 7d 发生高热,且伴上腹疼痛,季肋部压痛、呃逆为膈下脓肿的典型表现。

6. A　病人存在腹膜炎,感染严重,引起感染性休克。

7. B　病人发生休克,应采取休克卧位。

8. B　病人因腹腔感染、过度液体复苏、术后腹壁顺应性降低等原因导致术后腹腔压力快速增高,导致腹膜间室综合征。

9. C　膈下较大脓肿应行脓肿切开引流术。

10. E　脓肿引流过程中应鼓励病人深呼吸,以促进脓液的排出和脓腔闭合。

(赵博伦)

第二十四章　腹外疝病人的护理

【重点和难点】

(一) 基本概念

1. **疝**　体内某个脏器或组织离开其正常解剖部位,通过先天或后天形成的薄弱点、缺损或孔隙进入另一部位,称为疝。

2. **嵌顿性疝**　疝囊颈较小而腹内压突然增高时,疝内容物可强行扩张疝囊颈而进入疝囊,随后因疝囊颈的弹性回缩而将内容物卡住,使其不能回纳,称为嵌顿性疝。

3. **绞窄性疝**　肠管嵌顿如不能及时解除,疝内容物出现了血运障碍,肠壁及系膜受压情况不断加重可使动脉血流减少,最后导致完全阻断,即为绞窄性疝。

4. **腹股沟斜疝**　疝囊经过腹壁下动脉外侧的腹股沟管深环(内环)突出,向内、向下、向前斜行经过腹股沟管,再穿出腹股沟管浅环(皮下环),并可进入阴囊,称为腹股沟斜疝。

5. **腹股沟直疝**　疝囊经腹壁下动脉内侧的直疝三角区直接出后向前突出,不经过内环,也不进入阴囊,称为腹股沟直疝。

(二) 腹股沟疝

1. 病因

(1) 腹壁强度降低:原因有先天性结构缺陷或发育异常、后天性腹壁薄弱或缺损。

(2) 腹内压力增高:常见原因有慢性咳嗽、慢性便秘、排尿困难(如良性前列腺增生、膀胱结石)、腹水、妊娠、搬运重物、婴儿经常啼哭等。

2. **临床表现**　主要的临床表现是腹股沟区有一突出的肿块。

(1) 易复性斜疝:除腹股沟区有肿块和偶有胀痛外,并无其他症状。肿块常在站立、行走、咳嗽或劳动时出现。

(2) 难复性斜疝:除胀痛稍重外,主要特点是疝块不能完全回纳。

(3) 嵌顿性斜疝:多发生在腹内压骤增时,表现为疝块突然增大,并伴有明显疼痛,平卧或用手推送不能使疝块回纳。可伴有腹部绞痛、恶心、呕吐、停止排便排气、腹胀等机械性肠梗阻的表现。

(4) 绞窄性斜疝:临床症状多较严重,可发生脓毒症。

3. **腹股沟斜疝和腹股沟直疝的临床特点**　见表 2-24-1。

4. **处理原则**　除少数特殊情况外,腹股沟疝一经确诊,应择期手术治疗。

(1) 非手术治疗:棉线束带法或绷带压深环法适用于 1 岁以下婴幼儿;医用疝带的使用适用于年老体弱或伴有其他严重疾病而禁忌手术者。

表 2-24-1　腹股沟斜疝和腹股沟直疝的临床特点

	斜疝	直疝
发病年龄	多见于儿童及青壮年	多见于老年人
突出途径	经腹股沟管突出,可进阴囊	由直疝三角突出,很少进阴囊
疝块外形	椭圆或梨形,上部呈蒂柄状	半球形,基底较宽
回纳疝块后压住深环	疝块不再突出	疝块仍可突出
精索与疝囊的关系	精索在疝囊后方	精索在疝囊前外方
疝囊颈与腹壁下动脉的关系	疝囊颈在腹壁下动脉外侧	疝囊颈在腹壁下动脉内侧
嵌顿机会	较多	极少

(2) 手术治疗

1) 传统的疝修补术:其基本原则是高位结扎疝囊、加强或修补腹股沟管管壁。

2) 无张力疝修补术:在无张力情况下,利用人工高分子修补材料网片进行修补,具有创伤小、术后疼痛轻、康复快、复发率低等优点。

3) 经腹腔镜疝修补术:其基本原理是从腹腔内部用网片加强腹壁缺损或用钉(缝线)使内环缩小。

5. 护理措施

(1) 术前护理

1) 卧床休息:避免腹腔内容物脱出而造成疝嵌顿。

2) 消除引起腹内压增高的因素:积极处理慢性咳嗽、腹水、便秘、排尿困难等。

3) 嵌顿性/绞窄性疝的护理:观察病人疼痛性状及病情变化,禁食、胃肠减压,遵医嘱输液,做好急诊手术准备。

4) 完善术前准备:加强腹壁肌肉锻炼;练习卧床排便和使用便器等;术前 2 周戒烟;抗凝治疗者术前遵医嘱停药;皮肤准备;进手术室前排尿;遵医嘱预防性使用抗生素。

(2) 术后护理

1) 休息与活动:术后当日取平卧位,次日可改为半卧位,卧床期间鼓励床上翻身及活动肢体,无张力疝修补术者一般术后次日即可下床活动。

2) 饮食护理:术后 6~12h,若无恶心、呕吐,可根据病人食欲进食。行肠切除吻合术者术后应禁食,待肠功能恢复后方可进食。

3) 防止腹内压增高:指导病人增加腹压(如咳嗽动作)时保护切口的方法,注意保暖,保持排便通畅。

4) 预防并发症:观察阴囊肿胀情况,预防阴囊水肿;保持切口敷料清洁干燥,预防切口感染。

(三) 股疝

股疝多见于 40 岁以上妇女,容易嵌顿,在腹外疝中,股疝嵌顿者最多,高达 60%,一旦嵌顿,可迅速发展为绞窄性疝。疝块往往不大,表现为腹股沟韧带下方卵圆窝处有一半球形的突起。易复性股疝的症状较轻,尤其在肥胖者更易疏忽。股疝如发生嵌顿,常伴有较明显的急性机械性肠梗阻,严重者甚至可以掩盖股疝的局部症状。因股疝极易嵌顿、绞窄,确诊后,应尽早手术治疗。

(四) 切口疝

腹部切口疝多见于腹部纵向切口,最常发生于经腹直肌切口。与手术操作、切口感染、切口愈合不良、腹内压过高等因素有关。较大的切口疝有腹部牵拉感,伴食欲减退、恶心、便秘、腹部隐痛等表现,腹壁切口瘢痕处逐渐膨隆,有肿块出现。切口疝疝环一般比较宽大,很少发生嵌顿。由于腹内压的存在,切口疝有随着病程和年龄的增加而增大的趋势。腹壁切口疝一经发生,不能自愈,需要手术修补。

【习题】

(一) 选择题

A1/A2 型题

1. 腹外疝最易发生嵌顿的是
　　A. 斜疝　　　　　B. 直疝　　　　　C. 股疝　　　　　D. 脐疝　　　　　E. 切口疝

2. 嵌顿性疝与绞窄性疝的重要区别要点是
　　A. 疝块脱出时间的长短　　　　B. 疝块的大小　　　　　C. 触痛的严重程度
　　D. 有无肠梗阻症状　　　　　E. 疝内容物有无血运障碍

3. 腹股沟管的内环位于
　　A. 腹壁下动脉内侧　　　　B. 腹壁下动脉外侧　　　　C. 陷窝韧带内侧
　　D. 陷窝韧带外侧　　　　E. 股静脉内侧

4. 腹外疝最常见的疝内容物为
　　A. 盲肠　　　　　B. 大网膜　　　　　C. 小肠　　　　　D. 乙状结肠　　　　　E. 阑尾

5. 疝内容物被嵌顿时间较久,发生血循环障碍而坏死称为
　　A. 难复性疝　　　　B. 嵌顿性疝　　　　C. 绞窄性疝　　　　D. 易复性疝　　　　E. 滑动性疝

6. 疝内容物与疝囊发生粘连而**不能**完全回纳入腹腔的疝是指
　　A. 易复性疝　　　　B. 滑动性疝　　　　C. 难复性疝　　　　D. 嵌顿性疝　　　　E. 绞窄性疝

7. 关于腹股沟直疝的叙述**不正确**的是
　　A. 容易嵌顿　　　　　　　　　　B. 多见于老年男性
　　C. 绝大多数为后天性的　　　　　　D. 疝块呈半球形
　　E. 疝囊从腹壁下动脉内侧的直疝三角突出

8. 切口疝最主要的发病原因是
　　A. 营养不良　　　　　　B. 切口感染　　　　　　C. 放置引流物时间过长
　　D. 术后咳嗽、腹胀　　　　E. 切口血肿

9. 嵌顿性疝行手法复位后,24h 内应特别注意观察的是
　　A. 精神状态、心理反应　　　　B. 局部肿块有无消失　　　　C. 局部皮肤有无破溃
　　D. 局部皮肤有无变色发黑　　　E. 有无腹膜炎、肠梗阻表现

10. 护理巨大疝修补术后病人时,**错误**的是
　　A. 及时处理便秘　　　　　　　　B. 切口部位压沙袋
　　C. 咳嗽时注意保护切口　　　　　D. 术后 3 个月内避免重体力劳动
　　E. 鼓励病人早期下床活动

11. 王先生,40 岁,2h 前抬重物突然用力时出现左下腹剧烈疼痛,伴停止排气、恶心,体格检查:左下腹腹股沟处 5cm×6cm 质韧肿块,活动差,压痛明显,判断其目前最可能的情况是
　　A. 难复性腹股沟直疝　　　　B. 难复性腹股沟斜疝　　　　C. 嵌顿性腹股沟直疝
　　D. 嵌顿性腹股沟斜疝　　　　E. 绞窄性腹股沟直疝

12. 李姓患儿,男,6 个月。因哭闹时脐部隆起就医,诊断为脐疝。患儿家长焦虑、担心,护士对家长进行健康宣教,**不恰当**的内容是
　　A. 解释小儿脐疝的病因
　　B. 嘱其保持患儿排便通畅
　　C. 回纳疝块后局部可用大于脐环且包裹的硬片压迫
　　D. 建议尽早手术治疗
　　E. 定期来院复查

13. 张先生,77岁,高血压数年,近1个月来睡眠不佳,排尿困难,体重下降,且有腹部不适感,左侧腹股沟区出现肿块并逐渐增大,可进入阴囊,考虑该病人可能是腹股沟疝,与发病有关的因素是

    A. 高血压数年   B. 睡眠不佳   C. 排尿困难

    D. 腹部不适   E. 体重下降

14. 李先生,55岁,发现右腹股沟肿块2个月,肿块常于咳嗽、用力时出现,平卧休息可消失,体格检查:回纳后压住深环肿块不突出,则其目前最适当的治疗推荐是

    A. 无须治疗暂观察   B. 医用绷带压迫并休息

    C. 急诊行单纯疝囊高位结扎术   D. 急诊行腹腔镜疝修补术

    E. 择期行无张力疝修补术

15. 王女士,48岁,主诉卵圆窝处有胀痛,站立时卵圆窝处有半球形肿块,可回纳,诊断为股疝,其正确的处理是

    A. 尽早手术治疗   B. 观察生命体征

    C. 观察有无腹痛、腹膜刺激征   D. 观察包块的大小

    E. 观察有无呕吐、发热、腹胀

A3/A4型题

(1~3题共用题干)

赵先生,70岁,因发现右侧腹股沟区可复性包块5年入院。体格检查:病人直立时,在腹股沟内侧端、耻骨结节外上方有一4cm×4cm半球形肿物,未进入阴囊,平卧后自行消失。

1. 该病人目前最可能的情况是

    A. 股疝   B. 隐睾   C. 腹股沟斜疝

    D. 腹股沟直疝   E. 交通性鞘膜积液

2. 该病人最有效的治疗方法是

    A. 用棉线束带或绷带压迫内环口   B. 戒烟、控制呼吸道感染

    C. 局部注射硬化剂   D. 行疝囊高位结扎术

    E. 择期行疝修补术

3. 评估发现该病人有慢性支气管炎3年,近2个月咳嗽加重,该病人术前恰当的处理措施是

    A. 加强营养   B. 平卧位休息   C. 镇痛治疗

    D. 肿物穿刺活检   E. 治疗慢性支气管炎

(4~6题共用题干)

沈女士,55岁,身高156cm,体重60kg。久站或咳嗽时左侧腹股沟区胀痛1年余,评估发现有慢性便秘病史3年,近日便秘加重。体格检查:左腹股沟韧带内侧下方半球形包块,疼痛,不能回纳,伴有恶心、呕吐,肛门不排气。腹部X线检查提示腹腔胀气,有数个液平面。

4. 该病人最可能的情况是

    A. 股疝   B. 腹股沟直疝   C. 腹股沟斜疝

    D. 腹股沟淋巴结炎   E. 粘连性肠梗阻

5. 与此病人发病最相关的因素是

    A. 年龄大于40岁   B. 病人为女性   C. 慢性便秘

    D. 久站体位   E. 肥胖体型

6. 若拟手术治疗,该病人术前最重要的处理是

    A. 控制体重   B. 卧床休息   C. 胃肠减压

    D. 完善肺功能、心电图检查   E. 缓解便秘

(7~10题共用题干)

王先生,58岁,发现右侧腹股沟可复性包块2年余,站立位时包块明显,平卧位时消失,有时包块进入阴

囊,但可回纳。该病人有阑尾炎手术史、长期便秘和吸烟史。体格检查:左侧腹股沟包块 6cm×8cm 大小,质地软,可回纳,压住内环口后,包块不再出现,透光试验阴性。

7. 该病人目前最可能的情况是

    A. 腹股沟直疝   B. 腹股沟斜疝   C. 股疝

    D. 切口疝   E. 睾丸鞘膜积液

8. 该病人目前最有效的处理是

    A. 门诊随访   B. 灌肠通便   C. 戒烟戒酒

    D. 择期手术治疗   E. 急诊手术治疗

9. 评估发现该病人近日便秘加重,最有效的处理是

    A. 应用缓泻剂通便   B. 加强运动   C. 门诊随访观察

    D. 心理疏导减轻焦虑   E. 多食蔬菜缓解便秘

10. 该病人在家用力排便后,包块出现变大变硬,并且伴有明显疼痛、恶心、呕吐,遂来院急诊,最有效的处理是

    A. 静脉输液   B. 抗生素治疗   C. 应用镇痛药

    D. 应用止吐剂   E. 手术治疗

(二) 名词解释

1. 嵌顿性疝

2. 腹股沟斜疝

3. 腹股沟直疝

(三) 简答题

1. 简述疝的主要病因。

2. 简述腹股沟疝手术病人的术后护理措施。

(四) 病例分析题

赵女士,56 岁,无明显诱因出现腹痛 1d 就诊,腹痛进行性加重,伴恶心、呕吐,肛门停止排便排气。体格检查:体型肥胖,右侧腹股沟韧带内侧下方扪及半球形包块,有触痛。辅助检查:腹部 X 线示腹腔胀气,有数个液平面。

请问:

(1) 护士从哪些方面评估判断该女士的病情?

(2) 目前情况下主要护理诊断 / 问题有哪些?

(3) 该病人的护理措施有哪些?

【参考答案】

(一) 选择题

A1/A2 型题

1. C   2. E   3. B   4. C   5. C   6. C   7. A   8. B   9. E   10. E

11. D   12. D   13. C   14. E   15. A

A3/A4 型题

1. D   2. E   3. E   4. A   5. C   6. E   7. B   8. D   9. A   10. E

(二) 名词解释

1. 疝囊颈较小而腹内压突然增高时,疝内容物可强行扩张疝囊颈而进入疝囊,随后因疝囊颈的弹性回缩而将内容物卡住,使其不能回纳,称为嵌顿性疝。

2. 疝囊经过腹壁下动脉外侧的腹股沟管深环(内环)突出,向内、向下、向前斜行经过腹股沟管,再穿出腹股沟管浅环(皮下环),并可进入阴囊,称为腹股沟斜疝。

3. 疝囊经腹壁下动脉内侧的直疝三角区直接由后向前突出,不经过内环,也不进入阴囊,称为腹股沟直疝。

(三)简答题

1. 主要病因有两类:①腹壁强度降低,原因有先天性结构缺陷和发育异常、后天性腹壁薄弱或缺损;②腹内压力增高,常见原因有慢性咳嗽、慢性便秘、排尿困难(如良性前列腺增生、膀胱结石)、腹水、妊娠、搬运重物、婴儿经常啼哭等。

2. 护理措施有:①休息与活动:术后当天取平卧位,次日可改为半卧位,无张力疝修补术者一般术后次日即可下床活动。②饮食护理:术后6~12h,若无恶心、呕吐,可根据病人食欲进食。行肠切除吻合术者术后应禁食,待肠功能恢复后方可进食。③防止腹内压增高:指导病人增加腹压(如咳嗽动作)时保护切口的方法,注意保暖,保持排便通畅。④预防并发症:观察阴囊肿胀情况,预防阴囊水肿;保持切口敷料清洁干燥,预防切口感染。

(四)病例分析题

(1)评估该病人为中年以上女性,体型肥胖,病程发展进行性加重,包块的部位在右侧腹股沟韧带内侧下方即卵圆窝附近,有触痛,全身情况有腹痛、呕吐等肠梗阻症状,腹部X线检查也符合肠梗阻表现,判断该病人病情符合股疝的特点,并伴有肠梗阻。

(2)目前其主要护理诊断/问题有:①急性疼痛 与疝块突出、嵌顿或绞窄相关;②潜在并发症:肠绞窄、腹膜炎。

(3)护理措施:做好入院处置,指导病人卧床休息,禁食,观察病人疼痛性状及病情变化,遵医嘱胃肠减压、静脉输液,纠正水、电解质及酸碱失衡,做好各项手术准备。

【部分习题解析】

(一)选择题

A1/A2型题

1. C 股疝是通过股环、经股管向卵圆窝突出形成的疝,因股管较狭长,股环较狭小,因此腹外疝中,股疝嵌顿者最多,高达60%。

2. E 绞窄性疝是嵌顿性疝病程的延续,疝内容物出现了血运障碍。

3. B 腹股沟管的内环位于腹壁下动脉外侧,所以B为正确答案。

4. C 疝内容物是进入疝囊的腹内脏器或组织,以小肠最为多见,大网膜次之。

5. C 疝内容物嵌顿如不能及时解除,肠壁及其系膜受压情况不断加重可使动脉血流减少,最后导致完全阻断,称为绞窄性疝。

6. C 疝内容物不能或不能完全回纳入腹腔内的疝是指难复性疝。

7. A 由于直疝三角基底较宽,腹股沟直疝嵌顿机会极少,所以A是错误的;而其他选项是腹股沟直疝的特点。

8. B 切口愈合不良是引起切口疝的一个重要因素。其中切口感染所致腹壁组织破坏,由此引起的腹部切口疝占50%左右。

9. E 出现这些表现,提示嵌顿并未解除,甚至已经发生绞窄,疝内容物缺血坏死导致腹膜炎。

10. E 巨大疝修补术后病人宜适当延迟下床活动时间。

11. D 从年龄、病史如突然用力、腹痛、肠梗阻症状等判断为斜疝嵌顿的可能性大。

12. D 小儿脐疝2岁以内可采取非手术治疗。

13. C 腹股沟疝的发病因素有腹内压增高与腹壁薄弱缺损两方面,该病例有排尿困难存在,可引起腹内压增高而导致疝的形成。

14. E 该病例的临床表现符合易复性、腹股沟斜疝的特点,年龄55岁,不符合急诊手术指征,最恰当的治疗推荐是择期行无张力疝修补术。

15. A 股疝容易嵌顿,一旦嵌顿又可迅速发展为绞窄,故一旦确诊应尽早手术治疗。

A3/A4 型题

1. D 年龄、病史、包块性状,不进入阴囊等临床特征符合直疝的特点。

2. E 确诊病例建议择期行疝修补术。

3. E 术前应积极治疗引起腹内压增高的因素,如该病人有慢性支气管炎 3 年,近 2 个月咳嗽加重。

4. A 中年以上女性,腹股沟韧带下方包块,伴肠梗阻症状,符合股疝的临床特点。

5. C 慢性便秘在此病人发病中起最主要作用,其他因素也有一定相关,但最相关的是 3 年慢性便秘病史导致的腹内压持续增高。

6. E 慢性便秘引起的腹压增加可导致疝复发,术前必须有效缓解和治疗。

7. B 可复性包块,进入阴囊,回纳后压住内环口,包块不出现,这些特点符合斜疝的临床表现。

8. D 斜疝确诊后建议择期手术治疗。

9. A 术前应积极治疗引起腹内压增高的因素,如应用缓泻剂通便以解除便秘。

10. E 从病史描述中考虑为斜疝发生嵌顿,原则上应紧急手术治疗。

(许 勤)

第二十五章　腹部损伤病人的护理

【重点和难点】

(一) 基本概念

1. 腹部损伤　指各种物理、化学和生物的外源性致伤因素作用于机体,导致腹壁和 / 或腹腔内部组织器官结构完整性受损,同时或相继出现一系列功能障碍。

2. 外伤性腹膜后血肿　指高处坠落、挤压、车祸等所致腹膜后脏器(胰、肾、十二指肠)损伤,常由骨盆或下段脊柱骨折和腹膜后血管损伤引起。

3. 损伤控制性外科理念(DCS)　是基于对严重损伤后机体病理生理改变的认识而发展起来的。将伤者的存活率放在首位,根据伤者全身状况、手术者的技术、后续治疗条件等,为伤者设计包括手术在内的最佳治疗方案。包括 3 个阶段:简短的剖腹手术、ICU 综合治疗、确定性手术。

(二) 腹部损伤的病因与分类

1. 开放性损伤　多由锐器、枪弹导致,常发生于战场、斗殴、灾害等场合。常见的受损内脏依次是肝、小肠、胃、结肠、大血管等。

2. 闭合性损伤　由高处坠落、碰撞、冲击、挤压、拳击、踢伤等钝性暴力所致,常见的受损腹腔脏器在闭合性腹部损伤中依次为脾、肾、小肠、肝、肠系膜等。

(三) 腹部损伤的临床表现

1. 腹壁损伤　包括腹壁挫伤、腹壁裂伤、腹直肌血肿或断裂、腹壁缺损。

2. 腹腔内脏器损伤

(1) 实质性脏器损伤:肝、脾、胰、肾等实质性脏器或大血管损伤时,主要临床表现是腹腔内(或腹膜后)出血,表现为面色苍白,脉率加快,严重时脉搏微弱、血压不稳、尿量减少,甚至出现休克。腹痛多呈持续性,一般不是很剧烈,腹膜刺激征不严重,可伴有明显腹胀和移动性浊音。但合并胆管、胰管断裂,胆汁或胰液漏入腹腔可出现剧烈的腹痛和明显的腹膜刺激征。

(2) 空腔脏器损伤:胃肠道、胆道、膀胱等空腔脏器破裂时,主要表现为弥漫性腹膜炎,伴有消化道症状(恶心、呕吐、呕血或便血等)及稍后出现的全身性感染症状。最突出的体征是腹膜刺激征,可有气腹征,肝浊音界缩小或消失。随腹膜炎发展,可出现肠麻痹、腹胀或感染性休克。

（四）腹部损伤的辅助检查

1. 实验室检查 腹腔内实质性脏器破裂出血时可出现红细胞、血红蛋白、血细胞比容等下降,白细胞计数略有增高。空腔脏器破裂时可出现白细胞计数和中性粒细胞比值明显上升。胰腺、胃肠道或十二指肠损伤时,血、尿淀粉酶多见升高。泌尿系统损伤时,尿常规检查可发现血尿。

2. 诊断性腹腔穿刺和腹腔灌洗术 诊断阳性率可达 90% 以上。

（1）腹腔穿刺抽得液体的观察和分析:穿刺点通常选择脐和左髂前上棘连线的中外 1/3 交界处或脐水平线与腋前线交界处。①不凝血:提示为实质性脏器或大血管破裂所致的内出血;②血液迅速凝固:多为误入血管所致;③穿刺液中淀粉酶含量增高:为胰腺或胃十二指肠损伤。抽不到液体并不完全排除内脏损伤的可能性,应继续严密观察。

（2）腹腔灌洗液的观察与分析:对腹腔内少量出血者比诊断性穿刺术更为可靠,阳性结果有:①肉眼见灌洗液为血性,含胆汁、胃肠内容物或证明是尿液;②显微镜下,红细胞计数超过 $100 \times 10^9/L$ 或白细胞计数超过 $0.5 \times 10^9/L$;③淀粉酶超过 100 Somogyi 单位;④灌洗液涂片发现细菌。

3. 影像学检查 超声检查、X 线、CT、MRI 检查对腹腔内脏器损伤的诊断有重要意义。空腔脏器破裂时,立位腹部平片表现为膈下新月形阴影;CT 可明确诊断实质性脏器损伤和腹膜后血肿。

4. 诊断性腹腔镜检查 腹腔镜可直接窥视而确诊损伤,且可明确受伤的部位和程度。

（五）处理原则

救治过程应遵循损伤控制性外科理念,将伤者的存活率放在首位。

1. 急救处理 首先处理对生命威胁最大的损伤,其次要控制明显的外出血,处理开放性气胸或张力性气胸,迅速恢复循环血容量,控制休克和进展迅速的颅脑损伤。

2. 非手术治疗 防治休克是重要环节,抗感染、禁饮、禁食与胃肠减压;诊断未明确者,慎用镇痛药。期间密切观察病情变化。

3. 手术治疗 穿透性开放损伤和闭合性腹内损伤多需手术。剖腹探查手术是治疗脏器损伤的关键,手术包括全面探查、止血、修补、切除、引流有关病灶,手术完成时,应彻底清除腹腔内残留的液体和异物,根据需要使用乳胶管引流、烟卷引流或双套管进行负压吸引。

（六）腹部损伤的护理措施

1. 急救护理 包括心肺复苏、开放静脉与补液、止血、开放性与张力性气胸的紧急处理、伤口处理以及脱出器官的保护等。在整个急救过程中应密切观察病情变化。

2. 非手术治疗护理 / 术前护理

（1）病情观察:①每 15~30min 测定一次生命体征;②评估病人皮肤黏膜、意识情况;③每 30min 进行一次腹部评估,注意腹痛、压痛、腹膜刺激征的程度和范围变化;④准确记录 24h 的输液量、呕吐量、胃肠减压量等,观察每小时尿量变化;⑤每 30~60min 进行静脉血实验室检查一次,掌握红细胞计数、白细胞计数、血红蛋白和血细胞比容的变化;⑥及时获取穿刺液或灌洗液的检验结果;⑦非手术观察期间,如病人出现早期休克、腹痛加重、气腹、腹部移动性浊音、便血、呕血、尿血、直肠指检阳性等情况之一时,考虑有腹内脏器损伤,应立即报告医师。

（2）休息与体位:绝对卧床休息,病情稳定者采取半卧位。不随意搬动病人,以免加重伤情。

（3）禁食禁饮、禁灌肠、胃肠减压:诊断未明确之前应绝对禁食禁饮和禁灌肠,尽早行胃肠减压,以减少胃肠内容物漏出,减轻腹痛。

（4）维持体液平衡:补充足量的平衡盐溶液、电解质等,防治水、电解质及酸碱平衡失调,使收缩压升至 90mmHg 以上。

（5）预防感染:根据医嘱合理使用抗生素。

（6）镇静镇痛:诊断未明确者,禁用或慎用镇痛药,但可通过分散病人的注意力、改变体位等来缓解疼痛。

（7）术前准备:一旦决定手术,应争取时间尽快地进行术前准备。

（8）心理护理:根据病人情况做好心理疏导,争取配合。

3. 术后护理

(1) 病情观察：严密监测生命体征、意识以及 24h 出入量变化，注意腹部症状和体征的变化，及早发现腹腔脓肿等并发症。

(2) 维持呼吸功能：持续给氧，加强呼吸训练，协助病人排痰，防止坠积性肺炎的发生。

(3) 体位与活动：麻醉清醒、血压平稳者改为半卧位，鼓励多翻身与早期下床活动。

(4) 禁食禁饮、胃肠减压：待肠蠕动恢复、肛门排气后停止胃肠减压，若无腹胀不适可拔除胃管。从进少量流质饮食开始，根据病情逐渐过渡到半流质饮食，再过渡到普食，必要时给予肠外营养。

(5) 静脉补液：遵医嘱给予静脉补液和输血，维持水、电解质和酸碱平衡。

(6) 抗感染：术后继续使用有效的抗生素，控制腹腔内感染。

(7) 腹腔引流护理：妥善固定，标识清楚，保持通畅，无菌操作，密切观察引流液颜色、形状和量，正确把握拔管时机。详细见第二十三章急性化脓性腹膜炎病人的护理。

(8) 并发症的护理

1) 受损器官再出血：以再次出现出血表现为主。护理措施：①取平卧位，禁止随意搬动病人；②建立静脉通路，以备快速补液、输血之用；③密切观察病情变化；④做好紧急手术准备。

2) 腹腔脓肿：术后数日出现感染症状及腹部症状与体征。护理措施：①遵医嘱使用抗生素；②做好脓肿切开引流或物理疗法的护理配合；③给予病人高蛋白、高热量、高维生素饮食或肠内外营养支持。

(9) 心理护理：给予病人安慰、解释、关心和帮助，缓解其因伤痛产生的紧张、焦虑等情绪。

(七) 常见的脏器损伤特点

1. 脾损伤　失血表现为主。非手术治疗期间须绝对卧床休息至少 1 周，手术可根据情况采取保脾手术或脾切除术。护理关键要点在于控制活动量，防止非手术期间及术后出血；脾切除术后发生"脾热"者，给予物理降温，补充水与电解质；预防脾切除后凶险性感染。

2. 肝损伤　失血表现为主，如有胆汁溢入腹腔，则腹痛和腹膜刺激征明显。非手术治疗期间须绝对卧床 2 周以上；手术治疗目的为确切止血，彻底清创，消除胆汁溢漏，建立通畅的引流。胆瘘常发生于肝损伤术后 5~10d，应保持腹腔引流管通畅，密切观察引流液性状及病情变化。

3. 胰腺损伤　胰液漏入腹腔导致腹膜炎表现明显。高度怀疑或诊断为胰腺损伤者应立即手术治疗。胰腺损伤术后常见并发症有腹腔积液、继发出血、感染和胰瘘，应保持引流通畅，密切观察引流液性质、引流液中淀粉酶的含量及病人症状与体征变化。

4. 胃、十二指肠和小肠损伤　腹膜炎表现为主。治疗的关键是全身抗休克和手术处理。护理要点为半卧体位、禁食禁饮、胃肠减压、密切观察引流情况及病情变化。

5. 结肠、直肠损伤　腹膜炎表现为主，腹膜反折下的直肠损伤，可引起严重的直肠周围间隙感染，无腹膜炎症状。治疗上应根据病情尽快采取手术治疗。护理要点为肠造口护理、预防便秘。

【习题】

(一) 选择题

A1/A2 型题

1. 腹部穿透伤是指

    A. 腹部损伤后腹膜完整　　　　　　　　B. 腹部损伤后腹膜破损

    C. 腹壁有伤口　　　　　　　　　　　　D. 腹部损伤致肠损伤

    E. 腹部损伤致脾损伤

2. 腹腔空腔脏器破裂的主要表现是

    A. 腹部压痛、反跳痛、肌紧张　　　　　　B. 腹腔穿刺有血性液体

    C. 恶心、呕吐　　　　　　　　　　　　D. 移动性浊音

    E. 血细胞比容数值下降

3. 腹腔实质性脏器破裂的主要表现是

    A. 感染性休克   B. 恶心、呕吐   C. 内出血或失血性休克

    D. 白细胞计数明显增高   E. 腹腔穿刺可抽出混浊液体

4. 对胃肠破裂有重要意义的检查是

    A. 腹穿抽出血性液   B. 腹部叩诊鼓音   C. X 线检查示膈下游离气体

    D. 腹膜刺激征明显   E. 腹膜刺激征较轻

5. 区别空腔脏器破裂与实质脏器破裂最重要的依据是

    A. 外伤史   B. 腹痛程度   C. 腹膜刺激征轻重

    D. 有无移动性浊音   E. 腹腔穿刺液性状

6. 关于腹部损伤急救措施,**错误**的是

    A. 现场还纳脱出的肠管   B. 首先处理威胁生命的复合伤

    C. 防治休克   D. 做好术前准备工作

    E. 防止加重污染

7. 脾破裂大出血并发休克时处理原则是

    A. 全力抢救休克   B. 立即进行手术

    C. 先抢救休克,待休克好转后再手术   D. 先抢救休克,如休克无好转时再手术

    E. 抢救休克的同时进行手术

8. 对于疑有腹腔内脏器损伤的病人,**错误**的护理措施是

    A. 尽量少搬动病人   B. 注射镇痛剂   C. 安置半卧位

    D. 禁食、输液   E. 注射广谱抗生素

9. 腹部损伤病人观察期,护理措施**不妥**的是

    A. 禁食禁饮、胃肠减压

    B. 帮病人勤变换体位,以缓解不适

    C. 每 15~30min 测量一次生命体征

    D. 每 30min 查一次腹部体征

    E. 30~60min 测定一次血红细胞计数、血红蛋白浓度和血细胞比容

10. 外伤性脾损伤病人,以下护理措施正确的是

    A. 非手术治疗期间,鼓励病人咳嗽,以防肺感染

    B. 非手术治疗期间,可扶病人在床旁活动,以缓解不适

    C. 脾切除术后病人对感染的抵抗力增加,可不给予抗生素

    D. 部分脾切除的病人术后发生"脾热",应及时给予物理降温

    E. 为了防止肠粘连,鼓励所有病人术后早期下床活动

11. 外伤性肝损伤病人,非手术治疗手段中**错误**的是

    A. 积极抗休克   B. 绝对卧床 1 周

    C. 血压稳定情况下取半卧位   D. 给予感染治疗

    E. 纠正水、电解质及酸碱平衡紊乱

12. 李先生,24 岁,被汽车撞伤左上腹,病人面色苍白,脉速细弱,血压 80/60mmHg,有明显腹胀,腹部叩诊有移动性浊音,腹腔穿刺抽出不凝固血液,应首先考虑

    A. 胃穿孔   B. 小肠穿孔   C. 结肠破裂   D. 肾破裂   E. 脾破裂

13. 王先生,45 岁,受伤后有休克、昏迷、肝破裂、开放性气胸和开放性胫腓骨骨折等危急情况,抢救时首先应

    A. 输血、输液   B. 手术止血   C. 封闭胸壁伤口

    D. 骨折固定   E. 用升压药物

14. 张先生,47岁,从高处坠落后导致腹部闭合性损伤,疑有小肠破裂,提示病人病情恶化需要手术的表现是

    A. 肠道出血停止　　　　　　　　　　B. 全身情况无恶化趋势

    C. 腹痛和腹膜刺激征范围扩大　　　　D. 肠鸣音正常,无减弱或消失

    E. 经积极抗休克治疗情况好转

15. 李先生,30岁,车祸致外伤性肝破裂。术后病人发现腹腔引流管和引流袋有胆汁样液体流出,护士的做法正确的是

    A. 立即更换引流袋　　　　B. 立即报告医师　　　　C. 立即挤压引流管

    D. 立即进行冲洗　　　　　E. 立即更换引流管

A3/A4 型题

(1~5 题共用题干)

孙先生,49岁,餐后1h,被车撞伤中上腹部,腹痛,伴恶心、呕吐、呕吐物量少,X线检查示膈下有游离气体。考虑为胃穿孔。

1. 为进一步明确临床诊断,宜选的辅助检查是

    A. 超声检查　　　　　　　B. 实验室检查　　　　　C. 诊断性腹腔穿刺

    D. MRI　　　　　　　　　E. CT

2. 非手术治疗期间,首先应采取的护理措施是

    A. 监测生命体征　　　　　B. 禁食,胃肠减压　　　　C. 防治休克

    D. 解除病人疼痛　　　　　E. 应用抗生素

3. 该病人目前最主要的护理诊断/问题为

    A. 体液容量不足　　　　　B. 焦虑　　　　　　　　C. 营养失调:低于机体需要量

    D. 急性疼痛　　　　　　　E. 躯体移动障碍

4. 该病人如病情稳定,应首选的体位是

    A. 平卧位　　B. 俯卧位　　C. 头高脚低位　　D. 头低脚高位　　E. 半卧位

5. 针对病人目前的腹痛问题,护士可采取的护理措施是

    A. 分散病人注意力　　　　B. 腹部热敷　　　　　　C. 给予吗啡镇痛

    D. 促进排便　　　　　　　E. 腹部按摩

(6~10 题共用题干)

马先生,65岁,因腹部刀刺伤行剖腹探查术,术中见脾及回、结肠数处刀刺伤口,边缘整齐。

6. 术中处理数处刀刺伤的顺序应是

    A. 脾—回肠—结肠　　　　B. 回肠—脾—结肠　　　C. 结肠—回肠—脾

    D. 脾—结肠—回肠　　　　E. 没有特定次序

7. 术后18h见病人腹腔引流管流出少量粪渣,此时应考虑病人出现了

    A. 肠粘连　　　　　　　　B. 肠瘘　　　　　　　　C. 吻合口狭窄

    D. 术中冲洗不彻底　　　　E. 肠坏死

8. 该病人腹腔引流管流出少量粪渣,体格检查:T 37.9℃,BP 100/75mmHg,全腹尚软,除切口部位外,无明显压痛、反跳痛,移动性浊音阴性,肠鸣音尚未恢复。医师首要的处理措施是

    A. 手术补瘘　　　　　　　　　　　　B. 加强腹腔灌洗及负压吸引引流

    C. 手术扩张狭窄的吻合口　　　　　　D. 油纱布填塞瘘口

    E. 手术切除坏死肠段

9. 根据目前病人的情况,主要营养支持途径为

    A. 无渣饮食　　　　　　　B. 管饲肠内营养剂　　　C. 鼻饲流质饮食

    D. 肠外营养和肠内营养　　E. 全胃肠外营养

10. 出院后 1 个月,病人出现腹痛、腹胀、呕吐胃内容物及胆汁,考虑可能发生了

  A. 肠梗阻   B. 肠瘘   C. 吻合口狭窄 D. 肠痉挛   E. 肠坏死

(二) 名词解释

1. 腹部损伤

2. 延迟性脾破裂

(三) 简答题

1. 简述腹部损伤病人的急救护理措施。

2. 简述腹部损伤病人非手术治疗期间病情观察内容。

(四) 病例分析题

王先生,35 岁,在工地劳动时不小心从高空坠落,被急诊送入院。病人初入院时病情较为稳定,2h 后突感右上腹剧烈疼痛,呈持续性、刀割样,短时间内腹痛逐渐扩至全腹,并出现头晕、心悸、面色苍白、肢端发凉。体格检查:T 36.8℃,P 110 次/min,R 28 次/min,BP 100/70mmHg。全腹压痛,反跳痛,肌紧张,右上腹最为明显;腹部移动性浊音阳性,肠鸣音消失。超声检查显示为肝破裂。

请问:

(1) 导致病人出现剧烈腹痛以及腹膜刺激征的可能原因是什么?

(2) 为进一步明确诊断,应做何种辅助检查?

(3) 目前该病人的最主要护理诊断/问题是什么?

(4) 针对该病人最主要的护理问题,护士应采取哪些护理措施?

【参考答案】

(一) 选择题

A1/A2 型题

1. B 2. A 3. C 4. C 5. E 6. A 7. E 8. B 9. B 10. D

11. B 12. E 13. C 14. C 15. B

A3/A4 型题

1. C 2. B 3. D 4. E 5. A 6. D 7. B 8. B 9. E 10. A

(二) 名词解释

1. 腹部损伤是指各种物理、化学和生物的外源性致伤因素作用于机体,导致腹壁和/或腹腔内部组织器官结构完整性受损,同时或相继出现一系列功能障碍。

2. 延迟性脾破裂是指脾被膜下破裂形成的较大血肿,或少数脾真性破裂后被网膜等周围组织包裹形成的局限性血肿,可因轻微外力作用,导致被膜或包裹组织胀破而发生大出血,常发生在腹部外伤后 1~2 周。

(三) 简答题

1. 根据病人的具体情况,可行以下措施:①心肺复苏:保持呼吸道通畅是关键。②补液:迅速建立 2 条以上有效的静脉输液通路,根据医嘱及时输液,必要时输血。③止血:查明出血来源,迅速采取止血措施。④处理张力性气胸:配合医师行胸腔穿刺排气。⑤腹部伤口处理:有开放性腹部损伤者,妥善处理伤口,如伴腹内脏器或组织自腹壁伤口突出,可用消毒碗覆盖保护,切勿在毫无准备的情况下强行回纳。在整个急救过程中应密切观察病情变化。

2. 内容包括:①生命体征:每 15~30min 测定 1 次生命体征;②皮肤黏膜、意识情况;③腹部症状与体征:每 30min 进行 1 次腹部评估,注意腹痛、腹膜刺激征的程度和范围变化;④24h 出入量:观察和记录呕吐量、胃肠减压引流液的颜色、性状和量等,观察每小时尿量,严重腹部损伤病人应插导尿管以监测尿量;⑤实验室检查:每 30~60min 采集 1 次静脉血,测定红细胞计数、白细胞计数、血红蛋白和血细胞比容,了解其变化,以判断腹腔内有无活动性出血;⑥协助医师行诊断性腹腔穿刺术或腹腔灌洗术,并及时获取穿刺液或灌洗

液的检验结果。

(四) 病例分析题

(1) 肝破裂常合并较大肝管破裂,大量胆汁流入腹腔刺激腹膜发生化学性腹膜炎而引起剧烈腹痛以及腹膜刺激征。

(2) 应做诊断性腹腔穿刺术,如抽出不凝固血液并混有胆汁,可明确诊断。

(3) 急性疼痛　与肝破裂后胆汁流入腹腔导致腹膜炎有关。

(4) ①体位:病人目前血压尚可,可取低半坐卧位或仰卧屈膝位,以减轻腹肌紧张;②禁食禁饮、胃肠减压;③遵医嘱使用抗生素,控制腹腔感染;④诊断明确后,可遵医嘱给予药物镇痛;⑤分散病人注意力,协助缓解腹痛;⑥避免随意搬运病人。

【部分习题解析】

(一) 选择题

1. B　腹部穿透伤是指腹部损伤后腹膜破损。

2. A　腹腔空腔脏器破裂的主要表现是腹膜刺激征,为腹部压痛、反跳痛、肌紧张。

3. C　腹腔实质性脏器破裂的主要表现是内出血或失血性休克。

4. C　空腔脏器损伤时,X线检查可发现腹腔游离气体。

5. E　实质脏器破裂后以内出血为主,腹腔穿刺可抽出不凝固的血液;而空腔脏器破裂后多为胃肠内容物漏入腹腔,腹腔穿刺抽出混浊液体,含有胃肠内容物。

6. A　如腹部损伤伴腹内脏器或组织自腹壁伤口突出,可用消毒碗覆盖保护,切勿在毫无准备的情况下强行回纳。

7. E　实质性脏器破裂并发休克时应抢救休克的同时进行手术。

8. B　疑有腹腔内脏器损伤,但未明确诊断的情况下不可给予镇痛药,以免掩盖病情。

9. B　腹部损伤病情观察期间不可随意搬动病人,以免加重病情。

10. D　脾损伤病人在病情观察期间应避免活动以及增加腹内压的行为,以免引起大出血;脾切除术后病人抗感染能力大幅度降低,增加感染概率,可遵医嘱给抗生素;部分脾切除的病人术后发生"脾热",应及时给予物理降温,补充水电解质;术后出血是脾损伤术后最常见的并发症,因此术后也应根据病人具体情况合理选择下床活动的时机。

11. B　外伤性肝损伤病人,非手术治疗期间要绝对卧床2周以上。

12. E　腹部外伤后,有面色苍白、脉速细弱、血压下降等内出血症状,且腹部叩诊有移动性浊音、腹腔穿刺抽出不凝固血液提示有实质性器官损伤后出血;病人受伤部位在左上腹,为脾脏所在位置,因此判断可能是脾破裂。

13. C　病人存在休克、昏迷、肝破裂、开放性气胸、开放性胫腓骨骨折等危急情况,其中开放性气胸对病人生命威胁最大,抢救时首先应处理开放性气胸,采取措施封闭胸壁伤口。

14. C　小肠破裂主要引起腹膜炎,如病情观察期间腹痛和腹膜刺激征范围扩大,说明肠道内容物大量漏入腹腔导致腹膜炎加重,需尽快进行手术。

15. B　胆瘘是肝损伤术后的常见并发症,如腹腔引流管有胆汁样液体流出或引流管周围有少量胆汁外渗,立即报告医师,并做好护理配合。

A3/A4 型题

1. C　诊断性腹腔穿刺可抽出含有胃内容物的混浊液体,可明确诊断。

2. B　腹部损伤合并空腔脏器损伤者应立即行禁食、胃肠减压,减少内容物漏入腹腔。

3. D　病人因腹部受伤后带来剧烈疼痛,因此最主要的护理诊断／问题为急性疼痛。

4. E　如病情允许应尽量采取半卧位,以缓解腹肌紧张、利于呼吸,同时可将漏出的胃内容物积聚到盆腔,以减少毒素吸收。

5. A　诊断并未明确因此不能给予镇痛药,以免掩盖病情;也不可给予热敷和按摩,以防加重损伤和出血;促进排便会增加肠道蠕动,加重腹痛。护士可通过分散病人注意力来缓解病人腹痛。

6. D　应先处理实质性脏器的损伤,空腔脏器损伤时先处理污染严重者。

7. B　因腹腔引流出少量粪渣发生在术后18h,此时间段发生肠粘连及吻合口狭窄的可能性不大,故首先考虑肠瘘。

8. B　该病人生命体征尚平稳、未见腹膜炎体征,且腹腔引流管仅见少量粪渣流出,示瘘口小,漏出液已局限,腹腔引流尚通畅;因此处理方法应首选非手术治疗。确保充分引流是关键。

9. E　病人处于肠道修补术后第1d,且存在肠瘘,应行全胃肠外营养。

10. A　该病人出院后1个月,突然发生腹痛、腹胀、呕吐胃内容物及胆汁,首先考虑为肠梗阻。

(赵博伦)

第二十六章　胃十二指肠疾病病人的护理

【重点和难点】

(一) 基本概念

1. 胃十二指肠溃疡　指发生于胃十二指肠的局限性圆形或椭圆形的全层黏膜缺损。

2. 倾倒综合征　由于胃大部切除术后,失去幽门对胃排空的控制,导致胃排空过快所产生的一系列综合征。

(二) 胃十二指肠溃疡

1. 临床表现

(1) 疼痛:十二指肠溃疡主要表现为餐后延迟痛、饥饿痛或夜间痛,进食后腹痛可暂时缓解,服用抗酸药物能镇痛。胃溃疡病人腹痛多为餐后痛,进食后疼痛不能缓解,服用抗酸药物疗效不明显。胃溃疡经抗酸治疗后常容易复发。

(2) 胃十二指肠溃疡急性穿孔:主要表现为突发性上腹部刀割样剧痛,并迅速波及全腹,但以上腹部为重。有面色苍白、出冷汗、脉搏细速、血压下降、四肢厥冷等全身表现。检查发现腹部呈舟状;腹式呼吸减弱或消失;全腹有明显的压痛和反跳痛,以上腹部为明显,腹肌紧张呈“木板样”强直;肝浊音界缩小或消失,可有移动性浊音;肠鸣音减弱或消失。

(3) 胃十二指肠溃疡大出血:呕血和解柏油样黑便是主要症状。短期内失血量超过400ml时,病人可出现循环代偿征象;当失血量超过800ml时,可出现休克症状。上腹部可有轻度压痛,肠鸣音亢进。

(4) 幽门梗阻:呕吐是最为突出的症状,特点是呕吐量大,呕吐物含大量宿食,带腐败酸臭味,不含胆汁。长期呕吐者有营养不良表现。上腹部可见胃型和胃蠕动波,用手轻拍上腹部可闻及振水声。

2. 处理原则　无严重并发症的胃十二指肠溃疡一般采取内科药物治疗,外科手术仅适用于发生并发症的病人。胃大部切除术是治疗胃十二指肠溃疡及其并发症的首选术式。另外,胃十二指肠急性穿孔者可行穿孔修补术;胃十二指肠大出血者可行溃疡底部贯穿缝扎术。

3. 护理措施

(1) 非手术治疗的护理/术前护理

1) 体位:取平卧位或半卧位。有呕血者,头偏向一侧。伴有休克者取休克体位,生命体征平稳后改为半卧位。

2) 饮食护理:出现并发症者暂禁食,出血停止或非完全性幽门梗阻者,可进流质或无渣半流质饮食。根据胃肠加速康复外科方案,病人可在术前6h口服固体食物、术前2h服碳水化合物。

3) 胃肠减压:保持引流通畅和有效负压,减少胃内容继续外漏,清除血凝块或减轻胃组织水肿,注意观察和记录引流液的颜色、性状和量。

4) 静脉补液:建立多条静脉通路,合理安排输液种类和速度,维持水、电解质和酸碱平衡。

5) 病情观察:严密观察病人的血压、脉搏、尿量、中心静脉压、周围循环情况及腹部情况如腹膜刺激征、肠鸣音等的变化;观察有无鲜红色血液持续从胃管引出,以判断有无活动性出血和止血效果。

6) 术前准备:纠正营养不良、贫血和低蛋白血症;预防和控制感染;大出血者应用止血药物或给予冰生理盐水洗胃;完全梗阻者持续胃肠减压排空胃内潴留物,并于术前 3d,每晚用 300~500ml 温生理盐水洗胃;术日晨留置胃管。

7) 心理护理:理解和关心病人,告知疾病和治疗的有关知识及手术治疗的必要性,解答病人的各种疑问,减轻病人的焦虑和恐惧。

(2) 术后护理

1) 病情观察:术后每 30min 测量 1 次血压、脉搏、呼吸,直至血压平稳,如病情较重或有休克者,仍需每 1~2h 测量 1 次,病情平稳后可延长测量间隔时间。同时观察病人神志、体温、尿量、切口渗血、渗液和引流液情况等。

2) 体位:术后取平卧位,待病人血压平稳后给予低半卧位。

3) 饮食护理:拔除胃管前禁食,拔胃管后逐步恢复正常饮食。

4) 鼓励早期活动:病人活动量根据个体差异而定。

5) 引流管护理:妥善固定;保持通畅;观察并记录引流液的颜色、性状和量等;发现异常,及时处理。部分病人胃管需接负压吸引装置,维持适当的负压。术后胃肠减压管引流量减少,肠蠕动恢复,肛门排气后,可拔除胃管。

6) 输液护理:禁食期间应静脉补充液体,避免水、电解质平衡失调;必要时给予血浆、全血或营养支持。

7) 并发症的护理:①术后胃出血:加强病情观察;若术后短期内从胃管引流出大量鲜红色血性液体,持续不止,需及时报告医师处理;遵医嘱应用止血药物、用冰生理盐水洗胃或输新鲜血等;若经非手术治疗不能有效止血或出血量 >500ml/h 时,积极完善术前准备。②十二指肠残端破裂:是毕Ⅱ式胃大部切除术后早期严重并发症。如发生,立刻进行术前准备;术后持续负压吸引,积极纠正水、电解质和酸碱平衡失调,给予肠内营养支持,积极抗感染,保护引流管周围皮肤。③吻合口破裂或吻合口瘘:是胃大部切除术后的早期严重并发症之一。出现弥漫性腹膜炎者立即手术,做好急诊手术的准备;形成局部脓肿、外瘘或无弥漫性腹膜炎者,进行局部引流,注意及时清洁瘘口周围皮肤并保持干燥;禁食、胃肠减压;合理应用抗生素和给予肠外营养支持。④胃排空障碍:也称胃瘫。一旦发生,禁食、胃肠减压,给予肠外营养支持,纠正低蛋白血症,维持水、电解质和酸碱平衡,应用胃动力促进剂,也可用 3% 温盐水洗胃。⑤术后梗阻:给予禁食、胃肠减压、营养支持等,如症状不能缓解,可手术解除梗阻。⑥倾倒综合征:早期倾倒综合征者应少食多餐,避免过甜、过咸、过浓的流质饮食;宜进低碳水化合物、高蛋白饮食;用餐时限制饮水喝汤;进餐后平卧 20min;晚期倾倒综合征者饮食中减少碳水化合物含量,增加蛋白质比例,少量多餐,出现症状时稍进饮食,尤其是糖类,即可缓解。

(3) 健康教育:告知病人戒烟、戒酒,饮食宜少量多餐,进高蛋白、低脂饮食,补充铁剂与足量维生素,少食盐腌和烟熏食品,避免过冷、过烫、过辣及煎、炸食物。注意劳逸结合,避免过劳。指导病人用药、复诊以及自我调节情绪。

(三) 胃癌

1. 临床表现　应区分早期胃癌与进展期胃癌的不同表现。早期胃癌多无明显症状,部分病人可有无特异性的消化道症状。进展期可有上腹疼痛、食欲不振、呕吐、乏力、消瘦等症状。不同部位的胃癌有其特殊表现:贲门胃底癌可有胸骨后疼痛和进行性哽噎感;幽门附近的胃癌可有呕吐宿食的表现;肿瘤溃破血管后可有呕血和黑便。胃癌早期无明显体征,晚期胃癌可扪及上腹部肿块。若出现远处转移时,可有肝大、腹水、锁骨上淋巴结肿大等。

2. 处理原则　外科手术是治疗胃癌的主要手段,也是目前能治愈胃癌的唯一方法。对中晚期胃癌,积极辅以化学治疗、放射治疗及免疫治疗等综合治疗以提高疗效。

3. 护理措施

(1) 术前护理：①心理护理；②改善营养状况；③胃肠道准备：对有幽门梗阻者应予洗胃。

(2) 术后护理：①病情观察；②血压平稳后取低半卧位；③禁食、胃肠减压；④给予肠外及早期肠内营养支持，注意饮食护理；⑤镇痛；⑥早期活动；⑦并发症的护理。

(3) 健康教育：定期门诊随访，检查肝功能、血常规等，注意预防感染。若有腹部不适、胀满、肝区肿胀、锁骨上淋巴结肿大等表现时，应随时复查。

【习题】

（一）选择题

A1/A2 型题

1. 胃溃疡最常见的类型是

 A. Ⅰ型   B. Ⅱ型   C. Ⅲ型   D. Ⅳ型   E. 混合型

2. 下列**不属于**十二指肠溃疡临床特点的是

 A. 饥饿痛   B. 服抗酸药物镇痛不明显

 C. 好发于早晨   D. 疼痛具有周期性

 E. 疼痛在脐部偏右上方

3. 胃溃疡急性穿孔最好发的部位是

 A. 胃体部，偏大弯侧   B. 近贲门的胃前壁，偏胃大弯侧

 C. 近贲门的胃后壁，偏胃大弯侧   D. 近幽门的胃前壁，偏胃小弯侧

 E. 近幽门的胃后壁，偏胃小弯侧

4. 胃十二指肠溃疡急性大出血的病情严重程度取决于

 A. 病程的长短   B. 失血的量和速度   C. 出血的部位

 D. 病人的耐受力   E. 腹部的体征

5. 瘢痕性幽门梗阻最突出的临床表现是

 A. 上腹部胀痛   B. 呕吐大量宿食   C. 上腹部膨胀

 D. 营养不良   E. 便秘

6. 胃穿孔病人行腹腔穿刺，抽出液的性质是

 A. 脓液稀薄有腥味   B. 黄色、混浊无臭味   C. 易凝固血液

 D. 稠厚脓液   E. 血性渗出液

7. 以下容易出现营养不良、消瘦和贫血的疾病是

 A. 胃溃疡   B. 十二指肠溃疡   C. 急性上消化道出血

 D. 急性胃十二指肠穿孔   E. 慢性幽门梗阻

8. 张先生，53 岁，发生消化道出血，精神紧张，烦躁不安，面色苍白，尿量减少，血压下降。首先应给予的处理是

 A. 升压药维持血压   B. 静脉补液   C. 利尿剂

 D. 强心药物   E. 吸氧、保暖

9. 上消化道大出血期间宜

 A. 暂禁食   B. 低蛋白饮食   C. 温凉流质饮食

 D. 高纤维素饮食   E. 低盐饮食

10. 胃大部切除术后使用胃肠减压时若胃管堵塞应

 A. 重新置管   B. 加压吸引   C. 停止减压

 D. 用 10~20ml 生理盐水冲洗胃管   E. 夹住胃管暂停减压

11. 张先生,60岁,胃大部切除术后第7d,出现上腹饱胀、钝痛和呕吐,呕吐含胆汁胃内容物。X线造影见残胃扩张、无张力、蠕动波少而弱,造影剂通过胃肠吻合口不畅。下列措施中**错误**的是

    A. 禁食、胃肠减压   B. 给予肠外营养支持   C. 应用胃动力促进剂

    D. 用3%温盐水洗胃   E. 积极进行术前准备

12. 胃大部切除后出血多发生在术后

    A. 6h以内   B. 12h以内   C. 24h以内

    D. 48h以内   E. 72h以内

13. 王女士,45岁,行毕Ⅱ式胃大部切除术第1d,查房时见胃管内吸出鲜红色血液400ml,**错误**的措施是

    A. 继续观察,无特殊处理   B. 及时报告医师   C. 应用止血药

    D. 胃管内灌注冰盐水   E. 必要时输血

14. 李先生,43岁,胃大部毕Ⅱ式手术术后5d,突发右上腹剧痛,伴有腹膜刺激征,应考虑

    A. 十二指肠残端破裂   B. 术后胃出血   C. 吻合口梗阻

    D. 空肠输入段梗阻   E. 倾倒综合征

15. 陈先生,45岁。行毕Ⅱ式胃大部切除术后第8d,突然上腹部剧痛,呕吐频繁,每次量少,不含胆汁,呕吐后症状不缓解。体格检查:右上腹部压痛,考虑并发

    A. 吻合口梗阻   B. 倾倒综合征   C. 十二指肠残端破裂

    D. 输入段肠祥梗阻   E. 输出段肠祥梗阻

16. 下列**不属于**胃癌高发的国家或地区是

    A. 中国   B. 日本   C. 智利   D. 北欧   E. 西欧

17. 胃癌血行转移最常见的脏器是

    A. 肺   B. 肝   C. 脑   D. 肾   E. 骨

18. 确诊胃癌的最可靠的方法是

    A. 大便潜血试验阳性   B. X线钡餐检查   C. B超

    D. 纤维胃镜检查   E. CT

19. 提高胃癌治愈率的关键是

    A. 扩大手术范围   B. 早期诊断   C. 放射治疗

    D. 化学治疗   E. 中医中药治疗

20. 当病人突然知道自己患胃癌而感到焦虑、恐惧时,护士最先应该

    A. 倾听病人诉说   B. 给予心理安慰   C. 介绍松弛技术

    D. 介绍成功病例   E. 介绍疾病知识

A3/A4型题

(1~4题共用题干)

李先生,56岁,2h前突然上腹刀割样痛,迅速波及全腹,不敢直腰走路。检查发现腹部舟状腹,腹肌强直,有腹膜刺激征,肠鸣音消失,肝浊音界消失。既往有胃溃疡病史。

1. 考虑病人发生了

    A. 阑尾穿孔   B. 溃疡病穿孔   C. 胆囊穿孔

    D. 急性出血性胰腺炎   E. 肠梗阻

2. 进一步明确诊断的简便检查方法是

    A. 血清淀粉酶测定   B. 白细胞计数及分类   C. 腹部X线

    D. 腹腔穿刺抽液检查淀粉酶量 E. 粪便隐血试验

3. 该病在6~8h内容易发生的休克类型是

    A. 低血容量性休克   B. 感染性休克   C. 心源性休克

    D. 过敏性休克   E. 血管源性休克

4. 非手术治疗期间最重要的措施是

    A. 半卧位   B. 补液   C. 应用抗生素

    D. 胃肠减压   E. 全身支持治疗

(5~9 题共用题干)

杨女士,50 岁,患胃溃疡 6 年余。今晨起突然排出大量柏油样黑便,并出现恶心、头晕、心悸、无力,由家人送至医院急诊。体格检查:T 36.5℃,P 115 次/min,R 23 次/min,BP 85/50mmHg;病人面色苍白、出冷汗、四肢湿冷等;腹部稍胀,上腹部有轻度压痛,肠鸣音亢进。初步考虑病人有十二指肠溃疡大出血。

5. 考虑该病人有十二指肠溃疡大出血的主要依据是

    A. 恶心   B. 头晕、心悸、出冷汗   C. 排出大量柏油样黑便

    D. 上腹部胀痛   E. 肠鸣音亢进

6. 对于消化性溃疡出血病人行内镜检查最适宜的时间是

    A. 24h 以内   B. 48h 以内   C. 72h 以内   D. 96h 以内   E. 120h 以内

7. 初步估计出血量约大于

    A. 300ml   B. 400ml   C. 500ml   D. 600ml   E. 800ml

8. 目前该病人最主要的护理诊断/问题是

    A. 焦虑   B. 体液不足   C. 疼痛

    D. 有感染的危险   E. 营养不良

9. 目前该病人应首先采取的处理措施是

    A. 进行液体复苏   B. 应用止血药   C. 急诊胃镜检查

    D. 抗感染治疗   E. 给予质子泵抑制剂

(10~15 题共用题干)

钱先生,65 岁,患胃溃疡 6 年余。近 1 个月来,上腹部胀满不适,反复呕吐带酸臭味的宿食。体格检查:皮肤干燥、弹性差,唇干;上腹部膨隆,可见胃型和胃蠕动波,用手轻拍上腹部可闻及振水声。

10. 该病人最可能发生了

    A. 上消化道出血   B. 穿孔   C. 幽门梗阻

    D. 癌变   E. 肝性脑病

11. 病人因长期呕吐易造成脱水及

    A. 低氯低钾代谢性碱中毒   B. 低氯高钾代谢性碱中毒   C. 低氯低钾代谢性酸中毒

    D. 高氯低钾代谢性酸中毒   E. 低氯高钾呼吸性碱中毒

12. 术前准备洗胃时生理盐水的用量是

    A. 700~1 000ml   B. 500~700ml   C. 300~500ml

    D. 200~300ml   E. 100~200ml

13. 该病人可采取的手术方式是

    A. 胃造瘘术   B. 肠造瘘术   C. 胃大部切除术

    D. 全胃切除术   E. 迷走神经切断术

14. 病人行胃大部切除术后第 2 周,进食 10~20min 后出现上腹饱胀,恶心、呕吐、头晕、心悸、出汗、腹泻等。考虑并发

    A. 吻合口梗阻   B. 倾倒综合征   C. 十二指肠残端破裂

    D. 输入段肠袢梗阻   E. 代谢性酸中毒

15. 针对该并发症,正确的处理是

    A. 胃肠减压   B. 饮食以流食为主   C. 调节饮食并餐后平卧 20min

    D. 禁食、补液   E. 使用镇静剂

（二）名词解释

1. 倾倒综合征

2. 胃癌的癌前病变

（三）简答题

1. 简述胃排空障碍的处理措施。

2. 简述胃癌的健康教育内容。

（四）病例分析题

1. 王先生,43岁,中上腹胀痛、呕吐12d急诊入院。病人有反复中腹疼痛10余年,好发于夜间,黑便史2次,药物治疗效果不佳,症状逐渐加重。12d前开始出现中上腹胀痛不适,进食加重,以后出现恶心、呕吐,吐出物为宿食,有酸臭味,常发生在下午和晚上。体格检查:皮肤干燥、弹性差,唇干;上腹部膨隆,可见胃型和胃蠕动波,用手轻拍上腹部可闻及振水声。

请问:

（1）病人可能的医疗诊断是什么?

（2）目前存在哪些护理诊断/问题?

（3）术前主要的护理措施有哪些?

2. 林女士,50岁,2个月前开始出现上腹不适、疼痛、食欲减退,有反酸、嗳气,服抗酸药无明显好转,2个月来体重下降3kg。经胃镜检查确诊为胃癌,在全身麻醉下行胃癌根治术。术后第1d,T 37.5℃,P 80次/min,R 20次/min,BP 115/76mmHg;切口无渗血,胃肠减压引流200ml淡血性液体,病人主诉中度疼痛。

请问:

（1）目前可能存在的护理诊断/问题有哪些?

（2）应给予哪些护理措施?

【参考答案】

（一）选择题

A1/A2型题

| 1. A | 2. B | 3. D | 4. B | 5. B | 6. B | 7. E | 8. B | 9. A | 10. D |
| 11. E | 12. C | 13. A | 14. A | 15. D | 16. E | 17. B | 18. D | 19. B | 20. A |

A3/A4型题

| 1. B | 2. C | 3. A | 4. D | 5. C | 6. A | 7. E | 8. B | 9. A | 10. C |
| 11. A | 12. C | 13. C | 14. B | 15. C | | | | | |

（二）名词解释

1. 倾倒综合征是由于胃大部分切除术后,失去对胃排空的控制,导致胃排空过快所产生的以循环系统症状和胃肠道症状为主要表现的一系列综合征。

2. 胃癌的癌前病变是指一些使胃癌发病危险性增高的良性胃疾病和病理改变。胃癌的癌前病变有慢性萎缩性胃炎、胃息肉、胃溃疡及残胃炎。

（三）简答题

1. 胃排空障碍的护理措施:一旦发生胃排空障碍,应给予禁食、胃肠减压,给予肠外营养支持,纠正低蛋白血症,维持水、电解质和酸碱平衡,应用胃动力促进剂,也可用3%温盐水洗胃。一般均能经非手术治疗治愈。

2. 胃癌的健康教育内容:①胃癌的预防:积极治疗HP感染和胃癌的癌前疾病;少食腌制、熏、烤食品,戒烟、酒。高危人群定期检查。②适当活动:注意劳逸结合,避免过度劳累。③复诊指导:胃癌病人须定期门诊随访。若有腹部不适、胀满、肝区肿胀、锁骨上淋巴结肿大等表现时,应随时复查。

（四）病例分析题

1.（1）根据病人的病史和体格检查,病人可能的医疗诊断是胃十二指肠溃疡并幽门梗阻。

（2）存在的护理诊断/问题:①体液不足 与大量呕吐、胃肠减压引起水、电解质的丢失有关;②营养失调:低于机体需要量 与幽门梗阻致摄入不足、禁食和消耗、丢失有关;③潜在并发症:出血、十二指肠残端破裂、吻合口瘘、消化道梗阻、倾倒综合征等。

（3）术前主要的护理措施:①提供营养支持:如果检查结果为部分梗阻,则可予无渣半流质饮食,如完全梗阻,则禁食,以减少胃内容物潴留。根据医嘱输注肠外营养液、输血或其他血制品,以纠正营养不良、贫血和低蛋白血症。②静脉输液:根据医嘱和电解质检测结果,合理安排输液种类和速度,纠正脱水和低钾低氯性碱中毒。密切观察和记录24h出入量,并据此调整输液种类和速度。③洗胃:持续胃肠减压排空胃内潴留物,术前3d,每晚用300~500ml温生理盐水洗胃,以减轻胃壁水肿和炎症,利于术后吻合口愈合。

2.（1）存在的护理诊断/问题:①营养失调:低于机体需要量 与长期食欲减退、消化吸收不良及消耗增加有关;②舒适的改变 与切口疼痛有关;③潜在并发症:出血、十二指肠残端破裂、吻合口瘘、消化道梗阻、倾倒综合征等;④知识缺乏:缺乏综合治疗知识及康复知识。

（2）护理措施包括:①观察病情:密切观察病人生命体征,有无出血等征象;②体位:病人血压稳定取低半卧位;③术后早期应禁食、胃肠减压;④镇痛:对切口疼痛所致的不舒适,可遵医嘱给予镇痛药;⑤营养支持:给予肠外营养支持和早期肠内营养支持;⑥早期活动:根据病人耐受程度,鼓励病人早期活动,并逐渐增加活动量;⑦并发症的护理:预防和处理出血、十二指肠残端破裂、吻合口瘘、消化道梗阻、倾倒综合征等;⑧健康教育:提供有关疾病治疗护理及康复相关知识。

【部分习题解析】

（一）选择题

A1/A2型题

1. A 根据发生的部位和胃酸的分泌量,胃溃疡可分为4型,其中Ⅰ型最为常见,占50%~60%,低胃酸,溃疡位于胃小弯角切迹附近。

2. B 十二指肠溃疡胃酸分泌过高,可能与迷走神经张力及兴奋性过度增高有关,亦可能与壁细胞数增多以及壁细胞对胃泌素、组胺、迷走神经刺激的敏感性增高有关,因此服用抗酸药物能镇痛。B选项描述是错误的,而其他选项则正确描述了十二指肠溃疡临床特点。

3. D 胃溃疡穿孔60%发生在近幽门的胃前壁,多偏胃小弯。

4. B 胃十二指肠溃疡急性大出血的病情严重程度取决于失血的量和速度,如短期内失血量超过800ml时,可出现休克症状。

5. B 瘢痕性幽门梗阻最突出的临床表现是呕吐,特点是呕吐量大,一次达1 000~2 000ml;呕吐物含大量宿食带腐败酸臭味,不含胆汁。

6. B 胃十二指肠溃疡穿孔时消化液和食物残渣进入腹腔,刺激腹膜引起渗出,因此腹腔穿刺液呈黄色混浊、无臭,有时可见食物残渣。

7. E 长期慢性不完全性幽门梗阻者因摄入减少、消化吸收不良而出现贫血和营养障碍。

8. B 该病人发生消化道出血,烦躁不安,面色苍白,尿量减少,血压下降。提示出血量大,引起体液不足,因此首先应给予的处理是静脉补液。

9. A 禁食既可以避免溃疡出血面受食物刺激而加重出血,又能使胃蠕动减弱,胃酸分泌减少,以减轻对溃疡面的刺激。

10. D 胃大部切除术后若胃管被堵塞,可用少量无菌生理盐水冲洗胃管。加压吸引可因负压太大使胃黏膜吸附于胃管孔上引起损伤;停止减压不能解除梗阻。

11. E 根据临床表现和X线检查结果,判断该病人发生了胃排空障碍。胃排空障碍的处理原则应该进行非手术处理,不应该手术。

12. C　胃大部切除术后出血多发生在术后 24h 以内,多因术中止血不确切而导致。

13. A　胃大部分切除术后,可有少许暗红色或咖啡色胃液自胃管抽出,一般 24h 内不超过 300ml。若术后短期内从胃管不断引流出新鲜血液,则系术后出血。该病人引流液有 400ml,颜色鲜红,需及时报告医师,遵医嘱应用止血药物和输新鲜血等,或用冰生理盐水洗胃,如不能止血,则需再次手术止血。

14. A　十二指肠残端破裂是毕Ⅱ式胃大部切除术后严重并发症,多发生在术后 3~6d,临床表现为突发性上腹部剧痛、发热和腹膜刺激征。该病人胃大部毕Ⅱ式手术后第 5d,突发右上腹剧痛,伴有腹膜刺激征,符合十二指肠残端破裂的特点。

15. D　毕Ⅱ式胃大部切除术后,急性完全性输入袢梗阻表现为上腹部剧烈疼痛、频繁呕吐,呕吐量少、多不含胆汁,呕吐后症状不缓解,且上腹有压痛性肿块。该病人符合上述特点。

16. E　胃癌发病有明显的地域差别,中国、日本、俄罗斯、南非、智利和北欧等国家和地区发病率较高,而北美、西欧、印度的发病率则较低。

17. B　胃的静脉血回流经门静脉进入肝脏,因此胃癌血行转移最常见的脏器是肝脏。

18. D　确诊胃癌的最可靠的方法是纤维胃镜检查,可直接观察病变的部位和范围,并可直接取病变组织作病理学检查。

19. B　目前只有对于早期胃癌能通过手术而达到治愈效果,因此,提高胃癌治愈率的关键是早期诊断。

20. A　倾听是人与人沟通最重要的组成部分,如果处理不当,往往会失去了真正的沟通。通过耐心地倾听,可以营造和谐气氛,了解病人的心理状况,进而采取其他干预措施。

A3/A4 型题

1. B　阑尾穿孔、溃疡病穿孔、胆囊穿孔、急性出血性胰腺炎、肠梗阻均可出现剧烈腹痛,但腹部叩诊时,肝浊音界消失,提示有消化道穿孔,且该病例既往有胃溃疡病史,故考虑病人发生了溃疡病穿孔。

2. C　胃溃疡病穿孔病人站立位 X 线检查时,80% 可见膈下新月状游离气体影,因此,X 线腹部平片是诊断溃疡病简单而有效的依据。

3. A　胃十二指肠溃疡急性穿孔后,具有强烈刺激性的胃酸、胆汁、胰液等消化液和食物进入腹腔,引起化学性腹膜炎和腹腔内大量液体渗出到腹膜腔,另外,病人呕吐、禁食、胃肠减压,液体摄入减少或丢失到体外,导致细胞外液容量减少。

4. D　这些措施都是非手术治疗的措施,其中最重要是禁食、持续胃肠减压,该措施可减少胃肠内容物继续外漏,减轻对腹膜的刺激。

5. C　十二指肠溃疡大出血的主要症状是呕血和解柏油样黑便,严重者可出现休克。

6. A　胃镜检查对胃十二指肠溃疡大出血病人可明确出血的原因和部位。现有的证据建议出血 24h 内行急诊内镜检查,有利于提高阳性率,同时还可进行胃镜下止血治疗。

7. E　该病人已有休克表现:头晕、心悸、无力,面色苍白、出冷汗、四肢湿冷,血压下降,脉搏细速,估计出血量达到 800ml。

8. B　目前该病人因溃疡穿孔引起血容量不足、休克,因此最主要的护理诊断/问题是体液不足。

9. A　对急性大出血及血流动力学不稳定的病人,应首先进行液体复苏,目的是维持生命体征的稳定,恢复终末器官灌注和组织氧合。

10. C　该病人患胃溃疡 6 年余,近来反复呕吐带酸臭味的宿食,体格检查可见胃型和胃蠕动波,用手轻拍上腹部可闻及振水声,具有典型的瘢痕性幽门梗阻表现。

11. A　幽门梗阻病人胃内容物潴留引起呕吐,引起大量胃液丢失,导致低氯低钾代谢性碱中毒。

12. C　幽门梗阻病人术前准备时用生理盐水洗胃的用量是 300~500ml,用量太少不能达到效果,用量太多可引起胃扩张。

13. C　胃大部切除术是治疗胃十二指肠溃疡及其并发症的首选术式。对于此病人,胃大部切除术不仅能治疗溃疡,还可以解决梗阻的问题,另外还可以较好地维持胃肠道的生理功能。

14. B　倾倒综合征系由于胃大部分切除术后,失去对胃排空的控制,导致胃排空过快所产生的一系列综合征。多发生在进食后半小时内,病人以循环系统症状和胃肠道症状为主要表现,循环系统症状包括心悸、心动过速、出汗、全身无力、面色苍白和头晕等;胃肠道症状有腹部绞痛、恶心、呕吐和腹泻等。该病人行胃大部切除术后第2周,进食10~20min后出现上腹饱胀,恶心、呕吐、头晕、心悸、出汗、腹泻等,符合倾倒综合征的特点。

15. C 倾倒综合征的处理是指导病人调整饮食,包括少食多餐,避免过甜、过咸、过浓的流质饮食;宜进低碳水化合物、高蛋白饮食;餐时限制饮水喝汤;进餐后平卧20min。

(卢惠娟)

第二十七章 小肠疾病病人的护理

【重点和难点】

(一) 基本概念

1. 肠梗阻 肠内容物由于各种原因不能正常运行、顺利通过肠道,称肠梗阻,是常见的外科急腹症之一。

2. 肠瘘 指肠管与其他脏器、体腔或体表之间存在病理性通道,肠内容物经此通道进入其他脏器、体腔或至体外,引起严重感染、体液失衡、营养不良等改变。

(二) 肠梗阻

1. 病因及分类

(1) 依据肠梗阻发生的基本原因可分为:①机械性肠梗阻:由各种机械性原因导致的肠腔缩窄、肠内容物通过障碍;②动力性肠梗阻:肠壁本身无器质性病变,是神经反射或腹腔内毒素刺激引起肠壁肌肉功能紊乱,使肠内容物无法正常通行。③血运性肠梗阻:是由于肠管局部血供障碍致肠道功能受损、肠内容物通过障碍。

(2) 依据肠壁血运有无障碍又可分为单纯性肠梗阻和绞窄性肠梗阻。

2. 病理生理特点

(1) 局部病理生理变化:肠蠕动增加及肠腔内积气、积液。肠壁充血水肿、缺血坏死。

(2) 全身性病理生理改变:①水、电解质、酸碱失衡;②感染和中毒;③休克及多器官功能障碍。

3. 临床表现 肠梗阻的共性表现为腹痛、呕吐、腹胀、停止排便排气。不同类型和病因的肠梗阻,临床表现有一定差异:①完全性单纯性机械性肠梗阻:阵发性腹部绞痛,可见肠型和蠕动波,有轻度压痛,有肠鸣音亢进和气过水音;②绞窄性肠梗阻:持续性剧烈腹痛,呕吐物及排出物为血性,可有固定压痛和腹膜刺激征。③麻痹性肠梗阻:全腹持续性胀痛,溢出性呕吐,肠鸣音减弱或消失;④肠扭转所致闭袢性肠梗阻:突发腹部持续性绞痛并阵发性加剧,腹胀多不对称;⑤肠蛔虫堵塞:阵发性脐周腹痛,可吐出蛔虫;⑥高位肠梗阻:早期即发生呕吐且频繁,呕吐物主要为胃及十二指肠内容物、胆汁等,腹胀较轻;⑦低位肠梗阻:呕吐出现较迟而少,呕吐物呈粪样,腹胀明显。

4. 处理原则 纠正全身性生理紊乱,措施包括禁食、胃肠减压,纠正水、电解质、酸碱失衡和抗感染。经非手术或手术解除梗阻。

5. 护理措施

(1) 非手术治疗的护理/术前护理:①缓解疼痛与腹胀:胃肠减压;取低半卧位;遵医嘱用药;按摩或针刺疗法。②维持体液与营养平衡:补充液体;禁食,给予营养支持。③呕吐护理。④病情观察。⑤必要时肠道准备。

(2) 术后护理:①安置合适体位。②饮食指导。③并发症的护理:预防肠梗阻。预防腹腔内感染及肠瘘。

(3) 健康教育:调整饮食;保持排便通畅;自我监测。

(三)肠瘘

1. 病理生理 ①水、电解质及酸碱失衡;②营养不良;③消化液腐蚀及感染。高位肠瘘以水、电解质紊乱及营养丢失较为严重;而低位肠瘘则以继发性感染更为明显。

2. 临床表现 ①症状:由于肠内容物外漏至腹腔,可有腹痛、腹胀、恶心、呕吐或由于麻痹性肠梗阻而停止排便、排气。腹壁瘘口有肠液、胆汁、气体、食物或粪便排出。②体征:腹壁瘘口可分为管状瘘、唇状瘘和空气肠瘘。瘘口周围皮肤糜烂、红肿、疼痛。全身出现感染;严重水、电解质紊乱及酸碱平衡失调;严重脱水者可出现低血容量性休克。若引流通畅,病情可逐渐减轻。若病情加重则有可能并发脓毒症、多器官功能障碍综合征甚至死亡。

3. 处理原则 ①非手术治疗:补液及营养支持;应用抗生素;应用生长抑素和生长激素;瘘口局部处理;腹腔开放。②手术治疗:瘘口造口术;肠段部分切除吻合术;肠瘘局部楔形切除缝合术。

4. 护理措施

(1) 非手术治疗的护理/术前护理:①维持体液平衡;②控制感染:给予低半坐卧位;合理应用抗生素;腹腔引流的护理,包括:引流管的选择、调节负压大小、保持引流管通畅、调节灌洗液的量及速度、观察和记录;③营养支持,包括全胃肠外营养、肠内营养和消化液回输;④瘘口周围皮肤的护理:保持皮肤清洁干燥;局部涂抹复方氧化锌软膏、皮肤保护粉或皮肤保护膜加以保护;若局部皮肤发生糜烂,可采取红外线或超短波等进行理疗处理;⑤腹腔开放护理;⑥心理护理;⑦术前护理:皮肤准备、保持口腔卫生。

(2) 术后护理:①饮食指导;②禁食期间继续全胃肠外营养支持;③各种引流管护理;④并发症的护理:预防及处理术后出血、切口及腹腔感染、粘连性肠梗阻等。

【习题】

(一)选择题

A1/A2 型题

1. 弥漫性腹膜炎易引起
   - A. 绞窄性肠梗阻
   - B. 血运性肠梗阻
   - C. 单纯性肠梗阻
   - D. 麻痹性肠梗阻
   - E. 机械性肠梗阻

2. 单纯性肠梗阻与绞窄性肠梗阻的主要区别是
   - A. 梗阻的病因
   - B. 梗阻的时间
   - C. 梗阻的严重程度
   - D. 肠管壁有无血运障碍
   - E. 有无并发症

3. 低位肠梗阻最容易出现
   - A. 代谢性酸中毒
   - B. 代谢性碱中毒
   - C. 呼吸性酸中毒
   - D. 呼吸性碱中毒
   - E. 保持酸碱平衡

4. 张姓患儿,2岁,突发剧烈的腹痛,伴有呕吐和果酱样血便,腹部可扪及腊肠形肿块,应首先考虑患儿出现
   - A. 便秘
   - B. 肠套叠
   - C. 肠麻痹
   - D. 直肠癌
   - E. 粘连性肠梗阻

5. 肠梗阻病人的共同临床特征是
   - A. 腹痛、腹胀、呕吐、停止排便排气
   - B. 腹痛、呕吐、肠鸣音亢进、腹胀
   - C. 腹部阵发性绞痛、排黏液血便、肠型、恶心
   - D. 腹部胀痛、肠鸣音消失、肌紧张、溢出性呕吐
   - E. 腹胀、恶心、呕吐、肠型、停止排便排气

6. 最有助于诊断绞窄性肠梗阻的临床表现是
   - A. 腹部阵发性绞痛
   - B. 呕吐出现早而频繁
   - C. 全腹胀
   - D. 肠鸣音亢进
   - E. 腹腔穿刺抽出血性液体

7. 下列关于麻痹性肠梗阻的描述正确的是
   A. 腹部出现不对称腹胀　　　　B. 腹部可见肠蠕动波　　　　C. 肠鸣音减弱或消失
   D. 剧烈腹部绞痛　　　　　　　E. 呕吐发生较早且频繁

8. 绞窄性肠梗阻的腹部 X 线表现特点是
   A. 多个阶梯状排列的气液平面　　　　　　B. 上段肠腔扩张
   C. 膈下游离气体　　　　　　　　　　　　D. 孤立、胀大的肠祥且位置较固定
   E. 胀气肠祥呈"鱼肋骨刺"样改变

9. 减轻肠梗阻病人腹胀最重要的措施是
   A. 安置于平卧位　　　　　　B. 给予流质饮食　　　　C. 给予止吐药物
   D. 留置胃肠减压　　　　　　E. 给予缓泻剂

10. 李女士,57 岁,有手术史,2d 前开始出现腹部持续疼痛,阵发性加剧,呕吐胃内容物,腹胀,右下腹轻微压痛,肠鸣音亢进。该病人腹部 X 线检查最可能出现的影像学变化是
   A. 多个阶梯状排列的气液平面　　　　　　B. 口服造影剂后可见充盈缺损
   C. 膈下游离气体　　　　　　　　　　　　D. 孤立、胀大的肠祥且位置较固定
   E. "马蹄状"充气肠祥

11. 张先生,36 岁,诊断为单纯性肠梗阻,非手术治疗过程中最重要的观察项目是
   A. 腹痛加重　　　　　　　　B. 呕吐频繁　　　　　　　C. 腹胀较前明显
   D. 肠鸣音减弱　　　　　　　E. 腹膜刺激征

12. 关于高位肠瘘的病理生理变化的描述,正确的是
   A. 以继发性感染较为明显　　B. 全身性病理生理改变轻　　C. 多为高流量瘘
   D. 水、电解质丢失较少　　　E. 仅出现轻度营养不良

13. 高流量肠瘘是指每日排出的消化液大于
   A. 600ml　　　　B. 500ml　　　　C. 400ml　　　　D. 300ml　　　　E. 200ml

14. 肠瘘病人行负压引流时的正确护理是
   A. 引流管的顶端应放置在肠腔内　　　　　B. 负压越大越好,以免引流不畅
   C. 冲洗液以蒸馏水为好　　　　　　　　　D. 冲洗速度越快,冲得越干净
   E. 一般每日的冲洗量为 2 000~4 000ml

15. 肠瘘病人应用生长抑素的作用是
   A. 减轻疼痛　　　　　　　　B. 控制感染　　　　　　　C. 降低胃肠分泌量
   D. 促进蛋白质合成　　　　　E. 增加营养

16. 肠瘘口周围的皮肤护理措施**错误**的是
   A. 有效保持负压吸引　　　　　　　　　　B. 及时处理引流管堵塞
   C. 用碱性皂液清洁皮肤　　　　　　　　　D. 瘘口周围涂氧化锌软膏,以保护皮肤
   E. 局部皮肤糜烂时,可予红外线或超短波理疗

17. 结肠瘘的排出液特点为
   A. 日排出量大　　　　　　　B. 呈蛋花样　　　　　　　C. 刺激性大
   D. 呈水样　　　　　　　　　E. 细菌含量多

18. 肠瘘最常见的病因是
   A. 腹膜炎　　　　　　　　　B. 腹部手术损伤　　　　　C. 肠道感染性疾病
   D. 肠道的恶性病变　　　　　E. 先天性畸形

19. 王先生,52 岁,因绞窄性肠梗阻行"回肠部分切除术"。术后第 1d,以下护理措施中**错误**的是
   A. 取低半坐卧位　　　　　　B. 帮助病人翻身　　　　　C. 肢体屈伸运动
   D. 鼓励其尽早下床活动　　　E. 嘱其等引流管拔除后下床

20. 廖女士,69岁,因回肠瘘需行腹腔灌洗及负压引流。病人在一次灌洗(等渗盐水)过程中突发心悸、畏冷,面色苍白,此时护士应

    A. 减慢灌洗速度   B. 立即停止灌洗

    C. 改等渗盐水为高渗盐水   D. 快速将剩余液体注入后嘱病人平卧

    E. 尽量将灌洗液抽出

A3/A4 型题

(1~3 题共用题干)

李先生,45岁,半年前曾行阑尾切除手术,2d前出现上腹阵发性疼痛,并伴有腹胀、恶心、呕吐,呕吐物为消化液及食物,停止肛门排气。体格检查:腹胀,可见肠型;腹软,轻度压痛,肠鸣音亢进。

1. 该病人出现肠梗阻,最可能的原因为

    A. 肠粘连   B. 肿瘤   C. 粪块堵塞   D. 肠扭转   E. 肠麻痹

2. 应用胃肠减压的目的**不包括**

    A. 解除梗阻   B. 减轻腹胀

    C. 降低肠腔内压力,改善肠壁循环   D. 减少肠腔内细菌和毒素

    E. 改善呼吸循环情况

3. 下列处理措施**错误**的是

    A. 取半卧位   B. 胃肠减压   C. 禁饮禁食

    D. 建立静脉通路   E. 进行术前准备

(4~6 题共用题干)

林先生,40岁,1h前午餐后打篮球时出现腹部剧烈疼痛,持续性,腹胀,呕吐宿食,含少量血性液体,口渴,烦躁不安,中腹部可扪及压痛包块,移动性浊音阳性,肠鸣音减弱,发病以来未排便排气。

4. 考虑病人发生了

    A. 急性单纯水肿性胰腺炎   B. 输尿管结石   C. 胆囊结石

    D. 肠结核   E. 肠扭转

5. 最有效的处理是

    A. 禁食、胃肠减压   B. 口服石蜡油   C. 低压灌肠

    D. 手术探查   E. 抗休克

6. 该病人目前主要的护理诊断/问题为

    A. 排便困难   B. 体液不足   C. 皮肤完整性受损

    D. 个人应对无效   E. 活动无耐力

(7~10 题共用题干)

刘女士,28岁,7d前因"胃十二指肠穿孔、弥漫性腹膜炎"行剖腹探查术,术中行胃十二指肠穿孔修补、十二指肠造瘘减压术,空肠造瘘置营养管、放置腹腔引流管。病人诉腹痛,T 39.2℃,见小网膜孔附近引流管引出含胆汁样液体,量约1 500ml。

7. 该病人最可能发生的问题是

    A. 肠动力异常   B. 吻合口瘘   C. 胆囊穿孔

    D. 腹腔脓肿   E. 引流不畅

8. 对该问题的诊断最简便、实用的检查是

    A. 口服亚甲蓝   B. 腹部 X 线   C. B 超

    D. 腹腔穿刺   E. 血常规

9. 处理方法应**除外**

    A. 禁食   B. 补充水和电解质   C. 尽早封闭瘘口

    D. 予胃肠外营养   E. 腹腔灌洗

10. 目前对于该病人的护理措施,**错误**的是

    A. 半坐卧位　　　　　　B. 予以补液　　　　　　C. 予以负压吸引

    D. 予以肠内营养　　　　E. 及时清洁瘘口周围皮肤

(11~15 题共用题干)

赵先生,70 岁,间断性便秘 15 年,时有腹部胀痛,便后缓解。昨日用力排便时突发腹部剧痛,腹胀、恶心,未呕吐,停止排便排气。T 38℃,P 112 次 /min,R 22 次 /min,BP 80/60mmHg。全腹膨隆,以左侧为明显;全腹压痛,以左下腹为重,伴肌紧张,反跳痛,移动性浊音阳性,肠鸣音消失。

11. 对该病人应首先考虑

    A. 急性胰腺炎　　　　　B. 急性胆囊炎　　　　　C. 空腔脏器破裂

    D. 乙状结肠扭转　　　　E. 肠套叠

12. 该病人目前存在最主要的护理诊断 / 问题是

    A. 腹胀　　　　　　　　B. 腹痛　　　　　　　　C. 体液不足

    D. 体温过高　　　　　　E. 皮肤完整性受损

13. 病人的腹部立位 X 线显示马蹄状巨大双腔充气肠袢,为进一步明确诊断,最合适的检查是

    A. B 超　　　　　　　　B. 口服钡剂透视　　　　C. 腹腔穿刺

    D. 选择性肠系膜血管造影　　E. 钡剂灌肠

14. 下列处理措施中最重要的是

    A. 吸氧　　　　　　　　B. 给予生长抑素　　　　C. 按摩或针刺疗法

    D. 行急诊手术治疗　　　E. 应用抗胆碱类药物

15. 行乙状结肠切除术后 1 个月,该病人出现腹痛、呕吐胃内容物及胆汁,腹胀、停止排气、排便,可能发生了

    A. 肠梗阻　　　　　　　B. 肠瘘　　　　　　　　C. 吻合口狭窄

    D. 肠痉挛　　　　　　　E. 肠坏死

(二) 名词解释

1. 动力性肠梗阻

2. 闭袢性肠梗阻

3. 高位肠瘘

(三) 简答题

1. 简述肠梗阻按其发生原因的分类及定义。

2. 简述出现绞窄性肠梗阻的表现。

3. 简述肠瘘病人瘘口周围皮肤的护理。

(四) 病例分析题

1. 陈女士,60 岁,因阵发性腹痛、腹胀、肛门无排气排便 4d 住院。8 年前因十二指肠球部溃疡穿孔手术。体格检查:T 38.5℃,P 112 次 /min,R 22 次 /min,BP 100/70mmHg;腹膨隆,不对称,可见肠型蠕动波,腹部压痛及反跳痛,无腹水征,肠鸣音亢进,有气过水声及金属音。腹部 X 线示中下腹处见小肠有数个液平面,盲肠胀气。诊断:急性低位性完全性机械性肠梗阻。

请问:

(1) 该病人存在的主要护理诊断 / 问题有哪些?

(2) 应给予哪些护理措施?

2. 李先生,47 岁,7d 前因 "胃十二指肠破裂、弥漫性腹膜炎" 行剖腹探查术,术中行胃十二指肠修补,空肠造瘘置营养管、放置腹腔引流管。1d 前病人诉腹痛,腹胀,T 39.2℃,上腹部出现压痛、反跳痛、肌紧张,切口缝线处可见少量蛋花样液体溢出,小网膜孔附近引流管引流出含胆汁样液体,量约 1 500ml。给予双套管负压引流。

请问：

(1) 该病人主要的护理诊断／问题有哪些？

(2) 对该病人应实施哪些护理措施？

【参考答案】

（一）选择题

A1/A2 型题

1. D	2. D	3. A	4. B	5. A	6. E	7. C	8. D	9. D	10. A
11. E	12. C	13. B	14. E	15. C	16. C	17. E	18. B	19. E	20. B

A3/A4 型题

1. A	2. A	3. E	4. E	5. D	6. B	7. B	8. A	9. C	10. D
11. D	12. C	13. E	14. D	15. A					

（二）名词解释

1. 动力性肠梗阻是神经反射或毒素刺激引起肠壁肌肉功能紊乱,使肠蠕动消失或肠管痉挛,以致肠内容物无法正常通行,而本身无器质性肠腔狭窄。

2. 当发生肠扭转、结肠肿瘤等时,病变肠袢两端完全阻塞,称为闭袢性肠梗阻。

3. 高位肠瘘是指包括胃、十二指肠、空肠上段 100cm 范围内的瘘,如胃十二指肠瘘、十二指肠空肠瘘。

（三）简答题

1. 肠梗阻按其发生原因可分为:①机械性肠梗阻:系各种原因引起肠腔变窄,肠内容物通过障碍所致。②动力性肠梗阻:肠壁本身没有病变,系由于神经反射或毒素刺激引起肠壁肌肉功能紊乱,致肠内容物不能通过。③血运性肠梗阻:由于肠系膜血管受压、栓塞或血栓形成,使肠管血运障碍,继而发生肠麻痹,肠内容物不能通过。

2. 病人出现以下情况提示绞窄性肠梗阻:①腹痛发作急骤,发病开始即可表现为持续性剧痛,或持续性疼痛伴阵发性加重;有时出现腰背痛。②呕吐出现早、剧烈而频繁。③腹胀不对称,腹部有局限性隆起或触痛性肿块。④呕吐物、胃肠减压液或肛门排出物为血性,或腹腔穿刺抽出血性液体。⑤出现腹膜刺激征,肠鸣音可不亢进或由亢进转为减弱甚至消失。⑥体温升高、脉率增快、白细胞计数升高。⑦病情进展迅速,早期出现休克,抗休克治疗无效。⑧经积极非手术治疗而症状体征未见明显改善。⑨腹部 X 线可见孤立、突出胀大的肠袢,位置固定不变,或有假肿瘤状阴影;或肠间隙增宽,提示腹腔积液。

3. 肠瘘病人瘘口周围皮肤的护理:从瘘管渗出的肠液具有较强的腐蚀性,可造成周围皮肤糜烂甚至溃疡、出血。因此须保持充分有效的腹腔引流,减少肠液漏出;及时清除漏出的肠液,保持皮肤清洁干燥,可选用中性皂液或 0.5% 氯己定清洗皮肤;局部清洁后涂抹复方氧化锌软膏、皮肤保护粉或皮肤保护膜加以保护。若局部皮肤发生糜烂,可采取红外线或超短波等进行理疗。

（四）病例分析题

1.(1) 该病人的主要护理诊断／问题是:①体液不足　与频繁呕吐、腹腔及肠腔积液、胃肠减压等有关。②急性疼痛　与肠蠕动增强或肠壁缺血有关。

(2) 护理措施:①缓解疼痛与腹胀:胃肠减压;取低半卧位;遵医嘱用药;按摩或针刺疗法。②维持体液与营养平衡:补充液体;饮食与营养支持。③呕吐护理。④病情观察。⑤术前准备。

2.(1) 该病人的主要护理诊断／问题是:①体液不足　与禁食、肠液大量外漏有关;②急性疼痛　与肠内容物漏出刺激有关;③体温过高　与腹腔感染有关;④营养失调:低于机体需要量　与肠液大量丢失、炎症和创伤引起的机体高消耗状态有关;⑤皮肤完整性受损　与瘘口周围皮肤被消化液腐蚀有关;⑥潜在并发症:出血、腹腔感染、粘连性肠梗阻。

(2) 护理措施:①补充液体和电解质,纠正水、电解质及酸碱平衡失调;②合理应用抗生素;③负压引流的护理:瘘管内放置双套管行腹腔灌洗并持续负压吸引,正确调节负压大小,保持引流管通畅,调节灌洗液的量及速度,注意观察和记录;④营养支持;⑤瘘口周围皮肤的护理;⑥心理护理;⑦必要时做好术前准备。

【部分习题解析】

（一）选择题

A1/A2 型题

1. D　弥漫性腹膜炎由于毒素刺激引起肠壁肌肉功能紊乱,使肠蠕动消失,以致肠内容物无法正常通行,从而导致麻痹性肠梗阻。

2. D　根据定义,单纯性肠梗阻只有肠内容物通过受阻,无肠管血运障碍,而绞窄性肠梗阻则伴有肠管血运障碍,因此,单纯性肠梗阻与绞窄性肠梗阻的主要区别是肠管壁有无血运障碍。

3. A　低位肠梗阻时,由于肠管活力丧失,无法正常吸收胃肠道分泌的大量液体;加之毛细血管通透性增加,导致血浆渗出,积存在肠腔、腹腔内,即丢失于第三间隙;同时组织灌注不良导致酸性代谢产物增加,尿量减少等均极易引起严重的代谢性酸中毒。

4. B　肠套叠多发生于2岁以下儿童,其他原因所致的血性大便少见。

5. A　由于肠内容物通过障碍,肠梗阻病人可出现腹痛、腹胀、呕吐、停止排便排气的共同临床特征,但不同类型肠梗阻的临床表现还有其自身的特点。

6. E　腹腔穿刺抽出血性液体往往提示绞窄性肠梗阻。

7. C　麻痹性肠梗阻是神经反射或毒素刺激引起肠壁肌肉功能紊乱,使肠蠕动明显减弱或消失,因此出现肠鸣音减弱或消失,而不会出现剧烈腹部绞痛,也不会出现肠蠕动波。麻痹性肠梗阻时腹胀应该是全腹均匀腹胀,呕吐呈溢出性。

8. D　绞窄性肠梗阻病人的腹部X线可见孤立、突出胀大的肠袢,位置固定不变或有假肿瘤状阴影;或肠间隙增宽,提示腹腔积液。其余备选答案仅提示有肠梗阻。

9. D　腹胀病人应取半卧位,禁食、胃肠减压,待梗阻解除后才能开始进食;不可随意应用泻剂,以免加重病情,止吐药并不能减轻腹胀。留置胃肠减压能引流出胃肠道内的气体和液体,是减轻腹胀的重要措施。

10. A　从病人的年龄、手术史及腹痛、腹胀、呕吐等肠梗阻症状和肠鸣音亢进的体征可以初步判断病人为"机械性肠梗阻";病人呕吐物为胃内容物,无腹膜刺激征,未触及肿块,可排除绞窄性肠梗阻;肠梗阻病人不应行口服造影剂检查,故排除;膈下游离气体为胃穿孔表现,病史中未体现;故仅A项正确。

11. E　单纯性肠梗阻以非手术治疗为主,在治疗过程中,必须严密观察病情变化。如病人腹痛、呕吐、腹胀等症状无明显好转,且有脉搏增快,肠鸣音减弱,尤其是出现腹膜刺激征时,说明出现绞窄性肠梗阻,应立即手术治疗。腹膜刺激征提示肠壁血运障碍、坏死,是最重要的观察项目。其他4项可受其他因素影响,程度上不如腹膜刺激征可靠。

12. C　高位肠瘘的全身性病理生理变化以水、电解质丢失和紊乱及营养失调较为严重,每天丧失的肠液量可达8 000ml;低位肠瘘则以继发性感染较为明显。

13. B　高流量肠瘘是指每天排出的消化液大于500ml,容易导致机体水、电解质及酸碱失衡。

14. E　引流管的顶端应放置在肠壁内口附近;负压及冲洗速度均应根据引流肠液的量和性状进行适当调节,引流液浓稠、量多,冲洗速度可加快些,负压略大;冲洗液用等渗盐水,一般每天的冲洗量为2 000~4 000ml。

15. C　生长抑素制剂如奥曲肽等,能显著降低胃肠分泌量,从而降低瘘口肠液的排出量,以减少液体丢失。

16. C　由于从瘘管渗出的肠液具有较强的腐蚀性,造成周围皮肤的糜烂,甚至溃疡、出血,因此,应保持充分有效的腹腔引流,减少肠液的漏出;及时发现并清除漏出的肠液,清洗皮肤时可选用中性皂液或0.5%氯己定;局部清洁后涂抹复方氧化锌软膏、皮肤保护粉或皮肤保护膜加以保护;若局部皮肤发生糜烂,可采取红外线或超短波等进行理疗处理。

17. E　前4项备选答案均为高位肠瘘排出液的特点,结肠瘘为低位肠瘘,排出液细菌含量大。

18. B　手术损伤如手术误伤肠壁或吻合口愈合不良是绝大多数肠瘘的病因。

19. E　术后病人麻醉反应消失、生命体征平稳,可予半坐卧位。术后第1d可指导病人进行床上活动,如多翻身、肢体屈伸运动;在病情许可的前提下,鼓励其尽早下床活动,以促进肠蠕动,避免术后发生肠粘连。有引流管者做好固定和保护后,下床活动。

20. B　肠瘘病人在腹腔灌洗过程中,病人若出现畏冷、面色苍白,应暂停灌洗,寻找原因和对症处理。

A3/A4 型题

1. A　肠粘连是术后常见并发症。该病人半年前曾行阑尾切除手术,腹痛,呕吐宿食,体征表现为机械性肠梗阻,未见血运障碍及肠动力消失,故优先考虑粘连性肠梗阻。

2. A　胃肠减压是治疗肠梗阻的重要措施之一。通过胃肠减压吸引出肠腔内的积气、积液,降低肠腔内压力,改善肠壁血液循环,缓解梗阻症状。胃肠减压还可减轻腹内压,改善因膈肌抬高而导致的呼吸与循环障碍。

3. E　该病人无腹膜刺激征,判断应该是单纯性肠梗阻,不需要马上手术,可先进行非手术处理。

4. E　病人有剧烈活动的诱因,出现肠梗阻的典型症状和体征,且有休克症状,因此怀疑系小肠扭转引起的绞窄性肠梗阻。

5. D　病人怀疑系小肠扭转引起的绞窄性肠梗阻,应紧急手术。

6. B　病人有呕吐史,且出现口渴、烦躁不安等血容量不足的症状,腹部叩诊有移动性浊音,因此体液不足是目前最主要的护理诊断/问题。

7. B　该病人7d前曾接受胃十二指肠修补、十二指肠和空肠造瘘术。现病人腹痛,T 39.2℃,腹腔引流引出胆汁样液体。术后一周左右是吻合口瘘的好发阶段;因此,考虑该病人并发了吻合口瘘。

8. A　口服亚甲蓝后,若自小网膜孔附近引流引出蓝色液体,则可确诊为吻合口瘘。

9. C　封闭瘘口应在瘘管形成、病情好转后进行。

10. D　由于病人已出现吻合口瘘及腹腔感染症状,故在腹膜炎未控制前不能给予肠内营养,而应禁食、胃肠减压,保持腹腔引流通畅,取半坐卧位。

11. D　病人高龄,有慢性便秘史及用力排便的诱因,并出现腹痛、腹胀、恶心、便秘等典型肠梗阻症状。体格检查示病变部位在左下腹部,因此以乙状结肠扭转最为可能。

12. C　该病人出现腹膜刺激征,提示可能出现绞窄性肠梗阻,且出现了血压降低,脉搏增快等休克表现,因此此时最主要的护理诊断/问题是体液不足。

13. E　钡剂灌肠可显示钡剂在扭转部位受阻,尖端呈"鸟嘴"状。

14. D　肠扭转是引起病人休克、腹膜炎的病因,无法用非手术方法解除,只有进行手术去除病因,方可纠正休克及腹膜炎。

15. A　肠梗阻病人由于腹腔炎症,可重新引起粘连性肠梗阻。该病人出院后1个月,突然发生腹痛、腹胀、呕吐胃内容物及胆汁,符合肠梗阻的特点,因此,首先考虑为肠梗阻。

(卢惠娟)

第二十八章　阑尾炎病人的护理

【重点和难点】

(一)基本概念

1. 急性化脓性阑尾炎　常由急性单纯性阑尾炎发展而来。阑尾明显肿胀,浆膜高度充血,表面覆有脓性渗出物,又称急性蜂窝织炎性阑尾炎。

2. 阑尾周围脓肿　急性阑尾炎化脓、坏疽或穿孔后,大网膜和邻近的肠管将阑尾包裹并形成粘连,出现炎性肿块或形成阑尾周围脓肿。

(二) 急性阑尾炎

1. 病因病理　阑尾管腔阻塞、细菌入侵是急性阑尾炎的常见病因。急性阑尾炎的病理类型包括急性单纯性阑尾炎、急性化脓性阑尾炎、坏疽性、穿孔性阑尾炎及阑尾周围脓肿。急性阑尾炎的转归包括炎症消退、局限及扩散。

2. 临床表现　急性阑尾炎的主要症状包括腹痛、胃肠道症状及全身症状。主要体征包括右下腹压痛、腹膜刺激征、右下腹包块及特殊体征等。

3. 处理原则　一旦确诊,绝大多数急性阑尾炎应早期手术治疗。

4. 护理措施

(1) 非手术治疗的护理 / 术前护理:①病情观察:包括生命体征、腹痛及腹部体征的情况。②避免肠内压增高:禁食,必要时行胃肠减压,同时给予肠外营养;禁服泻药及灌肠。③控制感染:遵医嘱应用抗生素;脓肿形成者行脓肿穿刺抽液。高热者降温。④缓解疼痛:半卧位;遵医嘱给予镇静、镇痛、解痉药。⑤并发症的护理:并发腹腔脓肿者采取超声引导下穿刺抽脓、冲洗或置管引流,必要时做好急诊手术的准备;并发门静脉炎者立即做好急诊手术的准备,并遵医嘱大剂量应用抗生素治疗。

(2) 术后护理:①病情观察:主要是生命体征和腹部体征;②体位与活动:生命体征平稳者取半卧位,早期活动;③饮食:术后 1~2d 可根据情况尽快恢复经口进食;④腹腔引流管的护理:妥善固定,保持通畅,注意无菌,注意观察引流液的颜色、性状及量,如有异常,及时通知医师并配合处理;⑤并发症的护理:预防和处理出血、切口感染、粘连性肠梗阻、阑尾残株炎以及粪瘘 / 肠瘘。

(3) 健康教育:改变高脂肪、高糖、低膳食纤维饮食,注意饮食卫生;积极治疗或控制消化性溃疡、慢性结肠炎等;出院后如出现腹痛、腹胀等不适及时就诊;阑尾周围脓肿未切除阑尾者,告知病人 3 个月后再行阑尾切除术。

(三) 特殊类型急性阑尾炎

新生儿急性阑尾炎穿孔率、死亡率高,应早期手术治疗;小儿急性阑尾炎病情重且发展快,右下腹体征不明显,并发症发生率及死亡率亦较高,应早期手术治疗;妊娠期急性阑尾炎表现为压痛点上移,腹膜刺激征不明显,大网膜不易包裹,腹膜炎不易局限,炎症刺激子宫,易引起流产或早产,应早期手术治疗,围术期加用黄体酮,尽量不用腹腔引流并应用广谱抗生素。临产期急性阑尾炎,可考虑经腹行剖宫产术,同时切除阑尾。

(四) 慢性阑尾炎

慢性阑尾炎多由于急性阑尾炎发作时病灶未能彻底除去、残留感染,病情迁延不愈而致,发作时常有反射性胃部不适、腹胀、便秘等症状,右下腹疼痛和局部压痛固定,但不严重,应予以手术切除阑尾,手术前后护理同急性阑尾炎的护理措施。

【习题】

(一) 选择题

A1/A2 型题

1. 麦氏点位于
   A. 左髂前上棘与脐连线中外 1/3 交界处　　　　B. 右髂前上棘与脐连线中外 1/3 交界处
   C. 左髂前上棘与脐连线中内 1/3 交界处　　　　D. 右髂前上棘与脐连线中内 1/3 交界处
   E. 右髂前上棘与脐连线中外 2/3 交界处

2. 急性阑尾炎术后给予半卧位的主要目的**不包括**
   A. 有利于呼吸　　　　　　B. 减轻切口张力　　　　　　C. 预防肠粘连
   D. 利于腹腔引流　　　　　E. 腹腔渗液积聚于盆腔

3. 急性阑尾炎最典型的症状为
    A. 转移性脐周疼痛   B. 转移性右下腹痛   C. 固定性脐周疼痛
    D. 固定的右下腹痛   E. 腹痛位置无规律

4. 小儿急性阑尾炎的特点是
    A. 病情进展慢   B. 不易发生穿孔   C. 并发症发生率低
    D. 不会出现高热   E. 右下腹体征不明显

5. 新生儿急性阑尾炎的特点**不包括**
    A. 体温无明显升高   B. 穿孔率高   C. 死亡率高
    D. 早期诊断较困难   E. 早期无呕吐

6. 老年人急性阑尾炎的特点是
    A. 阑尾穿孔后易局限   B. 临床表现与病理改变均较重
    C. 临床表现重而病理改变轻   D. 临床表现轻而病理改变重
    E. 临床表现与病理改变均不典型

7. 慢性阑尾炎的临床特点**不包括**
    A. 既往有急性阑尾炎病史   B. 发作时有右下腹疼痛   C. 局部压痛固定
    D. 可有胃部不适   E. 右侧卧位可扪及阑尾条索

8. 可暂行保守治疗的阑尾炎类型是
    A. 急性单纯性阑尾炎   B. 急性化脓性阑尾炎   C. 阑尾周围脓肿
    D. 坏疽性阑尾炎   E. 穿孔性阑尾炎

9. 急性阑尾炎易出现坏死穿孔的解剖因素是
    A. 阑尾是一盲管   B. 阑尾系膜短,易扭曲   C. 阑尾开口狭小
    D. 阑尾动脉为终末血管   E. 阑尾管壁淋巴组织丰富

10. 阑尾炎症时可引起
    A. 小肠脓肿   B. 结肠脓肿   C. 胰腺脓肿
    D. 门静脉炎和肝脓肿   E. 脾脓肿

11. 阑尾手术切口的标志点为
    A. 麦氏点   B. 华氏点   C. 墨氏点
    D. 雷氏点   E. 左下腹

12. 马先生,40 岁,因急性阑尾炎入院,入院后腹痛曾有短暂的缓解,以后又呈持续性加剧,应考虑为
    A. 单纯性阑尾炎   B. 化脓性阑尾炎   C. 坏疽性阑尾炎
    D. 穿孔性阑尾炎   E. 阑尾周围脓肿

13. 王女士,35 岁,诊断为"阑尾周围脓肿",若为该病人行阑尾切除术,时间应在体温正常
    A. 1 个月后   B. 2 个月后   C. 3 个月后
    D. 4 个月后   E. 5 个月后

14. 陈女士,42 岁,主诉脐部疼痛并伴有转移性右下腹痛 6h。体格检查:T 37.8℃,BP 125/72mmHg,右下腹固定压痛,无腹肌紧张,临床诊断为急性阑尾炎。该病人的阑尾病变最可能属于
    A. 急性单纯性阑尾炎   B. 急性化脓性阑尾炎   C. 坏疽性阑尾炎
    D. 阑尾周围脓肿   E. 慢性阑尾炎

15. 吴女士,32 岁,急性阑尾炎穿孔,术后由于害怕疼痛,不敢下床活动,行阑尾切除术后第 7d 出现腹痛、腹胀并阵发性加重。首先考虑的并发症是
    A. 粘连性肠梗阻   B. 膈下脓肿   C. 盆腔脓肿
    D. 肠道炎症   E. 切口感染

A3/A4 型题

(1~4 题共用题干)

沈女士,21 岁,自诉疼痛开始于上腹及脐周,位置不定,以后疼痛位置转移到右下腹部,期间有短暂的腹痛,减轻后,又迅速加重,并出现全腹持续性疼痛。体格检查:T 39.2℃,P 124 次 /min,BP 105/65mmHg;右下腹压痛、肌紧张、有反跳痛、肠鸣音消失,闭孔内肌试验阳性。辅助检查:血常规示白细胞计数 12.5×10⁹/L,中性粒细胞比值 82%;腹部 X 线示盲肠扩张和气液平面。

1. 入院时应考虑该病人的疾病可能为
    A. 急性单纯性阑尾炎　　　B. 急性化脓阑尾炎　　　C. 坏疽性阑尾炎
    D. 穿孔性阑尾炎　　　E. 急性胰腺炎

2. 该病人阑尾位置最可能为
    A. 靠近盲肠后方　　　B. 靠近盲肠前方　　　C. 靠近腰大肌前方
    D. 靠近腰大肌后方　　　E. 靠近闭孔内肌

3. 为该病人行急诊手术治疗,术后第 3d,T 38.9℃,切口红肿、压痛。该病人术后发生了
    A. 腹腔内出血　　　B. 切口感染　　　C. 腹腔感染
    D. 盆腔感染　　　E. 腹腔脓肿

4. 针对此种情况,下列护理措施最关键的是
    A. 继续静脉补液　　　　　　　B. 做好引流管护理
    C. 及时更换被渗液污染的敷料　　　　　　　D. 做好生活护理
    E. 康复知识教育

(5~10 题共用题干)

黄先生,35 岁,主诉右下腹剧烈疼痛,腹痛开始于脐周,然后转移至右下腹。体格检查:T 39.1℃,P 123 次 /min,BP 126/85mmHg;右下腹压痛、肌紧张、反跳痛、肠鸣音减弱;腰大肌试验阳性。实验室检查:白细胞计数 13.5×10⁹/L,中性粒细胞比值 82%,初诊为急性阑尾炎。

5. 该病人阑尾位置最可能位于
    A. 靠近闭孔内肌　　　B. 盲肠后位或腰大肌前方　　　C. 盲肠前位
    D. 腰大肌后方　　　E. 腰大肌侧面

6. 该病人最可能的病因为
    A. 阑尾管腔阻塞　　　B. 细菌入侵　　　C. 急性肠炎
    D. 血吸虫病　　　E. 经常进食高脂肪

7. 根据该病人的临床表现,最**不可能**的情况是
    A. 阑尾穿孔　　　B. 阑尾坏疽　　　C. 阑尾化脓
    D. 炎性渗出　　　E. 炎症局限于黏膜下层

8. 最**不适合**病人目前情况的治疗措施是
    A. 非手术治疗　　　　　　　B. 开腹手术切除阑尾
    C. 腹腔镜阑尾切除　　　　　　　D. 阑尾切除及胶片引流
    E. 阑尾切除及放置腹腔引流管

9. 若拟为该病人行手术治疗,下列关于该病人的术前护理措施正确的是
    A. 不予以镇痛药　　　　　　　B. 予以术前灌肠
    C. 为病人取半卧位　　　　　　　D. 适当进流质饮食
    E. 予以泻药进行肠道准备

10. 若该病人行手术治疗后 2d,出现体温 39.9℃,局部切口胀痛,波动感明显,以下处理措施**不合适**的是
    A. 遵医嘱使用抗生素　　　B. 穿刺抽脓　　　C. 敞开引流
    D. 紧急手术　　　E. 定期换药

（二）名词解释

1. 转移性右下腹痛

2. 结肠充气试验

（三）简答题

1. 不同病理类型阑尾炎所致的腹痛性质各有何特点？

2. 妊娠期急性阑尾炎有何临床特点？

3. 急性阑尾炎穿孔手术前应如何避免病人肠内压增高？

（四）病例分析题

1. 郑先生，69岁，上腹部、脐周疼痛16h入院。体格检查：T 37.2℃，P 108次/min，BP 142/92mmHg；右下腹压痛、肌紧张、反跳痛不明显。辅助检查：血常规示白细胞计数 9.8×10^9/L，中性粒细胞比值65%。

请问：

（1）护士为其评估病情，可能发生了什么？

（2）该病人的处理原则是什么？

（3）目前可为该病人采取哪些护理措施？

2. 余先生，30岁，因脐周痛3h，后转移至右下腹剧烈疼痛2h入院。体格检查：T 39.6℃，P 114次/min，BP 118/85mmHg，右下腹压痛、反跳痛、肌紧张，肠鸣音减弱；腰大肌试验阳性。辅助检查：血常规示白细胞计数 13.8×10^9/L，中性粒细胞比值84%。病人入院后1h，下腹部疼痛突然加剧，并向全腹扩散，腹肌紧张明显。

请问：

（1）该病人最可能出现哪种情况？

（2）应采取哪些针对性的护理措施？

（3）若为该病人行手术治疗后，为预防术后肠粘连最关键的措施是什么？

【参考答案】

（一）选择题

A1/A2型题

| 1. B | 2. C | 3. B | 4. E | 5. E | 6. D | 7. E | 8. C | 9. D | 10. D |
| 11. A | 12. D | 13. C | 14. A | 15. A | | | | | |

A3/A4型题

| 1. D | 2. E | 3. B | 4. C | 5. B | 6. A | 7. E | 8. A | 9. C | 10. D |

（二）名词解释

1. 转移性右下腹痛是指急性阑尾炎疼痛多开始于上腹部或脐周，位置不固定，数小时（6~8h）后转移并固定于右下腹。

2. 结肠充气试验时，病人仰卧位，检查者右手压住左下腹降结肠部，左手挤压近端结肠，结肠内气体即可移至盲肠和阑尾，引起右下腹疼痛者为阳性。

（三）简答题

1. 不同病理类型阑尾炎所致的腹痛特点为：①单纯性阑尾炎仅表现轻度隐痛；②化脓性阑尾炎呈阵发性胀痛和剧痛；③坏疽性阑尾炎表现为持续性剧烈腹痛；④穿孔性阑尾炎因阑尾腔压力骤降，腹痛可暂时缓解，但并发腹膜炎后，腹痛又呈持续加剧。

2. 妊娠期急性阑尾炎多发生在妊娠期的前6个月。其临床特点：①由于妊娠中期子宫增大较快，盲肠和阑尾被推挤、移向右上腹，压痛点亦随之上移；②腹壁被抬高，阑尾炎症不能刺激壁层腹膜，故腹肌紧张、压痛、反跳痛均不明显；③大网膜难以包裹炎症阑尾，腹膜炎不易局限而致腹腔内炎症扩散；④炎症刺激子宫易致流产或早产，威胁母子安全。

3. 主要措施有：①非手术治疗期间，给予禁食，必要时行胃肠减压；②给予肠外营养；③禁服泻药及灌肠,以免肠蠕动加快,增高肠内压力,导致阑尾穿孔或炎症扩散。

（四）病例分析题

1.（1）急性阑尾炎。

（2）减轻或控制疼痛:根据疼痛的程度,采取非药物或药物方法镇痛。①采取半卧位或斜坡卧位,以减轻腹壁张力;②指导病人有节律地深呼吸,达到放松和减轻疼痛的作用;③遵医嘱给予禁食、胃肠减压,防止腹胀引起的疼痛;④遵医嘱应用抗菌药、解痉或镇痛药。

（3）①病情观察:严密观察病人的生命体征、腹部的症状和体征,尤其是腹痛的变化,如体温升高,脉搏、呼吸加快,提示炎症较重或炎症已扩散;如腹痛加剧,范围扩大,腹膜刺激征更明显,提示病情加重;若出现右下腹痛加剧、发热、血白细胞计数和中性粒细胞比值上升,应做好急诊手术的准备。②避免肠内压增高:给予禁食、必要时胃肠减压,同时给予肠外营养;禁服泻药及灌肠,以免肠蠕动加快,增高肠内压力,导致阑尾穿孔或炎症扩散。③控制感染:遵医嘱及时应用有效的抗生素。④缓解疼痛:协助病人安置舒适的体位,如半卧位,可放松腹肌,减轻腹部张力,缓解疼痛。对明确诊断或已决定手术的病人疼痛剧烈时,遵医嘱给予解痉镇痛药,以缓解疼痛。⑤心理护理:了解病人及家属的心理反应,适时地向其讲解阑尾炎治疗及护理的相关知识,减轻病人对手术的焦虑与恐惧,使其能够积极配合治疗及护理。

2.（1）阑尾穿孔。

（2）①病情观察:包括生命体征、腹痛及腹部体征情况。②避免肠内压增高:禁食,必要时行胃肠减压,同时给予肠外营养;禁服泻药及灌肠。③控制感染:遵医嘱应用抗生素;脓肿形成者行脓肿穿刺抽液。高热者降温。④缓解疼痛:半卧位;遵医嘱给予镇静、镇痛、解痉药。⑤并发症的护理:并发腹腔脓肿者采取超声引导下穿刺抽脓、冲洗或置管引流,必要时做好急诊手术的准备;并发门静脉炎者立即做好急诊手术的准备,并遵医嘱大剂量应用抗生素治疗。

（3）早期下床活动。

【部分习题解析】

（一）选择题

A1/A2 型题

1. B 手术切口的部位根据阑尾的体表投影位置,约在右髂前上棘与脐连线的中外 1/3 交界处,称为麦氏点。

2. C 病人术后采取去枕平卧,全麻术后清醒或硬膜外麻醉平卧 6h 后,血压、脉搏平稳者可取半卧位,以降低腹壁张力,减轻切口疼痛,有利于呼吸和引流,使局部渗液流至盆腔吸收。预防肠粘连发生的主要措施为早期下床活动。

3. B 典型的急性阑尾炎表现为转移性右下腹痛,疼痛发作多始于上腹部,逐渐移向脐周,疼痛位置不固定,主要原因是阑尾神经传入的脊髓节段在第 10、11 胸节,所以在急性阑尾炎发病初期,常表现为该脊神经所分布的脐周牵涉痛;但在数小时后由于病变早期管腔扩张和管壁肌收缩引起内脏神经性疼痛;当炎症侵及浆膜,壁腹膜受到刺激,可引起体神经定位性疼痛。因此,固定在右下腹。

4. E 小儿阑尾炎主要临床特点包括:病情较重且发展快,早期即可出现高热、呕吐等症状;右下腹体征不明显;穿孔及并发症的发生率及死亡率亦相应较高。

5. E 新生儿急性阑尾炎早期可仅有厌食、恶心、呕吐、腹泻及脱水等症状,但无明显发热。

6. D 老年人对疼痛感觉迟钝,腹肌薄弱,防御功能减退,病人主诉常不强烈,体征不典型,体温和血白细胞计数升高不明显,因此表现为临床表现轻而病理改变重。

7. E 慢性阑尾炎特点有:①多由于急性阑尾炎发作时病灶未能彻底除去、残留感染,病情迁延不愈而致;②既往有急性阑尾炎发作病史;③右下腹疼痛和局部压痛固定,但不严重;④部分病人左侧卧位时右下腹可扪及阑尾条索,质硬伴压痛。

8. C 非手术治疗适用于不同意手术的单纯性阑尾炎、急性阑尾炎诊断尚未确定、病程已超过 72h、炎性肿块和／或阑尾周围脓肿已形成、位置较深，或靠近盲肠后的阑尾，渗液不易自行引流局限者、伴有明显腹膜炎等有手术禁忌者等。治疗措施主要有选择有效的抗生素和静脉补液治疗等。

9. D　阑尾动脉是肠系膜上动脉所属回结肠动脉的分支，属无侧支的终末动脉，当血运障碍时，易致阑尾坏死。

10. D　阑尾静脉与动脉伴行，血液最终回流入门静脉。当细菌栓子脱落时可引起门静脉炎和细菌性肝脓肿。

11. A　阑尾炎手术切口的部位根据阑尾的体表投影位置，约在右髂前上棘与脐连线的中外 1/3 交界处，称为麦氏点。

12. D　穿孔性阑尾炎因阑尾腔压力骤减，腹痛可暂时减轻，但出现腹膜炎后，腹痛会持续加剧且范围扩大。

13. C　阑尾周围脓肿病情稳定者，应用抗生素治疗或同时联合中药治疗，以促进脓肿吸收消退，也可在超声引导下置管引流或穿刺抽脓；待肿块缩小局限、体温正常 3 个月后再行阑尾切除术。

14. A　该病人体温不是很高，没有明显腹膜炎表现，可排除其他 4 类阑尾炎。

15. A　粘连性肠梗阻多与局部炎性渗出、手术损伤、切口异物和术后长期卧床等因素有关。

A3/A4 型题

1. D　该病人存在转移性右下腹痛，应首先考虑为阑尾炎，此外，还存在包括腹肌紧张、压痛、反跳痛等腹膜刺激征表现和肠鸣音减弱或消失等。这是壁腹膜受到炎症刺激的一种防御性反应，提示阑尾炎症加重，有渗出、化脓、坏疽或穿孔等病理改变。因此，该病人应为穿孔性阑尾炎病人。

2. E　该病人闭孔内肌试验阳性，提示该病人病变部位在闭孔内肌附近。

3. B　该病人术后第 3d 体温升高，并出现切口红肿、压痛的表现，提示可能存在切口感染。

4. C　针对切口感染，最主要的护理措施是及时更换被渗液污染的敷料。

5. B　腰大肌试验阳性一般提示病变部位在盲肠后位或腰大肌前方。

6. A　导致阑尾管腔阻塞的原因包括：①淋巴滤泡明显增生；②异物、粪石、食物残渣阻塞；③炎性狭窄、蛔虫、肿瘤等。其中，阑尾管腔阻塞是成人急性阑尾炎最常见的病因。

7. E　该病人存在腹肌紧张、压痛、反跳痛等腹膜刺激征表现，提示阑尾炎症加重，有渗出、化脓、坏疽或穿孔等病理改变。

8. A　非手术治疗适用于不同意手术的单纯性阑尾炎、急性阑尾炎诊断尚未确定、病程已超过 72h、炎性肿块和／或阑尾周围脓肿已形成、位置较深，或靠近盲肠后的阑尾，渗液不易自行引流局限者、伴有明显腹膜炎等有手术禁忌者疗等。急性化脓性、坏疽性及穿孔性阑尾炎应行阑尾切除术。

9. C　术前准备包括禁食、禁服泻药及灌肠，以免肠蠕动加快，增高肠内压力，导致阑尾穿孔或炎症扩散。协助病人取舒适体位，如半卧位，可放松腹肌，缓解疼痛。对明确诊断或已决定手术者疼痛剧烈时，可遵医嘱给予镇痛药。

10. D　此时病人表现为术后切口感染的症状，应遵医嘱给予抗生素预防，出现感染时抽出伤口脓液，或在波动处拆除缝线敞开引流，排出脓液，并定期换药保持敷料清洁、干燥，无须进行紧急手术。

（刘　敦）

第二十九章　大肠和肛管疾病病人的护理

【重点和难点】

（一）基本概念

1. 大肠和肛管疾病，包括结肠、直肠和肛管组织结构异常、感染和肿瘤等，病人出现不同程度的排便习惯和大便性状的改变,还可出现贫血、发热、乏力等全身表现。

2. 大肠癌 是结肠癌及直肠癌的总称,为常见的消化道恶性肿瘤之一。

(二) 大肠癌

1. 大体分型 ①隆起型:肿瘤的主体向肠腔内突出,预后较好;②溃疡型:最常见,肿瘤形成深达或贯穿肌层的溃疡,分化程度较低,转移较早;③浸润型:肿瘤向肠壁各层弥漫浸润,使局部肠壁增厚,但表面常无明显溃疡或隆起,易引起肠腔狭窄和肠梗阻。此型分化程度低,转移早,预后差。

2. 临床表现

(1) 结肠癌:排便习惯和粪便性状改变常为最早出现的症状。右半结肠癌临床特点是以贫血、腹部包块、消瘦乏力为主要表现;左半结肠癌以肠梗阻症状较多见,肿瘤破溃时,可有便血或黏液。

(2) 直肠癌:早期仅有排便习惯改变或粪便形态和性状改变,易被忽视;黏液血便为直肠癌病人最常见的临床症状;晚期可出现肠梗阻和各种转移症状。直肠指检是诊断直肠癌最直接和最重要的方法。

3. 辅助检查 直肠指检是诊断直肠癌最直接和最重要的方法;大便隐血试验是大肠癌高危人群的普查及初筛方法;CEA 和 CA19-9 主要用于预测大肠癌预后和监测复发;内镜检查可观察病灶并取活组织行病理学检查,是诊断大肠癌最有效、可靠的方法;CT 和 B 超检查有助于了解大肠癌的浸润深度及转移情况;磁共振检查对中低位直肠癌的诊断和分期有重要价值;气钡双重 X 线造影作为诊断结直肠癌的方法。

4. 处理原则 手术切除是大肠癌的主要治疗方法,同时配合放化疗等综合治疗可在一定程度上提高疗效。目前临床上已开展新辅助治疗(即术前放化疗),目的在于提高手术切除率和保肛率,延长病人无病生存期,但需掌握适应证。

5. 护理措施

(1) 术前护理:①从多方面给病人以关怀和心理支持;②给予营养支持,纠正贫血和低蛋白血症;③充分的肠道准备包括饮食准备、肠道清洁和口服肠道抗生素等;④为行肠造口手术者进行术前造口定位;⑤女性病人行阴道冲洗;⑥术前留置胃管及导尿管。

(2) 术后护理:①观察病人的病情变化;②按常规逐步恢复饮食或术后早期开始应用肠内全营养制剂;③鼓励病人早期下床活动;④保持各种引流管通畅并观察引流液;⑤预防并处理术后切口感染和吻合口瘘等常见并发症;⑥对有肠造口者,指导其正确护理造口,合理使用造口护理用品,给予心理支持和饮食指导,预防和处理造口及造口周围皮肤常见并发症。

(3) 健康教育:①进行社区宣教,包括建议定期体检、积极预防和治疗遗传疾病和癌前病变、注意饮食及个人卫生等;②根据病人情况调节饮食;③参加适量体育锻炼,生活规律;④保持心情舒畅;⑤指导康复期乙状结肠造口和降结肠造口病人进行定时结肠灌洗;⑥定期门诊复查。

(三) 常见直肠、肛管其他疾病

1. 痔

(1) 临床表现:①内痔:主要临床表现是便血及痔脱出,包括Ⅰ~Ⅳ度;②外痔:主要表现为肛门部软组织团块,有肛门不适、潮湿瘙痒或异物感,若发生血栓及炎症时可有疼痛;③混合痔:兼有内痔及外痔的临床表现。

(2) 处理原则:①无症状的痔无须治疗;②有症状的痔旨在减轻及消除症状,而非根治;③首选保守治疗,失败或不宜保守治疗时才考虑手术治疗。

(3) 护理措施:①非手术治疗护理:调整饮食结构,养成定时排便的习惯,并保持适当的运动量;便后及时清洗,可采用 1∶5 000 高锰酸钾溶液温水坐浴;痔块脱出时应及时回纳;肛管内注入抗生素油膏或栓剂;②手术治疗护理:完善术前准备;术后 3d 内应以少渣食物为主并尽量避免排便;避免久站、久坐、久蹲;观察并处理尿潴留、出血、切口感染和肛门狭窄等并发症。

2. 直肠肛管周围脓肿 主要包括肛周脓肿、坐骨肛管间隙脓肿、骨盆直肠间隙脓肿等。

(1) 临床表现:肛周脓肿多见,以肛周持续性跳动性疼痛为主要表现;坐骨肛管间隙脓肿、骨盆直肠间隙脓肿等的全身感染症状明显,局部症状不典型。

(2) 处理原则:可应用抗生素控制感染,温水坐浴,局部理疗,口服药物促进排便;脓肿形成后及早行手术切开引流。

(3) 行脓肿切开引流者护理措施:保持引流通畅并观察引流液;鼓励排便,便后高锰酸钾溶液温水坐浴。

3. 肛瘘

(1) 临床表现:肛门周围可见一个或数个外口,排出少量脓性、血性或黏液性分泌物;直肠指检:瘘管位置表浅时可触及硬结样内口及条索样瘘管。

(2) 处理原则:切开或切除瘘管,敞开创面,促进愈合。

(3) 护理措施:保持肛周皮肤清洁,每次便后用1:5 000高锰酸钾溶液坐浴;术后宜进清淡、易消化食物,保持大便通畅;根据病人情况进行扩肛或提肛运动。

4. 肛裂

(1) 临床表现:好发于后正中线,典型的临床表现为周期性肛门疼痛、便秘、出血,典型体征是肛裂"三联征",即"前哨痔"、肛裂和肛乳头肥大。

(2) 处理原则:软化大便,保持大便通畅;解除肛门括约肌痉挛,缓解疼痛,中断恶性循环,促进局部创面愈合。

(3) 护理措施:指导病人养成每日定时排便的习惯,积极治疗便秘;术后定期换药、高锰酸钾溶液坐浴,保持肛周皮肤清洁。

【习题】

(一) 选择题

A1/A2 型题

1. 以下**不是**大肠癌的高危因素是
   A. 喜食红肉和加工肉类　　　B. 喜食低纤维食品　　　C. 喜食新鲜蔬菜水果
   D. 家族成员中有大肠癌病人　E. 曾患血吸虫性肉芽肿

2. 大肠癌最常见的病理类型是
   A. 浸润型　　　B. 溃疡型　　　C. 肿块型
   D. 菜花型　　　E. 隆起型

3. 大肠癌最常见的转移方式为
   A. 胎盘垂直转移　　　B. 血行转移　　　C. 直接浸润
   D. 种植转移　　　　　E. 淋巴转移

4. 结肠癌病人最早出现的常见临床表现是
   A. 肠道刺激症状和粪便性状改变　　　B. 腹痛
   C. 肠梗阻症状　　　　　　　　　　　D. 腹部肿块
   E. 贫血

5. 以下**不属于**右半结肠癌病人的临床特点的是
   A. 肠梗阻较多见　　　　　　　B. 贫血
   C. 肿瘤多呈肿块型　　　　　　D. 便秘与腹泻常交替出现
   E. 腹部包块

6. 直肠癌病人最常见的临床表现是
   A. 直肠刺激症状　　　B. 黏液血便　　　C. 肠梗阻症状
   D. 会阴部持续性剧痛　E. 贫血

7. 以下可作为大肠癌高危人群的初筛方法的检查是
   A. 内镜检查　　　B. X线钡剂灌肠　　　C. CEA 测定
   D. 大便隐血试验　E. 直肠指检

8. 以下属于直肠癌姑息性手术的是
  A. Miles 手术
  B. Dixon 手术
  C. 晚期直肠癌行双腔造口术
  D. 后盆腔脏器清扫术
  E. 全盆腔脏器清扫术

9. 以下关于结肠造口病人的护理措施,正确的是
  A. 结肠造口一般于手术后 1 周开放
  B. 当造口袋内容物超过 2/3 时再倾倒
  C. 结肠造口开放后即应开始扩肛,以防造口狭窄
  D. 乙状结肠造口术后宜左侧卧位
  E. 一旦发现造口处出血,需立即报告医师手术止血

10. 以下对直肠癌手术行结肠造口病人的出院健康教育内容中**错误**的是
  A. 可恢复正常人的生活和社交活动及适量运动
  B. 为保持大便通畅,应多进食富含膳食纤维的食物
  C. 化学治疗者,应定期复查白细胞计数及血小板计数
  D. 术后每 3~6 个月复查 CEA、肝、肺等功能
  E. 可定期做结肠灌洗

11. 关于血栓性外痔的说法**错误**的是
  A. 局部可外敷消炎、镇痛药物
  B. 腹内压增高时可加剧疼痛
  C. 可采用 1∶5 000 高锰酸钾溶液温水坐浴
  D. 肛门表面可见红色或暗红色硬结
  E. 立即手术治疗

12. 混合痔是指
  A. 2 个以上外痔
  B. 2 个以上内痔
  C. 痔与肛瘘同时存在
  D. 齿状线上、下静脉丛互相吻合而成
  E. 痔与肛裂同时存在

13. 临床最多见的直肠肛管周围脓肿是
  A. 肛周皮下脓肿
  B. 坐骨肛管间隙脓肿
  C. 骨盆直肠间隙脓肿
  D. 直肠后间隙脓肿
  E. 直肠黏膜下脓肿

14. 确诊骨盆直肠间隙脓肿最主要的检查方法是
  A. 直肠指检
  B. 穿刺抽脓
  C. 超声检查
  D. 内镜检查
  E. 碘油造影

15. 以下**不属于**肛瘘病人临床特点的是
  A. 反复形成脓肿
  B. 肛门瘙痒
  C. 排便后肛门剧烈疼痛
  D. 肛周外口时有分泌物排出
  E. 红色乳头状突起外口

16. 肛裂病人最突出的临床表现是
  A. 排便时及排便后肛周剧烈疼痛
  B. 反复便秘
  C. 便血
  D. 肛门瘙痒
  E. 反复脓肿形成

17. 下列**不宜**行肛门指诊的疾病是
  A. 内痔
  B. 外痔
  C. 肛瘘
  D. 肛裂
  E. 直肠癌

18. 刘先生,63 岁,反复发生黏液稀便、腹泻、便秘 4 个月,脐周及下腹部隐痛,腹平软,无压痛及肿块,大便隐血试验(+)。发病以来,体重下降 5kg。该病人最先应考虑为
  A. 左半结肠癌
  B. 右半结肠癌
  C. 肠息肉
  D. 肠结核
  E. 直肠癌

19. 张先生,57岁,直肠癌,行 Miles 手术后第 10d,病人出现腹部胀痛、恶心。乙状结肠造口检查:浅红色,弹性差,勉强伸入一小指。该病人出现的术后并发症是

  A. 造口肠段血运障碍   B. 吻合口瘘   C. 肠粘连

  D. 造口狭窄   E. 造口脱垂

20. 赵女士,53 岁,乙状结肠癌,拟明日行乙状结肠根治术,术前护士遵医嘱让该病人口服等渗性导泻制剂行肠道清洁,以下说法正确的是

  A. 少饮水   B. 总量 500~800ml

  C. 速度应先慢后快   D. 全过程应控制在 1h 内

  E. 肠梗阻者不宜选用

21. 周先生,60 岁,直肠癌,行 Miles 手术后即将出院,护士指导病人进行结肠灌洗,以下说法正确的是

  A. 灌洗液量约 2 000ml   B. 水温 39~41℃

  C. 灌洗时间 5min 左右   D. 灌洗间隔时间为 1 周

  E. 灌洗液完全注入后即可开放灌洗袋,排出肠内容物

22. 郑女士,30 岁,近 3 个月经常排便后滴少量鲜血。肛门指诊无异常发现,肛门镜检截石位见 3、6 点各有一突于肛管内的暗红色圆形软结节,考虑该病人为

  A. Ⅰ期内痔   B. Ⅱ期内痔   C. Ⅲ期内痔

  D. Ⅳ期内痔   E. 直肠息肉

23. 顾女士,38 岁,肛门胀痛、排尿困难 6d。畏寒、高热,肛门外未见明显异常,直肠指检:肛管左壁局限性隆起,压痛明显。关于对该病人的护理**不妥**的是

  A. 物理降温   B. 控制排便

  C. 1∶5 000 高锰酸钾坐浴   D. 遵医嘱应用抗生素

  E. 嘱病人多饮水

24. 钱先生,37 岁,因反复肛周疼痛、瘙痒 3 个月就诊,确诊为肛周脓肿,遵医嘱予温水坐浴,以下措施正确的是

  A. 用 1∶1 000 高锰酸钾溶液坐浴   B. 坐浴溶液量约 1 000ml

  C. 坐浴水温控制在 60℃左右   D. 坐浴前应用抗生素软膏

  E. 坐浴时间 20~30min

25. 李先生,27 岁,半年前因肛周皮下脓肿切开引流,之后局部皮肤反复红肿、破溃,局部有瘙痒。关于其处理,**错误**的是

  A. 该病人必须行手术治疗   B. 饮食应清淡

  C. 每次便后用无菌纱布擦拭干净即可   D. 口服液体石蜡以促进排便

  E. 为防肛门狭窄,可于术后 5~10d 扩肛

A3/A4 型题

(1~4 题共用题干)

沈先生,45 岁,反复出现排便后疼痛、肛门局部瘙痒 4 年余,昨日突发便后肛门剧烈疼痛,咳嗽及排便时加剧。体格检查:肛门口一紫红色肿块,直径约 2cm,有触痛。

1. 该病人出现便后肛门剧痛的原因是

  A. 直肠息肉脱出   B. 内痔脱出嵌顿   C. 血栓性外痔

  D. 内痔并发感染   E. 肛裂

2. 以下处理方案最佳的是

  A. 口服缓泻剂   B. 注射硬化剂

  C. 便后 1∶5 000 高锰酸钾温水坐浴   D. 胶圈套扎疗法

  E. 局部热敷后,疼痛不缓解可行手术治疗

3. 若该病人行手术治疗,术后护理正确的是

    A. 术后当日应尽早下床活动

    B. 术后 24h 内,每 4~6h 嘱病人排尿 1 次

    C. 术后进普食,同时增加膳食纤维,预防便秘

    D. 术后有便秘者应及时灌肠处理

    E. 术后 24h 予扩肛治疗,以防肛门狭窄

4. 病人术后**不会**出现的并发症是

    A. 尿潴留   B. 切口出血   C. 切口感染   D. 肠粘连   E. 肛门狭窄

(5~8 题共用题干)

郭先生,35 岁,1 个月前出现排便时及便后肛门剧痛,便后鲜血滴出,疼痛可持续数小时。

5. 应考虑该病人出现了

    A. 直肠息肉脱出   B. 内痔脱出嵌顿   C. 血栓性外痔

    D. 内痔并发感染   E. 肛裂

6. 引起便后肛门剧痛的原因最可能是

    A. 粪便刺激创口   B. 内痔嵌顿   C. 创口感染

    D. 括约肌痉挛   E. 粪便撑开裂口

7. 关于该病人的处理,以下说法**错误**的是

    A. 口服缓泻剂或液体石蜡以保持大便通畅

    B. 行直肠指检以协助诊断

    C. 便后用 1∶5 000 高锰酸钾温水坐浴

    D. 可行扩肛疗法

    E. 非手术治疗无效时可改为手术治疗

8. 该病人应注意**避免**进食的是

    A. 水   B. 香蕉   C. 辣椒   D. 菠菜   E. 鱼

(9~14 题共用题干)

杨女士,40 岁,6 个月前无明显诱因出现粪便表面有时带血及黏液,伴大便次数增多,每日 3~4 次,时有排便不尽感,无腹痛。曾于当地医院按"慢性细菌性痢疾"治疗无效。发病以来体重下降 3kg。

9. 该病人应疑为

    A. 横结肠癌   B. 直肠癌   C. 结肠炎

    D. 慢性痢疾   E. 直肠息肉

10. 经直肠指检,距肛缘约 10cm 触及一肿块。应考虑采取的术式是

    A. Miles 手术   B. 直肠息肉摘除术   C. Dixon 手术

    D. 乙状结肠造口术   E. 左半结肠切除术

11. 对该病人术前做肠道准备的方法中,**错误**的是

    A. 术前 3d 内进少渣半流质饮食   B. 口服肠道可吸收抗生素

    C. 术前 12~14h 开始口服导泻剂   D. 按需适当补充维生素 K

    E. 直至排出的粪便呈无渣、清水样为止

12. 以下术后护理措施**错误**的是

    A. 留置胃管者,可视病人情况尽早拔除

    B. 术后 6h 可开始应用肠内全营养制剂

    C. 术后第 1d,病人情况许可时,可协助其下床活动

    D. 保持腹腔引流管通畅

    E. 手术第 3d,若腹腔引流液量少,即可拔除引流管

13. 若病人术后第 7d 出现下腹痛,体温升高达 38.9℃,下腹部中度压痛、反跳痛,应高度怀疑术后出现了

    A. 切口感染   B. 吻合口瘘   C. 吻合口狭窄

    D. 尿潴留   E. 肠粘连

14. 该病人出院前的饮食指导**错误**的是

    A. 高纤维素   B. 高蛋白   C. 高热量   D. 高维生素   E. 低脂

(15~20 题共用题干)

尹先生,53 岁,腹痛腹胀,呕吐胃内容物及胆汁 3h。近 4 个月来时有腹胀,大便带黏液,大便次数增加,每日 2~3 次,无排便不尽及里急后重感。体格检查:腹膨隆,未见肠型,腹软,右下腹可触及一斜行肿块,质韧压痛。辅助检查:腹部 X 线见一液气平面;血常规示白细胞计数 $9×10^9/L$,中性粒细胞比值 75%。发病以来,病人体重减轻 6kg,睡眠欠佳。

15. 根据该病人的症状,初步考虑为

    A. 幽门梗阻   B. 胆道梗阻   C. 急性胃肠炎

    D. 肠梗阻   E. 急性胰腺炎

16. 出现该病人的上述问题最可能的原因是

    A. 阑尾周围脓肿   B. 结肠结核   C. 结肠肿瘤

    D. 回盲部肠套叠   E. 肠扭转

17. 该病人目前存在的护理诊断 / 问题,**不正确**的是

    A. 体液不足   B. 疼痛   C. 体象紊乱

    D. 营养失调:低于机体需要量   E. 睡眠型态紊乱

18. 针对该病人的处理原则是

    A. 口服液体石蜡通便   B. 低压灌肠   C. 紧急手术解除梗阻

    D. 抗结核治疗   E. 解痉镇痛

19. 针对该病人的术前准备,**错误**的是

    A. 生命体征平稳可取半坐卧位   B. 合理输液并记录出入量

    C. 禁食   D. 胃肠减压

    E. 从胃管注入等渗平衡溶液清洁肠道

20. 病人术后 4d 内仅排便 2 次,自觉腹胀,以下护理措施**错误**的是

    A. 灌肠   B. 观察病人腹腔引流情况

    C. 鼓励病人下床活动   D. 腹部按摩

    E. 告知病人切忌进食奶类、豆类食物

(二) 名词解释

1. 高渗性导泻

2. 等渗性导泻

3. 结肠灌洗

4. 肛裂"三联征"

(三) 简答题

1. 结肠癌病人术前如何进行肠道准备?

2. 如何指导结肠造口术后病人的饮食?

3. 如何指导直肠癌结肠造口病人正确更换造口袋?

4. 内痔可分为几度? 各自有何表现?

(四) 病例分析题

1. 申先生,70 岁,1 年前无明显诱因出现右下腹痛,经 B 超检查发现右下腹一鸡蛋大小包块,疑为阑尾

周围脓肿,经抗感染治疗后腹痛消失。此后间歇出现腹部胀痛,右下腹包块逐渐增大;钡剂灌肠示盲肠占位性病变。1个月前出现腹膨隆,腹胀,进食后加重,排气减少。发病以来消瘦,体重下降10kg。门诊以"结肠肿瘤"收入院。

请问:

(1) 为明确诊断和治疗方案,还需进行哪些检查?

(2) 若病人术后留置腹腔引流管,应如何护理?

(3) 病人术后出现吻合口瘘的表现是什么? 如何处理?

2. 林先生,40岁,7年前始出现大便带血,鲜红色,量少,覆盖于粪便表面,曾于当地医院就诊,考虑"内痔"并做治疗,具体不详。近一年来,病人觉排便后肛门口有肿物脱出,有时能自行回纳,但时需用手回纳,并伴不适、肛周皮肤瘙痒等。数日前感肛门肿物增大,无法用手回纳,且疼痛剧烈难忍。肛门检查:肛周皮肤红肿,肛门口见一4cm×5cm×5cm大小痔团脱出,明显充血水肿,无法回纳,触痛明显。诊断"混合痔并嵌顿"。

请问:

(1) 病人入院后应做哪些处理?

(2) 病人经以上处理后症状缓解,若拒绝进一步治疗,护士应给予哪些出院指导?

(3) 若病人行手术治疗,术后应如何进行排便护理?

【参考答案】

(一) 选择题

A1/A2 型题

1. C	2. B	3. E	4. A	5. A	6. B	7. D	8. C	9. D	10. B
11. E	12. D	13. A	14. B	15. C	16. A	17. D	18. B	19. D	20. E
21. B	22. A	23. B	24. E	25. C					

A3/A4 型题

1. C	2. E	3. B	4. D	5. E	6. D	7. B	8. C	9. B	10. C
11. B	12. E	13. B	14. A	15. D	16. C	17. C	18. C	19. E	20. A

(二) 名词解释

1. 高渗性导泻是指高渗性导泻剂在肠道中几乎不吸收,口服后使肠腔内渗透压升高,吸收肠壁水分,使肠内容物剧增,刺激肠蠕动增加,导致腹泻,达到清洁肠道的目的。

2. 等渗性导泻是等渗性导泻剂通过分子中的氢键与肠腔内水分子结合,增加粪便含水量及灌洗液的渗透浓度,刺激小肠蠕动增加,达到清洁肠道的目的。

3. 结肠灌洗是指将一定容量的温水经结肠造口灌入肠腔,以刺激肠蠕动,清除结肠内的粪便及积气。

4. 肛裂病人"前哨痔"、肛裂与肛乳头肥大常同时存在,合称肛裂"三联征"。

(三) 简答题

1. 结肠癌病人术前肠道准备包括:①饮食准备:术前3d进少渣半流质饮食、术前1~2d起进无渣流质饮食,或术前3d至术前12h口服全营养制剂;②肠道清洁:包括导泻法、灌肠法等;③口服肠道不吸收抗生素,并适当补充维生素K。

2. 结肠造口术后饮食指导包括:宜进食高热量、高蛋白、富含维生素的少渣食物,避免食用过多的膳食纤维,不宜过多食用洋葱、大蒜、豆类、山芋等可产生刺激性气味或胀气的食物,少吃辛辣刺激食物,多饮水。

3. 更换造口袋的方法:①由上而下揭除造口底盘;②清洁造口并蘸干,观察造口及周围皮肤情况;③用量尺测量造口基底部的大小;④按测量结果裁剪底盘开口至合适大小,直径大于造口根部1~2mm;⑤底盘开口正对造口由下而上粘贴底盘,轻轻加压,使其与皮肤粘贴紧密;⑥扣好造口袋尾部袋夹。

4. 内痔分为4度:Ⅰ度:便时带血、滴血或喷射状出血,便后出血可自行停止,无痔脱出,肛门镜检查可见齿状线以上直肠柱结节状突出;Ⅱ度:常见便血,排便时痔脱出,便后可自行回纳;Ⅲ度:偶有便血,劳累、久站、负重、咳嗽或排便时痔脱出,需用手回纳;Ⅳ度:偶有便血,痔持续脱出于肛门外,无法回纳或回纳后又立即脱出。

(四)病例分析题

1.(1)为明确诊断,还需进行以下检查:纤维结肠镜检,腹部超声和CT,血清学检查,如CEA、CA19-9等。

(2)病人术后留置腹腔引流管的护理:妥善固定;保持引流管通畅;观察并记录引流液的颜色、性状和量;保持引流管口周围皮肤清洁、干燥,定时更换敷料。根据需要接负压装置并调整压力大小,防止负压过大损伤局部组织或负压过小致渗血、渗液存留。5~7d后,待引流液量少、性状无异常时,即可拔除引流管。

(3)术后严密观察病人有无吻合口瘘的表现,如突发腹痛或腹痛加重、部分病人可有明显腹膜炎体征,甚至能触及腹部包块,引流管内可见混浊液体。一旦发生吻合口瘘,应禁食、胃肠减压,行盆腔持续滴注、负压吸引,同时予以肠外营养支持;必要时行急诊手术。

2.(1)病人入院后的处理:①用手轻轻将脱出的痔块推回肛内,阻止其脱出;②肛管内注入抗生素油膏或栓剂,以润滑肛管、促进炎症吸收、减轻疼痛;③有时经局部热敷,外敷消炎、镇痛药物后,疼痛可缓解而不需手术治疗;④可采用1:5 000高锰酸钾溶液温水坐浴以改善局部血液循环;⑤调整饮食结构,包括摄入足量的液体和膳食纤维;养成定时排便的习惯。

(2)病人经以上处理后症状缓解,若拒绝进一步治疗,护士应给予出院指导:①嘱病人多饮水,多吃新鲜水果蔬菜,多吃粗粮,少饮酒,少吃辛辣刺激食物,以保证肠道内有足够水分和粗纤维对肠壁刺激而引起排便反射,也会减少对肠道的不良刺激和腹胀;②保持心情愉快及规律的生活起居,养成定时排便习惯;③适当增加运动量,切记久站、久坐、久蹲;④便后及时清洗,保持局部清洁舒适,必要时用1:5 000高锰酸钾溶液温水坐浴,以预防病情进展及并发症发生。

(3)若病人进行手术治疗,术后排便护理:术后3d内尽量避免排便,以利于切口愈合,可于术后48h内口服阿片酊以减少肠蠕动,控制排便;之后应保持大便通畅,防止用力排便使伤口裂开;如有便秘,可口服液状石蜡或其他缓泻剂,但切忌灌肠。

【部分习题解析】

(一)选择题

A1/A2型题

1. C　大肠癌的病因尚未明确,但大量的研究证据表明大肠癌的发生发展是由遗传、环境和生活方式等多方面因素共同作用的结果,家族成员中有大肠癌病人、曾患血吸虫性肉芽肿、低纤维饮食及红肉和加工肉类可能会增加大肠癌的发病危险,而喜食新鲜蔬菜水果不是大肠癌的高危因素。

2. B　大肠癌溃疡型较为多见,此型分化程度较低,转移较早。

3. E　淋巴转移是大肠癌最常见的转移途径。

4. A　排便习惯和粪便性状改变常为结肠癌病人最早出现的症状,多表现为排便次数增多,腹泻,便秘,排血性、脓性或黏液性粪便。

5. A　右半结肠肠腔较大,癌肿多呈肿块型,突出于肠腔,粪便稀薄,病人往往腹泻、便秘交替出现,便血与粪便混合;临床特点是贫血、腹部包块、消瘦乏力为主要表现,肠梗阻症状不明显。

6. B　黏液血便为直肠癌病人最常见的临床症状,80%~90%病人可发现便血。其发生多由于癌肿表面破溃,附于粪便表面所致。

7. D　大便隐血试验可作为高危人群的初筛方法及普查手段,阳性者应进一步检查。

8. C　手术切除是直肠癌的主要治疗方法,Miles手术、Dixon手术、后盆腔脏器清扫术、全盆腔脏器清扫术为直肠癌根治性手术,晚期直肠癌行双腔造口术为姑息性手术。

9. D　结肠造口一般于手术当日或术后 2~3d 开放；当造口袋内充满 1/3~1/2 的排泄物时，应及时倾倒，以防因重力牵拉而影响造口底盘的粘贴；若造口狭窄，扩肛可在造口处拆线愈后进行；一旦发现造口处出血，可先压迫止血，大量出血时，才需缝扎止血；乙状结肠造口在左下腹，术后病人宜取左侧卧位，避免从肠造口流出的排泄物污染腹壁切口。

10. B　膳食纤维是一种多糖，不能被胃肠道消化吸收，食用过多膳食纤维食物，可能会引起大便干结和排便困难，甚至出现肠梗阻，故需适量进食。

11. E　大多数血栓性外痔病人的疼痛在数日后可减轻，疼痛缓解后无须再手术。

12. D　混合痔是由齿状线上、下静脉丛相互吻合并扩张而成。

13. A　肛门周围皮下脓肿最为常见，占 40%~48%，位置多表浅。

14. B　局部穿刺抽脓对直肠肛管周围脓肿有确诊价值，且可将抽出的脓液行细菌培养检查。

15. C　排便后肛门剧烈疼痛是肛裂的临床特点，肛瘘的临床特点是反复形成脓肿、在肛周皮肤可见单个或多个外口呈红色乳头状隆起、肛周外口时有分泌物排出可刺激肛门周围皮肤引起肛门部潮湿和瘙痒。

16. A　排便时及排便后肛门剧烈疼痛是肛裂病人最主要的临床症状，是由于粪便刺激裂口内神经末梢及便后肛门括约肌痉挛引起。

17. D　已确诊肛裂者，一般不宜行直肠指检或肛门镜检查，以避免剧烈疼痛，增加病人痛苦。

18. B　由于病人发病后体重下降明显，且反复腹泻、便秘交替，脐周及下腹部隐痛，大便隐血试验(+)，故应最先考虑为右半结肠癌。

19. D　病人出现腹部胀痛、恶心等肠梗阻表现，且肠造口弹性差，勉强伸入一小指，应考虑为造口狭窄。

20. E　开始口服等渗性导泻剂的速度应快，开始排便后可适当减慢速度，多饮水，总量达 2 000ml 以上，直至排出的粪便呈无渣、清水样为止，全过程需 3~4h。应注意年迈体弱、心肾等脏器功能障碍以及肠梗阻者不宜选用。

21. B　结肠灌洗液量 500~1 000ml，水温 39~41℃，经灌洗管道缓慢灌入造口内，灌洗时间 10~15min。灌洗液完全注入后，应尽可能在体内保留 10~20min，再排空肠内容物。灌洗间隔时间可每日或隔日一次。

22. A　该病人有出血，但无肿块脱出，故为Ⅰ期内痔。

23. B　病人有全身感染症状及肛门胀痛、排尿困难等局部表现，直肠指检触及有压痛的局部隆起，应考虑坐骨肛管间隙脓肿；护理时应注意保持病人大便通畅，鼓励排便，而非控制排便。

24. E　肛门坐浴应用 1∶5 000 高锰酸钾溶液 3 000ml，温度为 43~46℃，2~3 次 /d，每次 20~30min；便后坐浴可解痉镇痛。坐浴前无须应用抗生素。

25. C　此为肛瘘病人，每次便后应用 1∶5 000 高锰酸钾溶液温水坐浴或中药坐浴，既可缓解局部疼痛，又有利于局部炎症的消散、吸收。

A3/A4 型题

1. C　由于病人有反复排便后疼痛、肛门局部瘙痒病史，肛门剧痛为突发，体格检查时肛口见一有触痛的紫红色肿块，故应首先考虑血栓性外痔。直肠息肉、内痔一般无排便疼痛；体格检查未见局部感染及肛门裂口，故可排除其余 4 项。

2. E　血栓性外痔形成时可先予局部热敷，外敷消炎、镇痛药物，若疼痛不缓解再行剥离手术治疗。

3. B　术后 24h 内可在床上适当活动四肢、翻身等，但不宜过早下床，以减轻伤口疼痛及出血，24h 后可适当下床活动；术后 24h 内，嘱病人每 4~6h 排尿 1 次，避免因手术、麻醉刺激、疼痛等原因造成术后尿潴留；术后 1~2d 应以无渣或少渣流食、半流食为主，术后 3d 内尽量避免排大便，以促进切口愈合；术后应保持大便通畅，若有便秘，可口服液体石蜡或其他缓泻剂，但切忌灌肠；扩肛应在手术切口愈后进行。

4. D　痔手术后常见的并发症是尿潴留、切口出血、切口感染和肛门狭窄。

5. E　该病人表现为排便时及便后肛门口剧痛，便后鲜血滴出，疼痛可持续数小时，此与肛裂的表现最相符。

6. D　肛裂病人便后因肛门括约肌反射性痉挛而引发剧烈疼痛。

7. B 肛裂病人不宜进行直肠指检,以免增加病人疼痛。

8. C 辣椒刺激性过强,可致便秘,应减少摄入。

9. B 病人出现黏液血便,排便次数增多,且有排便不尽感,提示病变部位应在直肠;按慢性菌痢治疗无效,体重下降,应考虑直肠癌。

10. C Dixon 手术适用于癌肿下缘距齿状线 5cm 以上的直肠癌。

11. B 术前做肠道准备包括口服肠道不吸收抗生素,如新霉素、甲硝唑、庆大霉素等。因控制饮食及服用肠道抗生素,维生素 K 的合成及吸收减少,需适当补充。

12. E 保持腹腔引流管通畅,术后 5~7d 后,待引流液量少、性状无异常时,即可拔除引流管。

13. B Dixon 手术后,病人出现发热和腹部压痛、反跳痛等腹膜炎表现,首先应怀疑吻合口瘘。

14. A 术后病人应予高蛋白、高热量、高维生素、少渣低脂饮食。

15. D 结合病人有腹痛、腹胀、呕吐等肠梗阻症状,腹部膨隆,腹部 X 线见一液气平面,无全身感染的表现,应怀疑肠梗阻。

16. C 男性病人 53 岁,有不全性肠梗阻及大便性状改变 4 个月余,体重减轻;右下腹触及肿块,应怀疑回盲部肿瘤引起的闭袢性肠梗阻。

17. C 病人腹痛、腹胀,呕吐胃内容物及胆汁,发病以来体重减轻 6kg,睡眠欠佳,故有疼痛、体液不足、营养失调:低于机体需要量和睡眠型态紊乱等护理诊断/问题。

18. C 结肠癌病人并发急性闭袢性肠梗阻时,需予以禁食、胃肠减压、纠正水、电解质、酸碱平衡失调等准备,并行紧急手术,尽早解除梗阻。

19. E 此为闭袢性肠梗阻病人,应禁止进食任何食物或液体。

20. A 病人术后 4d 内仅排便 2 次,自觉腹胀,应避免进易引起胀气的食物、鼓励病人下床活动、进行腹部按摩促进肠蠕动、观察病人腹腔引流情况。为避免刺激吻合口,影响愈合,术后 7~10d 内切忌灌肠。

(王 泠)

第三十章 肝脏疾病、门静脉高压症病人的护理

【重点和难点】

(一) 基本概念

1. 门静脉高压症 各种原因导致门静脉血流受阻和/或血流量增加所引起的门静脉系统压力增高,继而引起脾大和脾功能亢进、食管胃底静脉曲张、呕血或黑便和腹水等表现的一组临床综合征。

2. 脾功能亢进 门静脉压力升高后,脾静脉血回流受阻,脾窦扩张,脾髓组织增生,脾脏肿大。脾内血流在脾脏内的驻留时间延长,遭到脾脏吞噬细胞吞噬的概率增大。脾亢脾巨噬细胞吞噬功能增强,吞噬大量血细胞,导致外周血白细胞、血小板和红细胞减少,称为脾功能亢进。

3. 肝癌 发生在肝脏的恶性肿瘤,包括原发性肝癌和继发性肝癌。

4. 原发性肝癌 由起源于肝细胞的肝细胞癌、起源于肝内胆管细胞的肝内胆管细胞癌和肝细胞胆管细胞混合癌组成。

5. 继发性肝癌 人体其他部位的恶性肿瘤转移至肝而发生的肿瘤,又称转移性肝癌。

6. 癌旁综合征 原发性肝癌病人由于癌肿本身代谢异常或癌肿产生的一些物质进入血流并作用于远处组织,对机体产生各种影响而引起的一组症候群。

7. 肝脓肿 肝受感染后形成的脓肿,属于继发性感染性疾病。

8. 细菌性肝脓肿 化脓性细菌引起的肝内化脓性感染,又称化脓性肝脓肿。

9. 阿米巴性肝脓肿 由于溶组织内阿米巴滋养体从结肠溃疡处肠壁小静脉经门静脉、淋巴管或直接侵

入肝内,使肝发生坏死而形成,是肠道阿米巴病感染的并发症。

(二)门静脉高压症

1. **病因与分类** 门静脉系统内没有瓣膜,门静脉压力通过流入血流和流出阻力形成并维持。门静脉血流阻力增加,常是门静脉高压症的始动因素。按阻力增加的部位,可将门静脉高压症分为肝前、肝内和肝后三型。

2. **病理生理变化** ①脾大和脾功能亢进:门静脉压力增高所致。②交通支扩张:门静脉系与腔静脉系之间的4个交通支(胃底、食管下段交通支,直肠下端、肛管交通支,前腹壁交通支,腹膜后交通支)大量开放,并扩张、扭曲形成静脉曲张。③腹水:门静脉系统毛细血管床的滤过压增加,低蛋白血症,血浆胶体渗透压下降和淋巴液生成增多,继发醛固酮分泌过多所致。

3. **临床表现** 脾大、脾功能亢进、呕血或黑便、腹水、疲乏、嗜睡、厌食,大出血易导致肝性脑病,部分病人出现黄疸、蜘蛛痣、肝掌、腹壁静脉曲张等。

4. **辅助检查**:血常规、肝功能检查、食管X线钡餐检查、胃镜检查、腹部超声、CT、MRI、MRP有助于诊断。

5. **处理原则** 预防和控制食管胃底曲张静脉破裂出血,解除或改善脾大伴脾功能亢进,治疗顽固性腹水和原发性肝病。根据病人具体情况,采用非手术治疗、手术治疗。

6. **护理措施**

(1) 非手术治疗护理/术前护理:①安抚并稳定病人情绪。②监测生命体征、中心静脉压和尿量;观察并记录出血情况。③维持体液平衡:迅速建立静脉通路,按出血量调节输液种类和速度,及时备血、输血,并预防过度扩容,注意纠正水电解质紊乱。④食管胃底静脉曲张破裂出血的预防和护理:术前可输全血,补充维生素K_1及凝血因子;术前一般不放置胃管;避免进食坚硬粗糙食物以及引起腹内压增高的因素。一旦发生食管胃底静脉破裂出血,用冰盐水或冰盐水加血管收缩剂行胃内灌洗至回抽液清澈;遵医嘱应用止血药;做好三腔二囊管压迫止血的护理。⑤控制腹水形成:取平卧位,补充营养,纠正低蛋白血症;限制液体和钠的摄入;遵医嘱使用利尿剂;测量腹围和体重。⑥保护肝功能,预防肝性脑病发生:卧床休息,减少活动;给予高能量、适量蛋白、丰富维生素饮食;常规吸氧;遵医嘱使用护肝药物;纠正水、电解质和酸碱失衡;预防感染;保持肠道通畅。⑦做好急诊手术的常规准备。

(2) 术后护理

1) 断流术和脾切除术后取半卧位;分流术后取平卧位或15°低坡半卧位;鼓励早期下床活动。

2) 观察生命体征,神志,尿量,引流液的量、颜色和性状等;分流术取自体静脉者,观察局部有无静脉回流障碍;取颈内静脉者观察有无头痛、呕吐等颅内压增高表现,必要时遵医嘱快速滴注甘露醇。

3) 根据病人情况给予肠外或肠内营养支持。

4) 并发症的护理:①出血:观察血压、脉搏、有无伤口或消化道出血;记录引流液的颜色、性状和量,如1~2h内引出200ml以上血性液体应告知医师,及时妥善处理。②肝性脑病:分流术后定时监测肝功能、血氨浓度;观察有无性格异常、定向力减退、嗜睡与躁动交替,黄疸有无加深,有无发热、厌食、肝臭等肝衰竭表现。③感染:加强观察,预防腹腔、呼吸系统和泌尿系统的感染发生。④静脉血栓:监测血常规和凝血功能;观察有无血栓形成迹象;必要时遵医嘱给予阿司匹林等抗凝治疗。

(3) 健康教育:①进食高热量、高维生素的无渣软食,避免粗糙、干硬及刺激性食物;少量多餐,规律进食;肝功能损害较轻者,摄取优质蛋白饮食(50~70g/d);肝功能严重受损及分流术后者应限制蛋白质摄入;有腹水者限制水和钠摄入。②避免劳累和过度活动。③避免引起腹内压增高的因素。④保持乐观、稳定的心理状态。⑤避免牙龈出血,防止外伤。⑤指导病人戒烟、酒,少喝咖啡和浓茶。⑥指导病人及家属掌握出血的观察和急救方法。

(三)原发性肝癌

1. **病因** 迄今尚不完全清楚,肝硬化、病毒性肝炎、黄曲霉毒素、饮水污染、亚硝胺、烟酒、肥胖与糖尿病、寄生虫、遗传等可能与肝癌发生有关。

2. **病理生理** 大体病理形态分为3型:结节型、巨块型和弥漫型。按肿瘤大小分为4类:微小肝癌(直径≤2cm),小肝癌(>2cm,≤5cm),大肝癌(>5cm,≤10cm)和巨大肝癌(>10cm)。按病理组织分为 3 型:肝细胞癌、肝内胆管细胞癌和肝细胞胆管细胞混合癌。肝癌细胞易经门静脉系统在肝内播散;可通过血行肝外转移到肺、骨、脑等;经淋巴转移者相对较少,可转移至肝门淋巴结以及胰周、腹膜后、主动脉旁及锁骨上淋巴结;也可直接侵犯邻近脏器及横膈;癌细胞脱落植入腹腔,则发生腹膜转移及血性腹水,腹水中可找到癌细胞。

3. 临床表现

(1) 症状:①肝区疼痛:多为右上腹或中上腹持续性钝痛、胀痛或刺痛,夜间或劳累后加重。②消化道症状:食欲减退、腹胀等。③全身症状:消瘦、乏力、腹水、水肿、持续性低热或不规则发热等。④癌旁综合征:主要有低血糖症、红细胞增多症、高钙血症和高胆固醇血症,也可有皮肤卟啉症、类癌综合征、肥大性骨关节病、高血压和甲状腺功能亢进。

(2) 体征:①肝大或右上腹肿块:为中晚期肝癌最常见的体征。②黄疸:多见于弥漫型肝癌或胆管细胞癌。③腹水:呈草黄色或血性。④合并肝硬化者常有肝掌、蜘蛛痣、男性乳房增大、脾大、腹壁静脉扩张以及食管胃底静脉曲张等。

4. 辅助检查 有乙型或丙型肝炎等肝病病史,AFP≥400ng/ml,超声、CT 或 MRI 发现肝实质性肿块,且具有肝细胞癌典型影像学表现,可考虑肝癌的诊断。诊断困难者可行肝动脉造影、肝穿刺活组织检查、腹腔镜探查。

5. 处理原则 早期诊断、早期采用以手术切除为主的综合治疗,是提高肝癌长期治疗效果的关键。手术治疗包括部分肝切除和肝移植。

6. 护理措施

(1) 术前护理:①疼痛护理:评估疼痛发生的诱因、时间、部位、性质和程度;遵医嘱按照癌症疼痛三阶梯镇痛原则给予镇痛药物;指导病人控制疼痛和分散注意力的方法。②改善营养状况:术前应行全面的营养风险筛查;营养不良病人首选肠内营养;宜采用高蛋白、高热量、高维生素、易消化饮食,少量多餐;合并肝硬化有肝功能损害者,应适当限制蛋白质摄入;必要时可给予肠外营养支持,输血浆或白蛋白等。③护肝治疗:评估病人肝功能状态,并予护肝、抗病毒治疗;保证充分睡眠和休息,禁酒;遵医嘱给予支链氨基酸治疗,避免使用肝毒性药物;用药期间动态监测肝功能或其他指标。④维持体液平衡:对肝功能不良伴腹水者,严格控制水、钠盐的摄入量;遵医嘱合理补液与利尿,注意纠正低钾血症等水、电解质失调;准确记录 24h 出入量;每日观察、记录体重及腹围变化。⑤预防出血:术前 3d 开始给予维生素 K$_1$,适当补充血浆和凝血因子;避免做使腹压骤升的动作,避免外伤,避免进食干硬食物等;应用 H$_2$ 受体阻断剂;观察腹部体征,若病人突发腹痛,伴腹膜刺激征,应高度怀疑癌肿破裂出血,及时通知医师,积极抢救,做好急诊手术的各项准备;对不能手术的晚期病人,采用补液、输血、应用止血剂、支持治疗等综合性方法。⑥做好心理护理。⑦做好术前准备。

(2) 术后护理:①清醒且血压稳定者,取半卧位。②病情观察:观察生命体征,意识,尿量,全身皮肤黏膜有无出血点,有无发绀及黄疸等;观察切口渗血、渗液情况;观察腹部体征;观察引流液的颜色、性状及量。③给予营养支持。④预防和处理出血、膈下积液及脓肿、胆汁漏、肝性脑病等并发症。

(3) 介入护理:①注意各项检查结果,判断有无禁忌证,做好介入治疗前各项准备。②预防出血:拔管前注意病人血压的变化和纠正,拔管后压迫穿刺部位 15min,再局部加压包扎,沙袋压迫 6~8h;病人术后取平卧位,穿刺侧肢体伸直制动 6h,绝对卧床休息 24h,防止穿刺处出血;严密观察穿刺侧肢端皮肤的颜色、温度及足背动脉搏动,注意穿刺点有无出血现象。③导管护理:严格遵守无菌原则,妥善固定和维护导管。④栓塞后综合征护理:做好发热护理,给予镇痛、止吐、升白治疗,大量饮水减轻化学治疗药物的毒副作用。⑤观察病情,及时做好上消化道出血、胆囊坏死及肝衰竭等并发症的处理。

(4) 健康教育:①注意防治肝炎,不吃霉变食物;有肝炎、肝硬化病史者和肝癌高发地区人群应定期做AFP 监测或超声检查。②做好心理护理。③多吃高热量、优质蛋白质、富含维生素和纤维素的食物;食物以清淡、易消化为宜;若有腹水、水肿,应控制水和钠盐的摄入量。④肝癌根治性治疗后,2 年内间隔 3 个月常规监测 1 次,采用增强 CT 或 MRI 检查可发现肝癌早期复发转移;超过 2 年,间隔 6 个月常规监测 1 次;若病人出现水肿、体重减轻、出血倾向、黄疸和乏力等症状,及时就诊。

(四) 继发性肝癌

1. **分类**　根据原发癌与转移性肝癌发生的时间关系,可分为3类:早发类、同步类、迟发类。

2. **临床表现**　转移性肝癌较小时,一般无症状,往往在影像学检查或剖腹探查时被发现。随着转移瘤增大,病人可出现上腹或肝区不适或隐痛。病情加重时,可出现乏力、食欲减退、体重减轻、发热等。晚期病人可出现贫血、黄疸和腹水等。体检可发现肝大,有时可触及质地坚硬有触痛的癌结节。

3. **辅助检查**　AFP升高者较少,CEA、CA19-9、CA125等对消化系统、肺、卵巢等器官的肝转移有诊断价值。超声、CT、MRI、PET-CT、肝动脉造影等影像学检查有重要诊断价值,并能判断病变部位、数目、大小。CT典型的转移瘤影像,可见"牛眼征"。

4. **处理原则**　单发转移癌或癌肿局限在半肝内,而原发癌可切除,应在切除原发癌的同时切除肝转移癌。手术原则为:完全切除肿瘤(切缘距肿瘤>1cm),最大限度保留健康肝组织。对不能切除的转移性肝癌,根据病人全身及原发癌情况,可采用区域灌注化疗、微波固化、射频消融、冷冻等局部治疗。

5. **护理措施**　参见原发性肝癌病人的护理。

(五) 细菌性肝脓肿

1. **病因**　肝脏有门静脉和肝动脉双重血液供应,通过胆道与肠道相通,全身细菌性感染,特别是腹腔内感染时,细菌可侵入肝,如病人抵抗力弱,可发生肝脓肿。致病菌常为肺炎克雷伯菌、大肠埃希菌、厌氧链球菌、葡萄球菌等。病原菌可通过胆道、门静脉、肝动脉、淋巴系统侵入或直接扩散感染至肝,形成脓肿。一些肝脓肿的病因难以确定,称为隐源性肝脓肿,可能与肝内已存在隐匿病变有关。

2. **病理生理**　细菌侵入肝后,引起局部炎症改变,形成单个或多个小脓肿。经抗感染治疗,小脓肿多能吸收消失;如感染继续扩散,多个小的脓肿则可融合成一个或数个较大的肝脓肿。肝血运丰富,在脓肿形成发展过程中,大量毒素吸收可呈现较严重的毒血症。当脓肿进入慢性期,脓腔周边肉芽组织增生、纤维化,肝脓肿亦可向膈下、腹腔或胸腔穿破导致严重的感染并发症。

3. **临床表现**

(1) 症状:①寒战、高热:是最常见的症状,体温可高达39~40℃,热型为弛张热。②肝区疼痛:呈持续性钝痛或胀痛,亦可出现右肩放射痛或胸痛等。③消化道及全身症状:主要表现为恶心、呕吐、食欲减退、乏力等。

(2) 体征:肝区压痛和肝大最为常见。右下胸部和肝区可有叩击痛。

4. **辅助检查**　白细胞计数和中性粒细胞比值增高,超声及CT检查可显示脓肿,诊断性肝穿刺抽出脓液即可确诊。

5. **处理原则**　早期诊断,积极治疗。急性期尚未局限的肝脓肿和多发性小脓肿可行非手术治疗,包括支持治疗、抗生素治疗和中医中药治疗。手术治疗包括经皮肝穿刺脓肿置管引流术、脓肿切开引流术、肝叶切除术。

6. **护理措施**

(1) 病情观察:①加强对生命体征、腹部及胸部症状与体征的观察。②注意有无脓肿破溃引起的腹膜炎、膈下脓肿、胸腔内感染、心脏压塞等严重并发症。

(2) 高热护理:①保持病室内温度和湿度适宜。②动态观察体温,根据病人情况给予物理和/或药物降温。③增加摄水量,纠正体液失衡。

(3) 用药护理:遵医嘱尽早使用抗生素。

(4) 营养支持:①多食高蛋白、高热量、富含维生素和膳食纤维的食物。②保证足够的液体摄入量。③贫血、低蛋白血症者应输注血液制品。④营养不良者,给予肠内和/或肠外营养支持。

(5) 术后护理:①病情观察:监测生命体征、腹痛与腹部体征,注意观察有无脓液流入腹腔和出血等表现。②引流管护理:妥善固定,保持通畅,严格无菌,定期更换引流袋,保持有效冲洗,观察和记录脓腔引流液的颜色、量和性状。③并发症的护理:观察术后有无腹腔创面出血、胆汁漏;右肝后叶、膈顶部脓肿引流时,观察有无损伤膈肌或误入胸腔。

（6）健康教育：①多食高热量、高蛋白、富含维生素和纤维素的食物，多饮水。②向病人及家属讲解本病的病因、临床表现等知识。③遵医嘱服药，不擅自改变剂量或停药；若出现发热、肝区疼痛等症状，及时就诊。

（六）阿米巴性肝脓肿

1. **病因**　肠道阿米巴感染。

2. **临床表现**　①有高热或不规则发热、盗汗。②脓肿较大，多为单发，多见于肝右叶。③脓液大多为棕褐色，无臭味，镜检有时可找到阿米巴滋养体。④血清学阿米巴抗体检测阳性；部分病人粪便检查可找到阿米巴滋养体。

3. **处理原则**　主要为抗阿米巴药物治疗，必要时超声定位穿刺抽脓及全身营养支持治疗。手术可采用经皮肝穿刺置管闭式引流术、切开引流。

4. **护理措施**　①鼓励病人进食营养丰富的食物，多饮水。②遵医嘱使用抗阿米巴药物。③密切观察病情变化，及时发现继发细菌感染征象。④做好脓腔引流的护理，严格无菌操作，防止继发细菌感染。

【习题】

（一）选择题

A1/A2 型题

1. 在我国，引起肝窦和窦后阻塞性门静脉高压症的常见原因是
    A. 肝炎后肝硬化　　　　　　B. 血吸虫性肝硬化　　　　　C. 胆汁性肝硬化
    D. 先天性门静脉狭窄　　　　E. 肝包虫病

2. 关于门静脉高压症病理生理的描述，**错误**的是
    A. 脾大、脾功能亢进　　　　　　　　　B. 交通支扩张
    C. 肝静脉淤积引起急性大出血　　　　　D. 肝功能损害、白蛋白合成障碍
    E. 毛细血管床的滤过压增加

3. 门静脉系和腔静脉系之间的交通支中**不包括**
    A. 胃底、食管下段交通支　　B. 直肠下端、肛管交通支　　C. 前腹壁交通支
    D. 腹膜后交通支　　　　　　E. 肠系膜血管交通支

4. 血吸虫性肝硬化所致的门静脉高压症属于
    A. 窦前阻塞　　　　　　　　B. 窦内阻塞　　　　　　　　C. 窦后阻塞
    D. 肝性阻塞　　　　　　　　E. 肝后阻塞

5. 门静脉高压症时，腹水的主要成因是
    A. 门静脉系毛细血管床的静水压增加　　　B. 抗利尿激素增多
    C. 醛固酮分泌增多　　　　　　　　　　　D. 肝淋巴液外漏
    E. 肝功能减退

6. 门静脉高压症的主要临床表现为
    A. 肝大　　　　　　　　　　B. 肝功能损害　　　　　　　C. 呕血和黑便
    D. 腹胀、食欲减退　　　　　E. 白细胞、血小板计数减少

7. TIPS 是指
    A. 门 - 腔静脉分流术　　　　B. 脾 - 肾静脉分流术　　　　C. 经颈静脉肝内门体分流术
    D. 肠系膜上 - 下腔静脉分流术　E. 胃底贲门周围血管离断术

8. 门静脉高压症手术前准备措施**错误**的是
    A. 护肝治疗　　　　　　　　B. 避免进食坚硬粗糙食物　　C. 输新鲜血液
    D. 肌内注射维生素 K_1　　　E. 手术当日常规放置胃管

9. 门静脉高压症分流术后,**错误**的护理措施是

    A. 保持大便通畅   B. 注意观察意识变化   C. 术后取平卧位

    D. 给予高热量、高蛋白饮食   E. 观察有无腹痛、腹胀、血便

10. 食管胃底静脉曲张破裂出血,应用三腔二囊管压迫止血时,管端牵引重量是

    A. 0.2kg   B. 0.5kg   C. 1.0kg   D. 1.5kg   E. 2.0kg

11. 控制急性食管胃底静脉曲张破裂出血的首选方法是

    A. 内镜下食管曲张静脉套扎术   B. 食管曲张静脉硬化剂注射   C. 经颈静脉肝内门体分流术

    D. 门 - 腔静脉端侧分流术   E. 中心性脾 - 肾静脉分流术

12. 门静脉高压症时,肝功能检查结果的变化趋势**不正确**的是

    A. 球蛋白增多   B. 血浆白蛋白减少   C. 血清转氨酶升高

    D. 凝血酶原时间减少   E. 白 / 球蛋白比例倒置

13. 诊断肝昏迷最有参考价值的辅助检查项目是测定

    A. 谷氨酰转肽酶   B. 单胺氧化酶   C. 碱性磷酸酶

    D. 血尿素氮   E. 血清氨浓度

14. 冯先生,72 岁,既往有肝炎病史,因呕血半天急诊入院。体格检查:贫血貌。血常规:血红蛋白 77g/L,白细胞计数 $5.0×10^9$/L,血小板计数 $51×10^9$/L。该病人主要的临床表现是

    A. 疼痛、黄疸、乏力   B. 腹痛、无力、贫血   C. 肝大、腹胀、消瘦

    D. 脾大、脾亢、黑便   E. 脾大、肝大、发热

15. 程先生,57 岁,突然大量呕血入院。病人既往无腹痛史。体格检查:T 37℃,P 98 次 /min,BP 100/80mmHg。巩膜黄染,未触及肝大,脾大季肋下 4cm、质硬,移动浊音(-)。血常规:红细胞计数 $2.32×10^{12}$/L,血红蛋白 68g/L,白细胞计数 $8.9×10^9$/L,血小板计数 $83×10^9$/L,可能诊断为

    A. 胃溃疡   B. 胆道出血   C. 胃炎   D. 胃癌   E. 门静脉高压症

16. 杜先生,49 岁,因门静脉高压症食管胃底静脉曲张出血,已行脾切除、贲门周围血管离断术 1 年。近 2d 出现黑便,4 次 /d,糊状,150ml/d 左右。血红蛋白 66g/L,BP 80/59mmHg,应首先考虑的辅助检查是

    A. 急诊胃肠钡餐检查   B. 急诊胃镜   C. 选择性肝动脉造影

    D. 经皮肝穿刺行门静脉造影   E. 先止血好转后再行胃镜检查

17. 陈先生,45 岁,有 10 年乙型肝炎病史,因呕血、黑便,伴头晕出冷汗入院,经治疗后出血停止,但出现低蛋白血症和腹水,择期手术治疗的最主要目的是

    A. 减轻肝性脑病   B. 纠正血小板减少   C. 减少腹水生成

    D. 治疗顽固性腹水   E. 防止食管胃底静脉破裂出血

18. 原发性肝癌多见于男性,好发年龄最多见的是

    A. 20~30 岁   B. 30~40 岁   C. 40~50 岁   D. 50~60 岁   E. 60 岁以上

19. 原发性肝癌主要转移的部位是

    A. 肺   B. 骨   C. 肝内

    D. 腹腔内种植   E. 左锁骨上淋巴结

20. 肝癌病人最常见和最主要的症状是

    A. 消瘦   B. 低热   C. 腹胀、乏力   D. 食欲缺乏   E. 肝区疼痛

21. 陈女士,56 岁,因发现 AFP 升高至 658ng/ml 入院。体格检查:神志清,腹平软,肝脾未触及,超声检查提示"小肝癌",则病人肝脏肿块直径**不大于**

    A. 6cm   B. 5cm   C. 4.5cm   D. 3cm   E. 2cm

22. 为明确肝内占位病变的性质,下列检查项目最有意义的是

    A. 谷丙转氨酶   B. 谷草转氨酶   C. 甲胎蛋白

    D. 癌胚抗原   E. 乳酸脱氢酶

23. 肝癌筛查与监测最重要的影像学检查方法是
    A. B 超　　　　B. MRI　　　　C. CT　　　　D. X 线　　　　E. CT 和 MRI

24. 治疗早期原发性肝癌,最有效的方法是
    A. 放射治疗　　　　B. 手术切除　　　　C. 肝动脉栓塞治疗
    D. 肝动脉插管化学治疗　　　　E. 局部注射无水酒精治疗

25. 其他部位的恶性肿瘤转移到肝的主要途径**不包括**
    A. 门静脉　　　B. 肝动脉　　　C. 淋巴系统　　　D. 直接蔓延　　　E. 种植转移

26. 继发性肝癌诊断的关键方法是
    A. CT 检查　　　　B. 查找原发癌灶　　　　C. 肝动脉造影检查
    D. 测定血清甲胎蛋白　　　　E. 放射性核素扫描

27. 关于继发性肝癌,下列叙述**错误**的是
    A. 大多数病人有肝外癌病史　　B. 有肝区疼痛的临床表现　　C. 很少伴有肝硬化
    D. 一般均可采用手术切除　　　E. 预后不良

28. 李先生,49 岁,在健康普查时发现 AFP 632ng/ml,最可能的诊断是
    A. 肝硬化合并门静脉高压症　　B. 阿米巴性肝脓肿　　　C. 细菌性肝脓肿
    D. 原发性肝癌　　　　E. 继发性肝癌

29. 戴先生,56 岁,有乙肝病史 11 年余,近来自觉右上腹胀痛,首选的检查是
    A. MRI　　　　B. 腹腔镜　　　　C. 肝动脉造影
    D. 核素肝扫描　　　　E. 超声检查

30. 于女士,48 岁,体检时发现 AFP 数值高而入院就诊,确诊为原发性肝癌,拟于明日行肝动脉化疗栓塞,术后关于穿刺部位的正确护理措施是
    A. 局部加压包扎,沙袋压迫 8h,穿刺侧肢体伸直制动 12h
    B. 局部加压包扎,沙袋压迫 12h,穿刺侧肢体伸直制动 24h
    C. 局部加压包扎,沙袋压迫 6h,穿刺侧肢体伸直制动 6h
    D. 局部加压包扎,沙袋压迫 4h,穿刺侧肢体伸直制动 24h
    E. 局部加压包扎,沙袋压迫 6h,穿刺侧肢体伸直制动 24h

31. 细菌性肝脓肿的主要临床症状为
    A. 黄疸　　　　B. 恶心、呕吐　　　　C. 寒战、高热
    D. 局部皮肤凹陷性水肿　　　E. 可见右膈升高、运动受限

32. 关于细菌性肝脓肿,下列叙述正确的是
    A. 脓液多为棕褐色　　　　B. 致病菌多为 G+ 球菌
    C. 大部分是胆源性肝脓肿　　　　D. 多由于溃疡性结肠炎所致
    E. 手术引流是唯一有效的方法

33. 在鉴别细菌性肝脓肿与阿米巴肝脓肿时,后者**不出现**的表现是
    A. 起病较缓慢　　　　B. 中毒症状严重　　　　C. 脓液呈棕褐色
    D. 血清学阿米巴抗体检测阳性　　E. 血白细胞计数可增高

34. 发生细菌性肝脓肿时,细菌侵入肝脏最主要的途径是
    A. 肝动脉　　　　B. 淋巴系统　　　　C. 胆道系统
    D. 门静脉　　　　E. 损伤伤口

35. 王先生,28 岁,高热、右上腹疼痛 6d。病人有胆道感染病史 2 年。B 超和 CT 检查提示肝脓肿,引起该病人肝脓肿最有可能的原因是
    A. 胆道化脓性感染　　　　B. 肝包虫病　　　　C. 右侧膈下脓肿
    D. 开放性肝损伤　　　　E. 细菌性阑尾炎

36. 关于阿米巴性肝脓肿表述**不正确**的是

    A. 起病缓慢,病程较长   B. 肝脏增大显著,可存在局限性的隆起

    C. 粪便检查可找到阿米巴滋养体   D. 血清学阿米巴抗体检测阳性

    E. 血液细菌培养可阳性

37. 苏女士,59 岁,阿米巴痢疾 3 个月,近 8d 轻度发热,体温维持在 37.5℃左右,无寒战,黄疸。超声检查提示肝脏单个较大液性暗区。若诊断明确为阿米巴性肝脓肿,脓肿感染途径主要是

    A. 阿米巴滋养体由胆道入肝   B. 阿米巴滋养体经门静脉入肝

    C. 阿米巴滋养体由肝动脉入肝   D. 阿米巴滋养体由淋巴系统入肝

    E. 阿米巴滋养体透过肠壁入肝和腹腔

A3/A4 型题

(1~4 题共用题干)

蔡先生,45 岁,半年前曾患上消化道出血。病人有 8 年肝硬化病史,伴反复血清谷丙转氨酶升高。体格检查:肝肋下 1 指,质硬;脾肋下 3 指。辅助检查:血常规示白细胞计数 $2.0×10^9/L$、血小板计数 $50×10^9/L$;肝功能示 A/G 为 1.25,白蛋白 30g/L;食管钡餐 X 线检查示食管静脉曲张;超声检查示有腹水。临床诊断为门静脉高压症。

1. 该病人分流术前的护理措施,正确的是

    A. 适当活动,改善心肺功能   B. 高蛋白、低脂饮食   C. 注射维生素 K_1

    D. 术日晨放置胃管   E. 术前 2d 清洁灌肠

2. 门静脉高压症最危急的并发症是

    A. 肝性脑病   B. 肝衰竭   C. 脾功能亢进

    D. 严重顽固性腹水   E. 食管胃底静脉曲张破裂

3. 食管胃底静脉曲张的护理措施**错误**的是

    A. 饮食温度要低   B. 术前常规插胃管   C. 口服药物应研粉冲服

    D. 避免剧烈咳嗽、用力排便   E. 避免进食粗糙、坚硬的食物

4. 病人存在腹水,腹水形成的最主要原因是

    A. 门静脉压力增高,组织液回收减少,漏入腹腔

    B. 淋巴液输出不畅,从肝表面漏入腹腔

    C. 肝功能下降,白蛋白水平低,致血浆外渗

    D. 体内抗利尿激素增加,水钠潴留

    E. 体内醛固酮增加,水钠潴留

(5~9 题共用题干)

郭先生,63 岁,主诉上腹不适 1d,伴恶心、呕血 1 000ml,既往无胃、十二指肠溃疡病史,有 10 年乙型肝炎病史。体格检查:P 82 次 /min,BP 98/60mmHg。

5. 为明确出血部位,最适宜的检查是

    A. 超声检查   B. 钡餐检查   C. 胃镜检查

    D. 腹腔动脉造影   E. 三腔二囊管

6. 该病人肝硬化合并食管胃底静脉曲张破裂出血已被证实。病人入院后又有大量呕血,此时最简单而有效的应急措施是

    A. 急诊手术   B. 口服止血药   C. 内镜硬化剂注射

    D. 三腔二囊管压迫止血   E. 静脉滴注垂体后叶素

7. 病人出血后采取的护理措施中**不正确**的是

    A. 输液、输血   B. 应用护肝药物   C. 应用静脉止血药

    D. 三腔二囊管压迫   E. 应用肥皂水灌肠

8. 食管胃底静脉曲张破裂出血的最主要死亡原因是

    A. 感染   B. 失血性休克   C. 肝肾综合征

    D. 多器官功能衰竭   E. 肝衰竭

9. 病人经积极治疗后出血停止,而腹水征逐渐明显,该病人的治疗计划为

    A. 长期内科治疗

    B. 尽快做腹腔 - 静脉转流术

    C. 再出血时内镜硬化剂注射治疗

    D. 待腹水征好转或稳定后考虑择期手术

    E. 反复垂体后叶素静脉滴注,以降低门静脉压力

(10~12 题共用题干)

张先生,62 岁,诊断为肝硬化 6 年,中午和朋友进餐后突然呕血,色暗红,量约 400ml,急诊入院。体格检查:意识清醒,T 37.6℃,P 121 次 /min,BP 89/60mmHg。病人情绪紧张,有濒死感,经过抢救后,病人病情趋于平稳。

10. 急诊入院时,病人的主要的心理问题有

    A. 抑郁   B. 恐惧   C. 焦虑   D. 淡漠   E. 悲哀

11. 病人急诊入院后采取的护理措施中**错误**的是

    A. 安慰病人,缓解病人紧张的情绪   B. 静脉输液、输血

    C. 予以三腔二囊管压迫止血   D. 应用镇静剂

    E. 应用护肝药物

12. 病人病情平稳后,准备出院,下列出院指导**错误**的是

    A. 戒烟、戒酒,少喝咖啡等饮料   B. 为保证营养,可以吃坚果类,保证蛋白质摄入

    C. 少量多餐,规律饮食   D. 保持乐观、稳定的心理状态

    E. 避免劳累和过度活动

(13~15 题共用题干)

任女士,52 岁,右上腹胀痛 4 个月伴黄疸 2 周。体格检查:肝肋下 3.5cm,剑突下 4cm,质硬,移动性浊音(+)。超声检查:肝内有一占位性病变。

13. 最可能的诊断为

    A. 肝炎   B. 肝癌   C. 肝硬化

    D. 胆总管结石   E. 细菌性肝脓肿

14. 最有助于诊断的检查是

    A. AFP+ 超声检查   B. 腹部 X 线检查   C. 肝功能检查

    D. 乙肝五项检查   E. CT 检查

15. 病人接受介入治疗前,以下护理措施**错误**的是

    A. 备好所需物品及药品   B. 穿刺处皮肤准备

    C. 纠正低蛋白血症   D. 术前禁食 12h

    E. 了解出、凝血时间,血常规,肝肾功能,心电图等检查结果

(16~17 题共用题干)

贾先生,65 岁,有慢性肝炎史 15 年,近 4 个月食欲缺乏、低热、消瘦、乏力、右上腹胀痛并扪及肿块。体格检查:肝肋下 3.5cm,质硬,无腹水。超声检查示肝右叶中央有单个 11cm×13cm 占位,AFP 657ng/ml,肝功能正常。诊断为原发性肝癌。

16. 与原发性肝癌的发生关系最大的是

    A. 胆道感染   B. 肝良性肿瘤   C. 肝炎后肝硬化

    D. 血吸虫性肝硬化   E. 酒精中毒性肝硬化

17. 首选的治疗方案为

    A. 手术切除   B. 放射治疗   C. 介入治疗

    D. 全身化学治疗   E. 无水乙醇治疗

(18~19 题共用题干)

王女士,60 岁,病人 2h 前突然出现全腹痛,出冷汗。体格检查发现病人有腹胀,右上腹轻压痛及反跳痛,移动性浊音(+)。

18. 该病人可能的诊断为

    A. 肝癌结节破裂   B. 细菌性肝脓肿

    C. 急性出血坏死性胰腺炎   D. 肝硬化、腹水继发感染

    E. 应激性溃疡穿孔合并出血

19. 首先应采取的措施是

    A. 及时通知医师   B. 补液、输血

    C. 测量生命体征   D. 应用止血剂

    E. 做好急诊手术的各项准备

(20~22 题共用题干)

杨女士,48 岁,公务员,体检超声检查发现肝右叶中央有单个 8cm×9cm 占位,AFP 681ng/ml,肝功能正常,确诊为原发性肝癌。

20. 病人入院后经过 3 个周期的化疗,肿瘤明显缩小至 5cm×6cm,现病情基本稳定,肝肾功能基本正常,且无远处转移,拟行肝叶切除术,术后护理措施**错误**的是

    A. 专人护理   B. 早期下床活动   C. 常规需间歇吸氧

    D. 口服新霉素   E. 适量补充白蛋白和血浆

21. 病人肝叶切除术后,出现嗜睡、烦躁不安、黄疸,应考虑

    A. 内出血   B. 膈下脓肿   C. 胆道感染

    D. 肝性脑病   E. 胆汁性腹膜炎

22. 下列术前预防肝性脑病的措施**错误**的是

    A. 口服新霉素   B. 使用肥皂水灌肠

    C. 给予富含支链氨基酸的制剂或溶液   D. 限制蛋白质摄入

    E. 便秘者给予乳果糖口服

(23~25 题共用题干)

黄先生,68 岁,结肠癌术后 2 年,近来出现乏力、消瘦伴肝区隐痛。否认肝炎史。超声检查发现肝右前叶单个直径 6.5cm×6cm 占位。

23. 以下结果最可能是阳性的指标是

    A. 癌胚抗原   B. AFP   C. 谷草转氨酶

    D. 谷丙转氨酶   E. 乳酸脱氢酶

24. 如确诊为转移性肝癌,以下指标最**不可能**是阳性的是

    A. 癌胚抗原   B. AFP   C. 谷草转氨酶

    D. 谷丙转氨酶   E. 乳酸脱氢酶

25. 关于继发性肝癌的叙述,正确的是

    A. AFP 多阳性   B. 多为单发结节   C. 多能手术切除

    D. 多能找到原发病灶   E. 多由腹腔内肿瘤转移

(26~28 题共用题干)

马先生,49 岁,高热,右上腹痛 1 周。体格检查:急性病容,轻度黄疸,右上腹压痛,肝大。辅助检查:血常规示白细胞计数 $18×10^9$/L,中性粒细胞比值 95%,超声检查和放射性核素扫描发现肝有占位病变。

26. 首先考虑的诊断为

    A. 急性肝炎   B. 胆道感染   C. 原发性肝癌

    D. 细菌性肝脓肿   E. 阿米巴性肝脓肿

27. 病人突然出现剧烈胸痛,寒战、高热,气管向健侧移位,患侧胸壁呈凹陷性水肿,胸闷、气急伴呼吸音减弱,可能合并发生

    A. 急性肝炎   B. 膈下脓肿   C. 急性胆管炎   D. 急性胆囊炎   E. 急性胸膜炎

28. 为预防脱水,应保证高热病人每日至少摄入的液体量为

    A. 500ml   B. 1 000ml   C. 2 000ml   D. 3 000ml   E. 4 000ml

(29~31 题共用题干)

廖先生,69 岁,高热,右上腹痛 3 周入院。体格检查:肝大,肝区局部皮肤隆起。血常规示白细胞计数 18×10^9/L,超声检查和放射性核素扫描发现肝有占位病变,容积较大。

29. 下列关于高热病人的护理措施**不正确**的是

    A. 维持室温 18~22℃,湿度 50%~60%   B. 多饮水,饮水量≥2 000ml/d

    C. 给予物理降温或药物降温   D. 体温监测 2 次 /d

    E. 及时更换汗湿的衣物和床单位

30. 病人的血液细菌培养结果为阴性,首先考虑诊断为

    A. 重症肝炎   B. 胆道感染   C. 原发性肝癌

    D. 细菌性肝脓肿   E. 阿米巴性肝脓肿

31. 病人肝区脓肿较大,拟行经皮肝穿刺置管闭式引流术,下列术后护理措施**错误**的是

    A. 严密监测生命体征、腹痛等体征

    B. 严格无菌操作,保持引流管通畅

    C. 每日用生理盐水多次或持续冲洗脓腔,并观察记录

    D. 引流量少于 25ml/d 时,可拔出引流管

    E. 观察切口有无出血、胆汁漏

(二) 名词解释

1. 门静脉高压症

2. 脾功能亢进

3. 癌旁综合征

(三) 简答题

1. 简述预防门静脉高压症病人分流术后肝性脑病的护理措施。

2. 简述门静脉系和腔静脉系的交通支。

3. 简述门静脉高压的分型及常见原因。

4. 简述预防食管胃底静脉曲张破裂出血的护理措施。

5. 简述原发性肝癌病人预防术后出血的护理措施。

6. 简述细菌性肝脓肿高热病人的护理措施。

(四) 病例分析题

1. 赵女士,58 岁,反复呕血 2 年,昨日进食油炸食物后突然呕血 900ml 入院。体格检查:精神紧张,贫血貌,T 36.9℃,P 99 次 /min,BP 80/59mmHg,心肺无特殊,腹软,蛙状腹,脾肋下 3.5cm,移动性浊音(+)。辅助检查:肝功能示血清谷丙转氨酶为 120U(赖氏法);A/G 比值为 0.82∶1;总胆红素为 33μmol/L。纤维胃镜检查示食管胃底静脉曲张破裂出血。

请问:

(1) 食管胃底静脉曲张破裂出血的常见诱因是什么?

(2) 食管胃底静脉曲张破裂出血有哪些特点?

(3) 应给予该病人哪些护理措施?

2. 刘先生,57岁,肝区隐痛6个月,伴食欲减退、消瘦、乏力入院。有慢性肝炎史20余年。体格检查:贫血貌,肝右下缘可触及,质硬,轻度压痛。实验室检查甲胎蛋白阳性,B超和CT检查发现肝右叶单个6cm×6cm占位,肝肾功能基本正常。

请问:

(1) 该病人可能的诊断是什么?

(2) 该疾病的治疗原则是什么?

(3) 该病人术前存在哪些主要护理诊断/问题?

(4) 术前应给予该病人哪些护理措施?

【参考答案】

(一) 选择题

A1/A2 型题

1. A	2. C	3. E	4. A	5. E	6. C	7. C	8. E	9. D	10. B
11. A	12. D	13. E	14. D	15. E	16. B	17. E	18. C	19. C	20. E
21. B	22. C	23. A	24. B	25. E	26. C	27. C	28. E	29. E	30. C
31. C	32. C	33. B	34. C	35. A	36. E	37. B			

A3/A4 型题

1. C	2. E	3. B	4. C	5. C	6. D	7. E	8. B	9. D	10. B
11. D	12. E	13. B	14. A	15. C	16. C	17. C	18. A	19. C	20. B
21. D	22. B	23. A	24. B	25. E	26. D	27. E	28. C	29. D	30. E
31. D									

(二) 名词解释

1. 门静脉高压症是门静脉血流受阻和/或血流量增加所引起的门静脉系统压力增高,继而引起脾大和脾功能亢进、食管胃底静脉曲张、呕血或黑便和腹水等表现的一组临床综合征。

2. 门静脉压力升高后,脾静脉血回流受阻,脾窦扩张,脾髓组织增生,脾脏肿大。脾内血流在脾脏内的驻留时间延长,遭到脾脏吞噬细胞吞噬的概率增大。脾亢脾巨噬细胞吞噬功能增强,吞噬大量血细胞,导致外周血白细胞、血小板和红细胞减少,称为脾功能亢进。

3. 癌旁综合征是原发性肝癌病人由于癌肿本身代谢异常或癌肿产生的一些物质进入血流并作用于远处组织,对机体产生各种影响而引起的一组症候群。

(三) 简答题

1. 预防肝性脑病的措施:①休息与活动:肝功能较差者以卧床休息为主,安排少量活动。②改善营养状况:给予高能量、高维生素、适量蛋白饮食,可输全血及白蛋白纠正贫血和低蛋白血症。③常规吸氧,保护肝功能。④药物应用:遵医嘱给予多烯磷脂酰胆碱、谷胱甘肽等保肝药物,避免使用对肝脏有损害的药物。⑤纠正水、电解质和酸碱失衡:积极预防和控制上消化道出血;及时处理严重的呕吐和腹泻;避免快速利尿和大量放腹水。⑥防止感染。⑦保持肠道通畅:及时清除肠道内积血;防止便秘,口服硫酸镁溶液导泻或酸性液,灌肠忌用肥皂水等碱性液。

2. 门静脉系和腔静脉系之间存在4组交通支:①胃底、食管下段交通支:门静脉血流经胃冠状静脉、胃短静脉,通过食管胃底静脉与奇静脉、半奇静脉的分支吻合,流入上腔静脉。②直肠下端、肛管交通支:门静脉血流经肠系膜下静脉、直肠上静脉与直肠下静脉、肛管静脉吻合,流入下腔静脉。③前腹壁交通支:门静脉左支的血流经脐旁静脉与腹上深静脉、腹下深静脉吻合,分别流入上、下腔静脉。④腹膜后交通支:在腹膜后有许多肠系膜上、下静脉分支与下腔静脉分支相互吻合。

3. 门静脉高压症按阻力增加的部位,可分为3型:①肝前型:肝外门静脉血栓形成(脐静脉炎、阑尾炎、胆囊炎、胰腺炎所致的感染、创伤);先天性畸形(闭锁、狭窄、海绵样变);外在压迫(上腹肿瘤等)。②肝内型:在我国,肝炎肝硬化是引起肝窦和窦后阻塞性门静脉高压症的常见病因。③肝后型:常因为巴德-吉亚利综合征、缩窄性心包炎、严重右心衰竭,使肝静脉流出道被阻塞而导致。

4.①择期手术前可输全血,补充维生素 K_1 及凝血因子,以防术中和术后出血。②术前一般不放置胃管,必须放置时,应选择细、软胃管,插管时涂大量润滑油,动作轻柔。③避免进食坚硬粗糙食物,以及咳嗽、呕吐、用力排便、负重等腹内压增高的因素。

5.①手术后病人血压平稳,可取半卧位。②术后 1~2d 应卧床休息,避免剧烈咳嗽和打喷嚏等,以防止术后肝断面出血。③保持引流管通畅。

6.①保持温度和湿度适宜:维持室温 18~22℃,湿度 50%~60%,定时通风。②加强观察,保持舒适:动态观察体温、病人发生寒战后或体温高于 39℃,应每 2h 测量体温一次,根据病人情况给予物理降温和/或药物降温,降温过程注意保暖,观察病人出汗情况。③增加摄水量:除了需要控制入水量者之外,高热病人每日至少摄入 2 000ml 液体,防止高渗性脱水,口服不足者应注意加强静脉补液、补钠,纠正体液失衡。

(四)病例分析题

1.(1)食管胃底静脉曲张破裂出血的常见诱因为:①酸性胃液反流入食管中,腐蚀食管黏膜形成溃疡。②进食质地较硬的粗糙食物,划破食管胃底曲张的静脉。③在剧烈咳嗽、呕吐、打喷嚏或用力排便时,由于腹腔内压力骤然升高,致使门静脉压力突然大幅上升而致曲张的静脉破裂。④进食刺激性较强的食物或饮料使食管黏膜充血而易于破裂。

(2)食管胃底静脉曲张破裂出血的特点:①出血速度快,出血量大。食管胃底静脉曲张破裂出血是门静脉高压症病人常见的危及生命的并发症,一次出血量可达 1 000~2 000ml。②发生出血后难以自止。③因肝组织严重缺血缺氧可引起肝衰竭。④常反复发生出血。

(3)护理措施:①安抚并稳定病人情绪。②监测生命体征、中心静脉压和尿量。观察出血的特点,记录呕血、黑便的颜色、性状、量。③迅速建立静脉通路,按出血量调节输液种类和速度,及时备血、输血,并预防过度扩容,注意纠正水、电解质紊乱。④配合医师预止血处理,必要时做好急诊手术的术前准备。⑤注意休息;补充营养;限制液体和钠的摄入;定期监测腹围和体征;遵医嘱使用利尿剂。⑥保护肝功能,预防肝性脑病。⑦健康指导:注意休息;进食高热量、高维生素无渣饮食,禁烟、戒酒,避免进食粗糙、干硬、过热、刺激性食物;避免引起腹压升高的因素;掌握出血的观察和急救方法。

2.(1)原发性肝癌。

(2)早期诊断、早期采用以手术切除为主的综合治疗。

(3)主要护理诊断/问题:①焦虑。②疼痛。③营养失调:低于机体需要量。

(4)护理措施:①做好心理护理。②疼痛护理:评估疼痛发生的诱因、时间、部位、性质和程度。遵医嘱按照癌症疼痛三阶梯镇痛原则给予镇痛药物。指导病人控制疼痛和分散注意力的方法。③改善营养状况:行全面的营养风险筛查。宜采用高蛋白、高热量、高维生素、易消化饮食,少量多餐。④护肝治疗:评估病人肝功能状态,并予护肝、抗病毒治疗。⑤遵医嘱合理补液与利尿,注意纠正低钾血症等水、电解质失调。⑥做好常规腹部手术术前准备,根据手术大小准备充足的全血和血浆,做好术中物品准备等。

【部分习题解析】

(一)选择题

A1/A2 型题

1.A 在我国,肝炎肝硬化是引起肝窦和窦后阻塞性门静脉高压症的常见病因。

2.C 门静脉高压形成后,可出现充血性脾大、白细胞和血小板计数减少等脾功能亢进。门静脉系和腔静脉系之间的 4 个交通支扩张形成静脉曲张。门静脉系统毛细血管床的滤过压增加,同时肝硬化引起低蛋白血症,血浆胶体渗透压下降和淋巴液生成增多,促使液体从肝表面、肠浆膜面漏入腹腔形成腹水。

3.E 门静脉系和腔静脉系之间的 4 个交通支分别是胃底、食管下段交通支,直肠下端、肛管交通支,前腹壁交通支和腹膜后交通支。

4. A 血吸虫病肝硬化是肝内窦前阻塞性门静脉高压症的常见病因,增生的纤维束和再生的肝细胞结节挤压肝小叶内的肝血窦,使其变窄或闭塞,导致门静脉血流受阻,门静脉压力随之增高。

5. E 肝硬化时肝功能减退,引起低蛋白血症,血浆胶体渗透压下降和淋巴液生成增多,促使液体从肝表面、肠浆膜面漏入腹腔形成腹水。

6. C 门静脉高压症病人主要出现脾大、脾功能亢进、呕血或黑便、腹水和非特异性全身症状,如疲乏、嗜睡、厌食。

7. C 经颈静脉肝内门体静脉分流术(transjugular intrahepatic portosystemic shunt),简称 TIPS。

8. E 为预防食管胃底静脉出血,术前一般不放置胃管,必须放置时,应选择细、软胃管,插管时动作轻柔,涂大量润滑油。

9. D 门静脉高压症分流术后病人取平卧位或 15°低坡半卧位,保持大、小便通畅,定时监测肝功能、血氨浓度,肝功能严重受损及分流术后病人应限制蛋白质摄入。

10. B 三腔二囊管有三腔,一腔通胃囊,充气 150~200ml 后可压迫胃底;一腔通食管囊,充气 100~150ml 后压迫食管下段;一腔通胃腔,经此腔可吸引、冲洗或注入止血药。牵引重量为 0.25~0.5kg。

11. A 内镜下食管曲张静脉套扎术,是经内镜将要结扎的曲张静脉吸入到结扎器中,用橡皮圈套扎在曲张静脉基底部,相对简单和安全,被公认是控制急性出血的首选方法,与药物治疗联合应用更为有效。

12. D 肝硬化病人随着病情发展出现门静脉高压和肝功能障碍,临床表现为肝功能不全,合成蛋白的功能降低,血浆蛋白减少,同时由于从肠道吸收的一些抗原物质不经肝细胞处理,直接进入体循环,刺激免疫系统合成球蛋白增多,肝功能检查出现白蛋白降低且白/球蛋白比例倒置,血清转氨酶升高。由于肝脏合成凝血因子减少,凝血酶原时间延长,脾功能亢进,血小板减少,病人会出现皮肤、黏膜或皮下出血等出血倾向。

13. E 多数肝性脑病的病人血清氨浓度呈不同程度增加,在慢性病人增高较多,对诊断具有一定的参考意义。

14. D 门静脉高压症病人主要临床表现为脾大、脾功能亢进、呕血或黑便。

15. E 病人突然出现大量呕血、巩膜黄染、脾大及白细胞和血小板计数减少,考虑门静脉高压症、急性上消化道出血。

16. B 病人出现黑便,考虑是上消化道出血,做急诊胃镜能确定曲张程度,了解是否有胃黏膜病变或溃疡,同时可行内镜止血治疗和预防再出血。

17. E 无严重并发症的门静脉高压症,采取非手术治疗。外科治疗门静脉高压症主要是预防和控制食管胃底静脉曲张破裂出血,解除或改善脾大伴脾功能亢进,治疗顽固性腹水和原发性肝病。

18. C 肝癌病人的年龄大多为 40~50 岁,男性比女性多见。

19. C 原发性肝癌主要通过血行肝内转移,也可通过淋巴系统转移到肺、肝门淋巴结、左锁骨上淋巴结等,亦可出现腹腔内种植性转移。

20. E 肝癌早期一般无任何症状,中晚期多为肝区疼痛、发热和全身症状,其中肝区疼痛为最常见和最主要的症状。

21. B 肝癌按肿瘤大小分为 4 类:微小肝癌(直径≤2cm),小肝癌(>2cm,≤5cm),大肝癌(>5cm,≤10cm)和巨大肝癌(>10cm)。

22. C 原发性肝癌病人血清中含有一种与正常人胚胎时期完全相同的甲胎蛋白,应用于普查,可发现无症状的早期肝癌。肝癌病人血清中 γ-谷氨酰转肽酶、碱性磷酸酶和乳酸脱氢酶可高于正常,但缺乏特异性,仅作为诊断参考。癌胚抗原是结直肠癌的辅助诊断化验项目。

23. A 腹部超声由于其操作简便、灵活、无创和在短期内可重复检查等优点,被多国家的指南推荐作为肝癌筛查与监测最重要的方法。

24. B 部分肝切除是目前治疗肝癌首选和最有效的方法。

25. E　其他部位的恶性肿瘤转移到肝的主要途径为经门静脉、肝动脉、淋巴回流和直接蔓延4种。

26. B　转移性肝癌常以原发癌所引起的症状和体征为主要表现,并有肝区痛。转移性肝癌较小时无症状,往往在影像学检查或剖腹探查时发现。少数诊断为转移性肝癌病人找不到肝外原发病灶。若原发癌切除后出现肝区间歇性不适或疼痛,应考虑有肝转移。

27. D　继发性肝癌由其他部位的癌肿转移来的,很少伴有肝硬化。病人常以原发癌肿的症状为主要表现,并有肝区痛的临床表现,预后不良。治疗原则是先切除原发癌灶,再争取切除肝的转移癌,若原发癌不能切除,肝的转移癌即使切除也无意义。

28. D　甲胎蛋白(AFP)是诊断原发性肝细胞癌最常用的方法和最有价值的肿瘤标志物,AFP≥400ng/ml,持续性升高并能排除妊娠、活动性肝病、生殖腺胎胚源性肿瘤等,即可考虑肝癌的诊断。

29. E　超声检查是有较好诊断价值的非侵入性检查方法,可用于肝癌高发人群的普查工具,可显示肿瘤的部位、数目、大小、形态以及肝静脉或门静脉内有无癌栓,诊断符合率可达90%。

30. C　预防出血:拔管前注意病人血压的变化和纠正,拔管后压迫穿刺部位15min,再局部加压包扎,沙袋压迫6~8h。病人取平卧位,穿刺侧肢体伸直制动6h,绝对卧床24h,防止穿刺处出血。严密观察穿刺侧肢端皮肤的颜色、温度及足背动脉搏动,注意穿刺点有无出血现象。

31. C　细菌性肝脓肿起病较急,临床表现为寒战、高热,肝区疼痛,伴恶心、呕吐、乏力、食欲减退等全身症状,其中寒战、高热是最常见症状。

32. C　临床较多见病原菌经胆道系统途径侵入肝脏引起肝内感染。

33. B　细菌性肝脓肿在脓肿形成发展过程中,大量毒素吸收可出现较严重的毒血症;阿米巴性肝脓肿一般不出现严重的全身中毒症状。

34. C　胆囊炎、胆管炎及各种原因引起的胆道系统感染,细菌沿着胆管上升,是引起细菌性肝脓肿的主要原因。

35. A　胆囊炎、胆管炎及各种原因引起的胆道系统感染,细菌沿着胆管上升,是引起细菌性肝脓肿的主要原因。且病人有2年的胆道感染史,最可能的原因为胆道感染病史。

36. E　细菌性肝脓肿血液细菌培养可阳性,阿米巴性肝脓肿,只有发生继发性细菌感染时,血液细菌培养可阳性。

37. B　阿米巴性肝脓肿是由于溶组织阿米巴滋养体从结肠溃疡处肠壁小静脉经门静脉血流进入肝脏,使肝发生坏死而形成。

A3/A4 型题

1. C　肝功能较差者以卧床休息为主,安排少量活动。为预防食管胃底静脉曲张破裂出血,手术前补充维生素K_1及凝血因子;一般不放置胃管,必须放置时,应选择细、软胃管,插管时动作轻柔,涂大量润滑油。为预防肝性脑病,给予高能量、高维生素、适量蛋白饮食。

2. E　曲张的食管胃底静脉一旦破裂,即刻发生急性大出血,呕吐鲜红色血液。因肝功能损害引起凝血功能障碍,脾功能亢进引起血小板减少,出血不易自止。大出血可引起肝组织严重缺氧,容易导致肝性脑病。

3. B　为预防食管胃底静脉曲张破裂出血,术前一般不放置胃管,必须放置时,应选择细、软胃管,插管时动作轻柔,涂大量润滑油。

4. C　门静脉压力升高,使门静脉系统毛细血管床的滤过压增加,肝硬化引起低蛋白血症,血浆胶体渗透压下降和淋巴液生成增多,促使液体从肝表面、肠浆膜面漏入腹腔形成腹水。门静脉高压症时门静脉内血流量增加,有效循环血量减少,继发刺激醛固酮分泌过多,加上慢性肝病时醛固酮、抗利尿激素等在肝内的灭活减少,也可导致钠、水潴留,加剧腹水形成。

5. C　胃镜检查是诊断门脉高压症的重要手段,可直接观察食管胃底部有无静脉曲张。急诊内镜检查对呕血者出血部位的定位及鉴别出血原因有帮助。

6. D　非手术治疗主要措施有卧床休息、禁食、保肝、补液、应用止血剂和三腔二囊管压迫止血。应用三腔二囊管压迫食管胃底下段的曲张静脉,是紧急情况下暂时控制出血的有效方法。

7. E 对肝功能严重受损的病人发生大出血,应尽量采用非手术治疗,采用输血、注射垂体加压素以及应用三腔二囊管压迫止血,同时要保护肝功能,注意休息,给予吸氧、改善营养状况、使用护肝药物,维持体液平衡,保持肠道通畅,及时清除肠道内积血,防止便秘,口服导泻或酸性液灌肠,禁用肥皂水灌肠,预防肝性脑病。

8. B 食管胃底静脉曲张破裂出血的特点:出血速度快,出血量大。食管胃底静脉曲张破裂出血是门静脉高压症病人常见的危及生命的并发症,一次出血量可达 1 000~2 000ml,易发生失血性休克而死亡。

9. D 积极采取手术止血,可防止再出血,亦是预防肝性脑病的有效措施。如病人出现腹水,则提示肝功能受损明显,应予积极治疗,提高病人对手术的耐受力。腹腔 - 静脉转流术常用于治疗顽固性腹水。

10. B 病人呕血,高度紧张,有濒死感,此时的情绪应该是恐惧。

11. D 应用镇静剂可能会导致病人发生肝性脑病。

12. B 食管胃底静脉曲张的病人应避免食用坚硬的食物,防止再次出血。

13. B 肝癌中、晚期多表现为肝区疼痛、食欲减退、消瘦、乏力、发热等,可伴有腹水等恶病质表现,且肝大或右上腹肿块为最常见的体征。

14. A AFP 是诊断肝细胞癌最常用的方法和最有价值的肿瘤标志物,正常值 <20ng/ml;AFP≥400ng/ml,持续性升高并能排除妊娠、活动性肝病、生殖腺胎胚源性肿瘤等,即可考虑肝癌的诊断。超声检查为定位诊断首选检查方法,CT 或 MRI 诊断价值与超声检查相仿,但费用较贵。

15. D 肝癌病人介入手术前准备应注意各种检查结果,判断有无禁忌证,术前 6h 禁食,穿刺处皮肤准备,备好所需物品及药品,检查导管质量。

16. C 肝癌病人常有急性肝炎→慢性肝炎→肝硬化→肝癌的病史,与肝癌有关的肝炎病毒有乙型(HBV)、丙型(HCV)和丁型(HDV)三种。HBsAg 阳性者其肝癌的相对危险性为 HBsAg 阴性者 10~50 倍。我国 90% 的肝癌病人 HBV 阳性。

17. C 该病人为巨大肝癌,首选介入治疗使肿瘤缩小后再实施手术切除。

18. A 癌肿破裂出血是原发性肝癌常见的并发症。病人突然腹痛,伴腹膜刺激征,应高度怀疑肿瘤破裂出血。

19. C 癌肿破裂出血病人,首先应测量生命体征,及时通知医师,积极配合抢救。可采用补液、输血、应用止血剂、支持治疗等综合性方法处理,少数出血可自行停止;如经输血,血压不稳定者,需手术止血,要做好急诊手术的各项准备。

20. B 肝叶切除术后的病人术后 48h 应有专人护理,术后 1~2d 应卧床休息,严密观察引流液的颜色、性状和量,警惕腹腔内出血。间歇吸氧 3~4d,以提高氧的供给,保护肝功能。口服新霉素,以抑制肠道细菌繁殖,有效减少氨的产生,预防肝性脑病的发生。可遵医嘱给予凝血酶原复合物、纤维蛋白原,输新鲜血,纠正低蛋白血症。

21. D 病人肝叶切除术后,出现黄疸说明肝功能受损,出现嗜睡、烦躁不安症状提示病人为肝性脑病。

22. B 使用肥皂水灌肠会诱发肝性脑病。

23. A 病人无肝炎史,结肠癌术后,出现乏力、消瘦伴肝区痛症状,超声提示肝内有占位,考虑继发性肝癌,癌胚抗原对结肠癌的肝转移有诊断价值。

24. B 继发性肝癌病人 AFP 检测常为阴性。

25. E 继发性肝癌是人体其他部位的恶性肿瘤转移至肝而发生的肿瘤,多见于消化道癌,可以是单个或多个结节,弥漫性少见。转移性肝癌较小时无症状,在影像学检查或剖腹探查时发现,有些继发性肝癌的病人找不到肝外原发病灶。如为单发转移癌或癌肿局限在半肝内,而原发癌可切除,应在切除原发癌的同时切除肝转移癌。

26. D 病人表现为高热,急性病容,右上腹压痛、肝大,白细胞计数和中性粒细胞比值升高,影像学检查发现有肝占位病变,应考虑细菌性肝脓肿可能。

27. E 病人突然出现剧烈胸痛,寒战、高热,气管向健侧移位,患侧胸壁呈凹陷性水肿,胸闷、气急伴呼吸音减弱,说明炎症已累及胸部,考虑急性胸膜炎可能。

28. C 高热病人应增加摄水量,每日保证至少摄入2 000ml液体,以防高渗性缺水。

29. D 高热病人应每2h量一次体温。

30. E 血液细菌培养可呈阴性,最有可能是为阿米巴性肝脓肿。

31. D 引流量少于10ml/d时,才逐步退出引流管并拔出。

(韩 媛)

第三十一章 胆道疾病病人的护理

【重点和难点】

(一) 基本概念

1. 胆囊结石 指发生在胆囊内的结石,主要为胆固醇结石、混合性结石或黑色素结石。常与急性胆囊炎并存,为常见病和多发病。

2. 胆管结石 指发生在肝内、外胆管的结石。左右肝管汇合部以下的肝总管和胆总管结石为肝外胆管结石,汇合部以上的结石为肝内胆管结石。

3. 急性胆囊炎 指胆囊管梗阻和细菌感染引起的炎症,为一种常见急腹症。

4. 急性梗阻性化脓性胆管炎 是急性胆管炎的严重阶段,又称急性重症胆管炎,本病的发病基础是胆道梗阻及细菌感染。

(二) 胆囊结石

1. 病因 胆囊结石是综合性因素作用的结果,任何影响胆固醇与胆汁酸磷脂浓度比例和造成胆汁淤积的因素都能导致结石形成,其主要与胆汁中胆固醇过饱和、胆固醇成核过程异常以及胆囊功能异常有关。在我国,胆囊结石主要发病危险因素包括:油腻饮食、肥胖、脂肪肝、糖尿病、高血压、高脂血症、缺乏运动、不吃早餐和胆囊结石家族史等。

2. 临床表现 胆绞痛是胆囊结石的典型症状,表现为右上腹或上腹部阵发性疼痛,或持续性疼痛阵发性加剧,可向右肩胛部或背部放射。常发生于饱餐、进食油腻食物后或睡眠中体位改变时。常伴饱胀不适、嗳气、呃逆等消化道症状。若合并感染,右上腹可有明显压痛、反跳痛或肌紧张。

3. 处理原则 胆囊切除是治疗胆囊结石的最佳选择,手术方式首选腹腔镜胆囊切除术。

4. 护理措施

(1) 术前护理:①控制疼痛:评估疼痛,对诊断明确且剧烈疼痛者,予消炎利胆、解痉镇痛药物;②合理饮食:低脂饮食;③皮肤准备:指导病人用肥皂水清洗脐部,脐部污垢可用松节油或石蜡油清洁;④呼吸道准备:术前病人应进行呼吸功能锻炼,避免感冒,戒烟。

(2) 术后护理:①病情观察:严密观察病情、生命体征及腹部体征;有引流管者,观察并记录引流液颜色、性状和量。②体位与活动:清醒且血压稳定者,改为半卧位;鼓励并指导病人早期下床活动。③饮食指导:LC术后禁食6h,术后24h内饮食以无脂流质、半流质为主,逐渐过渡至低脂饮食。④疼痛护理:实施疼痛评估,联合药物镇痛与非药物镇痛方法,实现个体化疼痛管理。⑤伤口护理:保持伤口敷料清洁干燥;根据渗液、渗血等情况,按无菌原则更换伤口敷料。⑥观察并有效处理出血、胆瘘、CO_2气腹相关并发症。

(3) 健康教育:①合理饮食:少量多餐,低脂、高维生素、富含膳食纤维饮食,忌辛、辣等刺激性食物,多食新鲜蔬菜和水果;②疾病指导:中年以上未行手术治疗的胆囊结石病人应定期复查或尽早手术治疗;③复查指导:出院后如出现腹痛、黄疸、陶土样大便等情况应及时就诊。

（三）胆管结石

1. 临床表现

（1）肝外胆管结石：平时无症状或仅有上腹不适，当结石阻塞胆道并继发感染时，可表现为典型的 Charcot 三联征，即腹痛、寒战高热、黄疸。

（2）肝内胆管结石：可多年无症状或仅有上腹部和胸背部胀痛不适，绝大多数病人以寒战、高热和腹痛就诊。体格检查可有肝大、肝区压痛和叩击痛等体征。

2. 处理原则　以手术治疗为主。原则为尽量取尽结石，解除胆道梗阻，去除感染病灶，通畅引流胆汁，预防结石复发。

3. 护理措施

（1）术前护理：密切观察病情，如病人出现寒战、高热、腹痛、黄疸等情况，应考虑发生急性胆管炎并积极处理；给予消炎利胆、解痉镇痛药物有效缓解病人疼痛，慎用吗啡，以免引起 Oddi 括约肌痉挛；发热者采用物理降温和/或药物降温；积极营养支持；纠正凝血功能，预防术后出血；皮肤瘙痒者，保持皮肤完整性。

（2）术后护理：①病情观察：观察生命体征、腹部体征及引流情况，评估有无出血及胆汁渗漏；术前有黄疸者，观察和记录大便颜色并监测血清胆红素变化。②营养支持：禁食期间给予肠外营养支持，胃管拔除后根据病人胃肠功能恢复情况，由无脂流质逐渐过渡至低脂饮食。③T 管引流的护理：妥善固定引流管，以防管道脱出；观察并记录 T 管引流出胆汁的颜色、性状和量；保持引流通畅，防止管道阻塞；定期更换引流袋，更换时严格执行无菌操作；注意引流高度，以防胆汁逆流引起感染；保护引流管口周围皮肤，防止胆汁浸润皮肤引起炎症反应。若 T 管引流出的胆汁色泽正常，且引流量逐渐减少，可在术后 10~14d 试行夹管，夹管试验成功后经 T 管做胆道造影后拔管；若胆道造影发现有结石残留，则需保留 T 管 4~8 周以上，再做取石或其他处理。④观察并有效处理出血、胆瘘等并发症。

（3）健康教育：注意饮食卫生，定期驱除肠道蛔虫；非手术治疗病人定期复查，出现腹痛、黄疸、发热等症状时，及时就诊；指导带 T 管出院病人穿宽松柔软的衣服，淋浴时用塑料薄膜覆盖引流管口周围皮肤，避免提举重物或过度活动，出现引流异常或管道脱出时及时就诊。

（四）急性胆囊炎

1. 临床表现　上腹部疼痛，开始时仅有上腹胀痛不适，逐渐发展至阵发性绞痛；常在饱餐、进食油腻食物后或夜间发作；疼痛可放射至右肩、肩胛和/或右背部。常伴有恶心、呕吐、厌食、便秘等消化道症状。可有轻度至中度发热，如出现寒战高热，表明病情加重，应警惕出现胆囊化脓、坏疽、穿孔或合并急性胆管炎。右上腹可有不同程度的压痛或叩痛，炎症累及腹膜壁层时可出现反跳痛和肌紧张，Murphy 征阳性。

2. 处理原则　主要为手术治疗，应争取择期手术。急性非结石性胆囊炎因易发生坏疽、穿孔，一经诊断，应及早手术治疗。

3. 护理措施　①严密监测生命体征，观察腹部体征变化；②对诊断明确且剧烈疼痛者，予消炎利胆、解痉镇痛药物，以缓解疼痛；③采取物理降温和/或药物降温，合理应用抗生素；④改善和维持病人营养状况，拟行急诊手术的病人应禁食，经静脉补充水、电解质、热量和维生素等，维持水、电解质及酸碱平衡；⑤指导病人合理作息、合理饮食，非手术治疗或行胆囊造口术的病人，遵医嘱服用消炎利胆药物并按时复查。

（五）急性梗阻性化脓性胆管炎

1. 临床表现　本病发病急，病情进展迅速，除了具有急性胆管炎的 Charcot 三联征外，还有休克及中枢神经系统受抑制的表现，称为 Reynolds 五联征。多数病人伴恶心、呕吐等消化道症状。剑突下或右上腹部不同程度压痛，可出现腹膜刺激征；常出现肝大并有压痛和叩击痛，肝外梗阻者胆囊肿大。

2. 处理原则　包括非手术治疗及手术治疗。手术治疗的主要目的是解除梗阻、降低胆道压力，挽救病人生命。手术力求简单、有效，多采用胆总管切开减压、T 管引流术，也可采用经内镜鼻胆管引流术、内镜括约肌切开术（EST）或经皮肝穿刺胆管引流（PTCD）治疗。

3. 护理措施　①观察神志、生命体征、腹部体征及皮肤黏膜情况，监测血常规、电解质、血气分析等结果的变化，警惕发生 MODS。②维持体液平衡，严密监测体温和血压的变化，准确记录 24h 出入量；补液扩容；

纠正水、电解质及酸碱平衡失调。③密切观察呼吸频率、节律和幅度；动态监测动脉血氧分压（PaO$_2$）和血氧饱和度，了解病人的呼吸功能状况；经鼻导管、面罩、呼吸机辅助等方法给氧，改善缺氧症状。④采用物理降温和/或药物降温维持正常体温；联合应用足量有效的抗生素，控制感染。⑤禁食和胃肠减压期间，通过肠外营养途径维持和改善营养状况；凝血功能障碍者，补充维生素 K$_1$。⑥保护病人安全，根据病人意识状态使用床挡、保护性约束等措施，预防跌倒、坠床、非计划拔管等。⑦完善急诊手术前检查及准备。⑧术后护理和健康教育同胆管结石病人的护理。

【习题】

（一）选择题

A1/A2 型题

1. 可诱发急性胰腺炎的检查是
   - A. X 线钡餐检查
   - B. 内镜超声
   - C. ERCP
   - D. PTC
   - E. MRCP

2. 胆石症首选的检查方法是
   - A. CT
   - B. MRI
   - C. ERCP
   - D. 腹部超声
   - E. 内镜超声

3. T 管拔除前，夹管观察的内容包括
   - A. 体温、血压、意识
   - B. 黄疸、血压、意识
   - C. 腹痛、呕吐、体温
   - D. 腹痛、血压、体温
   - E. 腹痛、黄疸、体温

4. 拔除 T 管的指征是
   - A. 引流管通畅，胆汁颜色正常
   - B. 引流胆汁量逐日减少
   - C. 大便颜色正常，食欲好转
   - D. 黄疸逐日消退，无发热、腹痛
   - E. 造影无残余结石，夹管后机体无异常变化

5. 胆道蛔虫病除剑突下疼痛外，还常伴有
   - A. 黄疸
   - B. 寒战、高热
   - C. 肝大
   - D. 胆囊肿大
   - E. 恶心、呕吐

6. 李女士，53 岁，近 5 年来出现间歇性反复发作的上腹部疼痛，伴发热、黄疸，最可能的诊断是
   - A. 细菌性肝脓肿
   - B. 胆囊结石
   - C. 胆道蛔虫病
   - D. 肝外胆管结石
   - E. 胆管癌

7. 在胆道疾病中最容易发生休克的是
   - A. 急性梗阻性化脓性胆管炎
   - B. 急性胆囊炎
   - C. 胆管结石
   - D. 胆道蛔虫病
   - E. 胆管癌

8. 以下情况最常并发胆囊穿孔的是
   - A. 急性单纯性胆囊炎
   - B. 急性化脓性胆囊炎
   - C. 急性坏疽性胆囊炎
   - D. 急性梗阻性化脓性胆管炎
   - E. 慢性胆囊炎

9. 王女士，65 岁，行胆总管切开取石、T 管引流术，以下情况说明胆总管远端有阻塞的是
   - A. 胆汁引流量过多
   - B. 胆汁引流量过少
   - C. 胆汁混浊
   - D. 胆汁稀薄
   - E. 胆汁棕色、稠厚

10. 胆固醇结石形成的最主要原因是
   - A. 胆汁成分的改变
   - B. 葡萄糖醛酸酶升高
   - C. 胆道梗阻
   - D. 胆道感染
   - E. 胆道内蛔虫残体存留

11. 急性梗阻性化脓性胆管炎的临床表现是
   - A. Charcot 三联征
   - B. Charcot 三联征和休克
   - C. Charcot 三联征、抽搐和意识障碍
   - D. Charcot 三联征、休克和意识障碍
   - E. Charcot 三联征和 DIC

12. T管和腹腔引流管护理措施**不同**的是
    A. 保持引流管的通畅　　　　B. 更换引流袋时要无菌操作　　　C. 观察引流颜色、性状和量
    D. 拔管前须试行夹管 1~2d　　E. 引流袋不得高于引流出口

13. 急性胆囊炎典型的体征为
    A. 麦氏点压痛　　　　　　　B. Murphy 征阳性　　　　　　　C. 腹膜刺激征
    D. 移动性浊音　　　　　　　E. 腰背部叩痛

14. 胆道蛔虫病的腹痛特点是
    A. 上腹部刀割样剧痛　　　　B. 右上腹持续性绞痛　　　　　C. 右上腹持续性胀痛
    D. 剑突下阵发性"钻顶样"绞痛　E. 脐周阵发性绞痛

15. 胆囊结石引起腹痛常发生于
    A. 饥饿时　　　　　　　　　B. 进食中　　　　　　　　　　C. 饱餐或进食油腻食物后
    D. 卧床休息时　　　　　　　E. 任何时候

16. 下列检查方法中既可作为胆道疾病的检查方法又可作为治疗方法的是
    A. 腹部超声　　　　　　　　B. 腹部平片　　　　　　　　　C. 静脉法胆道造影
    D. MRCP　　　　　　　　　E. ERCP

17. 胆石的成因**不包括**
    A. 胆固醇成核过程异常
    B. 胆囊收缩功能减退
    C. 胆汁中的胆色素在细菌作用下分解为非结核胆红素
    D. 胆汁中胆固醇缺乏
    E. 雌激素过高

18. 肝内胆管结石多是
    A. 胆色素钙结石　　　　　　B. 泥沙样结石　　　　　　　　C. 黑色素结石
    D. 胆固醇结石　　　　　　　E. 混合性结石

19. 胆石症病人出现胆绞痛时应**慎用**
    A. 阿托品　　　B. 硫酸镁　　　C. 吗啡　　　D. 哌替啶　　　E. 地西泮

20. 急性胆囊炎病人急诊手术的指征**不包括**
    A. 并发胆囊穿孔　　　　　　　　　　B. 并发弥漫性腹膜炎
    C. 并发急性化脓性胆管炎　　　　　　D. 发病 72h 以上
    E. 经补液抗感染治疗后症状不缓解

21. 以下情况,**不宜**采用腹腔镜胆囊切除术的是
    A. 急性胆囊炎　　　　　　　B. 慢性胆囊炎　　　　　　　　C. 胆囊息肉
    D. 胆囊结石　　　　　　　　E. 胆囊结石继发胆管结石

22. 提示 T 管引流病人胆道远端通畅的表现是
    A. 腹痛和黄疸减轻,引流量增多　　　　　B. 体温正常,引流量增多
    C. 上腹胀痛,引流量骤减　　　　　　　　D. 食欲好转,黄疸消退,引流量减少
    E. 黄疸消退,引流量增多,食欲无变化

23. 急性梗阻性化脓性胆管炎最常见的梗阻因素是
    A. 胆道肿瘤　　　　　　　　B. 胆管结石　　　　　　　　　C. 胆道蛔虫
    D. 胆管扭转　　　　　　　　E. 胆管狭窄

24. 胆道疾病中,疾病发作时腹部症状与体征**不符**的是
    A. 急性胆囊炎　　　　　　　B. 慢性胆囊炎　　　　　　　　C. 急性胆管炎
    D. 胆道蛔虫病　　　　　　　E. 胆囊结石

25. 急性梗阻性化脓性胆管炎病人发生感染性休克时应采取的治疗是
    A. 先纠正休克,后进行手术   B. 先控制感染,后进行手术
    C. 抗休克治疗,同时进行手术   D. 择期手术
    E. 禁忌手术

A3/A4 型题

(1~4 题共用题干)

李先生,73 岁,发现胆囊结石 10 余年,1 周前出现右上腹疼痛,经保守治疗后好转,5h 前突发剑突下持续性疼痛,伴寒战高热,呕吐胃内容物少许。体格检查:神志淡漠,烦躁不安,皮肤巩膜黄染,剑突下及右上腹压痛,肌紧张,肝区叩击痛;T 39℃,P 125 次 /min,R 26 次 /min,BP 80/54mmHg。辅助检查:白细胞计数 $24×10^9$/L,中性粒细胞比值 87%,血清淀粉酶 200U/dl(Somogyi 法)。

1. 该病人最重要的诊断为
    A. 急性胰腺炎   B. 急性胆囊炎   C. 急性梗阻性化脓性胆管炎
    D. 肝外胆管结石   E. 胃溃疡伴穿孔

2. 目前最关键的治疗原则是
    A. 使用抗生素   B. 应用肾上腺皮质激素   C. 使用升压药
    D. 紧急行胆道减压术   E. 及时补充血容量

3. 针对目前该病人情况,以下措施**不正确**的是
    A. 留置胃管,持续胃肠减压   B. 建立静脉双通道,补液扩容   C. 物理降温
    D. 半卧位缓解疼痛   E. 持续吸氧

4. 术后观察病人排便情况的主要目的是
    A. 判断病人胆总管通畅的情况   B. 判断病人肠道功能恢复的情况
    C. 及时发现病人有无胃肠道出血   D. 判断病人术后饮食恢复是否合适
    E. 判断病人对脂肪消化和吸收的能力

(5~8 题共用题干)

王先生,52 岁,因突发上腹部钻顶样剧烈疼痛 2h 入院,诉腹痛剧烈,间歇发作并向右肩部放射,疼痛发作时大汗淋漓,伴恶心、呕吐。体格检查:右上腹轻度深压痛。

5. 该病人最可能的诊断是
    A. 急性胆囊炎   B. 胆囊结石   C. 胆总管结石
    D. 胆道蛔虫病   E. 急性胰腺炎

6. 诊断该病首选的检查方法是
    A. 腹部超声   B. CT   C. 腹部平片
    D. MRI   E. 超声内镜

7. 关于该疾病的治疗措施,叙述**不正确**的是
    A. 给予解痉镇痛药   B. 经胃管注入氧气
    C. 立即急诊手术   D. 应用抗生素预防和控制感染
    E. 发作时口服 33% 的硫酸镁

8. 该病人在治疗过程中出现神志淡漠、寒战高热、呼吸急促、脉搏细速伴血压下降,应警惕发生
    A. 肝脓肿   B. 急性梗阻性化脓性胆管炎   C. 急性胰腺炎
    D. 胆汁性腹膜炎   E. 胆道出血

(9~12 题共用题干)

李女士,50 岁,1d 前进油腻食物后,出现右上腹疼痛,阵发加剧,疼痛向右肩背部放射,继而出现发热,伴恶心、呕吐。体格检查:急性面容,巩膜无黄染,右上腹压痛、轻度反跳痛和肌紧张,Murphy 征(+)。无移动性浊音,肠鸣音正常。T 38.5℃,P 98 次 /min,R 22 次 /min,BP 110/60mmHg。辅助检查:血常规示血红蛋白

130g/L,白细胞计数 $13×10^9$/L。腹部超声显示胆囊增大,壁增厚,腔内可见多个强回声光团伴声影,肝、胰、脾、肾未见异常。

9. 该病人的诊断为

    A. 急性结石性胆囊炎　　　　B. 急性腹膜炎　　　　C. 急性胰腺炎

    D. 急性胃炎　　　　　　　　E. 十二指肠溃疡

10. 该病人目前最主要的护理诊断/问题是

    A. 低效性呼吸型态　　　　　B. 急性疼痛　　　　C. 体液不足

    D. 营养失调:低于机体需要量　E. 组织灌注减少

11. 下列对该病人的治疗措施,**不妥**的是

    A. 禁食　　　　　　　　　　B. 胃肠减压　　　　C. 使用抗生素

    D. 物理降温　　　　　　　　E. 使用吗啡镇痛

12. 若该病人经治疗后腹痛加重,出现全腹压痛、反跳痛及肌紧张,伴寒战、高热,最可能并发了

    A. 肝脓肿　　　　　　　　　B. 急性十二指肠穿孔　　C. 胆囊穿孔

    D. 急性胰腺炎　　　　　　　E. 急性胃穿孔

(13~16 题共用题干)

张女士,63 岁,因右上腹阵发性绞痛,伴寒战高热、黄疸 12h 入院,诊断为急性梗阻性化脓性胆管炎,急诊行胆囊切除 + 胆总管探查 +T 管引流术。

13. 术后该病人取半卧位的目的,**不正确**的是

    A. 减少术后的出血　　　　　B. 利于腹腔的引流　　　C. 减轻伤口缝线的张力

    D. 减轻术后伤口的疼痛　　　E. 有利于病人的呼吸

14. 该病人术后留置 T 管,关于术后 T 管引流的作用,下列**不妥**的是

    A. 防止胆汁性腹膜炎　　　　　　　　B. 引流胆汁

    C. 防止胆管狭窄、梗阻等并发症　　　D. 支撑胆道

    E. 防止胆道出血

15. 术后 T 管拔管后的观察要点**不包括**

    A. 食欲和消化情况　　　　　B. 肝肾功能　　　　　C. 大便的色泽

    D. 黄疸的情况　　　　　　　E. 腹痛和发热

16. 该病人将带 T 管出院,下列指导**不妥**的是

    A. 保护好引流管,防止引流管脱落　　B. 定期到医院换药和更换引流袋

    C. 如果出现腹痛,可自行在家服用镇痛药　D. 注意休息

    E. 进食低脂、高蛋白和高维生素易消化的饮食

(17~20 题共用题干)

陈先生,56 岁,因间歇性腹痛,伴发热、黄疸收入院,入院诊断为梗阻性黄疸,定于明日行内镜逆行胰胆管造影(ERCP)。

17. 下列**不宜**选用 ERCP 检查的是

    A. 急性阑尾炎　　　　　　　B. 胆道疾病伴黄疸　　　C. 胰腺肿瘤

    D. 壶腹部肿瘤　　　　　　　E. 先天性胆胰腺异常

18. 该病人行 ERCP 的目的,下列**不正确**的是

    A. 观察十二指肠和乳头部的病变,对病变部位取材做活检

    B. 用于治疗如肝内胆管结石

    C. 收集胆汁进行理化及细胞学检查

    D. 通过造影显示和诊断胆道系统和胰管的病变

    E. 用于治疗如鼻胆管引流

19. 该病人行 ERCP 检查前准备的药物**不包括**

    A. 地西泮　　　　　　　B. 哌替啶　　　　　　　C. 碘海醇

    D. 东莨菪碱　　　　　　E. 吗啡

20. 对该病人行 ERCP 检查后的护理措施**不妥**的是

    A. 监测血清淀粉酶　　　　　　　　　B. 观察体温变化

    C. 观察腹部体征　　　　　　　　　　D. 观察鼻胆管引流的颜色、性状和量

    E. 检查后指导病人立即进食

（二）名词解释

1. 胆囊结石

2. 胆管结石

3. 急性胆囊炎

4. 急性梗阻性化脓性胆管炎

（三）简答题

1. 简述 LC 术后发生胆瘘的护理措施。

2. 简述胆道术后安置 T 管的目的。

3. 简述 T 管引流病人带管期间的护理措施。

4. 简述急性梗阻性化脓性胆管炎病人的临床表现。

（四）病例分析题

1. 李女士，49 岁，因反复上腹部疼痛 2 年，复发加重 2d 入院。2d 前病人无明显诱因出现上腹部疼痛并逐渐加重，6h 前出现右上腹剧痛，伴恶心、呕吐、发热、寒战等症状，遂急诊就诊。体格检查：神志淡漠、烦躁不安，皮肤巩膜黄染，右上腹及剑突下压痛，轻度肌紧张及反跳痛，Murphy 征(+)，腹稍胀，未见肠型及蠕动波，肠鸣音正常。T 39.1℃，P 116 次 /min，R 26 次 /min，BP 78/50mmHg。实验室检查：血红蛋白 116g/L，白细胞计数 20.8×10^9/L，总胆红素 65μmol/L，结合胆红素 25.0μmol/L。病人 2 年前经腹部超声检查证实为胆囊结石，曾行排石治疗，近半年来腹痛发作频繁。

请问：

（1）针对病人目前情况，请列出主要的护理诊断 / 问题。

（2）护士接诊后，针对病人病情应配合医师采取哪些护理措施？

2. 王女士，55 岁，因剑突下持续性疼痛伴呕吐 2d 急诊入院，诊断为"急性胆囊炎伴胆囊结石"。病人 2d 前晚饭后突然出现上腹部疼痛，以剑突下为甚，疼痛向右肩部放射，伴恶心、呕吐，呕吐物为胃内容物及黄色苦味液体，自服消炎利胆片，腹痛无明显缓解。体格检查：T 37.3℃，P 90 次 /min，BP 120/85mmHg。急性痛苦面容，皮肤巩膜无黄染，腹部平坦，右上腹及剑突下压痛、反跳痛，无肌紧张，Murphy 征阳性。辅助检查：血常规示红细胞计数 4.77×10^{12}/L，血红蛋白 114g/L，白细胞计数 12.7×10^9/L。腹部超声显示胆囊增大，壁增厚，腔内可见多个强回声光团伴声影，肝、胰、脾、肾未见异常。

请问：

（1）针对目前病人病情，护士可采取哪些措施缓解病人疼痛？

（2）病人行腹腔镜胆囊切除术后的护理措施有哪些？

【参考答案】

（一）选择题

A1/A2 型题

1. C	2. D	3. E	4. E	5. E	6. D	7. A	8. C	9. A	10. A
11. D	12. D	13. B	14. D	15. C	16. E	17. D	18. A	19. E	20. D
21. E	22. D	23. B	24. D	25. C					

A3/A4 型题

1. C　　2. D　　3. D　　4. A　　5. D　　6. A　　7. C　　8. B　　9. A　　10. B

11. E　　12. C　　13. A　　14. E　　15. B　　16. C　　17. A　　18. B　　19. E　　20. E

（二）名词解释

1. 胆囊结石指发生在胆囊内的结石,主要为胆固醇结石、混合性结石或黑色素结石。常与急性胆囊炎并存,为常见病和多发病。

2. 胆管结石指发生在肝内、外胆管的结石。左右肝管汇合部以下的肝总管和胆总管结石为肝外胆管结石,汇合部以上的结石为肝内胆管结石。

3. 急性胆囊炎指胆囊管梗阻和细菌感染引起的炎症,为一种常见急腹症。

4. 急性梗阻性化脓性胆管炎是急性胆管炎的严重阶段,又称急性重症胆管炎,本病的发病基础是胆道梗阻及细菌感染。

（三）简答题

1. ①观察腹部体征及引流液情况,病人出现发热、腹胀、腹痛、腹膜刺激征等表现,或腹腔引流液呈黄绿色胆汁样,立即报告医师并协助处理;②取半卧位,保持引流通畅,充分引流胆汁;③维持水、电解质平衡;④若敷料被渗漏的胆汁浸湿,应及时更换,并予氧化锌软膏或皮肤保护膜涂敷局部皮肤,避免胆汁刺激和损伤皮肤。

2. ①引流胆汁和减压:防止因胆汁排出受阻导致的胆总管内压力增高、胆汁外漏引起腹膜炎。②引流残余结石:使胆道内残余结石,尤其是泥沙样结石通过 T 管排出体外;亦可经 T 管行造影或胆道镜检查、取石。③支撑胆道:防止胆总管切开处粘连、瘢痕狭窄等导致管腔变小。

3. ①妥善固定引流管,以防管道脱出;②观察并记录 T 管引流出胆汁的颜色、性状和量;③保持引流通畅,防止管道阻塞;④定期更换引流袋,更换时严格执行无菌操作;⑤注意引流高度,以防胆汁逆流引起感染;⑥保护引流管口周围皮肤,防止胆汁浸润皮肤引起炎症反应。

4. 典型临床表现为腹痛、寒战高热、黄疸,还有休克及中枢神经系统受抑制的表现,称为 Reynolds 五联征。

（四）病例分析题

1. (1) 主要的护理诊断 / 问题:①组织灌注不足　与感染性休克有关;②低效呼吸型态　与感染中毒有关;③体温过高　与胆管梗阻并继发感染有关;④急性疼痛　与胆道梗阻有关;⑤有受伤的危险　与神志改变有关。

(2) 护理措施:①观察神志、生命体征、腹部体征及皮肤黏膜情况,监测血常规、电解质、血气分析等结果的变化,警惕发生 MODS。②维持体液平衡,严密监测体温和血压的变化,准确记录 24h 出入量,必要时监测中心静脉压及每小时尿量;补液扩容;纠正水、电解质及酸碱平衡失调。③密切观察呼吸频率、节律和幅度;动态监测动脉血氧分压(PaO_2)和血氧饱和度,了解病人的呼吸功能状况;经鼻导管、面罩、呼吸机辅助等方法给氧,改善缺氧症状。④采用物理降温和 / 或药物降温维持正常体温;联合应用足量有效的抗生素,控制感染。⑤禁食和胃肠减压期间,通过肠外营养途径维持和改善营养状况;凝血功能障碍者,补充维生素 K_1。⑥准确评估病情,当病人出现神志不清、烦躁不安或发生谵妄时,应使用床挡、保护性约束等措施,有效预防跌倒、坠床、非计划拔管等护理不良事件发生。⑦完善急诊手术前检查及准备。

2. (1) 疼痛的护理:①嘱病人卧床休息,取舒适体位;②指导病人进行有节律的深呼吸,达到放松和减轻疼痛的目的;③对诊断明确且剧烈疼痛者,予消炎利胆、解痉镇痛药物,以缓解疼痛;④加强病情观察,评估疼痛是否缓解或者加重;⑤急性期需禁食,待炎症得到控制后,再过渡至低脂饮食。

(2) 术后护理措施:①病情观察:严密观察病情、生命体征及腹部体征;有引流管者,观察并记录引流液颜色、性状和量。②体位与活动:清醒且血压稳定者,改为半卧位;鼓励并指导病人早期下床活动。③饮食指导:LC 术后禁食 6h,术后 24h 内饮食以无脂流质、半流质为主,逐渐过渡至低脂饮食。④疼痛护理:通过超前镇痛、多模式镇痛的实施,实现病人个体化疼痛管理。⑤伤口护理:保持伤口敷料清洁干燥;根据渗液、渗血等情况,按无菌原则更换伤口敷料。⑥观察并有效处理出血、胆瘘、CO_2 气腹相关并发症。

【部分习题解析】

（一）选择题

A1/A2 型题

1. C　ERCP 是经内镜逆行胆胰管造影,可引起十二指肠乳头水肿,导致胰液流出不畅,诱发急性胰腺炎。

2. D　腹部超声是普查和诊断胆道疾病的首选方法。

3. E　进行夹管试验时,如胆总管下端存在梗阻或胆汁流入肠道不畅,病人可出现发热、腹痛、黄疸等表现。

4. E　T 管拔除前必须夹管试验成功,胆道造影检查未发现胆道残余结石,造影剂充分引流后方可拔管。

5. E　胆道蛔虫病的典型临床表现为剑突下钻顶样剧烈疼痛,常伴有恶心、呕吐,呕吐物中有时可见蛔虫。

6. D　肝外胆管结石平时无症状或仅有上腹不适,当结石阻塞胆道并继发感染时,可表现为典型的 Charcot 三联征,即腹痛、寒战高热、黄疸。

7. A　急性梗阻性化脓性胆管炎发生后因大量的细菌和毒素进入体循环引起全身化脓性感染和多器官功能损害,甚至引起感染性休克和多器官功能衰竭。

8. C　急性坏疽性胆囊炎常并发胆囊穿孔,多发生于底部和颈部。

9. A　T 管引流期间,如胆总管远端有阻塞,胆汁不能流向肠道出现 T 管引流出的胆汁量过多。

10. A　胆固醇结石形成的最主要原因是胆汁中胆固醇浓度明显增高,胆汁中的胆固醇呈过饱和状态并析出、沉淀、结晶,从而形成结石。

11. D　急性梗阻性化脓性胆管炎,又称急性重症胆管炎,除了具有急性胆管炎的 Charcot 三联征外,还有休克及中枢神经系统受抑制的表现。

12. D　T 管拔管前须试行夹管 1~2d,腹腔引流管拔管前一般不需夹管。

13. B　急性胆囊炎典型的体征为 Murphy 征阳性。

14. D　胆道蛔虫病表现为突然发生剑突下方钻顶样绞痛,伴右肩或背部放射痛。

15. C　胆囊结石的胆绞痛常发生于饱餐、进食油腻食物后或睡眠中体位改变时。

16. E　ERCP 可作为术前减黄或恶性肿瘤所致梗阻性黄疸的非手术治疗手段。

17. D　胆汁中的胆固醇呈过饱和状态析出、沉淀、结晶从而形成结石。

18. A　胆色素钙结石主要发生于肝内胆管内。肝外胆管结石多为胆固醇类结石或黑色素结石。

19. C　发生胆绞痛时应慎用吗啡,因吗啡可引起 Oddi 括约肌痉挛,从而加重疼痛。

20. D　急性胆囊炎病人发病 72h 若未并发穿孔、腹膜炎、胆管炎等并发症,不具备急诊手术指征。

21. E　胆囊结石继发胆管结石宜采用胆道切开取石、胆道探查术。

22. D　胆道远端通畅时,T 管引流量减少,黄疸逐渐消退,食欲转好;胆道远端堵塞时,胆汁无法流向肠道则会导致 T 管引流量增多。

23. B　急性梗阻性化脓性胆管炎最常见的梗阻因素是胆管结石引起的梗阻。

24. D　胆道蛔虫病发作时较重的症状与较轻的体征不符是本病的特点。

25. C　抗休克治疗的同时行手术治疗、解除胆道梗阻是治疗胆道梗阻引起感染性休克的重要原则。

A3/A4 型题

1. C　典型症状:腹痛、寒战高热、黄疸,伴休克及中枢神经系统受抑制的表现。

2. D　治疗的关键原则是解除胆道梗阻,其余措施均为对症治疗。

3. D　病人处于休克状态,应采用休克体位。

4. A　通过对排便情况的观察可判断病人胆总管是否通畅,大便颜色呈黄色,说明胆总管通畅,胆汁流向肠道。

5. D　胆道蛔虫病临床表现的特点是剧烈的腹痛与较轻的腹部体征不相称。

6. A　腹部超声是诊断胆道蛔虫病的首选方法,可见蛔虫体。

7. C　治疗原则以非手术为主,仅在非手术治疗无效或出现严重并发症时考虑手术。

8. B　该病人在治疗过程中出现寒战高热、伴神志改变和血压下降,最有可能发生急性梗阻性化脓性胆管炎。

9. A　临床表现、体征及腹部超声检查结果均提示为急性结石性胆囊炎。

10. B　该病人目前最主要护理诊断/问题是急性疼痛。

11. E　发生胆绞痛时应慎用吗啡,因吗啡可引起 Oddi 括约肌痉挛,从而加重疼痛。

12. C　若该病人经治疗后腹痛加重,且范围扩大,出现腹膜炎症状,最可能的原因是发生了胆囊穿孔。

13. A　术后取半卧位有利于腹腔引流液的排出;减轻伤口缝线张力并减轻术后伤口疼痛;半卧位使膈肌下移,利于病人的呼吸。

14. E　安置 T 管的目的为引流胆汁和减压;引流残余结石,经 T 管行造影或胆道镜检查、取石;支撑胆道,防止胆总管切开处粘连、瘢痕狭窄等。

15. B　T 管拔除后可通过观察病人消化情况,大便颜色,有无黄疸、腹痛和发热,了解拔管后胆道通畅情况。

16. C　带 T 管出院的病人如果出现腹痛,应及时就医,不能自行在家服用镇痛药,以免延误病情。

17. A　胆道疾病伴黄疸、胆源性急性胰腺炎、胆胰或壶腹周围肿瘤、先天性胆胰管异常适合 ERCP 检查。

18. B　ERCP 不能用于治疗肝内胆管结石。

19. E　ERCP 检查前应准备的药物不包括吗啡,因吗啡可引起 Oddi 括约肌痉挛,诱发急性胰腺炎。

20. E　ERCP 检查后,胰管未显影者检查后禁食 2h,胰管显影者术后暂禁食,待血清淀粉酶水平正常后方可进食低脂半流质饮食。

(龚　姝)

第三十二章　胰腺疾病病人的护理

【重点和难点】

(一) 基本概念

1. 急性胰腺炎　胰腺分泌的胰酶在胰腺内被异常激活,对胰腺自身及其周围脏器产生消化作用而引起的炎症性疾病,是一种常见的急腹症。

2. 胰腺癌　是一种发病隐匿,进展迅速,治疗效果及预后极差的消化道恶性肿瘤,其发病率呈明显增加的趋势。

3. 壶腹周围癌　是指发生于距十二指肠乳头 2cm 以内的肿瘤,主要包括壶腹癌、胆总管下端癌和十二指肠腺癌。

4. 胰岛素瘤　是来源于胰岛 β 细胞的一种少见肿瘤,占功能性胰腺内分泌肿瘤的 70%~80%。

(二) 急性胰腺炎

1. 病因　急性胰腺炎有多种致病危险因素,胆道疾病、高脂血症和饮酒是最常见的病因,国内以胆道疾病为主,占 50% 以上。急性胰腺炎的病因还包括:十二指肠液反流、创伤及医源性因素、饮食因素、感染因素、内分泌和代谢因素、药物因素、遗传和自身免疫性疾病和肿瘤等。

2. 临床表现　腹痛常于饱餐和饮酒后突然发作,腹痛剧烈,呈持续性、刀割样疼痛。腹胀与腹痛同时存在,伴恶心、呕吐,且呕吐后腹痛不缓解。急性胰腺炎早期只有中度发热,胰腺坏死伴感染时,持续高热为主要症状之一；黄疸程度一般较轻；病情严重者可出现休克和器官功能障碍。压痛多局限于中上腹部，常无明显肌紧张；病情严重者压痛明显，并有肌紧张和反跳痛。移动性浊音阳性，肠鸣音减弱或消失。少数严重病人出现 Grey-Turner 征和 / 或 Cullen 征。

3. 辅助检查

(1) 实验室检查：胰酶测定是最常用的诊断方法。淀粉酶值越高诊断正确率越大，但淀粉酶升高的幅度和病变严重程度不呈正相关。血清脂肪酶和血清淀粉酶平行地升高，两者的联合测定可增加诊断的准确性。还可发生血钙降低、血糖升高、白细胞计数升高、肝功能异常、血气分析指标异常等。

(2) 影像学检查：CT 是最具诊断价值的影像学检查。

4. 处理原则　根据急性胰腺炎的分型、分期和病因选择恰当的治疗方法。

(1) 非手术治疗：①禁食、胃肠减压；②补液、维持酸碱平衡、防治休克；③镇痛和解痉；④抑制胃酸、胰液分泌及抗胰酶疗法；⑤营养支持；⑥预防感染；⑦中药治疗。

(2) 手术治疗：最常采用胰腺和胰周坏死组织清除加引流术。若为胆源性胰腺炎，根据胆道有无梗阻采取不同的处理方法，手术目的是取出结石、解除梗阻、通畅引流。

5. 护理措施

(1) 非手术治疗护理 / 术前护理：①控制疼痛：取舒适体位；疼痛剧烈时，予解痉、镇痛药物；②禁食、持续胃肠减压、使用抑制胰腺分泌的药物；③维持营养供给：禁食期间给予肠外营养支持，轻型急性胰腺炎一般1周后可开始进食无脂低蛋白流质，并逐渐过渡至低脂饮食；重症急性胰腺炎待病情稳定、淀粉酶恢复正常、肠麻痹消失后，可通过空肠造瘘管行肠内营养支持，并逐步过渡至全肠内营养及经口进食；④静脉补液：维持水、电解质及酸碱平衡；⑤降低体温，使用抗生素控制感染；⑥用药护理；⑦心理护理。

(2) 术后护理：行胰腺及胰周坏死组织清除加引流术后病人的护理措施包括：①严密观察病情。②予以合适体位。③引流管的观察及护理：引流管上需标注管道名称及安置时间，明确引流管安置部位及作用；将引流管远端与相应的引流装置紧密连接并妥善固定，定期更换引流装置。观察并记录引流液量、色和性状，定期挤压，防止堵塞，保持引流通畅。腹腔双套管灌洗引流用生理盐水加抗生素，以 20~30 滴 /min 持续腹腔灌洗；保持引流通畅，持续低负压吸引；观察引流液量、色和性状；维持出入量平衡；发现引流管道堵塞应及时通知医师处理；掌握正确拔管指征。④观察伤口情况。⑤积极预防和处理出血、胰瘘、胃肠道瘘等并发症。

(3) 健康教育：①积极治疗胆道疾病、戒酒、预防感染、正确服药等，预防复发；②劳逸结合，保持良好心情；③规律饮食，少量多餐，避免饱食，进食低脂饮食，少食油腻食物，忌食刺激、辛辣食物，禁烟酒；④监测血糖及血脂，必要时使用药物控制；⑤定期复查，出现胰腺假性囊肿、胰腺脓肿、胃肠道瘘等并发症时，及时就诊。

(三) 慢性胰腺炎

1. 临床表现　通常将腹痛、体重下降、糖尿病和脂肪泻称为慢性胰腺炎四联症。仅少数病人出现黄疸。

2. 处理原则　去除病因、控制症状、改善胰腺功能、治疗并发症和提高生活质量等。

(1) 非手术治疗：病因治疗、镇痛、饮食控制、补充胰酶、治疗糖尿病、营养支持等。

(2) 手术治疗：目的在于减轻疼痛，延缓疾病进展，但不能逆转病理过程。手术方式包括胰腺切除术、胰管引流术、胰腺切除联合胰管引流术、内脏神经切断术等。

3. 护理措施　①心理护理：关心理解病人，帮助其戒除烟酒，建立规律的生活方式及良好的行为习惯。②饮食指导：戒酒，规律饮食，食物应富含碳水化合物 (有糖尿病时须限制) 和蛋白质，有严重脂肪泻时限制脂肪摄入量。③疼痛护理：避免过度劳累和精神紧张，严格禁酒；腹部钝痛者，可给予解痉、镇静剂或口服镇痛药物。④药物指导：口服胰酶制剂，胰酶制剂应与"食"同进。⑤营养支持：禁食期间可短期间歇、有计划的采用肠外营养和 / 或肠内营养支持。

(四) 胰腺癌

1. 临床表现　上腹痛是最常见的首发症状。黄疸是胰头癌的主要症状，由癌肿侵及或压迫胆总管所致，呈进行性加重。早期常有食欲减退、上腹饱胀、消化不良、腹泻的症状；部分病人可出现恶心、呕吐。还可伴有消瘦和乏力、体重下降、贫血、低蛋白血症、发热、急性胰腺炎发作、糖尿病、脾功能亢进及血栓性静脉炎等。

2. 处理原则 手术切除是胰腺癌最有效的治疗方法。根治性手术包括胰十二指肠切除术、保留幽门的胰十二指肠切除术、胰体尾切除术、全胰切除术、姑息性手术等。

3. 护理措施 ①疼痛护理:合理使用镇痛药,对于中晚期胰腺癌病人,持续疼痛者可给予芬太尼透皮贴剂。②改善营养状况:指导病人进食高热量、高蛋白、高维生素、低脂饮食。补充白蛋白,使手术时血清白蛋白达到或维持35g/L左右。③改善肝功能:静脉输注高渗葡萄糖加胰岛素和钾盐,使用保肝药、复合维生素B、维生素K_1等。④积极预防和处理出血、胰瘘、胆瘘、感染、胃排空延迟等并发症。

(五)壶腹周围癌

1. 临床表现 常见临床症状为黄疸、腹痛和消瘦,黄疸可呈波动性,还可出现体重下降、食欲减退、乏力等非特异性症状。

2. 处理原则 手术切除是壶腹周围癌的首选治疗方法。根治性手术包括胰十二指肠切除术和保留幽门的胰十二指肠切除术;姑息性手术包括胆肠吻合术和胃空肠吻合术。

3. 护理措施 术前/术后护理参见胰腺癌病人的护理。指导病人戒烟酒;均衡饮食;少量多餐;限制咖啡饮用量;术后每3~6个月复查1次,若出现贫血、发热、黄疸等情况,及时就诊。

(六)胰岛素瘤

1. 临床表现 主要表现为肿瘤释放过量胰岛素所致的低血糖综合征。当病人低血糖发作时,常头痛、视物模糊、思维不连贯、健忘,还可能发生癫痫、共济失调、语言及自主运动障碍,最严重的表现是昏迷。应激发生的低血糖导致儿茶酚胺释放,交感肾上腺反应引起大汗、虚脱、心悸、震颤、恐惧和焦虑等。为避免低血糖发作,病人常因加餐而致肥胖。

2. 处理原则 一旦确诊,应尽早手术切除。

3. 护理措施 ①安全管理:预防病人发生跌倒、坠床或意外伤害。②并发症的护理:动态监测血糖,了解血糖波动及低血糖发生规律;指导病人规律进食,定时加餐,减少或避免发生低血糖;如血糖偏高,根据血糖值使用胰岛素,维持血糖在正常范围。③健康教育:加强自我观察,随身携带含糖食品,出现神志淡漠、昏迷等严重低血糖症状时,应立即送医院急救。

【习题】

(一)选择题

A1/A2 型题

1. 胰腺疾病与胆道疾病互相关系的解剖基础是
    A. 胆总管与胰管共同开口于十二指肠乳头
    B. 胆总管与胰腺紧贴,并位于胰腺后方
    C. 胆总管和胰管开口处均有括约肌围绕
    D. 胰腺肿大时能压迫胆总管
    E. 均属肝门部器官

2. 我国急性胰腺炎最常见的病因是
    A. 胆道疾病　　　B. 饮食因素　　　C. 过量饮酒　　　D. 高脂血症　　　E. 创伤

3. 急性胰腺炎的基本病理改变是
    A. 纤维化增生　　　　　B. 水肿、出血、坏死　　　　　C. 假性囊肿
    D. 脓肿　　　　　E. 萎缩、退化

4. 张先生,45 岁,诊断为急性胰腺炎,予以非手术治疗,提示其病情加重的临床表现是
    A. 腹痛　　　B. 腹胀　　　C. 呕吐　　　D. 休克　　　E. 黄疸

5. 急性胰腺炎病人腹痛的特点是
    A. 开始于右上腹　　　　　B. 常于夜间突然发作　　　　　C. 呕吐后腹痛可缓解
    D. 呈间歇性疼痛　　　　　E. 腹痛剧烈,呈持续性疼痛

6. 与血清淀粉酶联合测定可增加急性胰腺炎诊断准确性的是

    A. 血清脂肪酶   B. 血糖   C. 血钙

    D. 白细胞计数   E. C 反应蛋白

7. 急性胰腺炎病人尿淀粉酶与血清淀粉酶增高的关系为

    A. 前者与后者同时增高   B. 前者增高先于后者

    C. 前者增高迟于后者   D. 前者不增高,后者增高

    E. 前者下降时间先于后者

8. 诊断急性胰腺炎的重要依据是

    A. 上腹部疼痛   B. 腹胀,排气、排便停止

    C. 肠鸣音减弱   D. 血清淀粉酶超过 500U/dl(Somogyi 法)

    E. 腹膜刺激征

9. 下列对急性胰腺炎的描述正确的是

    A. 我国主要的发病原因是高脂血症

    B. 出现休克和多器官功能障碍提示病情严重

    C. 腹痛为主要症状,一般无腹胀和黄疸

    D. 血清淀粉酶升高幅度与病变严重程度呈正相关

    E. 血清脂肪酶升高不具有特异性

10. 胰腺癌切除率低的主要原因为

    A. 早期发生局部浸润和淋巴转移   B. 癌的恶性程度高

    C. 合并胆道疾病   D. 年老、体弱

    E. 手术复杂

11. 胰岛素瘤最主要的临床症状是

    A. 疼痛   B. 高血压   C. 消瘦

    D. 发作性低血糖   E. 库欣(Cushing)综合征

12. 胰腺癌最常见的病理类型为

    A. 腺泡细胞癌   B. 导管细胞腺癌   C. 多形性腺癌

    D. 纤维细胞腺癌   E. 黏液性囊腺癌

13. 胰腺癌好发的部位是

    A. 胰腺头部   B. 胰腺体部   C. 胰腺尾部

    D. 全胰腺   E. 异位胰腺

14. 急性胰腺炎病人实验室检查结果最具诊断价值的是

    A. 血清淀粉酶升高   B. 血钙升高   C. 血糖降低

    D. 白细胞计数升高   E. 血小板数升高

15. 急性胰腺炎的手术适应证是

    A. 早期急性胰腺炎   B. 后期急性胰腺炎

    C. 中度重症胰腺炎   D. 胰腺和胰周坏死组织继发感染

    E. 水肿性胰腺炎合并局限性腹膜炎

16. 急性胰腺炎病人血清淀粉酶高低与病变严重程度的关系是

    A. 急性出血坏死性胰腺炎发病 24h 内血清淀粉酶不升高

    B. 严重出血坏死性胰腺炎血清淀粉酶可不升高

    C. 血清淀粉酶高提示胰腺严重破坏

    D. 血清淀粉酶高低与胰腺病变严重程度成正比

    E. 急性水肿性胰腺炎淀粉酶多数不高

17. 胰头癌与壶腹周围癌的主要鉴别要点是
    A. 黄疸进行性加重
    B. 肝功能异常
    C. 淀粉酶升高
    D. 消化不良、腹泻
    E. 皮肤瘙痒

18. 胰腺癌最常见的首发症状是
    A. 上腹痛和上腹饱胀不适
    B. 黄疸
    C. 食欲减退、消化不良
    D. 消瘦和乏力
    E. 发热

19. 诊断胰岛素瘤最准确的方法是
    A. 儿茶酚胺测定
    B. 空腹血糖测定
    C. 葡萄糖耐量试验
    D. 饥饿试验
    E. 血清胰岛素测定

20. 急性胰腺炎病人需慎用的解痉镇痛药是
    A. 山莨菪碱　　B. 吗啡　　C. 阿托品　　D. 哌替啶　　E. 曲马多

A3/A4 型题

(1~4 题共用题干)

王先生,35 岁,与朋友聚餐后突感上腹部疼痛 8h 入院,入院前呕吐两次,呕吐物为胃内容物,呕吐后疼痛无明显缓解。体格检查:T 38.3℃,P 96 次/min,R 22 次/min,BP 110/64mmHg,上腹部正中偏左压痛、反跳痛,肌紧张不明显,听诊肠鸣音减弱。血常规示白细胞计数 12.0×10⁹/L,中性粒细胞比值 88%。

1. 该病人最可能的诊断是
    A. 急性胰腺炎
    B. 急性胃肠炎
    C. 急性胆囊炎
    D. 急性单纯性肠梗阻
    E. 急性阑尾炎

2. 为进一步明确诊断,首选的检查是
    A. 腹部平片
    B. 腹部超声
    C. 血清淀粉酶测定
    D. 血糖测定
    E. 血钙测定

3. 该病人目前的治疗原则是
    A. 进食流质,解痉镇痛
    B. 进食流质,营养支持
    C. 进食流质,中药治疗
    D. 禁食,解痉镇痛
    E. 禁食,急诊手术

4. 该疾病治疗后期最可能的并发症是
    A. 胰周脓肿　　B. 胆囊穿孔　　C. 肠出血　　D. 肠梗阻　　E. 胃溃疡

(5~8 题共用题干)

陈先生,42 岁,因持续中上腹疼痛 6h 急诊入院。体格检查:T 38 ℃,P 90 次/min,R 24 次/min,BP 105/75mmHg,上腹部有压痛,腹痛向腰背部放射。辅助检查:血清白细胞计数 12.0×10⁹/L,血清淀粉酶 1 020U/dl(Somogyi 法),尿淀粉酶 220U/dl(Somogyi 法),血清钙 2.5mmol/L,血糖 12.0mmol/L。病人既往有乙型肝炎、胆囊结石病史。临床初步诊断为急性胰腺炎。

5. 该病人发生急性胰腺炎最可能的病因是
    A. 暴饮暴食　　B. 高脂血症　　C. 过量饮酒　　D. 胆道疾病　　E. 胰腺外伤

6. 下列药物中能有效抑制胰腺分泌的是
    A. 阿托品
    B. 西咪替丁
    C. 生长抑素
    D. 曲马多
    E. 山莨菪碱

7. 该病人的实验室检查结果中,最具有诊断价值的是
    A. 尿淀粉酶
    B. 血清淀粉酶
    C. 血糖
    D. 血钙
    E. 白细胞计数

8. 该病人在药物治疗过程中,可能引起 Oddi 括约肌张力增高的是
    A. 吗啡
    B. 山莨菪碱
    C. 葡萄糖酸钙
    D. 氯化钾
    E. 生长抑素

(9~11 题共用题干)

李先生,60 岁,因发现黄疸 2 个月,进行性加重 10d 入院,诊断为胰头癌,行胰十二指肠切除术治疗,病人术后第 5d 出现发热,T 38.5℃,伴明显腹痛、腹胀,腹腔引流管引流量增加,为无色水样液体。

9. 该病人最可能出现的并发症是

  A. 胆瘘   B. 胰瘘   C. 肠瘘   D. 膈下脓肿   E. 肠梗阻

10. 为进一步明确诊断,首选的检查是

  A. 腹部平片   B. 腹部彩超   C. 检测血清淀粉酶含量

  D. 检测引流液淀粉酶含量 E. 检测引流液酸碱度

11. 为保护瘘口周围的皮肤,可选用的药物是

  A. 氧化锌软膏   B. 33% 硫酸镁溶液   C. 利多卡因

  D. 地塞米松软膏   E. 红霉素软膏

(12~15 题共用题干)

王先生,55 岁,大量饮酒后左中上腹部持续性钝痛 9h,并向左肩、腰背部放射,伴恶心、呕吐,吐出食物和胆汁,呕吐后腹痛不缓解,无腹泻,病人酗酒数年。体格检查:T 36℃,P 80 次 /min,R 18 次 /min,BP 100/70mmHg,左中上腹压痛。血清淀粉酶 900U/L(Somogyi 单位)。以重症急性胰腺炎收入院。

12. 该病人入院后正确的处理措施是

  A. 尽量不使用镇痛药 B. 给予肠内营养支持 C. 口渴时少量喝水

  D. 安置胃管,持续胃肠减压 E. 慎用抗生素

13. 该病人补液治疗过程中,护理措施正确的是

  A. 先输注胶体液,再输注晶体液   B. 密切观察生命体征,特别是血压和脉搏

  C. 可给予低脂饮食   D. 大量、快速补充水、电解质

  E. 禁用镇痛药

14. 以下检查结果可能与病人诊断相符的是

  A. 血钙增高   B. 尿淀粉酶正常   C. 白细胞计数减少

  D. 低血糖   E. 血清脂肪酶升高

15. 该病人最易出现的脏器功能障碍是

  A. 急性呼吸衰竭   B. 急性心力衰竭   C. 急性肝衰竭

  D. 急性肾衰竭   E. 中枢神经系统受损

(二) 名词解释

1. Grey-Turner 征

2. Cullen 征

(三) 简答题

1. 简述腹腔双套管灌洗引流的护理措施。

2. 简述胰十二指肠切除术后,发生胰瘘病人的护理措施。

3. 简述急性胰腺炎病人补液治疗的护理措施。

(四) 病例分析题

1. 张女士,60 岁,因上腹痛伴恶心、呕吐 12h 急诊入院,病人晚餐后 1h 开始出现上腹正中隐痛,逐渐加重,呈持续性刀割样疼痛并向腰背部放射。伴低热、频繁呕吐,呕吐后腹痛无明显缓解。病人无明确的心、肺、肝、肾病史,既往患胆石症多年。体格检查:T 39℃,P 124 次 /min,R 24 次 /min,BP 130/80mmHg,SpO₂ 90%;急性病容,侧卧蜷曲位,巩膜无黄染,腹膨隆,上腹部压痛、反跳痛,轻度肌紧张,未触及肿块,Murphy 征阴性,肠鸣音稍弱。辅助检查:实验室检查示血红蛋白 120g/L,白细胞计数 $22×10^9$/L,血小板计数 $110×10^9$/L,血清淀粉酶 1 120U/dl(Somogyi 法),尿淀粉酶 320U/dl(Somogyi 法);腹部 X 线未见膈下游离气体。

请问：

(1) 针对病人目前情况,请列出主要的护理诊断/问题。

(2) 护士接诊后,针对病人病情应采取哪些护理措施?

2. 王先生,58岁,因皮肤巩膜黄染半个月入院。半个月前,自觉全身皮肤瘙痒并发现皮肤巩膜黄染,小便为浓茶色,无腹痛、发热等。自行服用消炎利胆片,黄疸未见消退且有加重趋势,发病以来体重下降5kg。体格检查:T 36.8℃,P 70次/min,BP 110/79mmHg。辅助检查:实验室检查示总胆红素53.2μmol/L,直接胆红素36.7μmol/L,CEA及CA19-9升高;增强CT示胰头查见3.2cm×2.6cm稍低密度异常强化肿块影,胰管扩张。

请问：

(1) 针对目前病人皮肤瘙痒,护士可采取哪些措施缓解病人不适?

(2) 病人行胰十二指肠切除术,术后48h内最常见的并发症是什么? 如何护理?

【参考答案】

(一) 选择题

A1/A2 型题

1. A	2. A	3. B	4. D	5. E	6. A	7. C	8. D	9. B	10. A
11. D	12. B	13. A	14. A	15. D	16. B	17. A	18. A	19. E	20. B

A3/A4 型题

1. A	2. C	3. D	4. A	5. D	6. C	7. B	8. A	9. B	10. D
11. A	12. D	13. B	14. E	15. A					

(二) 名词解释

1. 急性出血坏死性胰腺炎病人在腰部、季肋部和下腹部皮肤出现大片青紫色瘀斑,称Grey-Turner征。

2. 急性出血坏死性胰腺炎病人在脐周皮肤出现青紫色改变,称Cullen征。

(三) 简答题

1. ①持续腹腔灌洗:常用生理盐水加抗生素,现配现用,冲洗速度为20~30滴/min。②保持引流通畅:持续低负压吸引,负压不宜过大,以免损伤内脏组织和血管。③观察引流液的颜色、性状和量:引流液开始为含坏死组织、脓液或血块的暗红色混浊液体;2~3d后颜色逐渐变淡、清亮。若引流液呈血性,伴脉速和血压下降,应考虑大血管受腐蚀破裂引起继发出血,需及时通知医师并做急诊手术准备。④维持出入量平衡:准确记录冲洗液量及引流液量,保持平衡;发现引流管道堵塞应及时通知医师处理。⑤拔管指征:病人体温维持正常10d左右,白细胞计数正常,腹腔引流液少于5ml/d,引流液的淀粉酶测定值正常,可考虑拔管。拔管后保持局部敷料的清洁、干燥。

2. ①取半卧位,保持引流通畅。②根据胰瘘程度,采取禁食、持续胃肠减压、静脉泵入生长抑素等措施。③严密观察引流液量、色和性状,准确记录。④必要时做腹腔灌洗引流,防止胰液积聚侵蚀内脏、腐蚀大血管或继发感染。⑤保护腹壁瘘口周围皮肤,可用凡士林纱布覆盖、皮肤保护膜或氧化锌软膏涂抹。

3. ①严密监测生命体征,观察神志、皮肤黏膜温度和色泽,监测电解质、酸碱平衡情况。②准确记录24h出入液量,必要时监测中心静脉压及每小时尿量。③发生休克时迅速建立静脉输液通路,补液扩容,尽快恢复有效循环血量。④重症急性胰腺炎病人易发生低钾、低钙血症,应根据病情及时补充,维持水、电解质及酸碱平衡,预防并治疗低血压,维持循环稳定,改善微循环。

(四) 病例分析题

1. (1) 主要护理诊断/问题:①急性疼痛 与胰腺及其周围组织炎症、胆道梗阻有关;②体液不足 与炎性渗出、呕吐、禁食等有关;③体温过高 与胰腺坏死及周围组织炎症有关;④低效性呼吸型态 与腹胀引起膈肌上移、呼吸频率增快有关。

(2) 护理措施:①控制疼痛:禁食、持续胃肠减压,使用抑制胰腺分泌的药物;疼痛剧烈时,予解痉镇痛药物;协助病人取舒适体位,增加舒适感。②维持水、电解质及酸碱平衡:严密监测生命体征,观察神志、皮肤黏膜温度和色泽,监测电解质、酸碱平衡情况;准确记录24h出入液量,必要时监测中心静脉压及每小时尿量;迅速建立静脉输液通路,补液扩容。③降低体温:予物理降温,必要时予药物降温;遵医嘱使用敏感、能通过血胰屏障的抗生素控制感染。④维持有效呼吸形态:观察呼吸频率、节律和深浅度,动态监测血气,保持呼吸道通畅,持续吸氧以改善缺氧症状。

2.(1)护理措施:①黄疸伴皮肤瘙痒者,指导病人修剪指甲,勿搔抓皮肤,防止破损;②穿宽松纯棉质衣裤;③保持皮肤清洁,用温水擦浴,勿使用碱性清洁剂;④使用镇静药和抗组胺药缓解瘙痒,瘙痒剧烈者可给予炉甘石洗剂外用。

(2)术后48h内最常见的并发症为出血,根据出血部位可分为腹腔出血和消化道出血,两者亦可同时发生。护理措施:①应严密监测生命体征,观察有无心慌、面色苍白、血压下降、脉搏细速等症状;②观察胃肠减压及腹腔引流液的量、色及性状,有无呕血、黑便或便血;③出血量少者可予静脉补液,使用止血药、输血等治疗,出血量大者需急诊行介入或手术止血。

【部分习题解析】

(一)选择题

A1/A2型题

1. A 主胰管与胆总管汇合成Vater壶腹,共同开口于十二指肠乳头,此共同开口是胰腺疾病和胆道疾病互相关联的解剖学基础。

2. A 我国最常见的病因是胆道疾病,约占50%以上。

3. B 基本病理改变为胰腺呈不同程度的水肿、充血、出血和坏死。

4. D 急性胰腺炎的病理生理过程复杂,出现休克和脏器功能障碍时提示病情严重。

5. E 急性胰腺炎腹痛的特点为:常于饱餐和饮酒后突然发作,腹痛剧烈,呈持续性、刀割样疼痛。疼痛部位位于上腹正中偏左,胆源性胰腺炎的腹痛始于右上腹,逐渐向左侧转移。

6. A 血清脂肪酶具有特异性,急性胰腺炎发病后,血清脂肪酶和血清淀粉酶平行地升高,两者的联合测定可增加诊断的准确性。

7. C 血清淀粉酶在发病数小时后开始升高,24h达高峰,持续4~5d;尿淀粉酶在发病24h后才开始上升,48h达高峰,持续1~2周。

8. D 血清淀粉酶正常值40~180U/dl(Somogyi法),血清淀粉酶超过500U/dl具有诊断意义。

9. B 出现休克和多器官功能障碍提示急性胰腺炎病情严重,淀粉酶值越高诊断正确率越大,但淀粉酶升高的幅度和病变严重程度不呈正相关。血清脂肪酶有辅助诊断价值。

10. A 胰腺癌切除率低的主要原因为早期诊断率不高,组织类型以导管细胞腺癌最多见,早期即可发生局部浸润和淋巴转移。

11. D 胰岛素瘤主要表现为肿瘤释放过量胰岛素所致的低血糖综合征。库欣(Cushing)综合征是因糖皮质激素过多引起。

12. B 胰腺癌最常见的组织类型为导管细胞腺癌。

13. A 胰腺癌多发于胰头部。

14. A 血、尿淀粉酶测定是最常用于诊断急性胰腺炎的方法。

15. D 胰腺和胰周坏死组织继发感染是手术适应证,其他情况可先行非手术治疗。

16. B 淀粉酶升高的幅度和病变严重程度不呈正相关,严重的急性出血坏死性胰腺炎,胰腺腺泡广泛破坏,胰酶生成减少,血清淀粉酶测得值反而不高。

17. A 胰头癌发生黄疸是由于癌肿侵及或压迫胆总管所致,黄疸呈进行性加重;壶腹周围癌因肿瘤溃烂、坏死、脱落,可使阻塞部位暂时通畅,黄疸暂时减轻,其黄疸深浅呈波浪式变化。

18. A 胰腺癌早期因肿块压迫导致胰管不同程度的梗阻,引起胰管扩张、扭曲及压力增高,出现上腹不适,因此上腹痛和上腹饱胀不适常为胰腺癌的首发症状。

19. E 诊断胰岛素瘤的最准确方法是血清胰岛素测定。

20. B 急性胰腺炎病人慎用吗啡,以免引起 Oddi 括约肌肌张力增高,从而加重疼痛。

A3/A4 型题

1. A 根据疼痛的特点:餐后发生疼痛,呕吐后疼痛不缓解,腹痛位置在上腹部正中偏左,最可能的诊断为急性胰腺炎。

2. C 为进一步明确诊断实验室检查首选血清淀粉酶测定,影像学检查首选 CT。

3. D 急性胰腺炎病人应予禁食,以减少胰腺分泌,同时解痉镇痛。非手术治疗是急性胰腺炎的基础治疗,经非手术治疗病情恶化者,才考虑手术治疗。

4. A 治疗后期,坏死组织合并感染可形成胰腺或胰周脓肿。

5. D 病人有胆囊结石的病史,且在发病前无饮酒、暴饮暴食、服药等情况,引起急性胰腺炎最可能的病因为胆道疾病。

6. C 能有效抑制胰腺分泌的药物是生长抑素。阿托品、山莨菪碱为解痉药,西咪替丁为抑制胃酸分泌的药物,曲马多为镇痛药。

7. B 实验室检查中最具有诊断价值的结果是血清淀粉酶升高。

8. A 吗啡可引起 Oddi 括约肌肌张力增高,但对预后影响不大。

9. B 根据病人出现腹痛、腹胀,发热,引流量增加且引流液为无色水样液体,判断病人最可能发生了胰瘘。

10. D 为进一步明确诊断,测定引流液的淀粉酶含量是最直接的方法。

11. A 氧化锌软膏能保护瘘口周围皮肤,防止胰液对皮肤的浸润和腐蚀。

12. D 病人诊断已明确,禁食,持续胃肠减压的目的是减少胰液分泌,减轻疼痛,防止呕吐。可以使用解痉镇痛药和抗生素。

13. B 补液过程中应密切观察生命体征,特别是血压和脉搏;急性胰腺炎病人的补液治疗仍应遵循"先晶后胶,先快后慢"的原则。

14. E 重症急性胰腺炎病人血清脂肪酶明显升高,具有特异性,比血清淀粉酶更客观。可出现血钙降低,与脂肪组织坏死和组织内钙皂形成有关。

15. A 重症急性胰腺炎病人出现脏器功能障碍,最先累及的器官常为肺,出现呼吸衰竭。

(李 津)

第三十三章 周围血管疾病病人的护理

【重点和难点】

(一) 基本概念

1. 动脉硬化性闭塞症 是一种全身性疾病,表现为动脉内膜增厚、钙化、继发血栓形成等,是导致动脉狭窄甚至闭塞的一组慢性缺血性疾病。

2. 血栓闭塞性脉管炎 又称 Buerger 病,是一种累及血管的炎症性、节段性和周期性发作的慢性闭塞性疾病。多侵袭四肢中小动静脉,以下肢血管多见,病变常由肢体远端向近端呈节段性发展。

3. 原发性下肢静脉曲张 指下肢浅静脉瓣膜关闭不全,静脉内血液倒流,远端静脉瘀滞,继而病变静脉壁伸长、迂曲,呈曲张表现的一种状态。

4. 深静脉血栓形成 是指血液在深静脉内不正常的凝固、阻塞管腔,从而导致静脉回流障碍,是常见的血栓类疾病。

（二）动脉硬化性闭塞症

1. 病因病理　与高脂血症密切相关，低密度脂蛋白可促进动脉硬化的发生。动脉硬化性闭塞症的病理变化表现为管腔阻塞、动脉管壁变薄，逐渐失去弹性。

2. 临床表现　分 4 期：Ⅰ期（症状轻微期），踝/肱指数 <0.9、Ⅱ期（间歇性跛行期）、Ⅲ期（静息痛期）及Ⅳ期（溃疡和坏死期），踝/肱指数 <0.4。

3. 辅助检查　包括肢体抬高试验、多普勒超声检查、CT 血管造影、磁共振血管造影及数字减影血管造影。

4. 处理原则　控制易患因素、合理用药，防止病变的进一步发展，改善和增进下肢血液循环。

（1）非手术治疗：降低血脂、控制血压。

（2）手术治疗：通过手术或血管腔内治疗方法，重建动脉通路。最常见的手术方法是经皮腔内血管成形术（PTA）。

5. 护理措施

（1）非手术治疗的护理/术前护理：①饮食护理：低热量、低糖、低脂、富含纤维素饮食；②药物护理：指导病人正确使用降血脂药、血管扩张药物以及抗血小板药物；③疼痛护理：睡觉或休息时取头高脚低位，避免久站、久坐或双膝交叉，戒烟，改善循环，镇痛；④患肢护理：保暖、清洁、抗感染，发生坏疽、溃疡时应避免运动；⑤心理护理；⑥功能锻炼：每日适当步行，进行 Buerger 运动。

（2）术后护理：①体位：传统术后取平卧位，患肢安置于水平位，避免关节过屈挤压、扭曲血管。卧床制动 2 周；介入术后髋关节穿刺处需加压包扎弹力绷带，髋关节禁弯，穿刺侧肢体自然伸直制动 24h 后才能下床活动，防止伤口开裂；②病情观察：生命体征、意识、尿量、患肢情况；③引流管护理；④功能锻炼：传统术后 7~10d 病人床上活动，10d 后进行床边活动，3 周内避免剧烈运动；介入术后病人鼓励早期锻炼，在术后 6h 可以进行床上锻炼，术后 24h 可以适当在床旁运动；⑤并发症的护理：预防、观察和处理出血、远端血管栓塞、移植血管闭塞、感染、吻合口假性动脉瘤等并发症。

（3）健康教育：保护患肢；饮食指导；用药指导。

（三）血栓闭塞性脉管炎

1. 病因病理　病因有外来因素及内在因素，主要发病于四肢的中小动脉和小静脉，常起自于动脉，后累及静脉，由远端向近端发展，病变呈节段性，两段之间血管可正常。

2. 临床表现　根据病程分 3 期：局部缺血期、营养障碍期及组织坏死期。

3. 处理原则　包括非手术治疗与手术治疗，治疗重点在于防止病变发展，改善和促进下肢血液循环。

4. 护理措施　①体位：抬高患肢 30°，制动 1 周，并适当做足背伸屈运动；②病情观察；③并发症的护理：预防和处理感染、出血、动脉栓塞、血管痉挛或继发血栓等并发症。

（四）原发性下肢静脉曲张

1. 病因病理　病因包括先天因素与后天因素，主要有静脉瓣膜缺陷，静脉壁薄弱及腹内压升高，病理表现为血液瘀滞引起毛细血管通透性增加，纤维蛋白原、红细胞等渗入组织间隙及血管内微血栓形成。

2. 临床表现　早期表现为下肢沉重、酸胀、乏力和疼痛，后期表现为下肢静脉曲张，血管隆起，蜿蜒成团，常见并发症有血栓性静脉炎及曲张静脉破裂出血。

3. 处理原则

（1）非手术治疗：弹力治疗、药物治疗、注射硬化剂及处理并发症。

（2）手术治疗：大隐静脉或小隐静脉高位结扎和曲张静脉剥脱术。

4. 护理措施

（1）非手术治疗的护理/术前护理：①病情观察；②促进下肢静脉回流：穿弹性绷带、弹力袜、正确体位、避免腹内压增高；③保护患肢。

（2）术后护理：①病情观察；②早期活动：卧床期间足部屈伸和旋转运动，术后 24h 可鼓励病人开始下地行走；③保护患肢。

(3) 健康教育:①去除影响下肢静脉回流的因素:避免衣物过紧;有计划地减肥;避免久站、久坐及双腿交叉;②促进静脉回流:休息时适当抬高患肢;适当运动;③弹力治疗:非手术治疗病人坚持长期使用弹力袜或弹力绷带;手术治疗病人术后宜继续使用弹力袜或弹力绷带 1~3 个月。

(五) 深静脉血栓

1. 病因病理　病因有静脉壁损伤、血流缓慢、血液高凝状态,病理表现为静脉血栓形成初期,血栓与管壁仅有轻度粘连,容易脱落,引起肺栓塞;后期血栓与血管壁粘连也可较紧密。静脉血栓分为红血栓、白血栓、混合血栓。

2. 临床表现　主要为血栓静脉远端回流障碍症状,可出现肢体肿胀、疼痛、浅静脉曲张、发热等。

3. 处理原则

(1) 非手术治疗:适用于周围型及超过 3d 以上的中央型和混合型。

(2) 手术治疗:静脉导管取栓术或腔内置管溶栓术,静脉导管取栓术适用于病期在 48h 以内的中央型和混合型深静脉血栓。

4. 护理措施

(1) 病情观察:密切观察患肢疼痛情况,皮温、皮肤颜色、动脉搏动及肢体感觉等。

(2) 体位与活动:①卧床休息 1~2 周,禁止热敷、按摩,避免活动幅度过大,避免用力排便;②休息时患肢高于心脏平面 20~30cm;③下床活动时,穿医用弹力袜或用弹力绷带。

(3) 饮食护理:宜进食低脂、高纤维食物,多饮水。

(4) 缓解疼痛:采用各种非药物或药物镇痛。

(5) 用药护理:遵医嘱应用抗凝、溶栓、祛聚等药物,用药期间避免碰撞及跌倒,用软毛牙刷刷牙。

(6) 并发症的护理:①出血:监测凝血功能,观察有无出血倾向;发现异常立即停药,用鱼精蛋白对抗肝素,维生素 K_1 对抗华法林,使用 6- 氨基己酸、纤维蛋白原制剂或输新鲜血对抗溶栓治疗引起的出血。②肺栓塞:注意病人有无出现胸痛、呼吸困难、咯血、血压下降甚至晕厥等表现,如出现,立即嘱病人平卧,避免深呼吸、咳嗽及剧烈翻动,同时高浓度氧气吸入,配合医师抢救。

【习题】

(一) 选择题

A1/A2 型题

1. 导致原发性下肢静脉曲张的主要病因是
    A. 原发性深静脉瓣膜关闭不全　　B. 深静脉血栓形成　　　　C. 动静脉瘘
    D. 下肢运动减少　　　　　　　　E. 浅静脉内压力持续升高

2. 病人平卧抬高下肢,排空静脉血,在大腿根部扎止血带阻断大隐静脉,然后让病人站立,10s 后放开止血带,若出现自上而下的静脉逆向充盈,提示
    A. 交通静脉瓣膜功能异常　　　　B. 下肢深静脉通畅　　　　C. 小隐静脉瓣膜功能不全
    D. 大隐静脉瓣膜功能不全　　　　E. 下肢浅静脉通畅

3. 间歇性跛行常见于
    A. 动脉硬化闭塞症　　　　　　　B. 下肢外伤恢复期　　　　C. 下肢静脉曲张早期
    D. 下肢深静脉血栓形成　　　　　E. 血栓性静脉炎

4. 当病人踝 / 肱指数 ABI 为 0.75 时,病人可出现
    A. 间歇性跛行　　　　　　　　　B. 静息痛　　　　　　　　C. 溃疡或坏疽
    D. 针刺感　　　　　　　　　　　E. 麻木感

5. 深静脉血栓形成者,急性期禁止按摩患肢的理由是
    A. 防止血栓脱落　　　　　　　　B. 预防出血　　　　　　　C. 促进静脉回流
    D. 缓解疼痛　　　　　　　　　　E. 防止再次血栓形成

6. 深静脉血栓形成者,抗凝治疗期间最严重的并发症是

    A. 动脉痉挛   B. 继发性深静脉瓣膜功能不全

    C. 出血   D. 血栓与静脉壁粘连并逐渐机化

    E. 形成再通静脉

7. 促使下肢静脉血回流心脏的因素**不包括**

    A. 胸腔内负压   B. 下肢肌收缩   C. 有深浅静脉与动脉伴行

    D. 心脏的搏动   E. 下肢静脉的单向阀门作用

8. 下肢静脉曲张早期的主要症状是

    A. 下肢沉重感   B. 溃疡形成   C. 曲张静脉破裂出血

    D. 血栓性静脉炎   E. 皮肤坏死

9. 血栓闭塞性脉管炎Ⅲ期的典型表现是

    A. 静息痛   B. 间歇性跛行   C. 足背动脉搏动减弱

    D. 患肢麻木发凉   E. 足趾溃疡坏死

10. 下肢静脉曲张病人为避免腹内压增高,所采取的护理措施**不包括**

    A. 保持大便通畅   B. 避免长时间站立   C. 有计划地减轻体重

    D. 使用弹力绷带   E. 穿宽松衣物

11. 下肢静脉曲张剥脱术后早期下床活动的主要目的是

    A. 避免肠粘连   B. 促进切口愈合   C. 避免深静脉血栓形成

    D. 防止术后复发   E. 预防坠积性肺炎

12. 下列关于血栓闭塞性脉管炎晚期病人的护理措施中正确的是

    A. 患肢局部加温保暖   B. 要求病人绝对戒烟   C. 尽量减少镇痛药物的应用

    D. 休息时抬高患肢,缓解疼痛   E. 指导病人做 Buerger 运动

13. 王先生,24 岁,平卧患肢抬高 70°~80°,持续 60s,若出现麻木、疼痛、苍白或蜡黄色者,提示

    A. Pratt 试验阳性   B. Buerger 试验阳性   C. Trendelenburg 试验阳性

    D. Perthes 试验阳性   E. 腰交感神经阻滞试验阳性

14. 陈女士,49 岁,因大隐静脉曲张,行下肢静脉曲张剥脱术后,以下护理措施**错误**的是

    A. 术后弹性袜使用半年   B. 绝对卧床休息 1 周   C. 睡觉时抬高下肢 30°

    D. 尽量穿宽松衣物   E. 适当体育锻炼

15. 胡先生,38 岁,稍长距离步行后感左小腿疼痛,肌肉抽搐而跛行,稍休息后症状消失,平时感左足发凉,怕冷,有麻木感,左足背动脉搏动减弱。应考虑

    A. 血栓性静脉炎   B. 深静脉血栓形成

    C. 动脉粥样硬化症   D. 血栓闭塞性脉管炎(局部缺血期)

    E. 血栓闭塞性脉管炎(营养障碍期)

16. 江先生,51 岁,中学教师,双下肢浅静脉蜿蜒扩张、迂曲,其病因最有可能为

    A. 下肢静脉瓣膜缺陷   B. 重体力劳动   C. 长时间站立

    D. 下肢静脉壁薄弱   E. 习惯性便秘

17. 卢女士,32 岁,血栓闭塞性脉管炎,下列护理措施**不正确**的是

    A. 温水洗脚,保持足部清洁、干燥   B. 术后制动期间足部适当运动

    C. 用热水袋热敷患肢,促进血液循环   D. 坚持多走路,以不出现疼痛为限

    E. 有效镇痛,防止血管收缩

18. 林女士,36 岁,吸烟史 18 年,血栓闭塞性脉管炎 I 期,可表现为

    A. 静息痛   B. 间歇性跛行   C. 足背动脉搏动减弱

    D. 患肢麻木发凉   E. 足趾溃疡坏死

19. 李先生,48 岁,理发员,下肢酸胀、沉重 5 年,活动或休息后减轻。体格检查:小腿内侧有蚓状团块,足靴区有色素沉着。护士对该病人进行病情评估,最可能的诊断是

    A. 小隐静脉曲张   B. 大隐静脉曲张   C. 深静脉血栓形成

    D. 血栓闭塞性脉管炎   E. 动脉硬化性闭塞症

20. 陈女士,56 岁,深静脉血栓抗凝治疗期间,测得凝血时间 22min,有轻度牙龈出血,目前护理措施最恰当的是

    A. 减少抗凝药物剂量   B. 请示医师调整用量   C. 维持原用药剂量

    D. 立即停止用药   E. 鼓励病人下地活动

A3/A4 型题

(1~3 题共用题干)

黄先生,男,38 岁,冷库工作 8 年,吸烟 15 年,30 支 /d。近来,右小腿持续性剧烈疼痛,不能行走,夜间加重,到医院就诊。体格检查:右小腿皮肤苍白,肌肉萎缩,足背动脉搏动消失。

1. 护士对其评估病情最可能的病情判断是

    A. 血栓闭塞性脉管炎   B. 动脉硬化闭塞   C. 下肢静脉血栓

    D. 动脉栓塞   E. 动静脉瘘

2. 目前该病人的病变属于

    A. 局部缺血期   B. 营养障碍期   C. 组织坏死期

    D. 早期   E. 晚期

3. 为缓解症状,目前最重要的护理措施是

    A. 患肢用热水袋保温   B. 要求病人绝对戒烟   C. 抬高患肢

    D. 减少麻醉性镇痛药的应用   E. 鼓励病人加强运动锻炼

(4~6 题共用题干)

宋先生,58 岁,高血压、糖尿病 10 年。1 年前无明显诱因出现双下肢发麻、怕凉、走路乏力明显,因无其他不适故未予重视。近 3 个月来上述症状逐渐加重,间歇性跛行入院后体格检查:双下肢皮肤颜色苍白,腿部汗毛稀少,双小腿轻度萎缩,右足趾甲床充盈度差,右足踝区以下皮肤温度低,右侧腘动脉、胫前动脉、胫后动脉搏动明显减弱,足背动脉搏动不能触及。

4. 护士为其评估病情最可能的诊断是

    A. 下肢静脉曲张   B. 动静脉瘘   C. 深静脉血栓形成

    D. 血栓闭塞性脉管炎   E. 动脉硬化闭塞症

5. 入院检查后,决定先采用非手术治疗,以下护理措施中**错误**的是

    A. 严格戒烟   B. 使用硬化剂   C. 控制血糖

    D. 调节饮食   E. 避免久坐

6. 若采用非手术治疗后,症状改善不明显,必须行手术治疗,以下护理措施**错误**的是

    A. 局部热疗   B. 术前头高脚低位   C. 术前进行 Buerger 运动

    D. 术后早期床上适当活动肌肉   E. 术后肢体制动 2 周

(7~10 题共用题干)

郑先生,56 岁,深静脉血栓溶栓治疗期间突然出现胸痛、呼吸困难、血压下降。

7. 该病人可能出现了

    A. 肺栓塞   B. 冠心病   C. 出血

    D. 肺部感染   E. 脑梗死

8. 目前病人最主要的护理诊断 / 问题是

    A. 舒适的改变:疼痛   B. 气体交换受损   C. 活动无耐力

    D. 潜在并发症:出血   E. 自理缺陷

9. 应立即采取的护理措施是

    A. 嘱病人半卧位   B. 嘱病人深呼吸   C. 高浓度氧气吸入

    D. 为病人测体温   E. 测出凝血时间

10. 预防此并发症的措施是

    A. 鼓励急性期病人下地行走   B. 卧床期间增加床上运动   C. 密切观察神志变化

    D. 急性期病人禁止按摩患肢   E. 吸氧

（11~15 题共用题干）

张先生,43 岁,交通警察。下肢酸胀、沉重 6 年,活动或休息后减轻。体格检查:小腿后面有蚓状团块,足靴区有色素沉着。

11. 可能的诊断是

    A. 小隐静脉曲张   B. 大隐静脉曲张   C. 深静脉血栓形成

    D. 血栓闭塞性脉管炎   E. 动脉硬化性闭塞症

12. 该病人出现此病的主要诱因是

    A. 深静脉阻塞   B. 动脉硬化   C. 循环血量增多

    D. 长期站立工作   E. 静脉瓣膜缺陷

13. 预防此病的措施为

    A. 坐时避免双膝交叉过久   B. 穿紧身衣裤   C. 休息时双足下垂

    D. 经常坐位或站立,减少活动   E. 尽量减少运动锻炼

14. 若采取手术治疗,必须是

    A. 交通静脉试验阳性   B. 深静脉通畅试验阳性   C. 交通静脉试验阴性

    D. 深静脉通畅试验阴性   E. 腰交感神经阻滞试验阴性

15. 若对该病人行手术治疗,术后的护理措施正确的是

    A. 弹力绷带包扎 2d 后拆除   B. 休息时双足下垂   C. 术后 12h 内下地活动

    D. 绝对卧床 1 周   E. 观察患肢皮温

（二）名词解释

1. 静息痛

2. 间歇性跛行

3. Buerger 试验

（三）简答题

1. 简述维持下肢静脉血回流的因素。

2. 下肢深静脉血栓形成病人如何预防出血并发症?

3. 如何指导动脉硬化闭塞症病人非手术期进行 Buerger 运动?

4. 简述下肢深静脉血栓术后病人如何做好肺栓塞的护理?

（四）病例分析题

1. 李先生,50 岁,脑部肿瘤切除术后 1 周,右下肢出现明显肿胀、剧痛、苍白和压痛,活动时疼痛加重,1d 前右下肢曾行静脉穿刺进行静脉输液。体格检查:T 38.6℃,P 104 次 /min,足背动脉搏动减弱。临床诊断:下肢深静脉血栓形成。

请问:

（1）此病人术后出现下肢深静脉血栓的可能原因有哪些?

（2）此病人目前最适宜的治疗方法是什么?

（3）该病人在手术后如何预防下肢深静脉血栓形成?

2. 王先生,哈尔滨人,42 岁,吸烟 25 年,近 1 年来常出现右下肢麻木发冷,间歇性跛行半年,足背动脉搏动减弱。病人为初次就诊。

请问:

(1) 护士为病人评估病情,该病人最可能患有哪种疾病?

(2) 为防止病情进一步加重,首先应采取什么措施?

(3) 为促进侧支循环建立,可采取的护理措施有哪些?

【参考答案】

(一) 选择题

A1/A2 型题

1. E	2. D	3. A	4. A	5. A	6. C	7. C	8. A	9. E	10. D
11. C	12. B	13. B	14. B	15. D	16. C	17. C	18. B	19. B	20. B

A3/A4 型题

1. A	2. B	3. B	4. E	5. B	6. A	7. A	8. B	9. C	10. D
11. A	12. D	13. A	14. D	15. E					

(二) 名词解释

1. 静息痛:指病人患肢无法得到最基本的血液供应时,因组织缺血或缺血性神经炎将出现持续剧烈性的疼痛,夜间更甚,疼痛时迫使病人屈膝护足而坐,使病人无法入睡,即使肢体处于休息状态时疼痛仍不止的一种表现。

2. 间歇性跛行:指病人出现行走一段路程后,患肢足部或小腿肌肉痉挛、疼痛及疲乏无力,无法行走,休息片刻后即可缓解,症状反复出现的一种表现。

3. Buerger 试验:即肢体抬高试验,病人平卧,下肢抬高 45°（上肢则伸直高举过头部）,持续 60s,正常者指/趾皮肤保持淡红色或稍发白,若出现麻木、疼痛、皮肤呈苍白或蜡黄色,提示存在肢体动脉供血不足。待病人坐起,将下肢自然下垂于床沿以下（上肢自然下垂）,正常人皮肤色泽可在 10s 内恢复正常。若超过 45s 且皮肤仍不能复原,则进一步提示患肢存在动脉供血障碍。

(三) 简答题

1. 维持下肢静脉血液回流的因素有:①下肢深浅静脉及交通静脉瓣的单向阀门作用;②下肢肌收缩的挤压作用;③心脏的搏动;④胸腔负压。

2. 应采取的护理措施为:密切观察,及时发现并处理。

(1) 观察抗凝状况:根据抗凝药物的作用时间观察抗凝状况。①肝素:维持凝血时间以超过正常值约 2 倍为宜。②香豆素类药物:用药期间应每日测定凝血酶原时间,测定结果应控制在正常值的 20%~30%。

(2) 观察出血倾向:抗凝治疗时严密观察有无全身性出血倾向和切口渗血情况。

(3) 紧急处理出血:若因药物用量过多引起凝血时间延长或出血,应及时报告医师并协助处理;包括遵医嘱立即停用抗凝药、给予鱼精蛋白作为拮抗剂或静脉注射维生素 K_1,必要时给予输新鲜血。

3. 平卧,抬高患肢 45° 以上,维持 2~3min,然后坐起来,自然下垂双脚 2~5min,并作足背的伸屈及旋转运动;然后将患肢放平,休息 5min,以上动作练习 5 次为 1 组,每日可进行数次。但是若腿部发生溃疡及坏死,有动脉或静脉血栓形成时,不宜做这个运动,否则将加重组织缺血缺氧,或导致血栓脱落造成栓塞。

4. 注意病人有无出现胸痛、呼吸困难、血压下降等肺栓塞表现,如出现肺栓塞,应立即嘱病人平卧,避免深呼吸、咳嗽及剧烈翻动,同时给予高浓度氧气吸入,并报告医师,配合抢救。

(四) 病例分析题

1. (1) 此病人曾作右下肢静脉穿刺,可导致静脉壁的损伤;术后长期卧床,血流缓慢;肿瘤病人血液处于高凝状态。

(2) 该病人右下肢形成的深静脉血栓为混合型,应紧急手术治疗。

(3) 该病人手术后预防下肢深静脉血栓的措施包括:①低脂、富含纤维饮食,多喝水;②术后早期作床上或下床活动,以促进静脉回流;③避免损伤静脉;④注意避免主、被动吸烟。

2. (1) 结合该疾病临床表现及病因,最有可能出现血栓闭塞性脉管炎。

(2) 嘱病人严格戒烟。

(3) 为促进侧支循环建立,可采取的护理措施有:①鼓励病人坚持每日多走路,行走时以出现疼痛时的行走时间和距离作为活动量的指标,以不出现疼痛为度;②指导病人进行 Buerger 运动;③告知病人,当腿部发生溃疡及坏死时,或动脉、静脉血栓形成时不宜运动。

【部分习题解析】

(一) 选择题

A1/A2 型题

1. E　原发性下肢静脉曲张的病因包括先天性静脉壁薄弱和静脉瓣缺陷,以及长时间站立、重体力劳动、妊娠、慢性咳嗽、习惯性便秘等造成下肢静脉压力升高。

2. D　大隐静脉瓣膜功能试验时若曲张静脉自上而下迅速逆向充盈,提示大隐静脉瓣膜功能不全。

3. A　动脉硬化闭塞症Ⅱ期以患肢活动后出现间歇性跛行为突出症状。

4. A　踝/肱指数 ABI<0.9 时,病人可出现间歇性跛行;ABI<0.4 时,病人可出现静息痛。

5. A　深静脉血栓形成初期血栓易脱落形成肺栓塞,急性期应禁止按摩患肢,目的是防止血栓脱落。

6. C　深静脉血栓形成的病人,抗凝治疗期间若抗凝剂使用不当,会发生严重的并发症出血。

7. C　促使下肢静脉血回流心脏的因素主要包括胸腔内负压吸引作用、下肢肌肉收缩、心脏搏动的推动作用以及下肢静脉的单向阀门作用,其中下肢静脉的单向阀门作用最为重要。

8. A　下肢静脉曲张早期多无不适,随着病变发展,可在久站或行走后出现患肢酸胀、沉重、乏力和疼痛,小腿部浅静脉扩张迂曲、隆起。

9. E　血栓闭塞性脉管炎Ⅲ期为组织坏死期,可出现动脉硬化性闭塞症Ⅳ期的临床表现,表现为脚趾颜色开始变成暗红色,脚趾发黑、干瘪、溃疡和坏死。

10. D　下肢静脉曲张避免腹内压增加的措施包括保持良好姿势,避免久坐或久站,保持大便通畅,病人超重应有计划地减肥,避免穿过于紧身的衣服。穿弹力袜或缚扎弹力绷带是为了促进下肢静脉回流。

11. C　下肢静脉曲张手术后 24h 鼓励病人开始下地行走,目的是促进静脉回流,避免深静脉血栓的形成。

12. B　血栓闭塞性脉管炎病人的护理:①注意肢体保暖,但不可用热水袋等直接给患肢局部加温;②休息时取头高脚低位;③保持足部清洁、干燥;④缓解疼痛,对疼痛剧烈的中、晚期病人常需使用麻醉性镇痛药;⑤适当肢体运动,指导病人做 Buerger 运动,但晚期病人不宜进行此运动;⑥改善狭窄血液循环,预防组织损伤,绝对禁烟是关键。

13. B　病人实施的是 Buerger 试验,结果阳性,提示肢体供血不足。

14. B　下肢静脉曲张剥脱术后 24~48h,鼓励病人下地行走,以促进静脉回流。

15. D　血栓闭塞性脉管炎(局部缺血期)无明显临床症状,或只有患肢麻木、发凉、针刺等异常感觉,患肢皮肤温度稍低,色泽较苍白,足背和胫后动脉搏动减弱。

16. C　原发性下肢静脉曲张的病因包括先天性静脉壁薄弱和静脉瓣缺陷,长时间站立、重体力劳动、妊娠、慢性咳嗽、习惯性便秘等。根据该病人的职业特点,应为长期站立所致。

17. C　血栓闭塞性脉管炎当动脉完全闭塞后,肢体远端发生坏疽或溃疡。使用热水袋给患肢直接加温,会使局部温度升高,组织耗氧量增加,加重局部缺血、缺氧。

18. B　血栓闭塞性脉管炎Ⅰ期为局部缺血期,以患肢活动后出现间歇性跛行为突出症状。

19. B　大隐静脉的解剖位置起自足背静脉网的内侧,沿下肢内侧上行,注入股静脉。该病人的职业原因造成其长时间站立,且出现酸胀、沉重、色素沉着等静脉曲张表现,且位置位于小腿内侧,故为大隐静脉曲张。

20. B　深静脉血栓形成的病人,抗凝治疗期间若抗凝剂使用不当,会发生严重的并发症出血。该病人出现轻度凝血功能障碍,应请示医师调整用量。

A3/A4 型题

1. A 根据病人"右小腿持续性疼痛、不能行走、夜间加重"的临床特点和"吸烟 15 年、冷库工作 8 年"的诱发因素,可判断是血栓闭塞性脉管炎。

2. B 根据该病人的情况,应为营养障碍期病变。血栓闭塞性脉管炎临床分为 3 期。局部缺血期以感觉和皮肤色泽改变为主,患肢活动后出现间歇性跛行,可出现浅表静脉发红、发热、条索状等。营养障碍期以疼痛和营养障碍为主,患肢出现静息痛,皮肤温度降低,色泽更苍白,同时出现皮肤干燥、趾/指甲增厚变形、小腿肌肉萎缩、足背或胫后动脉搏动消失。组织坏死期以溃疡和坏疽为主,表现为动脉严重狭窄,侧支循环无法代偿血供,组织濒临坏死。

3. B 血栓闭塞性脉管炎应改善狭窄血液循环,预防组织损伤,绝对禁烟是关键。

4. E 高血压、高脂血症、糖尿病等是动脉硬化性闭塞症的危险因素,Ⅱ期可表现为间歇性跛行。

5. B 动脉硬化性闭塞症非手术治疗的关键是降低血脂、控制血压,具体措施包括调节饮食、严格戒烟、控制血糖、适当步行锻炼、改善高凝状态、促进侧支循环建立、避免损伤足部等。

6. A 动脉硬化性闭塞症要避免局部热疗,一方面会烫伤病人,另一方面也会使局部组织温度骤然升高,加重缺血缺氧。

7. A 肺栓塞是深静脉血栓最危险的并发症,表现为胸痛,呼吸困难,全身青紫,大汗淋漓,血压下降,神志不清等。

8. B 根据该病人的情况主要出现呼吸系统问题,其主要护理诊断/问题应为气体交换受损。

9. C 高浓度给氧是抢救肺栓塞病人的关键,另外还有保持呼吸道通畅,建立静脉通路等。

10. D 血栓形成初期血栓与静脉壁结合较松,所以急性期要绝对卧床休息,即使在床上活动也要避免活动范围过大,1~2 周以后才可穿着弹力袜适当活动,并且要注意避免按摩,防止血栓脱落。

11. A 小隐静脉的解剖位置起自足背静脉网的外侧,沿小腿后面上行,注入腘静脉。该病人的职业原因造成其长时间站立,且出现酸胀、沉重、色素沉着等静脉曲张表现,且位置位于小腿后面,故为小隐静脉曲张。

12. D 原发性下肢静脉曲张的病因包括先天性静脉壁薄弱和静脉瓣缺陷,长时间站立、重体力劳动、妊娠、慢性咳嗽、习惯性便秘等,根据该病人的职业特点,应为长期站立所致。

13. A 原发性下肢静脉曲张体位护理包括:坐时双膝勿交叉过久、休息或卧床时抬高患肢 30°,以利静脉回流,减轻肢体水肿、避免久站久坐。

14. D 手术治疗是治疗下肢静脉曲张的根本的有效方法。凡深静脉通畅、无手术禁忌证的病人均可行手术治疗。

15. E 原发性下肢静脉曲张术后护理包括:①休息时,抬高患肢 30°~40°,弹力绷带包扎维持 2 周;②早期活动:卧床期间指导病人作足背伸屈运动,术后 24~48h,鼓励病人下地行走,以促进静脉回流;③并发症的护理:术后早期观察患肢远端皮肤的温度、颜色及是否有肿胀,有无局部出血、感染和血栓形成等并发症。

（刘　敦）

第三十四章　泌尿系统损伤病人的护理

【重点和难点】

（一）基本概念

1. 肾损伤　肾深埋于肾窝,受到肋骨、腰肌、脊椎和腹壁、腹腔内脏器、膈肌的保护,故不易受损。但肾质地脆,包膜薄,受暴力打击易引起肾损伤。

2. 膀胱损伤　膀胱壁受到外力作用时发生膀胱浆膜层、肌层、黏膜层的破裂,引起膀胱腔完整性破坏、血尿外渗。

3. 尿道损伤　男性尿道损伤多见(约占97%),分前尿道损伤、后尿道损伤。前尿道包括球部和阴茎体部,后尿道包括前列腺部和膜部。

(二) 肾损伤

1. 病理类型　包括肾挫伤、肾部分裂伤、肾全层裂伤、肾蒂损伤,最常见的是肾挫伤,最严重的是肾蒂伤。

2. 临床表现

(1) 症状:①血尿:肾损伤病人大多有血尿,但血尿与损伤程度并不一致;②疼痛;③休克:严重肾裂伤、肾蒂裂伤或合并其他脏器损伤时,可发生失血性休克;④发热。

(2) 体征:腰腹部包块。

3. 辅助检查　尿常规可见大量红细胞;血常规检查时,血红蛋白与血细胞比容持续降低,提示有活动性出血;超声检查、CT、MRI可提示肾损伤的部位和程度,有无肾周血肿,其他器官损伤及对侧肾情况。

4. 处理原则

(1) 急救处理:大出血、休克者,应迅速给予输液、输血和积极复苏处理。

(2) 非手术治疗:适用于轻度肾损伤以及无合并胸腹部脏器损伤者。

(3) 手术治疗:适用于严重肾裂伤、肾碎裂、肾蒂损伤、肾开放性损伤及合并腹腔脏器损伤等。可根据肾损伤程度行肾修补术、肾部分切除术、肾切除或选择性肾动脉栓塞术。

5. 护理措施

(1) 非手术治疗的护理/术前护理:①休息:绝对卧床休息2~4周,待病情稳定、血尿消失后病人可离床活动。②病情观察:密切观察生命体征,有无活动性出血及休克征象;观察腰、腹部肿块范围的大小变化;观察疼痛的部位及程度。③维持体液平衡。④并发症的观察与护理:包括尿外渗、尿性囊肿、迟发性出血、肾周脓肿等。⑤预防感染:保持伤口清洁、干燥;及早发现感染征象;遵医嘱应用抗生素。⑥心理护理:减轻焦虑与恐惧。⑦术前准备:做好术前常规检查,尤其是凝血功能;尽快做好备皮、配血等,条件允许时行肠道准备。

(2) 术后护理:①休息:肾部分切除术后病人适当卧床休息,以防继发性出血。②病情观察:观察病人生命体征,引流液的颜色、性状及量;准确记录24h尿量。③输液管理:合理调节输液速度。④肾周引流管护理:妥善固定,标识清楚,严格无菌,保持引流管通畅,观察、记录引流液颜色、性状与量,一般于术后2~3d、引流量减少时拔除。

(3) 健康教育:①出院后3个月内不宜从事体力劳动或竞技类运动;②注意保护健侧肾脏,慎用对肾功能有损害的药物。

(三) 膀胱损伤

1. 病理类型　根据损伤严重程度分膀胱挫伤、膀胱破裂2种类型,膀胱破裂分为腹膜内型、腹膜外型和混合型。

2. 临床表现　主要症状有腹痛、血尿、排尿困难、休克和尿瘘;体征:腹膜内型膀胱破裂可出现移动性浊音阳性,腹膜外型膀胱破裂,直肠指检可触及直肠前壁饱满并有触痛。

3. 辅助检查　导尿试验阳性提示膀胱破裂;腹部X线检查可显示骨盆骨折;膀胱造影是诊断膀胱破裂最可靠的方法;CT可发现膀胱周围血肿。

4. 处理原则　尽早闭合膀胱壁缺损,保持尿液引流通畅或完全尿流改道,充分引流外渗的尿液。

(1) 急救处理:积极抗休克,如输血、输液、镇痛等,尽早使用广谱抗生素预防感染。

(2) 非手术治疗:适于膀胱轻度损伤者,留置导尿管10d左右。

(3) 手术治疗:严重膀胱破裂伴有出血、尿外渗,病情严重者,应尽早施行手术。盆腔血肿应尽量避免切开,以免再次引发大出血。

5. 护理措施

(1) 非手术治疗的护理 / 术前护理:心理护理,减轻焦虑与恐惧;输液、输血,维持体液平衡;做好伤口护理,早期应用抗生素预防感染;术前准备。

(2) 术后护理:除病情观察外,重点是管道(膀胱造瘘管、尿管)护理。妥善固定,保持通畅,防止逆行感染;观察引流尿液的量、颜色、性状及气味;保持管道周围的清洁、干燥。尿管一般留置 5~10d 后拔除,膀胱造瘘管一般留置 14d 左右拔除。

(3) 健康教育:重点是指导病人自我护理膀胱造瘘管:①引流管和引流袋切勿高于膀胱区;②间断轻柔挤压引流管;③发现阻塞或出现膀胱刺激征、尿中有血块、发热等,及时就诊。

(四) 尿道损伤

1. 病因与病理　①病因:前尿道损伤多发生于球部,多为会阴部骑跨伤;后尿道损伤多发生于膜部,多因骨盆骨折所致。②病理:包括尿道挫伤、尿道裂伤、尿道断裂。

2. 临床表现　主要症状有休克、疼痛、尿道出血、排尿困难、尿外渗及血肿。后尿道断裂时,前列腺向上移位,有浮球感。

3. 辅助检查　导尿可检查尿道是否连续、完整;骨盆前后位 X 线摄片显示骨盆骨折;尿道造影可显示尿道损伤部位及程度。

4. 处理原则

(1) 急救处理:积极抗休克治疗。

(2) 非手术治疗:止血、镇痛、预防感染,处理排尿困难。

(3) 手术治疗:前尿道损伤行尿道修补或端端吻合术;后尿道损伤行尿道会师复位术;尿外渗者在尿外渗区作多个皮肤切口,彻底引流外渗尿液;尿道狭窄作尿道扩张术或手术治疗;合并直肠损伤时应立即修补。

5. 护理措施

(1) 非手术治疗的护理 / 术前护理:①急救护理,严重尿道损伤时立即止血,有效补液,维持体液平衡;②心理护理,减轻焦虑与恐惧;③病情观察;④预防感染:做好伤口局部护理、导尿管和膀胱造瘘管护理,遵医嘱应用抗生素,嘱病人多饮水、勿用力排尿,及早发现感染征象并协助处理;⑤拔除尿管或膀胱造瘘管后观察病人的排尿情况;⑥做好术前准备。

(2) 术后护理:①导尿管护理:妥善固定;有效牵引;保持通畅;预防感染;根据尿道损伤程度及手术方式留置导尿 2~4 周。②膀胱造瘘管护理:同引流管护理常规,经膀胱尿道造影明确尿道无狭窄及尿外渗后,才可拔除膀胱造瘘管。③尿外渗区切开引流的护理:保持引流通畅;定时更换切口浸湿敷料;抬高阴囊。

(3) 健康教育:定期行尿道扩张术;若发现有排尿不畅、尿线变细、滴沥、尿液混浊等现象,可能为尿道狭窄,应及时诊治。出院后 1~3 个月复查泌尿系统 B 超、尿流率、残余尿量及尿常规等。

【习题】

(一) 选择题

A1/A2 型题

1. 关先生,28 岁,交通车祸后肾损伤。损伤累及部分肾实质,形成肾瘀斑和包膜下血肿,肾包膜及肾盂黏膜均完整。该病人肾损伤的类型属于

  A. 肾挫伤　　　　　　　B. 肾部分裂伤　　　　　　C. 肾全层裂伤

  D. 肾横断　　　　　　　E. 肾蒂损伤

2. 吴先生,22 岁,肾损伤,非手术治疗,下列护理措施中**错误**的是

  A. 绝对卧床休息　　　　B. 输液、使用止血药　　　C. 应用抗生素抗感染

  D. 血尿消失即可下床活动　　E. 动态观察疼痛的部位和程度

3. 龙先生，22岁，交通车祸后疑有肾损伤。为尽快明确诊断，首选的辅助检查是
   A. 尿常规　　　　　　　　　B. X线检查　　　　　　　　C. 超声检查
   D. CT　　　　　　　　　　　E. 排泄性尿路造影

4. 下列肾损伤中，可采取非手术治疗的是
   A. 肾挫伤　　　　　　　　　B. 开放性肾损伤　　　　　　C. 肾蒂血管断裂
   D. 严重肾裂伤　　　　　　　E. 肾盂破裂

5. 李女士，31岁，肾裂伤，非手术治疗。该病人需卧床休息
   A. 3d　　　　　　　　　　　B. 1周　　　　　　　　　　　C. 2~4周
   D. 5~6周　　　　　　　　　 E. 7~8周

6. 饶先生，19岁，肾挫裂伤合并休克。目前病人最突出的护理诊断/问题是
   A. 焦虑、恐惧　　　　　　　B. 体温异常　　　　　　　　C. 组织灌注量改变
   D. 有感染的危险　　　　　　E. 疼痛

7. 肾损伤病理类型中，最危急、死亡率高、甚至无抢救机会的是
   A. 肾挫伤　　　　　　　　　B. 肾部分裂伤　　　　　　　C. 肾皮质深层裂伤
   D. 肾重度裂伤　　　　　　　E. 肾蒂伤

8. 肾损伤后的基本病理生理变化是
   A. 血容量不足　　　　　　　B. 电解质紊乱　　　　　　　C. 出血、尿外渗
   D. 发热　　　　　　　　　　E. 尿瘘

9. 肾损伤病人在非手术治疗期间考虑手术治疗的情况是
   A. 电解质紊乱　　　　　　　B. 积极抗休克治疗后生命体征仍不稳定　C. 出现发热
   D. 疼痛加重　　　　　　　　E. 出现血尿

10. 球部尿道损伤的典型表现是
    A. 初始血尿　　　　　　　　B. 终末血尿　　　　　　　　C. 全程血尿
    D. 尿道溢血　　　　　　　　E. 会阴部肿痛

11. 膀胱损伤病人出现休克的常见原因是
    A. 合并骨盆骨折　　　　　　B. 合并心力衰竭　　　　　　C. 痛性休克
    D. 神经源性休克　　　　　　E. 感染性休克

12. 何先生，48岁，尿道损伤伴排尿困难，先后2次试插导尿管均不成功，此时应
    A. 用原尿管继续试插　　　　　　　　B. 换另一尿管再试插
    C. 改用金属探子试插　　　　　　　　D. 换尖头尿管再试插
    E. 禁忌反复试插，可行耻骨上膀胱穿刺造瘘

13. 尿道挫伤后出现排尿困难的主要因素是
    A. 精神紧张　　　　　　　　B. 尿道断裂　　　　　　　　C. 膀胱逼尿肌无力
    D. 局部血肿压迫尿道　　　　E. 尿道水肿和尿道括约肌痉挛

14. 诊断膀胱破裂，最可靠的方法是
    A. 腹腔穿刺　　　　　　　　B. 用金属探子试探　　　　　C. 耻骨上膀胱穿刺
    D. 膀胱造影　　　　　　　　E. 导尿及膀胱注水试验

15. 后尿道损伤的常见原因是
    A. 骨盆骨折　　　　　　　　B. 骑跨伤　　　　　　　　　C. 手术损伤
    D. 拔尿管方法不当　　　　　E. 尿道器械操作不当

16. 前尿道损伤的常见原因是
    A. 骑跨伤　　　　　　　　　B. 骨盆骨折　　　　　　　　C. 膀胱镜检查致伤
    D. 手术误伤　　　　　　　　E. 插尿管损伤

17. 以下提示为后尿道完全断裂的表现是
    A. 会阴部血肿
    B. 下腹及骨盆皮下瘀斑
    C. 骨盆挤压痛
    D. 插导尿管不能进入膀胱
    E. 尿道造影可见造影剂外溢于后尿道周围

18. 胡先生,24 岁,外伤后尿道口滴血,并有排尿困难。体格检查:腹平软,腹部压痛、反跳痛不明显,会阴部、阴囊、阴茎部明显肿胀。首先考虑是
    A. 肾损伤
    B. 输尿管损伤
    C. 膀胱损伤
    D. 前尿道损伤
    E. 后尿道损伤

19. 王先生,38 岁,外伤后下腹部剧烈疼痛,并有少量血尿排出。体格检查:全腹有压痛、腹肌紧张,移动性浊音阳性。试插导尿管可顺利进入膀胱,注入生理盐水 200ml 后抽出不足 150ml。首先应考虑为
    A. 肾损伤
    B. 膀胱损伤
    C. 前尿道损伤
    D. 后尿道损伤
    E. 肠破裂

20. 诊断膀胱破裂,最简便的方法是
    A. 腹腔穿刺
    B. 用金属探子试探
    C. 耻骨上膀胱穿刺
    D. 膀胱造影
    E. 导尿及膀胱注水试验

A3/A4 型题

(1~3 题共用题干)

黄先生,27 岁,不慎从 3 米高处坠落,伤及右后腰肋处,伤后自觉腰腹部疼痛,急诊就医。体格检查:面色苍白,P 110 次 /min,BP 80/50mmHg,右侧上腹部略隆起,有压痛,无反跳痛,轻度肌紧张。辅助检查:血常规示血红蛋白 9.2g/L;尿常规示尿外观红色,镜检红细胞满视野;超声检查示右肾轮廓不清,右肾周中度积液。

1. 考虑病人的损伤最可能为
    A. 肝损伤
    B. 升结肠损伤
    C. 右下肺挫伤
    D. 右肾损伤
    E. 后尿道损伤

2. 目前该病人最重要的护理诊断 / 问题为
    A. 疼痛
    B. 体液不足
    C. 尿潴留
    D. 组织灌注量改变
    E. 恐惧 / 焦虑

3. 目前最主要的处理措施是
    A. 镇痛
    B. 抗休克
    C. 抗感染
    D. 卧床休息
    E. 立即手术

(4~7 题共用题干)

杨先生,27 岁,右腰部撞伤 2h,局部疼痛、肿胀,有淡红色血尿,疑有右肾挫伤,暂采用非手术治疗。

4. 下列护理措施中,**不正确**的是
    A. 绝对卧床休息
    B. 镇静镇痛
    C. 早期应用抗生素
    D. 快速建立静脉通道
    E. 鼓励病人早期离床活动

5. 非手术治疗期间,应考虑手术治疗的情况是
    A. 剧烈疼痛
    B. 发热
    C. 明显血尿
    D. 腰部肿胀
    E. 血红细胞计数持续下降

6. 病人咨询护士何时可下床活动,正确的回答是
    A. 疼痛消失后
    B. 血尿消失后
    C. 2~4 周后
    D. 5~6 周后
    E. 体温恢复至正常后

7. 经治疗后病人已康复,准备出院,咨询护士何时可作重体力劳动,正确的回答是
    A. 1 个月后
    B. 2 个月后
    C. 3 个月后
    D. 6 个月后
    E. 1 年后

(8~10题共用题干)

吴女士,28岁,外伤后下腹部剧烈疼痛,病人有尿意但仅排出少量血尿。体格检查:全腹有压痛、腹肌紧张,移动性浊音阳性。导尿管可顺利插入膀胱但不能导出尿液。

8. 考虑病人的损伤最可能为
    A. 肾损伤　　　　　　　　B. 尿道损伤　　　　　　　　C. 腹膜内型膀胱破裂
    D. 腹膜外型膀胱破裂　　　E. 肝损伤

9. 若疑有骨盆骨折,首选的检查是
    A. X线平片　　　　　　　B. 超声检查　　　　　　　　C. 排泄性尿路造影
    D. 导尿试验　　　　　　　E. 腹腔穿刺

10. 术后病人留置了耻骨上膀胱造瘘管,留置时间一般是
    A. 1~2d　　　B. 3~4d　　　C. 1周　　　D. 7~10d　　　E. 2周

(11~14题共用题干)

古先生,19岁,翻越座椅不慎失足,会阴部骑跨在木质座椅椅背上,主诉伤后会阴部剧痛。约20min后尿道外口滴血,不能自行排尿,急诊就医。体格检查:面色苍白,P 104次/min,BP 110/70mmHg,呼吸急促;会阴部皮下淤血,尿道外口滴血;导尿管不能插入膀胱。血常规和下腹部X线未见异常。

11. 此时应给予该病人的处理是
    A. 膀胱穿刺　　　　　　　B. 经会阴尿道修补　　　　　C. 膀胱造瘘
    D. 尿道会师术　　　　　　E. 留置导尿

12. 受伤的原因属于
    A. 刺伤　　　　　　　　　B. 剪应力伤　　　　　　　　C. 牵拉伤
    D. 骑跨伤　　　　　　　　E. 骨刺切割伤

13. 目前该病人最首要解决的护理诊断/问题是
    A. 焦虑　　　　　　　　　B. 疼痛　　　　　　　　　　C. 血尿
    D. 排尿困难　　　　　　　E. 血容量不足

14. 防止此病人出现尿道狭窄的最好方法是
    A. 多饮水　　　　　　　　B. 理疗　　　　　　　　　　C. 定期尿道扩张
    D. 长期留置尿管　　　　　E. 长期应用抗生素

(15~17题共用题干)

顾先生,58岁,不慎被汽车撞击下腹部,自觉下腹部剧痛,不能活动,当即被送往医院救治。入院检查:病人面色苍白,呼吸急促,P 120次/min,BP 70/50mmHg;下腹膨隆,压痛,反跳痛,肌紧张,会阴部有青紫,导尿管插入引出300ml血性液后再无尿液引出,腹部X线示骨盆骨折,超声检查示盆腔有较多量积液。病人自述不能自主排尿。疑有尿道损伤。

15. 该病人出现休克的原因最有可能是
    A. 心力衰竭　　　　　　　B. 创伤　　　　　　　　　　C. 骨盆骨折出血
    D. 感染　　　　　　　　　E. 脱水

16. 该病人尿道损伤的部位可能是
    A. 阴茎部　　　　　　　　B. 球部　　　　　　　　　　C. 膜部
    D. 前列腺部　　　　　　　E. 悬垂部

17. 该病人行早期尿道会师复位术,术后应留置导尿管
    A. 3d　　　B. 1周　　　C. 2周　　　D. 7~10d　　　E. 3~4周

(18~19题共用题干)

李先生,23岁。会阴部被踢伤6h,阴部疼痛,稍肿胀,排尿不畅,且排尿时疼痛加重,但可以排尿,体格检查无特殊体征。

18. 最可能的诊断是
　　A. 尿道断裂　　　　　　　B. 尿道挫伤　　　　　　　C. 软组织挫伤
　　D. 前列腺炎　　　　　　　E. 尿道炎

19. 最适宜的治疗是
　　A. 尿道复位术　　　　　　B. 膀胱造瘘　　　　　　　C. 开放手术修补膀胱
　　D. 抗生素治疗,观察病情变化　E. 留置导尿管引流尿液

(二) 名词解释

1. 肾挫伤

2. 导尿试验

(三) 简答题

1. 尿道损伤病人非手术治疗的护理。

2. 前尿道损伤病人行端端吻合术后护理要点。

(四) 病例分析题

黎先生,50 岁,不慎跌倒,右后腰部撞击于一个水泥坎上致伤,伤后病人感觉疼痛较严重,心慌,出汗,立即由旁人护送到医院。病人极度紧张和害怕。体格检查:急性病容,面色苍白,P 108 次 /min,BP 90/56mmHg,右肾区饱满,压痛明显,无反跳痛及肌紧张。辅助检查:血常规示血红蛋白 9.4g/L,红细胞计数下降;尿常规示镜下血尿;超声检查示右肾轮廓不清晰,肾周少量积液。临床诊断:右肾部分裂伤。目前暂采取非手术治疗。

请问:

(1) 病情观察的主要内容有哪些?

(2) 该病人目前主要的护理诊断 / 问题有哪些? 主要护理措施有哪些?

【参考答案】

(一) 选择题

A1/A2 型题

| 1. A | 2. D | 3. D | 4. A | 5. C | 6. C | 7. E | 8. C | 9. B | 10. D |
| 11. A | 12. E | 13. E | 14. D | 15. A | 16. A | 17. E | 18. D | 19. B | 20. E |

A3/A4 型题

| 1. D | 2. D | 3. B | 4. E | 5. E | 6. C | 7. C | 8. C | 9. A | 10. E |
| 11. B | 12. D | 13. D | 14. C | 15. D | 16. D | 17. A | 18. B | 19. E |

(二) 名词解释

1. 肾挫伤　损伤仅局限于部分肾实质,形成肾瘀斑和 / 或包膜下血肿,肾包膜及肾盂黏膜均完整。

2. 导尿试验是经导尿管注入无菌生理盐水 200~300ml 至膀胱,片刻后吸出。液体外漏时,吸出量会减少;腹腔液体回流时,吸出量会增多。若引流出的液体量明显少于或多于注入量,提示膀胱破裂。

(三) 简答题

1. 尿道损伤病人非手术治疗的护理包括:①急救护理,严重尿道损伤时立即止血,有效补液,维持体液平衡;②心理护理,减轻焦虑与恐惧;③病情观察;④做好伤口局部护理、导尿管和膀胱造瘘管护理,遵医嘱应用抗生素,嘱病人多饮水嘱病人勿用力排尿,及早发现感染征象并协助处理;⑤拔除尿管后观察病人的排尿情况。

2. 前尿道损伤病人行端端吻合术后护理要点包括:①导尿管护理:妥善固定;有效牵引;保持通畅;预防感染;1~2 周后拔管。②膀胱造瘘管护理:一般留置 14d 左右拔除。③尿外渗区切开引流的护理:保持引流通畅;定时更换切口浸湿敷料;抬高阴囊。

（四）病例分析题

（1）病情观察：①定时测量血压、脉搏、呼吸、体温，并观察其变化。②观察每次排出尿液颜色的深浅变化：若血尿颜色逐渐加深，说明出血加重。③观察腰、腹部肿块范围的大小变化。④动态监测血红蛋白和血细胞比容变化，以判断出血情况。⑤定时观察体温和血白细胞计数，以判断有无继发感染。⑥观察疼痛的部位及程度。

（2）主要护理诊断/问题：①焦虑与恐惧　与外伤打击、害怕手术和担心预后不良等有关；②组织灌流量改变　与肾裂伤、肾蒂裂伤或其他脏器损伤引起的大出血有关；③潜在并发症：感染。

护理措施：①关心病人、解释病情，解除病人的思想顾虑，减轻其恐惧焦虑；②绝对卧床休息2~4周，待病情稳定、血尿消失后可离床活动；③遵医嘱合理输液、输血，补充有效循环血量；④严密观察病情；⑤遵医嘱应用有效的抗生素药物。

【部分习题解析】

（一）选择题

A1/A2型题

1. A　肾挫伤损伤仅局限于部分肾实质，形成肾瘀斑和/或包膜下血肿，肾包膜及肾盂黏膜均完整。大多数病人的肾损伤属此类。

2. D　肾损伤病人需绝对卧床休息2~4周，待病情稳定、血尿消失后病人可离床活动。下床活动过早、过多，有可能再度出血。

3. D　CT可清晰显示肾实质裂伤程度、尿外渗和血肿范围，以及肾组织有无活力，并可了解与其他脏器的关系，可作为肾损伤的首选检查。

4. A　闭合性肾损伤如明确为严重肾裂伤、肾破裂、肾盂破裂或肾蒂伤，则需尽早手术。肾挫伤一般采取非手术治疗。

5. C　通常损伤后4~6周，肾挫裂伤才趋于愈合，下床活动过早、过多，有可能再度出血。故需要绝对卧床休息2~4周，待病情稳定、血尿消失后才可离床活动。

6. C　因病人目前存在休克，故突出的护理诊断/问题是组织灌注量异常。

7. E　各种肾损伤类型中，肾蒂伤最为严重，可引起大出血、休克，病人常来不及诊治就已死亡。

8. C　肾实质深度裂伤，常引起广泛的肾周血肿、严重全层裂伤，常引起广泛的肾周血肿、严重血尿和尿外渗。

9. B　保守治疗期间出现无法纠正的休克，提示有内出血，是紧急手术处理的适应证。

10. D　前尿道损伤后即可见尿道外有鲜血滴出或溢出，是前尿道损伤最常见的症状。后尿道破裂时可无尿道口流血或仅少量血液流出。

11. A　膀胱损伤病人出现休克多为骨盆骨折等引起的大出血所致。

12. E　尿道损伤伴排尿困难者，导尿时若一次插入困难，不应勉强反复试插，以免加重局部损伤和导致感染。

13. E　尿道挫裂伤后，因局部水肿或疼痛性括约肌痉挛，发生排尿困难。

14. D　膀胱造影是诊断膀胱破裂最可靠的方法，自导尿管注入15%泛影葡胺300ml后摄片，可见造影剂漏至膀胱外。

15. A　后尿道损伤多发生于膜部，膜部尿道穿过尿生殖膈，当骨盆骨折时，附着于耻骨下支的尿生殖膈突然移位，产生剪切样暴力，使薄弱的膜部尿道撕裂。

16. A　前尿道损伤多发生于球部，会阴部骑跨伤时，将尿道挤向耻骨联合下方，引起尿道球部损伤。

17. E　后尿道完全断裂时，造影剂外渗于裂口处而未进入膀胱。会阴部血肿、下尿道及骨盆部皮下瘀斑、骨盆挤压痛、插导尿管不能进入膀胱均不能确诊为后尿道完全断裂。

18. D　前尿道损伤后由于尿液外渗致会阴部、阴囊、阴茎部明显肿胀，其他损伤不出现这些表现，故该病例应为前尿道损伤。

19．B　外伤后下腹部剧烈疼痛,并有少量血尿排出。全腹有压痛、腹肌紧张,移动性浊音阳性。导尿试验引流液明显少于注入量。上述符合膀胱损伤的特点。

20．E　导尿及膀胱注水试验是判断膀胱破裂最简便的方法。

A3/A4 型题

1．D　病人有腰肋部受伤史,伤后自觉腰腹疼痛,镜下血尿,脉快、血压下降,血红蛋白降低。结合超声检查结果,该病人肾损伤可能性最大。

2．D　该病人目前存在疼痛、血容量下降等问题,但血容量不足引起的组织灌注量改变最为重要。

3．B　针对上述问题,目前最主要的处理措施是抗休克。

4．E　肾损伤非手术治疗病人出院后应保证绝对卧床休息 2~4 周,防止过早活动导致损伤部位继发损伤。

5．E　肾损伤病人在保守治疗期间出现红细胞计数持续下降,提示有活动性出血,是手术治疗的适应证。

6．C　肾损伤病人需绝对卧床休息 2~4 周,待病情稳定、血尿消失后病人可离床活动。下床活动过早、过多,有可能再度出血。

7．C　非手术治疗、病情稳定后的肾损伤病人,出院后 3 个月内不宜从事体力劳动或剧烈运动。

8．C　导尿试验阳性,提示膀胱破裂。腹膜内型膀胱破裂如腹腔内尿液较多可出现移动性浊音阳性;腹膜外型膀胱破裂,尿液外渗,直肠指检可触及直肠前壁饱满并有触痛。因此判断为腹膜内型膀胱破裂。

9．A　X 线检查可发现骨盆骨折或其他骨折。

10．E　膀胱修补后做耻骨上膀胱造瘘,需持续引流尿液 2 周后拔除。

11．B　由病人会阴部骑跨在硬物上,可将尿道向上挤压于耻骨联合判断该病人为球部尿道断裂,且导尿失败,应立即行经会阴尿道修补。

12．D　球部尿道前面为耻骨联合,后为会阴部软组织,当骑跨重力作用于尿道时,可将尿道向前上挤至耻骨联合下,夹断球部尿道。故其损伤类型为骑跨伤。

13．D　因病人目前不能自行排尿,但无休克,故最首要解决的护理诊断 / 问题是排尿困难。

14．C　为预防尿道狭窄,拔除尿管后需定期行尿道扩张术。

15．C　该病人出现休克的原因最有可能是骨盆骨折所致的大出血。

16．C　骨盆骨折合并尿道损伤的常见部位是尿道膜部。

17．E　早期尿道会师复位术借牵引力使已断裂的尿道两断端复位对合,术后留置导尿管 3~4 周。

18．B　从该病人受伤后现有的表现"排尿不畅,排尿时疼痛加重,但可以排尿,无其他特殊体征"中,判断发生了尿道挫伤,局部水肿和出血而引起排尿时疼痛,但仍可排尿。

19．E　尿道挫伤及轻度裂伤者不需特殊治疗,可止血、镇痛、应用抗生素预防感染。该病人出现排尿不畅,为解除其排尿不畅防止尿液潴留,应留置导尿管引流尿液。

（张美芬）

第三十五章　　泌尿系统结石病人的护理

【重点和难点】

（一）基本概念

1. 上尿路结石　是指肾和输尿管结石。

2. 下尿路结石　是指膀胱结石和尿道结石。

（二）上尿路结石

1. 结石形成的危险因素 ①代谢因素:形成结石的物质排出增加、尿 pH 改变、抑制晶体形成的物质不足、尿量减少。②局部因素:尿液淤滞、尿路感染、尿路异物。③药物相关因素。

2. 病理生理 结石可引起局部损伤、梗阻、感染,梗阻与感染也可使结石增大,3 者互为因果加重泌尿系统损害。上泌尿系统结石以草酸钙结石多见。

3. 临床表现 最常见的症状是疼痛和血尿,病人可出现肾绞痛,有时活动后出现镜下血尿是上尿路结石的唯一症状,继发感染与梗阻可有相应的症状。患侧肾区可有轻度叩击痛。

4. 辅助检查

(1) 实验室检查:包括尿液分析、血液分析、结石成分分析。

(2) 影像学检查

1) 超声检查:是肾结石重要的筛查手段。

2) 尿路平片:能发现 90% 以上的泌尿系统结石,检查前应做肠道准备。

3) 静脉尿路造影:可显示结石所致的尿路形态和肾功能改变。检查前禁食、禁饮,并作碘过敏试验。

4) 逆行肾盂造影:常用于其他方法不能确定结石的部位或结石以下尿路系统病情不明时。

5) CT 和 MRU:CT 平扫能发现较小的结石,增强 CT 可显示肾积水的程度,反映肾功能的改变情况;磁共振水成像(MRU)能够了解结石梗阻后肾输尿管积水的情况。

6) 放射性核素肾显像:放射性核素检查主要用于确定分肾功能,评价治疗前肾功能情况和治疗后肾功能恢复状况。

(3) 内镜检查:包括肾镜、输尿管镜和膀胱镜检查,通常用于明确诊断和进行治疗。

5. 处理原则

(1) 病因治疗:如切除甲状旁腺瘤、解除尿路梗阻;原发性高草酸尿症、肠源性高草酸尿症的治疗。

(2) 非手术治疗:适用于结石 <0.6cm、表面光滑、结石以下尿路无梗阻者。主要措施包括大量饮水、适当运动、药物治疗、中药和针灸、解痉镇痛等。

(3) 手术治疗:①体外冲击波碎石:适用于直径≤2cm 的肾结石及输尿管上段结石。术后常见并发症包括出血、"石街"形成、肾绞痛、高血压等。推荐 ESWL 治疗次数不超过 3~5 次,连续两次 ESWL 间隔至少10~14d。②内镜取石或碎石术:经皮肾镜碎石取石术(PCNL)适用于≥2cm 的肾结石、有症状的肾盏结石、体外冲击波治疗失败的结石,术中、后出血是 PCNL 最常见及危险的并发症;输尿管镜取石或碎石术适用于直径 >2cm 的输尿管结石,或经 ESWL、输尿管镜手术失败者。③开放手术,少用。

6. 护理措施

(1) 非手术治疗的护理:①缓解疼痛;②鼓励病人大量饮水、多活动;③病情观察:监测体温、尿液颜色与性状、尿中白细胞数,及早发现感染征象;观察结石排出情况。

(2) 体外冲击波碎石术的护理:①术前护理:做好常规准备。②术后护理:鼓励病人多饮水;采取有效体位、促进排石;观察碎石排出情况;观察有无血尿、发热、疼痛、"石街"形成等并发症,并做好相应的护理。

(3) 手术治疗(内镜碎石、开放手术)的护理

1) 术前护理:心理护理;控制感染;做好术前准备。

2) 术后护理:①病情观察。②做好管道(造瘘管、双 J 管、肾周引流管、尿管)护理:妥善固定,保持通畅,预防感染。造瘘管一般在术后 3~5d 拔除,双 J 管一般留置 4~6 周后在膀胱镜下取出。③并发症的护理:做好出血、感染、输尿管损伤等并发症的观察、预防与及时处理。

(4) 健康教育:大量饮水,饮食调节,药物预防,去除病因等预防结石发生;复诊指导。

（三）下尿路结石

1. 膀胱结石

(1) 临床表现:典型症状为排尿突然中断,伴排尿困难和膀胱刺激症状。

(2) 处理原则:主要采取手术治疗。经尿道膀胱镜取石或碎石,或耻骨上膀胱切开取石术。

2. 尿道结石

(1) 临床表现:典型症状为排尿困难、点滴状排尿及尿痛。

(2) 处理原则:前尿道结石,将结石钩出或取出;后尿道结石,用尿道探条将结石推入膀胱,再按膀胱结石处理。

【习题】

(一) 选择题

A1/A2 型题

1. 上尿路结石的主要症状是
    A. 疼痛与血尿　　　　　　B. 排尿困难　　　　　　　C. 尿频、尿急
    D. 尿失禁　　　　　　　　E. 无痛性血尿

2. 膀胱结石的典型症状是
    A. 肉眼血尿　　　　　　　B. 腹部绞痛　　　　　　　C. 排尿中断
    D. 恶心、呕吐　　　　　　E. 会阴部下坠感

3. 为预防结石复发,需要碱化尿液的结石类型是
    A. 磷酸盐结石　　　　　　B. 草酸钙结石　　　　　　C. 黄嘌呤结石
    D. 尿酸结石　　　　　　　E. 碳酸钙结石

4. 以下**不属于**诱发结石形成的药物是
    A. 皮质激素　　　　　　　B. 乙酰唑胺　　　　　　　C. 维生素 B
    D. 维生素 C　　　　　　　E. 维生素 D

5. 下列有关我国尿石症发病情况的描述,**错误**的是
    A. 男性多于女性　　　　　B. 南方多于北方　　　　　C. 上尿路结石多见
    D. 高温环境工作的人多见　E. 老年人发病多

6. 上尿路结石形成的相关因素**不包括**
    A. 长期卧床　　　　　　　B. 饮食中脂肪含量过多　　C. 饮食中纤维素过少
    D. 反复尿路感染　　　　　E. 尿中枸橼酸减少

7. 以下**不属于**体外冲击波碎石术后常见并发症的是
    A. 出血　　　　　　　　　B. 高血压　　　　　　　　C. 肠梗阻
    D. "石街"形成　　　　　　E. 肾绞痛

8. 草酸结石者应**限制**食用
    A. 肉类　　　　　　　　　B. 豆制品　　　　　　　　C. 菠菜
    D. 水果　　　　　　　　　E. 动物内脏

9. 最常见的尿路结石是
    A. 草酸钙结石　　　　　　B. 胱氨酸结石　　　　　　C. 磷酸盐结石
    D. 尿酸结石　　　　　　　E. 碳酸盐结石

10. 可用于显示结石所致的尿路形态和肾功能改变的影像学检查手段是
    A. 超声检查　　　　　　　B. KUB　　　　　　　　　C. 静脉尿路造影
    D. 逆行肾盂造影　　　　　E. 平扫 CT

11. 李先生,56 岁,诊断为血尿待查,准备行逆行肾盂造影,下列护理措施正确的是
    A. 检查前 3d 少渣饮食　　　　　　　　　　　B. 检查当天饮食无禁忌
    C. 保证检查效果,检查后指导病人少饮水　　　D. 尿道狭窄病人可行此项检查
    E. 肾功不全的病人行此项检查时造影剂减量

12. 李先生,25 岁,左侧腰痛,疑有上尿路结石,拟摄尿路平片。检查前准备是

A. 尿常规　　　　　　　　B. 血常规　　　　　　　　C. 肠道准备

D. 碘过敏试验　　　　　　E. 心电图检查

13. 万先生,28 岁,左肾结石,行静脉尿路造影。静脉注射造影剂 15min 后尿路显影,提示为

A. 肾功能良好　　　　　　B. 肾功能下降　　　　　　C. 肾功能亢进

D. 肾衰竭　　　　　　　　E. 肾积水

14. 下列属于静脉尿路造影禁忌证的是

A. 妊娠及肾功能严重损害　　B. 膀胱损伤并骨盆骨折　　C. 严重肾损伤

D. 急性尿路感染　　　　　　E. 尿道狭窄

15. 下列检查前必须做碘过敏试验的是

A. 膀胱镜检查　　　　　　B. 静脉尿路造影　　　　　C. 尿路平片

D. 尿三杯试验　　　　　　E. B 超检查

16. 钟先生,45 岁,右肾结石。B 超检查显示右肾内有一结石,大小为 2.8cm×3.2cm,IVP 示双肾功能正常,双侧输尿管通畅。最适宜的治疗方法是

A. 多饮水,运动排石　　　B. 体外冲击波碎石　　　　C. 肾实质切开取石

D. 经皮肾镜取石　　　　　E. 中药排石

17. 梁先生,45 岁,右肾中盏结石,行体外冲击波碎石术后。为促进结石的排出,宜给病人采取的体位是

A. 左侧卧位　　　　　　　B. 右侧卧位　　　　　　　C. 仰卧位

D. 倒立位　　　　　　　　E. 俯卧位

18. 鲁先生,45 岁,右侧输尿管结石。1h 前肾绞痛发作,剧烈疼痛,难以忍受,被送至医院急诊科。病人辗转不安,面色苍白、出冷汗、呕吐 2 次。首要的处理措施是

A. 静脉输液　　　　　　　B. 针灸　　　　　　　　　C. 解痉、镇痛

D. 镇静、止吐　　　　　　E. 抗感染

19. 刘先生,46 岁,行左肾碎石术后于输尿管放置双 J 管。有关双 J 管的护理措施,**错误**的是

A. 术后尽早取半卧位　　　B. 少饮水　　　　　　　　C. 避免过度弯腰

D. 避免突然下蹲　　　　　E. 一般留置 4~6 周

20. 刘女士,35 岁,行体外冲击波碎石术后,结石类型为草酸盐结石。为预防结石复发,应指导病人口服

A. 维生素 B_6　　B. 维生素 C　　C. 小苏打　　D. 别嘌醇　　E. 维生素 A

21. 何先生,56 岁,甲状旁腺功能亢进并发双肾鹿角形结石,行手术切开取石术后。预防其结石复发最重要的措施是

A. 进食低钙食物　　　　　B. 酸化尿液　　　　　　　C. 碱化尿液

D. 多活动　　　　　　　　E. 手术摘除甲状腺旁腺瘤

22. 杨先生,46 岁,左腰部隐痛 1 个月。体格检查:肾区有叩击痛;尿常规检查可见镜下血尿,辅助检查:超声检查示左肾内有一结石,大小为 1.2cm×1.4cm,IVP 示双肾功能正常,双侧输尿管通畅。目前最适宜的治疗是

A. 多饮水,运动排石　　　B. 体外冲击波碎石　　　　C. 肾实质切开取石

D. 经皮肾镜取石　　　　　E. 中药排石

23. 张先生,35 岁,采用体外冲击波碎石后需再次治疗,间隔时间**不得**少于

A. 24h　　　　B. 48h　　　　C. 72h　　　　D. 1 周　　　　E. 10d

24. 王女士,25 岁,左肾结石,非手术治疗。为促进结石的排出,最适宜的运动方式是

A. 散步　　　　B. 跳绳　　　　C. 太极拳　　　　D. 游泳　　　　E. 气功

25. 何女士,38 岁,输尿管结石,非手术治疗。咨询护士预防尿路结石最有效的预防方法是什么,正确的回答是

  A. 控制感染   B. 调整饮食   C. 多活动

  D. 大量饮水   E. 调整尿液 pH

A3/A4 型题

(1~5 题共用题干)

温先生,28 岁,突发右侧肾区疼痛,伴恶心、呕吐。查肋脊角叩痛,尿常规示红细胞(++++),白细胞(+),血常规正常。

1. 首先考虑的诊断是

  A. 右尿道结石   B. 右肾结石   C. 前列腺增生

  D. 膀胱结石   E. 右输尿管癌

2. 首选的影像学检查是

  A. CT   B. 尿路平片   C. 静脉尿路造影

  D. 逆行肾盂造影   E. 膀胱镜检查

3. 最适当的急诊处理方法是

  A. 大量饮水   B. 口服抗菌药物   C. 消炎、解痉、镇痛

  D. ESWL   E. 手术探查

4. 此病人的结石类型最可能是

  A. 胱氨酸结石   B. 黄嘌呤结石   C. 磷酸镁铵结石

  D. 尿酸结石   E. 草酸钙结石

5. 预防本病最主要的方法是

  A. 大量饮水   B. 少吃肉类   C. 保持排便通畅

  D. 多运动   E. 定期复查

(6~11 题共用题干)

吴先生,66 岁,上腹部隐痛 2 个月,伴肾区叩击痛,镜下血尿。超声检查示双肾多发性结石。IVP 示肾功能正常,双侧输尿管通畅。拟行体外冲击波碎石术(ESWL)。

6. ESWL 治疗前准备措施**不正确**的是

  A. 向病人及家属解释 ESWL 方法   B. 嘱病人术中不能随意变换体位

  C. 术前 1d 忌进食产气食物   D. 术前 1d 口服缓泻药

  E. 术晨禁饮食

7. 术后当日病人出现明显肉眼血尿,病人与家属均非常紧张,正确的处理是

  A. 继续观察、无须特殊处理 B. 应用止血药   C. 应用抗生素

  D. 应用镇静药   E. 快速输液

8. ESWL 后当日晚上出现肾绞痛、发热、无尿。应警惕可能的并发症是

  A. 肾挫伤   B. 急性肾盂肾炎   C. 输尿管碎石梗阻

  D. 急性肾小管坏死   E. 血块梗阻

9. 发生上述情况的主要原因是

  A. 术前定位不准确   B. 术后并发感染   C. 术后活动太少

  D. 术后饮水不足   E. 碎石堵塞双侧输尿管

10. 主要的处理方法是

  A. 大量输液   B. 应用利尿剂

  C. 中药与针灸排石   D. 解痉、镇痛

  E. 输尿管镜取石或碎石

11. 下列属于 ESWL 禁忌证的是
    A. 妊娠妇女　　　　　　　B. 年龄 >70 岁者　　　　　　C. 合并腹外疝者
    D. 合并高血压者　　　　　E. 合并糖尿病者

(12~15 题共用题干)

刘女士,45 岁,反复发作肾绞痛;X 线检查显示右肾输尿管连接处有一 2.2cm×2.8cm 结石,右肾明显积水,功能受损。行右肾切开取石、肾盂造瘘术。

12. 下列关于术后第 1d 护理的说法中**错误**的是
    A. 观察病人生命体征、疼痛
    B. 观察引流液及尿液颜色、性状及量
    C. 关注病人血常规、肾功能、电解质等情况变化
    D. 便秘病人避免用力排便
    E. 鼓励病人早期下床并开展中高强度的体力活动

13. 关于肾盂造瘘管的护理,下列**不妥**的是
    A. 引流管的位置不得高于肾造瘘口　　　B. 翻身、活动时勿牵拉造瘘管
    C. 勿折叠管道　　　　　　　　　　　　D. 观察引流液的颜色、性质
    E. 定时冲洗管道

14. 术后第 2d,病人出现轻微肉眼血尿,病人与家属很紧张,来告知护士。正确的处理是
    A. 继续观察、无须特殊处理　　　　　　B. 应用止血药
    C. 应用抗生素　　　　　　　　　　　　D. 做膀胱冲洗
    E. 做造瘘管冲洗

15. 结石成分分析示,病人的结石为尿酸结石。护士应告诉病人限制的食物是
    A. 肉类　　　　B. 豆制品　　　　C. 菠菜　　　　D. 水果　　　　E. 动物内脏

(二) 名词解释

1. 肾绞痛

2. 体外冲击波碎石

(三) 简答题

1. 列举与尿石症的相关因素。

2. 简述尿石症的预防。

3. 简述双 J 管的作用与护理要点。

(四) 病例分析题

1. 付先生,35 岁,厨师,广东人,平素喜肉食,不喜蔬菜,不爱喝水。因活动后突发腰部疼痛,向下腹、会阴及大腿内侧放射。尿液检查示镜下血尿。尿路平片示右肾盂内有多个直径 0.3~0.5cm 大小的结石。拟诊为肾结石。

请问:

(1) 该病人发生肾结石的相关因素有哪些?

(2) 病人出现疼痛和血尿的原因是什么?

(3) 目前的主要治疗及护理措施有哪些?

2. 龙先生,45 岁,左腰部隐痛 1 个月。体格检查:左肾区有叩击痛;尿常规检查可见镜下血尿,B 超:左肾内有一结石,大小为 1.2cm×1.4cm,IVP 示肾功能正常,双侧输尿管通畅。

请问:

(1) 目前最适宜的治疗是什么?

(2) 可采取哪些护理措施?

(3) 如何预防本病的发生?

【参考答案】

（一）选择题

A1/A2 型题

1. A	2. C	3. D	4. C	5. E	6. B	7. C	8. C	9. A	10. C
11. A	12. C	13. B	14. A	15. B	16. D	17. A	18. C	19. B	20. A
21. E	22. B	23. E	24. B	25. D					

A3/A4 型题

1. B	2. B	3. C	4. E	5. A	6. C	7. A	8. C	9. E	10. E
11. A	12. E	13. E	14. A	15. E					

（二）名词解释

1. 肾内小结石与输尿管结石可引起肾绞痛,常见于结石活动并引起输尿管梗阻的情况。肾绞痛的典型表现为突发性腰部或上腹部严重疼痛,多在深夜至凌晨发作,可使人从熟睡中痛醒,剧烈难忍,可伴恶心、呕吐、面色苍白、冷汗甚至休克。

2. 通过 X 线或超声检查对结石进行定位,利用高能冲击波聚焦后作用于结石,使之裂解、粉碎成细砂,随尿流排出。临床实践证明它是一种安全而有效的非侵入性治疗,大多数的上尿路结石可采用此方法治疗。

（三）简答题

1. 尿石症的相关因素:流行病学因素包括年龄、性别、职业、饮食成分和结构、水分摄入量、气候、代谢和遗传等;尿液因素包括形成结石的物质排出增加、尿 pH 改变、尿液浓缩、抑制晶体形成的物质不足;泌尿系统局部因素:尿液的淤积、尿路感染、尿路异物;药物相关因素。

2. 尿石症的预防:①大量饮水:以增加尿量,稀释尿中形成结石物质的浓度,减少晶体沉积,亦有利于结石排出。②饮食指导:含钙结石者应合理摄入钙量;草酸盐结石病人应限制浓茶、菠菜、巧克力、草莓、麦麸、芦笋和各种坚果(松子、核桃、板栗等);尿酸结石者不宜食用含嘌呤高的食物,如动物内脏,限制各种肉类和鱼虾等高蛋白的食物。③药物预防:草酸盐结石病人可口服维生素 B$_6$ 以减少草酸盐排出;口服氧化镁可增加尿中草酸盐的溶解度。尿酸结石病人可口服别嘌醇和碳酸氢钠,以抑制结石形成。④特殊性预防:伴甲状旁腺功能亢进者,必须摘除腺瘤或增生组织。鼓励长期卧床者多活动,防止骨脱钙,减少尿钙排出。尽早解除尿路梗阻、感染、异物等因素。

3. (1) 双 J 管的作用:碎石术后于输尿管内放置双 J 管,可起到内引流、内支架的作用,还可扩张输尿管,有助于小结石的排出,防止输尿管内"石街"形成。

(2) 双 J 管的护理要点:术后指导病人尽早取半卧位,多饮水、勤排尿,勿使膀胱过度充盈而引起尿液反流;鼓励病人早期下床活动,但避免活动不当(如剧烈活动、过度弯腰、突然下蹲等)、防止咳嗽、便秘病人用力排便等使腹压增加的动作,以防引起双 J 管滑脱或上下移位;双 J 管一般留置 4~6 周,经复查腹部超声或 X 线确定无结石残留后,在膀胱镜下取出双 J 管。

（四）病例分析题

1. (1) 该病人肾结石发生的相关因素有:高温环境下工作和生活,饮水少,尿液浓缩;饮食中蛋白质摄入过多、膳食纤维摄入不足。

(2) 该病人主要是因结石嵌顿,造成急性梗阻,引起肾盂、输尿管平滑肌强烈蠕动和痉挛而发生肾绞痛;由于结石不大,在肾或输尿管内移动,损伤肾或输尿管黏膜引起镜下血尿。

(3) 目前的主要治疗是非手术治疗,措施包括:多饮水、运动,适当应用药物排石,控制感染和肾绞痛。主要护理措施:向病人解释疼痛与活动的关系,可采用药物和非药物方法控制疼痛;观察和记录治疗效果;告知病人饮水和运动的意义,指导其平衡饮食及药物应用,出现肾绞痛及感染迹象时及时就诊。

2. (1) 目前最适宜的治疗是体外冲击波碎石。

(2) ①术前护理:向病人及家属解释 ESWL 的方法、碎石效果及配合要求,嘱病人术中不能随意变换体位;术前 3d 忌进食产气食物,术前 1d 口服缓泻药,术晨禁饮食;术晨行 KUB 复查。②术后护理:鼓励病人多饮水;采取有效体位、促进排石;观察碎石排出情况;并发症的护理:预防和处理血尿、发热、疼痛、"石街"形成等。

(3) 可以通过大量饮水,饮食调节,药物预防,去除病因等预防尿石症的发生。

【部分习题解析】

(一) 选择题

A1/A2 型题

1. A　上尿路结石的主要表现是与活动有关的疼痛和血尿。血尿多为镜下血尿。

2. C　膀胱结石的主要症状是膀胱刺激症状,如尿频、尿急和排尿终末疼痛。典型症状为排尿突然中断,并感疼痛。

3. D　碱化尿液对尿酸和胱氨酸结石有预防意义。酸化尿液,有利于防止感染性结石的生长。

4. C　能够诱发结石形成的药物有皮质激素、乙酰唑胺、维生素 C、维生素 D。

5. E　尿石症以 25~40 岁者多见。

6. B　上尿路结石发病与饮食中蛋白含量过多有关,与脂肪含量过多无关。

7. C　体外冲击波碎石可出现的并发症有出血、"石街"形成,高血压、肾绞痛,但不会引起肠梗阻。

8. C　草酸盐结石的病人应限制浓茶、菠菜、番茄、芦笋、花生等食物。

9. A　泌尿系统结石以草酸钙结石最常见,磷酸盐、尿酸盐、碳酸盐次之,胱氨酸结石罕见。

10. C　静脉尿路造影可用于显示结石所致的尿路形态和肾功能改变。

11. A　逆行肾盂造影的检查前需做肠道准备,检查后嘱病人多饮水。尿道狭窄为检查禁忌。肾功能不全的病人检查正常进行。

12. C　尿路平片摄片前应做肠道准备,以清除肠道内的气体和粪便,以确保平片质量。

13. B　静脉尿路造影从静脉注射有机碘造影剂,能显示尿路形态,了解双侧肾功能。肾功能良好者 5min 即显影,肾功能下降者显影延迟。

14. A　妊娠,严重肝、肾、心血管疾病和甲状腺功能亢进者,造影剂过敏者禁忌做 IVP。

15. B　静脉尿路造影需从静脉注射有机碘造影剂,故检查前必须做碘过敏试验。

16. D　经皮肾镜取石适用于 >2.5cm 的肾盂结石。

17. A　体外冲击波碎石后,可采取有效体位、促进排石。左肾结石取右侧卧位,右肾结石取左侧卧位,同时叩击肾区,有利于碎石由肾盏进入输尿管。

18. C　输尿管结石发生绞痛主要是因结石造成梗阻,处理应以解痉镇痛为主。

19. B　留置双 J 管的病人术后应多饮水、勤排尿。

20. A　草酸盐结石病人可口服维生素 B_6 以减少草酸盐排出。

21. E　病人因甲状旁腺功能亢进使尿钙排出过多,形成结石,因此最重要的预防措施是处理原发疾病。

22. B　病人目前尚无肾绞痛发作,结石直径 >0.6cm,采用非手术治疗排出的可能性不大。目前肾功能正常,输尿管通畅,首先考虑采用体外冲击波碎石。

23. E　体外冲击波碎石后若需再次治疗,间隔时间不得少于 10d。

24. B　为配合排石,最适宜的运动应为跳跃运动。

25. D　目前尿石症的发病机制未明,故对多数结石尚无十分理想的预防方法。但大量饮水可增加尿量,稀释尿液,能够减少尿中晶体沉积,从而达到预防结石的目的是已明确的方法。

A3/A4 型题

1. B　病人出现肾区疼痛,尿常规示红细胞(++++),均提示泌尿结石的发生。

2. B　上尿路结石首选的影像学检查是尿路平片,因尿路平片能发现 95% 以上的尿路结石。

3. C　病人目前主要的问题是存在剧烈肾区疼痛,应给予及时处理。因此应首先给予解痉镇痛。

4. E 上尿路结石最常见的是草酸钙结石。

5. A 大量饮水可稀释尿液、预防感染、促进排石。

6. C 行 ESWL 者,应在术前 3d 忌进食产气食物,术前 1d 口服缓泻药,术晨禁饮食。

7. A ESWL 后当日出现明显肉眼血尿属正常现象,无须特殊处理。

8. C 双肾结石行 ESWL 后第 2d 出现肾绞痛、发热、尿闭,首先考虑碎石排出过程中引起的尿路梗阻。

9. E 对于双侧肾结石,应该分侧实施碎石治疗,碎石后应采取侧卧位,减缓结石排出的速度,避免造成输尿管阻塞。

10. E 双侧输尿管阻塞、尿闭病人可因尿液排出受阻导致肾后性肾衰竭,应及时行输尿管镜取石或碎石,以免导致不可逆的肾功能损害。

11. A 妊娠妇女是 ESWL 的绝对禁忌证。

12. E 鼓励病人早期下床但应避免过度运动及运动不当。

13. E 为避免逆行感染,肾盂造瘘管原则上不冲洗,若管道阻塞,可低压、少量、多次、无菌生理盐水冲洗,冲洗量小于 5~8ml。

14. A 肾切开取石术后,由于术中损伤肾盂、输尿管黏膜,加之术后残余结石的刺激,术后大多有轻微肉眼血尿或镜下血尿,一般术后 2~3d 后血尿会自行消失,无须特殊处理。

15. E 尿酸结石者不宜食用含嘌呤高的食物,如动物内脏、啤酒。

(张美芬)

第三十六章 泌尿、男性生殖系统增生和肿瘤病人的护理

【重点和难点】

(一) 基本概念

1. 良性前列腺增生 简称前列腺增生,是男性老年人排尿障碍原因中最为常见的一种良性疾病。

2. 膀胱癌 是泌尿系统最常见的恶性肿瘤,绝大多数来自于上皮组织,其中 90% 以上为尿路上皮癌。

3. 肾癌 指起源于肾实质泌尿小管上皮系统的恶性肿瘤,又称肾细胞癌。

4. 前列腺癌 是老年男性常见的恶性肿瘤,发病率具有明显的地理和种族差异。

(二) 良性前列腺增生

1. 病因 目前公认老龄和有功能的睾丸是前列腺增生发病的 2 个重要因素。

2. 临床表现 早期症状为尿频,夜间更明显,进行性排尿困难是前列腺增生最重要的症状。可发生尿潴留和充溢性尿失禁,合并感染、结石、无痛性肉眼血尿。长期梗阻可引起严重肾积水、肾功能损害,可引起腹股沟疝、内痔或脱肛等。直肠指检可触到增大的前列腺。

3. 辅助检查 ①超声检查:测量前列腺体积和膀胱残余尿量;②尿流率检查:确定前列腺增生病人排尿的梗阻程度,如最大尿流率 <15ml/s 提示排尿不畅;如 <10ml/s 则提示梗阻严重;③血清前列腺特异抗原(PSA):有助于排除前列腺癌。

4. 处理原则

(1) 非手术治疗:无明显症状或症状较轻者观察等待。梗阻症状轻、残余尿 <50ml 者使用 α_1 受体阻滞剂、5α 还原酶抑制剂等药物治疗。

(2) 手术治疗:对症状严重、存在明显梗阻或有并发症者应选择手术治疗。经尿道前列腺切除术(TURP)是最常用的手术方式。

(3) 其他治疗:经尿道球囊扩张术、前列腺尿道支架以及经直肠高强度聚焦超声(HIFU)等对缓解前列腺增生引起的梗阻症状均有一定疗效,适用于不能耐受手术的病人。

5. 护理措施

(1) 非手术治疗的护理 / 术前护理：①避免急性尿潴留的诱发因素，发生后及时留置导尿管引流尿液；②观察药物的副作用，体位性低血压、性功能障碍等。

(2) 术后护理：①膀胱冲洗的护理：注意冲洗速度，保持冲洗与引流通畅，观察、记录引流液的颜色、性状与量，准确记录尿量、冲洗量和排出量。②并发症的护理：预防和处理出血、经尿道电切综合征、尿失禁、尿道狭窄等。

(3) 健康教育：①非手术病人的健康教育，包括前列腺增生、前列腺癌疾病相关知识教育；生活方式指导合理用药指导。②术后 1 个月内避免剧烈活动，如跑步、骑自行车、性生活等；肛提肌训练；定期复查。

（三）膀胱癌

1. 临床表现　血尿是膀胱癌最常见的症状。典型血尿为无痛性和间歇性；膀胱刺激症状；排尿困难较少见。

2. 辅助检查　在新鲜尿液中，易发现脱落的肿瘤细胞，但干扰因素过多。超声检查、IVU、CT、MRI 等影像学检查可以协助诊断。膀胱镜检查可以做活组织检查以明确肿瘤的性质和分化程度。凡临床可疑膀胱肿瘤的病例，均应常规进行膀胱镜检查。

3. 处理原则　以手术治疗为主。根据肿瘤的分化程度、临床分期并结合病人全身情况，选择合适的手术方式。非肌层浸润性膀胱癌采用经尿道膀胱肿瘤切除术，术后辅助腔内化疗或免疫治疗；肌层浸润性膀胱癌及膀胱非尿路上皮癌采用根治性膀胱切除术，主要包括原位新膀胱术、回肠通道术、输尿管皮肤造口术等。必要时术后辅助化疗或放疗。

4. 护理措施

(1) 术前护理：心理护理；根治性膀胱切除术须做肠道准备。

(2) 术后护理：①做好引流管护理。②留置腹壁造口病人，应保持造口处皮肤清洁干燥、观察造口颜色与状态，注意对病人的心理护理。③冲洗可通过尿管、膀胱造瘘管进行；常用冲洗液为生理盐水、碳酸氢钠；可以是持续低压，或是间断 6~8h 一次，或视冲洗液性状有所增减，直至冲洗液澄清为止；注意冲洗液温度与体温接近。④膀胱灌注治疗前，嘱病人排空膀胱，遵医嘱用药，并指导病人变换不同体位，灌注后嘱病人多饮水，避免出血性膀胱炎等并发症。⑤注意膀胱穿孔、尿瘘、代谢异常、尿失禁等并发症的识别与处理。

(3) 健康教育：原位新膀胱病人，教育其定时排尿、盆底肌功能锻炼、加强营养、适度休息与活动。腹壁造口病人，教会病人掌握更换造口袋、造口皮肤护理等造口护理常识；进食清淡食物，减少葱、姜、蒜等刺激性食物摄入，适当多饮水；积极修饰与装扮，树立健康自信的形象。不适随诊，定期复查。

（四）肾癌

1. 临床表现　肾癌典型的症状为肾癌三联征，即腰痛、血尿、肿块。10%~40% 的肾癌病人有副瘤综合征，临床表现为高血压、贫血、体重减轻、恶病质、发热、红细胞增多症、肝功能异常等。晚期可出现转移症状。

2. 辅助检查　腹部超声是发现肾肿瘤最简便和常用方法。腹部 CT 是临床诊断肾癌和进行临床分期最主要的手段。

3. 处理原则　外科手术是局限性肾癌的首选方式，主要术式有根治性肾切除术和保留肾单位手术。射频消融、冷冻消融、高强度聚焦超声可用于不适合手术的小肾癌病人的治疗。肾癌对放疗和化疗均不敏感。近年来，靶向治疗取得了快速发展，我国国家药品监督管理局已经批准索拉菲尼、舒尼替尼、培唑帕尼、依维莫司、阿昔替尼用于转移性肾癌治疗。

4. 护理措施

(1) 卧床与休息：行肾切除术者术后 6h，指导病人床上适当活动，术后第 1d 鼓励病人下床活动，注意循序渐进；行肾部分切除术者常需卧床休息 3~5d。具体需结合病人手术情况、术后身体状况等因素综合考虑。

(2) 并发症的观察与护理：①术中和术后出血是肾癌根治术最主要的并发症。护理应密切观察引流液与尿液颜色变化,注意活动性出血情况,必要时行介入治疗栓塞出血动脉。②尿瘘:是肾部分切除术后主要并发症。护理应密切观察尿量变化;大多数尿性囊肿可行经皮置管引流和/或留置输尿管内支架管解决。

(3)健康教育:①生活习惯:低脂饮食,戒烟减肥,坚持运动,避免感冒。②定期复查:包括B超、CT、实验室检查等,及时发现病情变化。

(五)前列腺癌

1. **临床表现** 前列腺癌早期表现不明显,随着病情发展,出现排尿梗阻症状,晚期局部侵犯症状、骨折等全身转移症状。

2. **辅助检查** PSA是目前诊断前列腺癌、评估各种治疗效果和预测预后的重要肿瘤标记物。经直肠超声引导前列腺穿刺活检可确诊前列腺癌。CT、MRI检查有助于确定前列腺癌的临床分期。

3. **治疗原则** ①局限性前列腺癌:观察等待适用于不愿意或体弱不适合接受主动治疗的病人。主动监测适用于有治愈性治疗适应证,因担心生活质量、手术风险等因素不立即治疗的病人。根治性前列腺切除术是治愈局限性前列腺癌最有效方法之一。根治性放疗可获得良好的疗效,国内多开展永久性粒子植入治疗。②晚期前列腺癌主要采用内分泌治疗,去除雄激素或抑制雄激素活性,以减轻症状,延缓肿瘤进展。

4. **护理措施**

(1)手术治疗的护理:由于括约肌功能不全、逼尿肌功能不稳定和顺应性下降,术后可发生尿失禁,拔除导尿管时鼓励病人进行盆底肌功能锻炼,有助于尿失禁的早期恢复。术中损伤血管、神经;继而诱发缺氧,导致勃起组织纤维化,出现勃起功能障碍。应注意对病人心理护理,遵医嘱行相应治疗。

(2)放射治疗的护理:①前列腺外放射治疗的护理:急性期常见副作用包括下尿路症状;肠道并发症;晚期毒副作用最明显的是直肠出血,一般于放疗结束数周后即可消失。②前列腺癌近距离治疗的护理:短期并发症有尿路刺激症状,排尿困难和夜尿增多;直肠刺激症状、直肠炎(轻度便血、肠溃疡);长期并发症有慢性尿潴留、尿道狭窄、尿失禁、性功能障碍等。

(3)内分泌治疗的护理:行内分泌治疗病人可出现性功能障碍、血管舒缩症状、男性乳房女性化、肝功能受损、肥胖、骨质疏松等并发症,应严密监测病人病情变化,遵医嘱用药,规范治疗。

(4)健康教育:前列腺癌病人定期直肠指检与测定PSA。保持良好的饮食习惯,适度锻炼,避免肥胖,戒烟、限酒。50岁以上的男性建议行高危人群普查。

【习题】

(一)选择题

A1/A2型题

1. 下列与良性前列腺增生发病密切相关的因素是
    A. 饮水少 B. 习惯性便秘 C. 泌尿系统感染
    D. 泌尿系统结石 E. 性激素代谢异常

2. 前列腺增生最早出现的症状是
    A. 尿线变细 B. 尿频 C. 排尿困难 D. 尿滴沥 E. 尿失禁

3. 下列**不属于**前列腺增生病人常见并发症的是
    A. 结石 B. 结核 C. 感染 D. 肾积水 E. 血尿

4. 良性前列腺增生典型症状是
    A. 尿频 B. 尿急 C. 尿痛
    D. 尿失禁 E. 进行性排尿困难

5. 董先生,76岁,良性前列腺增生,采取药物治疗。服用非那雄胺治疗,其作用是
    A. 降低前列腺平滑肌张力 B. 抑制睾酮转变为双氢睾酮 C. 预防尿失禁
    D. 预防尿潴留 E. 减少尿道阻力

6. 王先生,69 岁,良性前列腺增生,采取药物治疗。服用药物之一是特拉唑嗪。病人咨询护士服用该药有何副作用,正确的回答是

    A. 直立性低血压   B. 恶心、呕吐   C. 消化道出血

    D. 腹泻   E. 便秘

7. 刘先生,82 岁,良性前列腺增生,采取药物治疗。服用药物之一是阿夫唑嗪。服药后应注意预防的问题是

    A. 抑郁   B. 尿潴留   C. 尿失禁

    D. 跌倒   E. 便秘

8. 李先生,76 岁,良性前列腺增生。尿流动力学检查结果示其最大尿流率为 12ml/s,可判断为

    A. 无排尿梗阻   B. 排尿不畅   C. 轻度排尿梗阻

    D. 严重排尿梗阻   E. 逼尿肌失代偿

9. 关先生,58 岁,良性前列腺增生,行 TURP 术。现病人术后已顺利康复,准备出院。咨询护士术后康复事项,下列回答**错误**的是

    A. 术后 1 周可骑行   B. 术后 1 周避免便秘   C. 术后 1 周避免提重物

    D. 术后 1 个月避免饮酒   E. 术后 1 个月避免跑步

10. 张先生,64 岁,良性前列腺增生,有进行性排尿困难 1 年余,解除尿潴留的首选方法是

    A. 按摩腹部   B. 插导尿管   C. 针刺诱导

    D. 听流水声   E. 膀胱造瘘

11. 谢先生,63 岁,良性前列腺增生,行耻骨上经膀胱前列腺切除术。术后并发症的观察**不包括**

    A. 膀胱痉挛   B. 尿失禁   C. 感染

    D. 出血   E. TUR 综合征

12. 吴先生,72 岁,进行性排尿困难 6 年,加重 1 年,反复出现尿潴留。体格检查:前列腺Ⅱ度增大,质地柔韧,表面光滑;B 超示:前列腺 5.2cm×4.6cm×3.8cm;血清 PSA 值 2ng/ml。对该病人建议首选的治疗方式是

    A. 观察等待   B. 膀胱镜碎石   C. 坦索罗辛治疗

    D. 经尿道前列腺切除术   E. 体外冲击波碎石

13. 曾先生,61 岁,良性前列腺增生,夜尿每晚 2~3 次、轻度排尿困难(排尿迟缓、尿后滴沥、尿线细),超声检查示膀胱残余尿量为 40ml。既往未出现过急性尿潴留。目前建议治疗方案是

    A. 观察等待   B. 药物治疗   C. 手术治疗

    D. 激光治疗   E. 放置前列腺尿道支架

14. 王先生,68 岁,既往有高血压、冠心病史,因良性前列腺增生行经尿道前列腺切除术,术后护理中发现病人血钠较低,其主要原因是

    A. 术前口服利尿剂   B. 术中冲洗液吸收   C. 术中大量失血

    D. 术前禁食、禁饮   E. 术后伤口出血

15. 郭先生,68 岁,行前列腺摘除术后第 3d,病人感觉下腹部剧烈疼痛,并有强烈尿意、肛门坠胀感,膀胱冲洗液不滴,引出尿液血色明显加重。考虑病人出现的并发症是

    A. 膀胱痉挛   B. TUR 综合征   C. 前列腺窝出血

    D. 急性肠梗阻   E. 尿失禁

16. 温先生,68 岁,行前列腺摘除术后第 6d,下列护理措施中**不正确**的是

    A. 取半卧位   B. 鼓励病人多饮水   C. 持续膀胱冲洗

    D. 腹胀时肛管排气   E. 锻炼提肛肌

17. 于先生,50 岁,前列腺增生,出现急性尿潴留 6h,诱导排尿无效,应采取的措施是

    A. 按压膀胱   B. 导尿   C. 应用镇静剂

    D. 耻骨上膀胱造瘘   E. 耻骨上膀胱穿刺

18. 万先生,67 岁,夜间尿频、排尿困难 6 年。直肠指检触到增大的前列腺,表面光滑、质韧、有弹性,边缘清楚,中间沟消失。病人最可能的疾病是

    A. 前列腺增生　　　　　　　B. 前列腺癌　　　　　　　C. 前列腺炎

    D. 尿道狭窄　　　　　　　　E. 尿道结石

19. 肾癌的典型三大症状是

    A. 血尿、腰痛、肿块　　　　B. 血尿、发热、肿块　　　　C. 血尿、高血压、肿块

    D. 肿块、发热、高血压　　　E. 肿块、高血压、血沉快

20. 膀胱癌病理和临床分期的主要依据是

    A. 组织类型　　　　　　　　B. 分化程度　　　　　　　C. 病变部位

    D. 浸润深度　　　　　　　　E. 生长方式

21. 关于耻骨上膀胱造口的护理,下列叙述**错误**的是

    A. 拔管后有漏尿再次插入　　　　　　　B. 切口敷料浸湿及时更换

    C. 拔管前先夹管观察　　　　　　　　　D. 冲洗膀胱保持引流通畅

    E. 瘘口周围皮肤每日清洗消毒

22. 下列可以确诊前列腺癌的检查是

    A. 穿刺活检　　　　　　　　B. 血清 PSA　　　　　　　C. 腹部超声

    D. IVP　　　　　　　　　　E. MRI

23. 位于膀胱三角区的 T_3 期膀胱癌最适宜的治疗方法是

    A. 膀胱部分切除术　　　　　B. 经尿道膀胱肿瘤切除术　　C. 根治性膀胱切除术

    D. 根治性放疗　　　　　　　E. 辅助化疗

24. 经尿道膀胱肿瘤切除术术后最常见的并发症是

    A. 尿瘘　　　　　　　　　　B. 膀胱穿孔　　　　　　　C. 代谢异常

    D. 尿失禁　　　　　　　　　E. 休克

25. 关于膀胱癌术后新膀胱冲洗护理,**错误**的是

    A. 预防肠道内黏液堵塞　　　B. 冲洗可通过尿管进行　　　C. 术后持续高压冲洗

    D. 避免冲洗液温度过低　　　E. 冲洗至冲洗液澄清

26. 张先生,67 岁,尿频、尿不尽感 6 年余。近 1 年来有明显的排尿困难,门诊查血清前列腺特异性抗原(PSA)明显增高。该病人的诊断首先考虑为

    A. 前列腺增生　　　　　　　B. 前列腺癌　　　　　　　C. 细菌性前列腺炎

    D. 前列腺结核　　　　　　　E. 肉芽肿性前列腺炎

27. 下列关于前列腺癌内分泌治疗的并发症,叙述**错误**的是

    A. 血管舒缩症状　　　　　　B. 性欲亢进　　　　　　　C. 男性乳房女性化

    D. 骨质疏松　　　　　　　　E. 肝功能受损

28. 王先生,男,62 岁,近期发生左侧精索静脉曲张,平卧时不消失,下述最可能的原因是

    A. 左肾结石　　　　　　　　B. 左肾积水　　　　　　　C. 睾丸肿瘤

    D. 丝虫病　　　　　　　　　E. 左肾癌

29. 下列关于膀胱灌注治疗的护理,**错误**的是

    A. 灌注前避免大量饮水　　　　　　　　B. 灌注后不断翻身

    C. 灌注时病室温度适宜　　　　　　　　D. 灌注后大量饮水

    E. 常用灌注液为甲硝唑

30. 王先生,78 岁,因无痛性血尿怀疑为膀胱癌,目前可确诊的最可靠的检查方法是

    A. 尿脱落细胞学检查　　　　B. 膀胱镜检查 + 活检　　　C. 膀胱造影

    D. B 超检查　　　　　　　　E. 直肠指检

31. 张先生,50 岁,无痛性肉眼血尿 2 个月,体格检查无异常,尿中找到癌细胞,下列对诊断最有意义的检查是

    A. 腹部平片   B. 肾动脉造影   C. 膀胱镜检查

    D. 排泄性尿路造影   E. KUB 平片

32. 赵先生,50 岁,无痛性肉眼血尿 3 个月,怀疑为肾癌,首先应进行的检查是

    A. 排泄性尿路造影   B. 逆行尿路造影   C. 腹部超声

    D. CT 检查   E. MRI 检查

33. 王女士,70 岁,行根治性肾切除术后,以下护理措施**错误**的是

    A. 严密监测生命体征   B. 监测肾功能、肝功能

    C. 卧床 3~4 周,以防出血   D. 做好引流管的护理

    E. 术后胃肠功能恢复后可进食

34. 马先生,70 岁,诊断为膀胱癌,经尿道行膀胱肿瘤电切术,术后膀胱冲洗正确的是

    A. 术后常规冲洗 5d   B. 每日冲洗液量为 1 000ml

    C. 冲洗液应保持在 0~5℃   D. 密切观察冲洗液的颜色

    E. 常用的冲洗液为 5% 葡萄糖

35. 王先生,48 岁,因间歇性肉眼血尿 1 个月就诊,行膀胱镜检查后,护士嘱其多饮水,主要目的是

    A. 补充体液   B. 减轻疼痛   C. 预防感染

    D. 减少出血   E. 治疗血尿

36. 蔡女士,38 岁,因血尿、腰痛 1 个月就诊,经护理评估,怀疑其患肾癌。下列对病人确诊最有价值的检查是

    A. 超声检查   B. CT   C. MRI   D. KUB   E. IVU

37. 肖女士,36 岁,因腰痛 1 个月就诊,经检查确诊为肾癌。对于该疾病主要的治疗方法是

    A. 靶向治疗   B. 免疫治疗   C. 化学治疗

    D. 放射治疗   E. 手术切除

38. 庞先生,43 岁,因肾癌行肾部分切除术,下列叙述**错误**的是

    A. 密切监测生命体征   B. 出血是主要并发症

    C. 低脂饮食,戒烟减肥   D. 术后早期下床活动

    E. 术后生命征平稳健侧卧位

A3/A4 型题

(1~5 题共用题干)

林先生,72 岁,夜间尿频、排尿困难 1 年多,疑有前列腺增生。为进一步诊治而收入院。

1. 首先进行的简单易行的检查是

    A. 超声检查   B. 尿路平片   C. 尿流动力学检查

    D. 直肠指检   E. 血清前列腺特异抗原(PSA)

2. 为确定病人排尿梗阻的程度,首选的检查是

    A. 超声检查   B. 尿路平片   C. 尿流动力学

    D. 直肠指检   E. 血清前列腺特异抗原(PSA)

3. 为测定病人的膀胱残余尿量,首选的检查是

    A. 超声检查   B. 尿路平片   C. 尿流动力学

    D. 血清前列腺特异抗原(PSA)   E. 直肠指检

4. 为排除前列腺癌,首选的检查是

    A. 超声检查   B. 尿路平片   C. 尿流动力学

    D. 直肠指检   E. 血清前列腺特异抗原(PSA)

5. 经检查,病人的前列腺鸽子蛋大小,膀胱残余尿量 95ml,最大尿流率为 9.2ml/s;心肺功能正常。建议病人的治疗是

    A. 观察,定期门诊复查　　　　B. 药物治疗　　　　C. 手术治疗

    D. 经尿道气囊高压扩张术　　　E. 放置前列腺尿道支架

(6~9 题共用题干)

李先生,75 岁,夜间尿频、排尿困难 6 年。直肠指检示前列腺重度增生。拟手术治疗收入院。

6. 入院后第 2d,连续 8h 不能排尿,并有下腹胀痛。体格检查:下腹部膀胱区膨隆、有触痛。正确的处理是

    A. 冲洗会阴　　　　　　　　B. 用镇痛药　　　　C. 用解痉药

    D. 腹部热敷　　　　　　　　E. 插尿管导尿

7. 入院第 5d,行 TURP 术,术后行膀胱冲洗。下列护理措施中,**不正确**的是

    A. 用生理盐水冲洗　　　　　　　　　B. 准确记录冲洗量和排出量

    C. 冲洗速度根据尿色而定　　　　　　D. 引流不畅时应及时施行低压冲洗

    E. 定时挤捏尿管

8. TURP 术后第 1d,引流尿液为血色,病人和家属非常紧张。除做好安慰和解释工作外,下列最合适的处理是

    A. 继续观察,不须特殊处理　　　　　　B. 肌内注射止血药

    C. 膀胱冲洗液中加入肾上腺素　　　　　D. 将止血药加入静脉输液中

    E. 改用碳酸氢钠冲洗

9. 术后第 6d 出现便秘,**不正确**的处理是

    A. 嘱病人多饮水　　　　　　B. 嘱病人喝果汁　　　　C. 按摩腹部

    D. 口服缓泻剂　　　　　　　E. 灌肠

(10~15 题共用题干)

钟先生,76 岁,因前列腺增生行 TURP 术后第 1d。一般情况好,无恶心、呕吐,无腹胀。行膀胱冲洗。

10. 病人术后的适宜体位是

    A. 半卧位　　　　　　　　　B. 平卧位　　　　C. 头低脚高位

    D. 仰卧中凹位　　　　　　　E. 截石位

11. 行膀胱冲洗的目的是

    A. 预防便秘　　　　　　　　B. 预防出血　　　　C. 预防感染

    D. 减轻疼痛　　　　　　　　E. 避免血凝块堵塞尿管

12. 术后第 1d 晚,病人出现烦躁、恶心、呕吐、抽搐,随后意识不清。查血清钠为 125mmol/L。病人可能出现了

    A. 膀胱痉挛　　　　　　　　B. 经尿道电切(TUR)综合征　　　C. 出血

    D. 肺水肿　　　　　　　　　E. 脑水肿

13. 针对上述并发症,**不正确**的处理是

    A. 立即予氧气吸入　　　　　B. 加快输液速度　　　　C. 应用利尿剂

    D. 应用脱水剂　　　　　　　E. 静脉滴注 3% 氯化钠注射液

14. 经及时处理,病人病情稳定,并逐渐康复。术后第 7d 拔除尿管后,护士指导病人做肛提肌锻炼,目的是防止

    A. 膀胱痉挛　　　　　　　　B. 便秘　　　　C. 尿失禁

    D. 术后出血　　　　　　　　E. 大便失禁

15. 术后 2 周,病人已完全康复,准备出院,护士给其作下列出院指导,其中**不妥**的是

    A. 多饮水　　　　　　　　　B. 预防便秘　　　　C. 经常锻炼肛提肌

    D. 术后 1 个月可恢复性生活　　E. 多做骑车等活动

（16~20 题共用题干）

肖先生,65 岁,油漆工人,因反复出现肉眼血尿 1 个月就诊。曾就诊于当地医院,抗生素治疗无效。门诊拟"膀胱癌"收入院。

16. 确诊该疾病首选的检查是
    A. 膀胱镜检查　　　　　　　　B. 超声检查　　　　　　　　C. 腹部 CT
    D. 尿脱落细胞学检查　　　　　　E. 静脉泌尿系统造影

17. 该病人在上述检查后出现血尿、疼痛,下列护理措施**不妥**的是
    A. 卧床休息　　　　　　　　　B. 转移注意力　　　　　　　C. 禁止喝水
    D. 镇痛药物　　　　　　　　　E. 消炎药物

18. 经检查,证实为膀胱表浅性肿瘤,术后行膀胱灌注化学治疗。下列**不属于**灌注化学治疗常用的药物是
    A. 表柔比星　　　B. 羟喜树碱　　　C. 丝裂霉素　　　D. 卡介苗　　　E. 吡柔比星

19. 该病人膀胱灌注治疗后的护理,**错误**的是
    A. 观察血尿情况　　　　　　　B. 勿饮水,避免药液稀释　　　C. 观察膀胱刺激征
    D. 观察流感样症状　　　　　　E. 遵医嘱使用消炎药

20. 针对该疾病的发病因素,对病人出院指导最重要的是
    A. 定期复查　　B. 加强营养　　C. 心情愉悦　　D. 戒烟限酒　　E. 劳动保护

（21~24 题共用题干）

王先生,38 岁,司机。由于工作原因憋尿 3h 后小便,发现尿中有血丝,由家人陪伴医院就诊。既往体健,吸烟史 20 年,约 15 支 /d。经检查,确诊为膀胱癌。

21. 针对该病人目前情况,与疾病发病最相关的因素是
    A. 吸烟　　　　B. 工作环境　　　C. 非那西汀　　　D. 电离辐射　　　E. 环磷酰胺

22. 完善各项检查后,病人在全麻下行回肠通道术,术后发生尿瘘。关于尿瘘的原因,下列叙述**错误**的是
    A. 吻合口缝合欠佳　　　　　　B. 造瘘管引流不畅　　　　　C. 闭孔反射导致
    D. 尿管引流不畅　　　　　　　E. 吻合口血供差

23. 术后肠道黏膜对尿液成分吸收异常,易发生代谢异常。关于代谢异常,下列叙述**错误**的是
    A. 代谢性酸中毒　　　　　　　B. 高钾血症　　　　　　　　C. 低钠血症
    D. 高氯血症　　　　　　　　　E. 呼吸性碱中毒

24. 关于该病人术后护理,**不妥**的是
    A. 定时排尿,勿憋尿　　　　　B. 密切观察引流量　　　　　C. 监测维生素水平
    D. 严格卧床休息 2 周　　　　　E. 监测电解质

（25~27 题共用题干）

张先生,75 岁,进行性排尿困难 2 年余。实验室检查:TPSA 28.6ng/ml,FPSA 2.01ng/ml;前列腺 MRI 平扫 + 增强提示前列腺癌。

25. 为确诊该疾病,首选的检查是
    A. 超声检查　　　　　　　　　B. 前列腺穿刺活检　　　　　C. 肾功能检查
    D. 腹部 CT 检查　　　　　　　E. 尿三杯试验

26. **不属于**前列腺癌治疗原则的是
    A. 观察等待　　　　　　　　　B. 内分泌治疗　　　　　　　C. 根治性手术
    D. 抗生素治疗　　　　　　　　E. 放射治疗

27. 对出院病人进行健康教育,**错误**的是
    A. 定期复查 DRE　　　　　　　B. 适度锻炼　　　　　　　　C. 戒烟限酒
    D. 高脂饮食　　　　　　　　　E. 高质量睡眠

(28~30 题共用题干)

谢先生,29 岁,因体检发现右肾肿物 7d 入院。体格检查:右上腹可扪及肿物,质地韧,活动度差,无明显触压痛。辅助检查:腹部超声示右肾占位性病变,大小约 110mm×86mm×54mm;IVU 示右肾增大,右输尿管中下段未显影;腹部 CT 平扫 + 增强示右肾占位性病变。

28. 该病人最可能的疾病是

    A. 肾小球肾炎　　B. 肾结石　　　　C. 肾癌　　　　　D. 肾脓肿　　　　E. 肾挫裂伤

29. 针对上述疾病,应立即采取的有效治疗方法是

    A. 细胞因子治疗　　　　　B. 分子靶向治疗　　　　　C. 根治性肾切除术

    D. 放射治疗　　　　　　　E. 化学治疗

30. 针对该病人手术后的护理,**不妥**的是

    A. 鼓励病人活动　　　　　B. 观察出血征象　　　　　C. 沟通消除疑虑

    D. 早期拔出尿管　　　　　E. 术后积极化疗

(二) 名词解释

1. 经尿道电切(TUR)综合征

2. 肾癌三联征

3. 内分泌治疗

(三) 简答题

1. 前列腺增生术后继发出血的护理。

2. 前列腺增生术后 TUR 综合征的临床表现。

3. 简述原位新膀胱训练。

4. 简述肾癌病人健康教育。

5. 简述前列腺癌近距离治疗常见并发症。

(四) 病例分析题

1. 温先生,67 岁,良性前列腺增生症,在硬膜外麻醉下行 TURP。术中出血 100ml,术毕回病房后做膀胱冲洗,冲洗液呈淡血色。术日晚出现烦躁不安,不合作,BP 230/130mmHg,血红蛋白 150g/L,血清 Na^+ 128mmol/L,血清 K^+ 4.7mmol/L,血清 Cl^- 112mmol/L。

请问:

(1) 病人可能出现何种并发症? 依据是什么? 可能的原因是什么?

(2) 应如何处理该并发症?

2. 刘先生,72 岁,诉经常有夜尿、排尿费力和尿湿裤子。经追问病史,病人近 1 年来还有排尿迟缓、尿线变细现象。之前从没有发生过急性尿潴留。体格检查:前列腺鸽子蛋大小。辅助检查:前列腺超声检查示前列腺 5.1cm×4.4cm×4.0cm,残余尿量 105.8ml;尿流动力学检查示最大尿流率为 8.5ml/s。

请问:

(1) 病人应接受何种治疗? 为什么?

(2) 应采取哪些护理措施?

(3) 如何对病人进行健康教育?

3. 王先生,65 岁,3 个月前无明显诱因出现肉眼血尿,呈间断性、全程肉眼血尿,伴夜尿增多,7~8 次/晚,无尿痛、尿急、排尿困难等症状。辅助检查:上腹部超声示膀胱异常实质性回声,性质待查;IVP 示右肾结石并轻度积水;膀胱镜检 + 活检示高级别尿路上皮癌;结合全身检查,无淋巴结及远处转移征象,膀胱癌分期 $T_{2b}N_0M_0$。完善各项检查后,病人在全麻下行经尿道膀胱肿瘤切除术。

请问:

(1) 简述膀胱灌注治疗的种类和常用药物。

(2) 该病人术后辅以膀胱灌注化学治疗,如何对病人进行护理?

4. 蔡先生,68 岁,进行性排尿困难 2 年余。直肠指检:前列腺Ⅱ度肿大,质硬。辅助检查:泌尿系统超声示前列腺增大;前列腺肿瘤二项:TPSA 38.6ng/ml,FPSA 3.01ng/ml;病人在 B 超引导下行经直肠前列腺穿刺活检术,活检示前列腺癌。完善各项术前准备后,于全麻下经腹膜外途径行腹腔镜前列腺癌根治术。

请问:

(1) 简述病人术后常见的并发症及护理措施。

(2) 病人康复出院,假如你是责任护士,如何对病人进行健康教育?

【参考答案】

(一) 选择题

A1/A2 型题

1. E	2. B	3. B	4. E	5. B	6. A	7. D	8. B	9. A	10. B
11. E	12. D	13. A	14. B	15. A	16. D	17. B	18. A	19. A	20. D
21. A	22. A	23. C	24. B	25. C	26. B	27. B	28. E	29. E	30. B
31. C	32. C	33. C	34. C	35. C	36. B	37. E	38. D		

A3/A4 型题

1. D	2. C	3. A	4. E	5. C	6. E	7. D	8. A	9. E	10. E
11. E	12. B	13. B	14. C	15. E	16. A	17. C	18. D	19. B	20. E
21. A	22. C	23. E	24. D	25. B	26. D	27. D	28. C	29. C	30. E

(二) 名词解释

1. 经尿道电切(TUR)综合征是行 TURP 的病人因术中大量的冲洗液被吸收,可致血容量急剧增加,出现稀释性低钠血症。病人可在几小时内出现烦躁不安、血压下降、脉搏缓慢等,严重者出现肺水肿、脑水肿、心力衰竭等症状,血清钠低于正常水平。

2. 肾癌三联征是肾癌特征性临床表现,即疼痛、血尿、肿块,目前同时具备"三联征"表现的病人已很少见。

3. 任何去除雄激素和抑制雄激素活性的治疗均可称为内分泌治疗,是治疗前列腺癌的方法之一,目的是减轻症状,延缓肿瘤进展,属于姑息性治疗。

(三) 简答题

1. 多发生在术后 1~4 周。原因:多由创面焦痂脱落、饮酒、骑车、便秘用力排便引起。护理:如出血伴尿潴留,延长导尿管留置时间,必要时遵医嘱予以膀胱冲洗、抗炎止血治疗可缓解;如病人术后反复血尿,需警惕残留腺体较多,继发感染所致,必要时需再次电切治疗。

2. 多因术中冲洗液大量吸收引起血容量过多和稀释性低血钠为主要特征的综合征。表现:①循环系统:血压先升高、心率快而后变为血压下降、心动过缓;②呼吸系统:出现肺水肿,表现为呼吸困难、呼吸急促、喘息;③神经系统:出现脑水肿,表现为头痛、烦躁不安、意识障碍;④泌尿系统:出现肾水肿,表现无尿或少尿等。

3. 教会病人掌握有效排空新膀胱的技巧,通过锻炼逐渐扩大新膀胱容量,增强排尿可控性。①贮尿功能:夹闭导尿管,定时放尿,初起每 30min 放尿 1 次,逐渐延长至 1~2h。放尿前收缩会阴,轻压下腹,逐渐形成新膀胱充盈感。②控尿功能:收缩会阴及肛门括约肌 10~20 次 /d,每次维持 10s。③排尿功能:选择特定的时间排尿,如餐前 30min,晨起或睡前;定时排尿,一般白天每 2~3h 排尿 1 次,夜间 2 次,减少尿失禁。④排尿姿势:病人自行排尿早期可采用蹲位或者坐位排尿,如排尿通畅,试行站立排尿。注意排尿时先放松盆底肌,然后稍微增加腹内压。

4. ①生活习惯:注意低脂饮食,戒烟减肥,坚持运动,避免感冒;②定期复查:包括超声、CT、实验室检查等,及时发现病情变化。

5. ①短期并发症:尿频、尿急及尿痛等尿路刺激症状,排尿困难和夜尿增多;大便次数增多及里急后重等直肠刺激症状、直肠炎(轻度便血、肠溃疡)等。②长期并发症:慢性尿潴留、尿道狭窄、尿失禁、性功能障碍等。

(四)病例分析题

1. (1) 该病人可能出现了经尿道电切(TUR)综合征。病人术中出血不多,术后引流通畅,引流液淡血色,目前血压高,血红蛋白正常,因此不考虑出血。但病人出现烦躁不安、血钠低于正常,应考虑发生了稀释性低钠血症、水中毒。主要因术中及术后大量的冲洗液被吸收使血容量急剧增加、血压升高、稀释性低钠血症,致脑水肿,因而出现烦躁不安。

(2) 应加强病情观察,如发现病人有上述临床征象,遵医嘱急查电解质,及时采取措施,包括利尿、纠正低血钠和低渗透压、吸氧,有脑水肿征象脱水降颅内压治疗。

2. (1) 建议手术治疗。因病人有典型的排尿困难、排尿梗阻程度严重(最大尿流率 <10ml/s)、膀胱残余尿较多(105ml),若病人能耐受手术,应考虑手术治疗。

(2) 术后护理:①严密观察病情;②膀胱冲洗的护理:注意冲洗速度,保持通畅,准确记录尿量、冲洗量和排出量。③并发症的护理:预防和处理膀胱痉挛、TUR 综合征、尿失禁、出血等。④导管与各引流管的护理。

(3) 健康教育:避免饮酒、受凉、劳累、便秘等诱发急性尿潴留的因素;术后 1~2 个月内避免剧烈活动,如跑步、骑自行车、性生活等;肛提肌训练;定期复查。

3. (1) 包括术后膀胱灌注化学治疗和术后膀胱免疫治疗。常用药物有吡柔比星、表柔比星、多柔比星、羟喜树碱、丝裂霉素和卡介苗、干扰素等。

(2) ①膀胱灌注药物前避免大量饮水,灌注前排空膀胱,以便使膀胱内药液达到有效浓度。②灌注时,保持病室温度适宜,充分润滑导尿管,以减少尿道黏膜损伤。③膀胱内药液保留 0.5~2h,协助病人每 15~30min 变换 1 次体位,分别取俯、仰、左、右侧卧位,使药液均匀地与膀胱壁接触。④灌注后,嘱病人大量饮水,稀释尿液以降低药物浓度,减少对尿道黏膜刺激。⑤如有化学性膀胱炎、血尿等症状,遵医嘱延长灌注时间间隔、减少剂量、使用抗生素等,特别严重者暂停膀胱灌注。

4. (1) ①尿失禁:主要由括约肌功能不全、逼尿肌功能不稳定和顺应性下降引起,通常在术后 1 年内得到改善。术后拔除导尿管时鼓励病人进行盆底肌功能锻炼,有助于尿失禁的早期恢复。②勃起功能障碍:术中损伤血管、神经;继而诱发缺氧,导致勃起组织纤维化,出现勃起功能障碍。应注意对病人心理护理,遵医嘱行相应治疗。

(2) ①复诊指导:定期直肠指检和测定 PSA 以判断预后及复发情况。最初每 3~6 个月复查一次。②生活指导:保持良好的饮食习惯,适度锻炼,戒烟、限酒,避免高脂饮食,少吃红色肉类;多吃豆类、谷物、蔬菜、水果等富含纤维素的食物。

【部分习题解析】

(一)选择题

A1/A2 型题

1. E 人体内雄激素与雌激素平衡失调,是良性前列腺增生的重要原因。

2. B 尿频是前列腺增生病人最常见的早期症状,夜间更为明显。

3. B 前列腺增生病人由于尿路梗阻,尿道失去尿液冲洗,容易出现细菌逆行性感染;尿液中有形成分析出、沉淀,容易形成结石;梗阻严重可以引起上尿路积水;增生腺体表面毛细血管破裂,可出现血尿。

4. E 进行性排尿困难是良性前列腺增生病人的典型症状。

5. B 非那雄胺属于 5α- 还原酶抑制剂类药物,通过抑制睾酮转变为双氢睾酮,使前列腺体积部分缩小,改善排尿症状。

6. A 特拉唑嗪属 α₁ 受体阻滞剂,其副作用主要有头晕、直立性低血压等。

7. D 阿夫唑嗪属 α₁ 受体阻滞剂,其副作用主要有头晕、直立性低血压等。

8. B 尿流率检查可确定前列腺增生病人排尿的梗阻程度,如最大尿流率 <15ml/s 表示排尿不畅;如

<10ml/s 则提示梗阻严重。

9. A　为避免术后继发性出血,术后 1~4 周,避免骑车、饮酒、用力排便。

10. B　解除尿潴留首选方法为导尿。

11. E　经尿道电切(TUR)综合征仅发生于 TURP 术后。

12. D　该病人有明显的下尿路梗阻症,经过长达 6 年的治疗未见明显好转,反复出现尿潴留,符合良性前列腺增生手术治疗的适应证,建议首选经尿道前列腺切除术。

13. A　若症状较轻,不影响生活与睡眠,一般无须治疗可观察等待,但需门诊随访。一旦症状加重,应进行治疗。

14. B　前列腺增生病人术中冲洗液大量吸收引起血容量过多和稀释性低血钠为主要特征的综合征。

15. A　前列腺切除术后可出现膀胱痉挛,常由于冲洗液温度过低引起。病人表现为强烈尿意、肛门坠胀、下腹部痉挛性疼痛、膀胱冲洗速度减慢、冲洗液血色加重等症状。

16. D　前列腺切除术后 1~4 周内应避免增加腹内压的因素,禁止灌肠或肛管排气,以免造成前列腺窝出血。

17. B　急性尿潴留诱导排尿无效者,应予插尿管导尿。

18. A　该病人有典型的排尿困难,病程 6 年,直肠指检亦有前列腺增生临床表现,故为前列腺增生可能性最大,但应注意与前列腺癌鉴别。

19. A　肾癌典型的症状为肾癌三联征,即腰痛、血尿、肿块,目前同时具备"三联征"表现的病人已很少见。

20. D　浸润深度是指肿瘤浸润膀胱壁的深度,是判断膀胱肿瘤预后的最有价值的指标之一。根据浸润深度将膀胱癌分为 T_1~T_4 期。

21. A　耻骨上膀胱造瘘拔管后如有少许漏尿,一般属正常现象,应密切观察,做好生活护理,切忌盲目反复插管,造成不必要的损伤。

22. A　经直肠超声引导前列腺穿刺活检可确诊前列腺癌。

23. C　T_3 期的膀胱肿瘤属于肌层浸润性膀胱癌,经典的治疗方式是根治性膀胱全切 + 盆腔淋巴结清扫术。

24. B　经尿道膀胱肿瘤切除术最常见的并发症是膀胱穿孔,多发生在膀胱侧壁,由闭孔反射所致,一般为腹膜外穿孔。

25. C　术后早期对新膀胱进行低压冲洗、灌流,可以有效预防膀胱内肠道黏液堵塞。冲洗可通过尿管、膀胱造瘘管进行,可以是持续低压或是间断 6~8h 一次,或视冲洗液性状有所增减,直至冲洗液澄清为止。

26. B　病人出现排尿梗阻症状;且实验室检查前列腺特异性抗原值异常增高,该值是诊断前列腺癌重要肿瘤标记物,因此,应高度怀疑前列腺癌。

27. B　前列腺癌病人内分泌治疗,雄激素水平下降,可出现性欲低下、性功能障碍。

28. E　肾癌压迫症状可引起继发性精索静脉曲张,因左侧精索静脉呈直角汇入左肾静脉。

29. E　膀胱内治疗常用药物有吡柔比星、表柔比星、多柔比星、羟喜树碱、丝裂霉素和卡介苗、干扰素等。甲硝唑是抗厌氧菌制剂,故 E 选项错误。

30. B　膀胱镜检查可以在直视下观察到肿瘤的数目、位置、大小、形态、与尿道口和输尿管开口的关系等;同时,可以做活组织检查以明确肿瘤的性质和分化程度,从而确定最佳治疗方案。

31. C　膀胱镜检查可确诊膀胱癌。

32. C　腹部超声是发现肾肿瘤最简便和常用方法。腹部平扫加增强 CT 扫描是临床诊断肾癌和进行临床分期最主要的手段,对肾脏肿块检出率近 100%,肿瘤诊断正确率达 95% 以上。

33. C　行肾切除术者术后 6h,指导病人床上适当活动,术后第 1d 鼓励病人下床活动,注意循序渐进。具体需要结合病人手术情况、术后身体状况综合考虑。

34. D　膀胱冲洗,需冲洗至冲洗液澄清为止,并无确切时间限制。为避免引起膀胱痉挛,冲洗液温度需与体温接近。常用冲洗液为生理盐水。故 D 选项正确。

35. C 膀胱镜检查后多饮水,可以起到尿道冲洗的作用,有助于预防感染的发生。

36. B 腹部平扫加增强 CT 扫描是临床诊断肾癌和进行临床分期最主要的手段,对肾脏肿块检出率近 100%,肿瘤诊断正确率达 95% 以上。

37. E 根治性肾切除术是治疗肾癌最主要的手段。

38. D 肾癌病人行肾部分切除术后,为避免出血,不宜过早下床活动。

A3/A4 型题

1. D 每例前列腺增生病人均需做直肠指检。指诊时可触到增大的前列腺,表面光滑、质韧、有弹性,边缘清楚,中间沟变浅或消失。

2. C 尿流动力学可确定前列腺增生病人排尿梗阻的程度,最大尿流率 <15ml/s 表示排尿不畅;如 <10ml/s 则提示梗阻严重,常为手术指征之一。

3. A 超声检查可测量前列腺体积,还可测定膀胱残余尿量。

4. E 前列腺增生者,检查血清前列腺特异抗原(PSA)对排除前列腺癌,尤其前列腺有结节或质地较硬时十分必要。

5. C 因病人有典型的排尿困难、排尿梗阻程度严重(最大尿流率 <10ml/s)、膀胱残余尿较多(95ml),若病人能耐受手术,应考虑手术治疗。

6. E 因病人已长时间没有排尿,且年龄较大,应及时插尿管导尿。

7. D TURP 术后膀胱冲洗时,如引流不畅,应行高压冲洗。

8. A TURP 术后第 1d,引流尿液为血色,属正常情况,只需继续观察,不须特殊处理。

9. E TURP 术后出现便秘,禁止灌肠或肛管排气,以免腹内压增加而造成前列腺窝出血。

10. B 行 TURP 术后应平卧 2d 后才改半卧位,以利于固定和牵拉气囊尿管。

11. E 前列腺切除术后都有肉眼血尿,术后需用生理盐水持续冲洗膀胱 3~7d,目的是防止血凝块形成堵塞尿管。

12. B 行 TURP 的病人因术中大量的冲洗液被吸收,可致血容量急剧增加,出现稀释性低钠血症。病人可在几小时内出现烦躁、恶心、呕吐、抽搐、昏迷,严重者出现肺水肿、脑水肿、心力衰竭等,称为 TUR 综合征。

13. B 经尿道电切(TUR)综合征的处理包括:立即予氧气吸入,遵医嘱给予利尿剂、脱水剂,减慢输液速度,静脉滴注 3% 氯化钠注射液,以纠正低钠血症。故加快输液速度错误。

14. C TURP 术后拔除尿管后,部分病人可能出现尿失禁或尿频现象;预防方法是在术后第 2~3d 嘱病人练习收缩腹肌、臀肌及肛门括约肌。

15. E 前列腺切除术后 1~2 个月内避免剧烈活动,如跑步、骑自行车、性生活等,防止继发性出血。

16. A 膀胱镜检为确诊膀胱癌的首选检查方法。

17. C 如无特殊禁忌,病人行膀胱镜检查后,嘱其大量饮水,以对尿道起到冲刷作用。

18. D 卡介苗属免疫治疗药物,其余的为化学治疗药物。

19. B 膀胱灌注结束后,嘱病人大量饮水,促进血液药物浓度降低,减少对尿道黏膜的刺激。

20. E 该病人工作为油漆工,膀胱癌的发病与职业因素密切相关,因此,应教育病人做好劳动保护。

21. A 目前流行病学研究表明,吸烟者膀胱癌发病概率是非吸烟者 1.8~2 倍,与膀胱癌关系最为密切。

22. C 尿瘘由新膀胱与尿道吻合口瘘、新膀胱与输尿管吻合口瘘和／或新膀胱自身裂开引起。吻合口瘘多由于缝合欠佳,吻合口血供不佳、腹内压增高引起;新膀胱裂开多由于分泌黏液过多堵塞导尿管或造瘘管,导致引流不畅、内部压力升高引起。

23. E 由于术后肠道黏膜对尿液成分吸收异常,易导致高氯性代谢性酸中毒,低钠高钾血症。

24. D 病人术后适当活动,可以促进切口的愈合,预防深静脉血栓、感染等并发症。对于膀胱癌术后,严格绝对卧床 2 周不妥。

25. B 前列腺穿刺活检可确诊前列腺癌。

26. D 前列腺癌处理原则有观察等待、根治性前列腺切除术、内分泌治疗、放射治疗,因此"抗生素治疗"选项错误。

27. D 保持良好的饮食习惯,适度的身体锻炼,避免肥胖,戒烟、限酒,是病人出院健康教育重要的方面;因此,D选项错误。

28. C CT检查对肾癌的确诊率高,可发现0.5cm以上的病变,同时显示肿瘤部位、大小、有无累及器官等,是目前诊断肾癌最可靠的影像学检查方法。

29. C 根治性肾切除术是公认的可能治愈肾癌的方法。

30. E 肾癌对放疗和化疗均不敏感;因此,术后积极化疗为错误。

(李 领)

第三十七章 泌尿、男性生殖系统结核病人的护理

【重点和难点】

(一) 基本概念

1. 肾自截 少数肾结核病人全肾广泛钙化时,肾功能完全丧失,输尿管常完全闭塞,含有结核分枝杆菌的尿液不能流入膀胱,膀胱继发性结核病变逐渐好转和愈合,膀胱刺激症状也逐渐缓解甚至消失,尿液检查趋于正常,这种情况称为"肾自截"。

2. 膀胱挛缩 肾结核结节互相融合形成溃疡,可累及全膀胱,病变愈合致使膀胱壁广泛纤维化和瘢痕收缩,使膀胱壁失去伸张能力,膀胱容量显著减少(<50ml),称为膀胱挛缩。

3. 无菌性脓尿 肾结核病人尿液未被污染情况下,尿液呈酸性,可见红细胞、白细胞,少量蛋白等。

(二) 肾结核

1. 临床表现 尿频、尿急、尿痛是肾结核的典型症状。血尿是肾结核的重要症状,常为终末血尿。脓尿是肾结核的常见症状。肾结核病人均有不同程度的脓尿,严重者尿如洗米水样,也可以出现脓血尿或脓尿中混有血丝。少数病人可出现腰部钝痛或绞痛。

2. 辅助检查 ①结核菌素试验:对泌尿生殖系统结核的诊断具有一定指导价值。②实验室检查:尿常规呈现典型的"无菌性脓尿"。尿结核杆菌培养最有诊断价值,但阳性检出率低,操作复杂,耗时长,需4~8周。③影像学检查:超声检查简单易行,对中晚期病例可初步确定病变部位;KUB可显示肾区以及下尿路的钙化灶;IVU是早期肾结核最敏感的检查方法;胸部及脊柱X线检查可以排除陈旧性或活动性肺结核和脊柱结核。④膀胱镜检查:可见膀胱黏膜充血、水肿、浅黄色结核结节、结核性溃疡,肉芽肿及瘢痕等病变。

3. 处理原则 根据病人全身和患肾情况,选择药物治疗或手术治疗。药物治疗原则为早期、适量、联合、规律、全程。

4. 护理措施

(1) 非手术治疗的护理/术前护理:向病人解释疾病特点及规范抗结核治疗的意义,指导病人按时、足量、足疗程服药,注意观察药物副作用。加强营养,适当活动,避免劳累。

(2) 术后护理:①休息与活动:行肾切除术者术后6h,指导病人床上适当活动,术后第1d鼓励病人下床活动,注意循序渐进;行肾部分切除术者常需卧床休息3~5d。具体需结合病人手术情况、术后身体状况等因素综合考虑。②预防伤口感染;③加强管道护理;④并发症的护理:准确记录24h尿量,若术后6h仍无排尿或24h尿量偏少,提示可能肾衰竭;若出现肾窝引流管和导尿管的引流量减少、切口疼痛、渗尿、触及皮下波动感等情况,提示可能发生尿瘘,均应及时通知医师并协助处理。

(3) 健康教育:①保持心情愉悦,加强营养,适当活动,避免劳累;②强调严格遵医嘱抗结核治疗的重要

性;③定期复查尿常规、尿结核杆菌、血沉等项目。

(三) 附睾结核

附睾结核是由结核分枝杆菌侵入附睾而引起,多见于 40~50 岁男性青壮年。主要表现为附睾肿大形成坚硬的肿块,多数不痛,或仅有轻微隐痛,常在无意中发现。尿液检查、血常规检查、精液常规检查、结核菌素试验、超声等检查能够协助诊断。早期附睾结核应用抗结核药物多可治愈。已有脓肿或有阴囊皮肤窦道形成时,应在药物治疗配合下行附睾及睾丸切除术,术中尽量保留睾丸组织。术前抗结核治疗至少 2 周,术后常规抗结核治疗 3~6 个月。

(四) 前列腺、精囊结核

前列腺、精囊结核多见于 20~40 岁男性青壮年。主要表现为精液颜色改变、量减少、射精疼痛。亦可出现尿路刺激征、排尿困难。尿道镜检查可见前列腺管口扩张。超声、尿道造影、精道造影等检查可协助诊断。必要时可经会阴或直肠穿刺活检,发现结核结节提示为前列腺结核。一般采取全身支持治疗和抗结核药物治疗,疗程至少 6 个月。对于晚期前列腺、精囊结核,采用抗结核治疗不能控制时,可考虑清除较大的空洞或切除窦道,手术前后抗结核药物治疗仍应进行。治愈标准是尿液或前列腺液结核分枝杆菌涂片或培养均为阴性,泌尿生殖系统结核症状及体征全部消失。

【习题】

(一) 选择题

A1/A2 型题

1. 肾结核病人行肾部分切除术后护理措施**错误**的是
   A. 观察尿液的颜色、性状和量　　　B. 保持引流通畅　　　　　　C. 鼓励病人多饮水
   D. 规律抗结核治疗　　　　　　　　E. 早期下床活动

2. 关于肾结核治疗的叙述,**错误**的是
   A. 抗结核治疗至少半年以上　　　　B. 早期联合应用抗结核药物　　C. 术后早期停用抗结核药物
   D. 术前常规行抗结核治疗　　　　　E. 足量、全程应用抗结核药物

3. 肾结核主要继发于
   A. 肺结核　　　　　　　　　　　　B. 骨结核　　　　　　　　　　C. 肠结核
   D. 关节结核　　　　　　　　　　　E. HIV 感染

4. 肾结核最常见的晚期并发症是
   A. 肾自截　　　　　　　　　　　　B. 膀胱阴道瘘　　　　　　　　C. 膀胱直肠瘘
   D. 附睾结核　　　　　　　　　　　E. 膀胱挛缩和对侧肾积水

5. 肾结核的典型症状是
   A. 膀胱刺激征　　　　　　　　　　B. 初始血尿　　　　　　　　　C. 排尿困难
   D. 充溢性尿失禁　　　　　　　　　E. 高热

6. 泌尿系统结核最易引起的生殖系统结核是
   A. 前列腺结核　　　　　　　　　　B. 输精管结核　　　　　　　　C. 附睾结核
   D. 睾丸结核　　　　　　　　　　　E. 精囊结核

7. 肾结核的血尿多是
   A. 全程血尿　　　B. 初始血尿　　　C. 终末血尿　　　D. 镜下血尿　　　E. 中间血尿

8. 病变部位主要在肾脏,而临床表现却在膀胱的泌尿系统疾病见于
   A. 肾结石　　　　B. 肾癌　　　　　C. 肾盂癌　　　　D. 肾结核　　　　E. 肾积水

9. 下列关于附睾结核的叙述,**错误**的是
   A. 70~80 岁男性多见　　　　　　　B. 结核菌素试验阳性　　　　　C. 精子活力下降
   D. 红细胞沉降率增快　　　　　　　E. 尿结核杆菌培养阳性

10. 下列关于前列腺、精囊结核的叙述，**错误**的是

    A. 20~40 岁青壮年多见   B. 精液可呈粉红色   C. 可伴发尿路刺激征

    D. 首选治疗方式是手术治疗   E. 可出现射精疼痛

11. 肾结核最常见的症状是

    A. 尿频   B. 腰痛   C. 高热   D. 贫血   E. 寒战

12. "肾自截"现象见于

    A. 肾盂肾炎   B. 肾结核   C. 肾透明细胞癌

    D. 肾蒂损伤   E. 输尿管损伤

13. 下列关于泌尿系统结核的叙述正确的是

    A. 肾结核症状主要在肾脏   B. 血尿往往是最早的症状

    C. 腰痛放射至胸部   D. 主要治疗方法是观察等待

    E. 可有不同程度的脓尿

14. 王先生，42 岁，因尿频、尿急、尿痛 5 年余就诊，既往有肺结核病史。该病人目前应首先考虑的疾病是

    A. 泌尿系统肿瘤   B. 泌尿系统损伤   C. 泌尿系统结石

    D. 泌尿系统结核   E. 前列腺增生

15. 马女士，40 岁，因尿频、尿急、尿痛 1 年余，进行性加重伴终末血尿、脓尿 3d 就诊。既往诊所行青霉素治疗无效，父亲有肺结核病史。该病人目前应首先考虑的疾病是

    A. 前列腺炎   B. 泌尿系统肿瘤   C. 泌尿系统损伤

    D. 泌尿系统结石   E. 泌尿系统结核

16. 张女士，32 岁，诊断为左肾结核，拟完善术前准备后行左肾切除术。其术前准备抗结核治疗至少应

    A. 1d   B. 3d   C. 5d   D. 7d   E. 14d

17. 赵先生，28 岁，因尿频、尿急、尿痛，伴血尿 1 个月就诊，确诊为肾结核。该疾病的原发病灶常来自

    A. 股骨   B. 肝脏   C. 肾脏   D. 肺脏   E. 脾脏

18. 马先生，28 岁，因终末血尿 1 个月就诊。为确诊是否患有泌尿系统结核，下列最有意义的检查是

    A. 尿结核杆菌培养   B. 尿沉渣抗酸染色   C. 尿路平片检查

    D. 静脉肾盂造影   E. 结核菌素试验

19. 赵先生，31 岁，半年前出现尿频、尿急、尿痛，伴低热、盗汗、乏力。尿沉渣抗酸染色阳性。综上所述，该病人最可能的诊断是

    A. 膀胱结石   B. 肾盂肾炎   C. 泌尿系统结核

    D. 尿毒症   E. 肾癌

20. 蔡女士，34 岁，左肾结核，无功能，右肾轻度积水，膀胱容量正常；右上肺有浸润性肺结核。该病人目前最合适的治疗方法是

    A. 左肾摘除   B. 左肾部分切除   C. 右肾造瘘

    D. 左肾造瘘   E. 抗结核治疗

A3/A4 型题

(1~3 题共用题干)

张先生，30 岁，因尿频、尿急、尿痛 6 个月，伴午后低热、盗汗就诊。尿常规示：白细胞(++)，拟诊断为"尿路感染"，行抗生素治疗，1 个疗程后症状无明显好转。

1. 下列检查对疾病诊断最有意义的是

    A. 尿中发现抗酸杆菌   B. 结核杆菌培养阳性   C. 结核菌素试验阳性

    D. 红细胞沉降率增快   E. 血肌酐升高

2. 该病人最可能的诊断是
   A. 良性前列腺增生　　　　B. 肾结核　　　　　C. 肾癌
   D. 前列腺癌　　　　　　　E. 前列腺炎
3. 完善各项检查后,病人行手术治疗。术后护士对病人指导**错误**的是
   A. 适当活动,避免劳累　　　　　　B. 定期复查尿常规、血沉
   C. 监测肝功能、肾功能、听力　　　D. 术后早期停止药物治疗
   E. 保持心情愉悦,加强营养

(4~7题共用题干)

马先生,30岁,工程师,已婚未育。半年前因肾结核行右肾切除术,2周前射精出现粉红色精液,伴尿频、尿急、尿痛。尿道镜检查见结核结节。入院以来,病人出现焦虑情绪。

4. 该病人目前最可能的诊断是
   A. 前列腺增生　　　　　　B. 精索静脉曲张　　　C. 肾结石
   D. 膀胱癌　　　　　　　　E. 精囊结核
5. 该病人目前出现的焦虑情绪,主要是与
   A. 担忧生育力有关　　　　B. 担心住院费有关　　C. 缺乏家庭支持有关
   D. 长期服药困难有关　　　E. 睡眠障碍有关
6. 下列关于该疾病的治疗,**错误**的是
   A. 一般采取全身支持治疗　　　　　B. 手术治疗为该疾病的禁忌证
   C. 晚期严重时可行窦道切除　　　　D. 抗结核药物治疗至少6个月
   E. 结核杆菌培养阴性提示治愈
7. 护士对其的护理措施**错误**的是
   A. 强调遵医嘱服药　　　　B. 教育家属督促用药　　C. 适当活动,避免劳累
   D. 调动社会支持系统　　　E. 术后即可性生活

(8~11题共用题干)

刘先生,28岁,已婚。自述结婚3年来性生活正常,未采取避孕措施,未育;午后低热、盗汗、乏力。体格检查:附睾肿大,质地坚硬,触之不痛;实验室检查:ESR 65mm/h,结核菌素试验(+)。

8. 该病人最可能的诊断是
   A. 肾结核　　　　　　　　B. 精索静脉曲张　　　C. 睾丸癌
   D. 附睾结核　　　　　　　E. 附睾炎
9. 下列检查对明确诊断最有意义的是
   A. 结核杆菌培养　　　　　B. 血常规检查　　　　C. 肾功能检查
   D. 静脉泌尿系统造影　　　E. 尿路平片
10. 目前该病人最主要的护理诊断/问题是
    A. 有营养失调的危险　　　B. 有体温失调的危险　　C. 对死亡的焦虑
    D. 焦虑　　　　　　　　　E. 有感染的危险
11. 针对上述护理诊断/问题,下列护理措施最为重要的是
    A. 教育病人加强营养　　　B. 密切监测生命体征　　C. 解释生育功能可恢复
    D. 做好会阴部清洁与备皮　E. 教育病人避免劳累

(12~15题共用题干)

王女士,36岁,因尿频、尿急、尿痛,伴终末血尿6个月就诊。结核菌素试验(+),尿沉渣抗酸染色(+),胸部CT示双肺上叶及右肺下叶继发性肺结核,IVU示右肾结核。

12. 肾结核的原发病常见于
    A. 心脏　　　B. 肝脏　　　C. 肺脏　　　D. 脾脏　　　E. 肾脏

13. 诊断肾结核最可靠的依据是
    A. 尿中找到抗酸杆菌　　　B. 尿常规示大量白细胞　　　C. 附睾触及结节
    D. 膀胱镜检黏膜水肿　　　E. 尿结核杆菌培养阳性

14. 下列关于肾结核的治疗方案，**错误**的是
    A. 加强营养　　　B. 避免劳累　　　C. 观察等待
    D. 手术治疗　　　E. 药物治疗

15. 完善各项检查后，拟行"右肾切除术"，术前抗结核药物治疗**至少**
    A. 1 周　　　B. 2 周　　　C. 3 周　　　D. 4 周　　　E. 5 周

（16~17 题共用题干）

张先生，男，31 岁，尿频、尿急、尿痛 1 年余，有时尿混浊，服用多种抗生素治疗无效。尿液检查：白细胞满视野，蛋白（++）。

16. 该病人最可能的诊断是
    A. 膀胱结石　　　B. 前列腺癌　　　C. 肾癌
    D. 泌尿系结核　　　E. 输尿管损伤

17. 确诊最有价值的辅助检查是
    A. 膀胱镜　　　B. 尿流率测定　　　C. 尿结核杆菌检查
    D. 腹部 B 超　　　E. CT

（二）名词解释

1. 肾自截

2. 膀胱挛缩

3. 附睾结核

（三）简答题

1. 简述肾结核病人用药指导。

2. 简述附睾结核的实验室检查。

（四）病例分析题

1. 王女士，38 岁，因反复腰痛 1 年，加重 1 个月入院。1 年前无明显诱因出现右侧腰部隐痛不适。之后上述症状时有出现，但均可自行缓解；1 个月前腰痛较前加重。既往有慢性肾盂肾炎病史；父亲有结核病史。体格检查：双肾区无隆起，无压痛、叩击痛；沿双侧输尿管行径无压痛点；膀胱区平坦，无压痛，未触及包块。辅助检查：超声检查示右肾积水；IVU 示右肾结核，胸部 CT 示双肺上叶及右肺下叶继发性肺结核（纤维、钙化为主），腹部 CT 示右肾多发钙化灶并皮质变薄，功能减退，符合肾结核；右侧肾盂肾盏扩张并积水；膀胱镜检示膀胱三角区黏膜充血、肿胀，左侧输尿管开口正常，右侧输尿管开口闭合；肾 ECT 示右肾功能基本丧失，左肾功能正常，排泄通畅，左肾 GFR：72ml/min。

请问：

（1）该病人最主要的护理诊断 / 问题有哪些？

（2）病人术后恢复良好，医嘱办理出院。假如你是责任护士，该如何对病人进行出院健康教育？

2. 赵先生，36 岁，因右侧睾丸进行性肿大 8 个月入院。8 个月前无意中发现右侧睾丸肿大，伴有发热，体温最高 38.5℃，双侧睾丸无明显疼痛，体温能自行降至正常，当时未给予重视；5 个月前自觉右侧睾丸明显增大。体格检查：右侧睾丸及附睾肿大，界限不清，大小约 4cm×4cm，质硬，无明显压痛，表面光滑，右侧阴囊有 1 大小约 0.5cm 破溃口，左侧睾丸及附睾未及明显异常。辅助检查：彩超示右侧睾丸附睾结核，胸部 CT 示胸膜结核。完善各项检查后，病人在全麻下行睾丸附睾切除术，术后安返病房。

请问：

（1）该病人最主要的护理诊断 / 问题有哪些（至少 3 项）？

（2）假如你是责任护士，该如何对病人进行护理？

【参考答案】

(一) 选择题

A1/A2 型题

1. E   2. C   3. A   4. E   5. A   6. C   7. C   8. D   9. A   10. D

11. A   12. B   13. E   14. D   15. E   16. E   17. D   18. A   19. C   20. E

A3/A4 型题

1. B   2. B   3. D   4. E   5. A   6. B   7. E   8. D   9. A   10. D

11. C   12. C   13. E   14. C   15. B   16. D   17. C

(二) 名词解释

1. 少数肾结核病人全肾广泛钙化时,肾功能完全丧失,输尿管常完全闭塞,含有结核分枝杆菌的尿液不能流入膀胱,膀胱继发性结核病变逐渐好转和愈合,膀胱刺激症状也逐渐缓解甚至消失,尿液检查趋于正常,称为"肾自截"。

2. 肾结核累及全膀胱时,病变愈合致使膀胱壁广泛纤维化和瘢痕收缩,使膀胱壁失去伸张能力,膀胱容量显著减少(50ml),称为膀胱挛缩。

3. 附睾结核是由结核分枝杆菌侵入附睾而引起,多见于 20~40 岁的青壮年,可继发不育。主要表现为附睾肿大形成坚硬的肿块,多数不痛,或仅有轻微隐痛,常在无意中发现。

(三) 简答题

1. 指导病人按时、足量、足疗程服用抗结核药物;观察药物副作用,及时报告医师并协助处理:①肝功能损害:遵医嘱使用护肝药物,定期检查肝功能。②肾功能损害:勿用或慎用对肾脏有毒性的药物,如氨基糖苷类、磺胺类药物,尤其是双肾结核、孤立性结核和双肾积水的病人。③听力损害:链霉素对第Ⅷ对脑神经有损害,影响听力,一旦发生,应通知医师停药、换药。

2. ①尿液检查:多次 24h 尿液沉渣涂片可查到抗酸杆菌,结核分枝杆菌培养阳性,PCR 检测结核分枝杆菌敏感性高,特异性好;②血常规:白细胞计数正常,淋巴细胞比值增高,血沉加快;③结核菌素试验:阳性;④精液常规:可见精液量减少,精子计数减少,活力下降。

(四) 病例分析题

1. (1) 主要护理诊断 / 问题:①营养失调:低于机体需要量   与疾病长期消耗有关;②焦虑   与对疾病的担忧有关;③舒适度减弱   与慢性疼痛有关。

(2) 出院健康教育:①康复指导:保持心情愉悦,加强营养,适当活动,避免劳累。②用药指导:指导病人按时、足量、足疗程服用抗结核药物;观察药物副作用,及时报告医师并协助处理。③定期复查:术后定期检查尿常规、尿结核杆菌、血沉。

2. (1) 主要的护理诊断 / 问题:①性功能障碍   与术后切除睾丸雄激素降低有关;②焦虑   与对疾病担忧有关;③活动无耐力   与营养不良有关。

(2) ①休息与营养:注意休息,适当运动,加强营养,摄入丰富的维生素。②心理护理:针对病人所担心的生育问题,给予耐心解释。③预防感染:附睾结核形成窦道者,应保持局部清洁、干燥,及时换药。遵医嘱使用抗生素。④健康教育:强调早期、规律、全程、足量、联合抗结核药物治疗的重要性,提高服药依从性,定期复查。

【部分习题解析】

(一) 选择题

A1/A2 型题

1. E   保留肾组织的手术病人,一般需卧床休息 3~5d,以防继发性出血。

2. C   肾结核的治疗应坚持早期、适量、联合、规律、全程,因此术后应继续抗结核治疗 6~9 个月。

3. A　结核病是由结核分枝杆菌引起的慢性传染病,可侵入人体各器官,最常见的肺外器官结核是泌尿生殖系统结核。

4. E　肾结核晚期,膀胱病变严重,广泛纤维化时,可形成膀胱挛缩,容量不足 50ml。此时多数有健侧输尿管开口狭窄或"闭合不全",从而形成肾结核对侧肾积水。

5. A　膀胱刺激征是肾结核典型症状之一。血尿为肾结核的重要症状,常为终末血尿。

6. C　泌尿系统结核最易引起的生殖系统结核是附睾结核。

7. C　血尿为肾结核的重要症状,常为终末血尿。

8. D　结核菌破坏肾脏,当结核性干酪样物质通过肾盂、输尿管排到膀胱,对膀胱产生刺激作用,引起明显的尿频、尿急和尿痛。其他几个疾病都不具备上述特点。

9. A　附睾结核是由结核分枝杆菌侵入附睾而引起,多见于青壮年男性。因此选项 A 错误。

10. D　前列腺、精囊结核一般采取全身支持治疗和抗结核药物治疗,疗程至少 6 个月。对于晚期前列腺、精囊结核,采用抗结核治疗不能控制时,可考虑清除较大的空洞或切除窦道,手术前后抗结核药物治疗仍应进行。因此选项 D 错误。

11. A　尿频、尿急、尿痛是肾结核的典型症状之一。尿频往往最早出现,常是病人就诊的主诉。

12. B　肾结核晚期,膀胱病变严重,广泛纤维化时,可形成膀胱挛缩,容量不足 50ml。此时多数有健侧输尿管开口狭窄或"闭合不全",从而形成肾结核对侧肾积水。

13. E　肾结核的典型症状即表现为膀胱刺激征,因此选项 A 错误;尿频往往最早出现,常是肾结核病人就诊的主诉,仅个别病人可以血尿为初发症状,因此选项 B 错误;肾结核虽然主要病变在肾,但一般无明显腰痛。病变严重时,可出现钝痛或绞痛,但无放射痛,因此选项 C 错误;肾结核一旦确诊,应及时治疗,避免耽搁影响病情,治疗应坚持早期、适量、联合、规律、全程用药,根据情况手术治疗,因此选项 D 错误;脓尿是肾结核的常见症状。肾结核病人均有不同程度的脓尿,严重者尿如洗米水样,因此选项 E 正确。

14. D　膀胱刺激征是肾结核典型症状之一。结核病是由结核分枝杆菌引起的慢性传染病,可侵入人体各器官,最常见的肺外器官结核是泌尿生殖系统结核。根据题干所述,应首选泌尿系统结核。

15. E　病人具有肾结核的典型临床表现,并且抗生素治疗无效,排除炎症性疾病;并且有肺结核家族史。因此,考虑泌尿系统结核。

16. E　一般情况下,肾结核应在药物治疗至少 2~4 周后择期手术。

17. D　结核病是由结核分枝杆菌引起的慢性传染病,可侵入人体各器官,最常见的肺外器官结核是泌尿生殖系统结核。

18. A　尿沉渣抗酸染色即使找到抗酸杆菌,亦不可作为诊断肾结核的唯一依据。尿结核杆菌培养,选取晨尿标本进行培养,一般培养 3~5 次,该法最有诊断价值。

19. C　病人有膀胱刺激征表现,说明病变在泌尿系统;低热、盗汗、乏力以及尿沉渣抗酸染色阳性进一步说明病人所患疾病为结核病。

20. E　肾结核病人结核活动期应先行抗结核治疗。

A3/A4 型题

1. B　尿结核杆菌培养,选取晨尿标本进行培养,该法最有诊断价值。

2. B　结合病人膀胱刺激征、午后低热、盗汗、抗生素治疗无效等临床表现,可初步排除炎症,因此选项 B 正确。

3. D　一般情况下,肾结核术后继续抗结核药物治疗 6~9 个月。

4. E　精液出现颜色改变、量减少,射精时疼痛,尿路刺激征;尿道镜检查见结核结节。综合考虑,该病人应该是肾结核病灶转移,导致精囊结核。

5. A　由于病人为青年男性,已婚但是未育是目前给病人造成困扰的主要原因。

6. B　前列腺、精囊结核一般采取全身支持治疗和抗结核药物治疗,疗程至少 6 个月。对于晚期前列腺、精囊结核,采用抗结核治疗不能控制时,可考虑清除较大的空洞或切除窦道,手术前后抗结核药物治疗仍应进行。因此选项 B 错误。

7. E 为避免出血,原则上术后不宜立即性生活。

8. D 附睾结核主要表现为附睾肿大形成坚硬的肿块,多数不痛,或仅有轻微隐痛,常在无意中发现,结合实验室检查血沉加快,结核菌素试验阳性,应选择 D 选项。

9. A 不管何种类型的结核病,对诊断最有意义的均为培养出结核杆菌。

10. D 病人为青年男性,因结婚 3 年未育医院就诊,焦虑是病人目前主要的护理诊断/问题。

11. C 针对病人对生育方面的困惑,耐心地向病人解释积极有效的治疗可恢复生育功能,是现阶段护理的重要方面。

12. C 泌尿系统结核的原发病灶往往来源于肺脏。

13. E 不管何种类型的结核病,对诊断最有意义的均为培养出结核杆菌。

14. C 结核病一旦确诊,应及时治疗,严格遵医嘱用药,切勿自行增减剂量。

15. B 一般情况下,肾结核应在药物治疗至少 2~4 周后择期手术,术后继续抗结核药物治疗 6~9 个月。

16. D 血尿是肾结核的重要症状,常为终末血尿。主要因为存在结核性炎症及溃疡,在排尿终末膀胱收缩时出血所致。脓尿是肾结核的常见症状,病人均有不同程度的脓尿,严重者尿如洗米水样,内含有干酪样碎屑或絮状物,也可出现脓血尿或脓尿中混有血丝。

17. C 尿结核杆菌培养:选取晨尿标本用于培养,一般培养 3~5 次。该法最有诊断价值,阳性率高达 90%,但操作复杂,耗时长,需 4~8 周。

(李 领)

第三十八章 肾上腺疾病病人的护理

【重点和难点】

(一) 基本概念

1. 皮质醇增多症 即皮质醇症,为机体组织长期暴露于异常增高糖皮质激素引起的一系列临床症状和体征,也称为库欣综合征。

2. 原发性醛固酮增多症 是肾上腺皮质分泌过量的醛固酮激素,引起以高血压、低血钾、高血钠、低血浆肾素活性和碱中毒为主要表现的临床综合征,又称 Conn 综合征。

3. 儿茶酚胺增多症 是嗜铬细胞瘤和肾上腺髓质增生的总称,其共同特点是肿瘤或肾上腺髓质的嗜铬细胞分泌过量的儿茶酚胺,而引起相似的临床症状,统称为儿茶酚胺增多症。

(二) 皮质醇症

1. 临床表现 主要临床表现是糖皮质激素引起的一系列综合征,包括脂肪重新分布和向心性肥胖,形成具有典型特征的"满月脸""水牛背""悬垂腹"等表现;出现糖代谢异常和糖尿病、水钠潴留、高血压和低钾血症、性腺功能紊乱;蛋白过度消耗,导致皮肤菲薄、毛细血管脆性增加,呈现紫纹,骨质疏松与肌肉消瘦;机体抵抗力下降,出现焦虑、失眠、注意力不集中、抑郁、认知障碍等精神症状。

2. 辅助检查 超声检查对肾上腺体积增大的皮质醇增多症有定位诊断价值;小剂量地塞米松抑制试验是诊断皮质醇增多症最可靠试验方法,大剂量地塞米松抑制试验有助于判断皮质醇症的病因。

3. 处理原则 手术治疗为主,药物治疗为辅。

4. 护理措施

(1) 术前护理:注意对病人心理护理、饮食护理,遵医嘱用药,密切观察用药副作用。指导病人及家属避免情绪波动及剧烈活动,必要时搀扶病人行走或轮椅接送病人,防止跌倒、坠床、外伤、骨折等意外伤害。做好 VTE 的风险评估,必要时采取相应措施。

(2) 术后护理:①术后激素替代治疗逐渐减量过程中,应注意病人有无出现乏力、食欲缺乏、恶心、肌肉关节疼痛等不适症状,及时报告医师并协助处理。②密切观察和避免诱发急性肾上腺皮质功能不足危象发生,禁用吗啡、巴比妥类药物,遵医嘱应用糖皮质激素替代治疗,如发生肾上腺危象,及时协助医师抢救。③完善术前准备,预防感染。

(3) 健康教育:行糖皮质激素替代治疗者,告知遵医嘱服药的重要性,切勿自行增减药量;定期复查。

(三) 原发性醛固酮增多症

1. 临床表现　30~50 岁多见,表现为高血压、低钾血症、失钾性肾病。

2. 辅助检查　血浆醛固酮 / 肾素活性比值(ARR)是高血压病人中筛选原醛症最可靠的方法。CT 检查是定位检查首选方法。

3. 处理原则　手术治疗为主,药物治疗为辅。

4. 护理措施

(1) 非手术治疗的护理 / 术前护理:指导病人低钠、高钾、低脂饮食;术前常规禁食、禁饮;加强防护,预防跌倒;遵医嘱使用保钾利尿剂、钾剂等药物控制血压、纠正低血钾和碱中毒等;心理护理;术前准备。

(2) 术后护理:监测生命体征及血清电解质及醛固酮水平,记录 24h 出入量,遵医嘱补充液体,纠正水、电解质及酸碱平衡失调;遵医嘱用药控制血压;观察和处理肾上腺皮质功能不全;如行放射治疗、化学治疗,做好并发症的护理。

(3) 健康教育:行肾上腺全切除或次全切除病人需终身激素替代治疗,切勿自行增减剂量;告知降压药和钾剂的用药注意事项;定期复查。

(四) 儿茶酚胺症

1. 临床表现　阵发性高血压,发作时伴有"头痛、心悸、多汗"三联征或持续性高血压是本病特征性表现。亦可出现儿茶酚胺性心肌病伴心律失常,或心肌退行性变、坏死等循环以及心脏其他表现;基础代谢率增高、血糖升高、脂代谢紊乱、低钾血症等代谢改变。

2. 辅助检查　①血浆肾上腺素、去甲肾上腺素和多巴胺测定是诊断嗜铬细胞瘤最敏感的方法。②超声检查和 CT 能清楚显示肾上腺部位的肿瘤,是首选的检查方法。

3. 治疗原则　嗜铬细胞瘤(包括肾上腺内及肾上腺外嗜铬细胞瘤)的治疗为手术切除;双侧肾上腺髓质增生治疗原则是肾上腺次全切除(一侧全切,一侧大部切除)。

4. 护理措施

(1) 术前护理:密切监测病人生命体征变化;避免精神刺激、排尿、腹部触摸等诱发疾病因素;遵医嘱给予降压、护心、扩容治疗,监测药物副作用。

(2) 术后护理:密切观察血压变化,注意有无心电图改变、心血管并发症发生;遵医嘱用药,维持水、电解质、酸碱平衡;观察有无出血、感染、低血压、肾上腺功能不全或肾上腺危象等并发症,及时通知医师并协助处理。

(3) 健康教育:加强营养,避免暴饮暴食;适当进行体育活动,增强体质,预防感冒;遵医嘱服药进行降压治疗或糖皮质激素替代治疗,切勿自行增减剂量;定期复查。

【习题】

(一) 选择题

A1/A2 型题

1. 皮质醇增多症病人术后肾上腺皮质功能低下,应补充

  A. 钾离子　　　　　　　　B. 钙离子　　　　　　　　C. 雌激素

  D. 盐皮质激素　　　　　　E. 糖皮质激素

2. 皮质醇增多症又称为

  A. 库欣综合征　　　　　　B. 原发性醛固酮增多症　　C. 儿茶酚胺症

  D. 嗜铬细胞瘤　　　　　　E. 副神经节瘤

3. 为防止嗜铬细胞瘤病人术后体液不足,术前应遵医嘱
    A. 降血压   B. 保护心功能   C. 扩容治疗
    D. 补充营养   E. 预防感染

4. 下列与皮质醇增多症病人体象紊乱有关的是
    A. 高血压   B. 高血糖   C. 肥胖
    D. 高代谢   E. 低钾血症

5. 原发性醛固酮增多症肾上腺发生病变的部位是
    A. 皮质球状带   B. 皮质束状带   C. 皮质网状带
    D. 髓质   E. 嗜铬细胞

6. 下列与原发性醛固酮增多症护理诊断"体液过多"有关的因素是
    A. 高钾血症   B. 低钙血症   C. 高血糖
    D. 水钠潴留   E. 代谢性酸中毒

7. 原发性醛固酮增多症病人四肢无力的主要原因是
    A. 低钠血症   B. 低钾血症   C. 低钙血症
    D. 维生素 C 缺乏   E. 低镁血症

8. 儿茶酚胺症的典型临床表现是
    A. 高血糖   B. 高血钙   C. 低钾血症
    D. 代谢性碱中毒   E. 阵发性高血压

9. 下列与儿茶酚胺症护理诊断"活动无耐力"有关的因素是
    A. 高血糖   B. 低钾血症   C. 低钙血症
    D. 低钠血症   E. 高血压

10. 辛女士,47 岁,诊断为皮质醇增多症,下列**不属于**该病特征性的临床表现是
    A. 满月脸   B. 水牛背   C. 悬垂腹
    D. 性欲增强   E. 肌肉消瘦

11. 王女士,36 岁,因头痛、心悸、多汗伴血压突然增高,最高时达 180/110mmHg,反复发作半年余,自服"硝苯地平、比索洛尔"等降压药效果不明显,CT 检查提示右侧肾上腺占位性病变,拟行手术治疗,术前补液的原因是预防
    A. 发生高血压危象   B. 术中出血较多   C. 术后感染
    D. 术后心力衰竭   E. 术后出现血容量相对不足

12. 张女士,34 岁,已婚未育,因无明显诱因出现头晕、头痛 3 个月就诊。体格检查:BP 160/90mmHg;满月脸,水牛背、多血质面容,下腹部两侧、大腿前和内侧可见粗大的紫红色条纹。该病人首先考虑的疾病是
    A. 内分泌紊乱   B. 性功能紊乱   C. 肥胖症
    D. 不孕症   E. 皮质醇增多症

13. 李女士,42 岁,已育有一 10 岁女儿。因皮质醇增多症在全麻下行左肾上腺及腺瘤切除术,术后病情平稳回病房,T 37.8℃、HR 86 次 /min,BP 121/87mmHg,4h 后病人出现恶心、呕吐,T 38.8℃、HR 102 次 /min,BP 109/57mmHg,考虑病人发生了
    A. 急性左心衰   B. 麻醉药的不良反应   C. 休克
    D. 急性肾上腺皮质功能不足   E. VTE

14. 原发性醛固酮增多症病人出现尿量增加的原因是
    A. 血压增高所致   B. 醛固酮增多所致   C. 肾浓缩功能下降
    D. 血钠增高   E. 膀胱储尿功能下降

A3/A4 型题

(1~3 题共用题干)

王女士,35 岁,因头痛、头晕 1 月余就诊。体格检查:BP 155/110mmHg;辅助检查:实验室检查示血清钾 3.1mmol/L,血浆醛固酮/肾素活性比值 53;CT 提示左侧肾上腺肿物。

1. 该病人最可能的诊断是
   A. 原发性高血压　　　　　　B. 原发性醛固酮增多症　　　C. 肾癌
   D. 肾结核　　　　　　　　　E. 肾病综合征

2. 目前该疾病最主要的护理诊断/问题是
   A. 睡眠剥夺　　　　　　　　B. 营养失调　　　　　　　　C. 知识缺乏
   D. 性功能障碍　　　　　　　E. 有受伤的危险

3. 护士对病人入院指导**错误**的是
   A. 增加活动量　　　　　　　B. 注意防止跌倒　　　　　　C. 增加含钾的食物
   D. 减少钠的摄入　　　　　　E. 劳逸结合

(4~9 题共用题干)

蔡女士,32 岁,因月经不规则 3 月余就诊。体格检查:BP 146/106mmHg,满月脸、水牛背,多血质面容,下腹部两侧出现粗大紫红色条纹;实验室检查:血浆皮质醇早 8 点为 311nmol/dl(参考范围 171~536)、血浆促肾上腺皮质激素测定 1.00pg/ml(参考范围 7.2~63.3),下午 3 点血浆皮质醇为 658.2nmol/dl(参考范围 64~327),血浆促肾上腺皮质激素测定 1.00pg/ml(参考范围 7.2~63.3)。发病以来,体重增加约 10kg。

4. 该疾病最可能的诊断是
   A. 皮质醇增多症　　　　　　B. 原发性高血压　　　　　　C. 系统性红斑狼疮
   D. 单纯性肥胖　　　　　　　E. 垂体瘤

5. 该病人目前最主要的护理诊断/问题是
   A. 知识缺乏　　　　　　　　B. 体象紊乱　　　　　　　　C. 恐惧
   D. 有自杀的危险　　　　　　E. 不依从行为

6. 完善各项检查后,病人在全麻下行一侧肾上腺切除术。与该疾病特点密切相关的术后并发症是
   A. 感染　　　　　　　　　　B. 出血　　　　　　　　　　C. 疼痛
   D. 急性肾上腺皮质功能不足　E. 尿瘘

7. 上述并发症发生的根本原因是
   A. 泌尿系统感染　　　　　　B. 术前准备不足　　　　　　C. 术中处理不当
   D. 继发性高血压　　　　　　E. 正常的肾上腺皮质功能抑制

8. 预防上述并发症的措施正确的是
   A. 术前、术后应用糖皮质激素　B. 术中应用抗生素　　　　　C. 术前扩容治疗
   D. 术后快速补液　　　　　　E. 术后早期应用速尿

9. 护士对其进行健康教育,**错误**的是
   A. 保持心情愉悦　　　　　　B. 适当体育锻炼　　　　　　C. 注意加强营养
   D. 症状减轻停药　　　　　　E. 定期医院复查

(10~11 题共用题干)

蔡女士,40 岁,因无明显诱因出现头痛 2 个月就诊。体格检查:BP 140/92mmHg,满月脸、水牛背、悬垂腹,下腹部、大腿内侧出现紫纹。自发病以来,体重增加约 8kg;实验室检查:血清钾 5.6mmol/L,空腹血糖 7.8mmol/L。

10. 该病人首先考虑的疾病是
    A. 皮质醇增多症　　　　　　B. 肾上腺囊肿　　　　　　　C. 肾上腺脂肪瘤
    D. 肥胖症　　　　　　　　　E. 糖尿病

11. 该疾病定位诊断首选的检查是
    A. 肾上腺超声检查   B. 肾上腺 CT   C. 肾上腺 MRI
    D. 肾血管造影   E. 血浆 ACTH 测定

（二）名词解释

1. 原发性醛固酮增多症

2. 儿茶酚胺症

（三）简答题

1. 简述肾上腺肿瘤切除术后激素替代治疗的护理。

2. 简述肾上腺肿瘤切除术后出现急性肾上腺皮质功能不足危象发生的原因、临床表现与护理。

【参考答案】

（一）选择题

A1/A2 型题

1. E   2. A   3. C   4. C   5. A   6. D   7. B   8. E   9. B   10. D

11. E   12. E   13. D   14. C

A3/A4 型题

1. B   2. E   3. A   4. A   5. B   6. D   7. E   8. A   9. D   10. A

11. A

（二）名词解释

1. 原发性醛固酮增多症简称原醛症，亦称 Conn 综合征，是由于肾上腺皮质球状带分泌过量的醛固酮所致，典型表现为高血压、低血钾、高血钠、低血浆肾素活性、碱中毒及肌无力或周期性瘫痪。

2. 儿茶酚胺症是肾上腺嗜铬细胞瘤（PHEO）、副神经节瘤（肾上腺外嗜铬细胞瘤，PGL）、肾上腺髓质增生的总称，其共同特点是肿瘤或肾上腺髓质的嗜铬细胞分泌过量的儿茶酚胺，引起高血压、高代谢、高血糖为主要表现的疾病。

（三）简答题

1. 肾上腺肿瘤的自主性过量分泌使下丘脑-垂体-肾上腺轴处于严重的抑制状态，肿瘤切除后剩余的正常肾上腺组织功能受抑制，将有一段时期的肾上腺皮质功能低下，需要相当长一段时间才能恢复，故术后糖皮质激素替代治疗不可或缺。术后激素替代治疗逐渐减量过程中，应注意病人有无出现乏力、食欲缺乏、恶心、肌肉关节疼痛等不适症状，及时报告医师并协助处理。

2.（1）原因：感染、术前准备、术后治疗不当，长期大剂量应用糖皮质激素替代治疗时骤然停药或减量过速等，均可诱发肾上腺危象。

（2）表现：①发热：高热可达 40℃以上；②消化系统症状：恶心、呕吐、腹痛、腹泻等；③神经系统症状：精神萎靡、表情淡漠、嗜睡甚至昏迷等；④循环系统症状：心率增快、血压下降、四肢湿冷甚至休克等。

（3）护理：术后避免使用吗啡、巴比妥类药物，严密观察病情，一旦发现肾上腺危象迹象，及时报告医师；遵医嘱立即静脉补充肾上腺皮质激素，最初 1~2h 内迅速静脉滴注氢化可的松 100mg，之后每 6h 滴注一次，若病情缓解第 2d 可以将氢化可的松改为 50mg，若病情基本稳定可持续缓慢减量，直到改为口服；遵医嘱纠正水、电解质、酸碱平衡失调及低血糖等情况。

【部分习题解析】

（一）选择题

A1/A2 型题

1. E   肾上腺肿瘤的自主性过量分泌使下丘脑-垂体-肾上腺轴处于严重的抑制状态，肿瘤切除后，将有一段时期的肾上腺皮质功能低下，需要相当长一段时间才能恢复，故术后糖皮质激素替代治疗不可或缺。

2. A 皮质醇增多症,即皮质醇症,为机体组织长期暴露于异常增高糖皮质激素引起的一系列综合征,也称为库欣综合征。

3. C 遵医嘱静脉输液,行扩容治疗,是预防术后体液不足的主要措施。

4. C 肥胖是导致体象紊乱的主要因素。

5. A 原发性醛固酮增多症简称原醛症,亦称 Conn 综合征,是由于肾上腺皮质球状带分泌过量的醛固酮所致。

6. D 水钠潴留为体液过多的因素之一。

7. B 低钾血症是原发性醛固酮增多症的主要临床表现,病人可有乏力、倦怠、肌肉软弱无力或典型的周期性瘫痪。

8. E 阵发性高血压是儿茶酚胺症特征性的临床表现。

9. B 儿茶酚胺症可出现低钾血症,病人出现四肢无力等症状。

10. D 皮质醇增多症病人可出现"满月脸""水牛背""悬垂腹"等向心性肥胖表现;多血质面容、紫纹等皮肤变化;高血压和低钾血症;骨质疏松与肌肉消瘦;性欲低下等性功能紊乱情况。因此,性欲增强为错误选项。

11. E 题干女病人的典型症状加上 CT 检查结果,高度提示是肾上腺嗜铬细胞瘤,由于病人血液中的儿茶酚胺增高所致周围血管长期处于收缩状态,血容量相对较低,切除肿瘤后儿茶酚胺含量减少,血管舒张,导致血压急剧下降,易导致术中或术后出现低血容量性休克,因此术前扩容可预防术后容量不足的发生。

12. E 皮质醇增多症多见于 20~40 岁人群,女性多于男性,可出现"满月脸""水牛背""悬垂腹"等向心性肥胖表现;多血质面容、紫纹等皮肤变化;高血压和低钾血症;骨质疏松与肌肉消瘦;性欲低下等性功能紊乱情况。题干描述与皮质醇增多症临床表现相符。

13. D 从病人术后出现的症状可以初步判断是发生了急性肾上腺皮质功能不足的表现。

14. C 原发性醛固酮增多症病人由于醛固酮增多导致肾远曲小管内 Na^+-K^+ 交换,K^+ 从尿中大量丢失,长期缺钾,肾浓缩功能下降引起尿量增多。

A3/A4 型题

1. B 病人主诉、血压增高、低钾血症符合原醛症临床表现;血浆醛固酮/肾素活性比值升高为高血压病人中筛选原发性醛固酮增多症的最可靠方法。大部分原发性高血压为中老年人,可初步排除 A 选项;肾癌主要临床表现为血尿、疼痛、肿块,可初步排除 C 选项;肾结核主要临床表现膀胱刺激征、终末血尿、脓尿,常伴发午后低热、盗汗,可初步排除 D 选项;肾病综合征主要临床表现为蛋白尿、低蛋白血症、水肿、高脂血症,可初步排除 E 选项。

2. E 病人出现高血压,血压升高,可突然晕厥,可受伤危及病人生命。因此,目前病人最主要的护理诊断/问题为有受伤的危险。

3. A 该病人有高血压、低血钾,因此应该注意防止跌倒,给予高钾低钠的饮食,适当休息,劳逸结合,避免增加活动量,因此 A 是错误的。

4. A 题干描述及实验室检查符合皮质醇增多症临床表现。系统性红斑狼疮为自身免疫性疾病,临床可表现为皮肤、黏膜改变,如蝶形红斑,自身抗体检测、组织病理学检查能够协助诊断。宫颈炎为妇科疾病,临床表现为阴道分泌物增多。鼻窦炎多由于上呼吸道感染引起,鼻塞、流鼻涕、局部疼痛和头痛等局部症状明显。

5. B 肥胖、多血质面容是体象紊乱的因素之一。

6. D 感染,术前、术后准备及治疗不当,长期大剂量应用糖皮质激素替代治疗,骤然停药或减量过速,均可诱发肾上腺危象,是肾上腺切除术后特有的并发症之一。根据选项所述,应该选择肾上腺危象。

7. E 发生急性肾上腺皮质功能不足危象的根本原因是肾上腺肿瘤的自主性过量分泌使下丘脑-垂体-肾上腺轴处于严重的抑制状态,肿瘤切除后,将有一段时期的肾上腺皮质功能低下,需要相当长一段时间才能恢复,故术后糖皮质激素替代治疗不可或缺。

8. A　皮质醇增多症预防术后发生急性肾上腺皮质功能不足需要术前术后补充激素治疗。

9. D　用药指导是健康教育的重要内容之一。行糖皮质激素替代治疗者,告知病人遵医嘱服药的重要性,切勿自行增减药量。

10. A　题干描述符合皮质醇增多症临床表现。

11. A　超声是诊断该疾病首选的检查方法,对肾上腺体积增大的皮质醇增多症有定位诊断价值。

(郑　瑾)

第三十九章　骨折病人的护理

【重点和难点】

(一) 基本概念

1. 骨折　是指骨的完整性和连续性中断。

2. 稳定性骨折　在生理外力作用下,骨折端不易移位或复位后不易再发生移位的骨折,如裂缝骨折、青枝骨折、横形骨折、压缩骨折和嵌插骨折等。

3. 不稳定性骨折　在生理外力作用下,骨折端易移位或复位后易再移位的骨折,如斜形骨折、螺旋形骨折和粉碎性骨折等。

4. 骨折延迟愈合　骨折经治疗后愈合较慢,超过一般愈合时间,但仍有继续愈合的能力和可能性,针对原因经过适当处理仍可达到骨折愈合,称骨折延迟愈合。

5. 骨折不愈合　骨折经过治疗,超过一般愈合时间,且经延长治疗时间仍达不到骨性愈合,骨折处有假关节活动,称骨折不愈合。

6. 骨折畸形愈合　骨折愈合的位置未达到功能复位的要求,存在超角、旋转或重叠,称为畸形愈合。

(二) 骨折概述

1. 病因　创伤性骨折多见。骨骼疾病可导致病理性骨折。暴力原因包括直接暴力、间接暴力、积累应力。

2. 分类

(1) 根据骨折处皮肤、筋膜或骨膜的完整性分类:分为开放性骨折和闭合性骨折。

(2) 根据骨折的程度和形态分类:①不完全骨折:裂缝骨折和青枝骨折。②完全骨折:横形骨折、斜形骨折、螺旋形骨折、粉碎性骨折、嵌插骨折、压缩性骨折和骨骺损伤等。

(3) 根据骨折端的稳定程度分类:分为稳定性骨折和不稳定性骨折。

3. 骨折移位　常见的5种移位为成角移位、侧方移位、缩短移位、分离移位和旋转移位。它们常同时存在。

4. 骨折愈合的过程　骨折的愈合过程通常分为3个阶段:①血肿炎症机化期:约在骨折后2周完成;②原始骨痂形成期:骨折达到临床愈合,一般需12~24周;③骨痂改造塑形期:需1~2年。骨折愈合过程有一期愈合(直接愈合)和二期愈合(间接愈合),临床上以二期愈合多见。此外,还应关注骨折延迟愈合、骨折不愈合和畸形愈合等问题。

5. 临床愈合　骨折达到临床愈合后,可拆除外固定,通过功能锻炼逐渐恢复患肢功能。

6. 影响骨折愈合的因素　主要包括:①全身因素:如年龄、健康状况;②局部因素:如骨折的类型、骨折部位的血液供应、软组织损伤程度、软组织嵌入以及感染等;③治疗方法:如反复多次的手法复位、治疗操作不当、骨折固定不牢固、过早和不恰当的功能锻炼等。

7. 临床表现

(1) 全身表现:严重骨折和多发性骨折时可发生休克或发热等表现。

(2) 局部表现：①一般表现：疼痛和压痛、肿胀和瘀斑、功能障碍；②特有体征：畸形、反常活动、骨擦音或骨擦感。

(3) 并发症：①早期并发症：休克、脂肪栓塞综合征、重要内脏器官损伤、重要周围组织损伤、骨筋膜室综合征等；②晚期并发症：坠积性肺炎、压力性损伤、下肢深静脉血栓形成、感染、损伤性骨化、创伤性关节炎、关节僵硬、急性骨萎缩、缺血性骨坏死和缺血性肌挛缩等。

8. 辅助检查　X线检查是骨折最常用的检查方法。

9. 处理原则

(1) 现场急救：目的是用最为简单而有效的方法抢救生命、保护患肢、迅速转运，以便尽快妥善处理。

(2) 临床处理：三大治疗原则是复位、固定和功能锻炼。

1）复位：临床可根据对位和对线是否良好衡量复位程度。复位标准包括解剖复位和功能复位。复位方法包括手法复位（又称闭合复位）和切开复位。

2）固定：常用方法有外固定和内固定两类。外固定方法有小夹板、石膏绷带、头颈及外展支具、持续牵引和外固定器等。内固定物包括接骨板、螺丝钉、髓内钉和加压钢板等。

3）功能锻炼：应遵循动静结合、主动与被动运动相结合、循序渐进的原则。

10. 护理措施

(1) 急救护理：抢救生命、包扎伤口、妥善固定和迅速转运。

(2) 非手术治疗护理/术前护理：心理护理、病情观察、疼痛护理、石膏固定期间护理、牵引期间护理、体位与功能锻炼、生活护理和加强营养等。

(3) 术后护理：遵医嘱固定肢体和早期功能锻炼，及时拆除外固定，促进肿胀消退，预防并发症等。

(4) 健康教育：安全指导，预防跌倒；坚持功能锻炼；复诊指导。

（三）常见四肢骨折

1. 肱骨干骨折　发生在肱骨外科颈下 1~2cm 至肱骨髁上 2cm 段内的骨折。

(1) 病因：直接暴力或间接暴力。

(2) 临床表现：骨折局部可有一般表现和特征性表现。若合并桡神经损伤，可出现垂腕畸形。

(3) 处理原则：采取手法复位外固定，或切开复位内固定。

(4) 护理措施：局部制动；术后早期康复锻炼。

2. 肱骨髁上骨折　是指肱骨干与肱骨髁交界处发生的骨折。

(1) 病因与分类：多为间接暴力引起。分为伸直型和屈曲型两类，伸直型较多见。

(2) 临床表现：骨折局部可有一般表现和特征性表现，肘后三角关系正常。若正中神经、尺神经或桡神经受损，可有手臂感觉异常和运动功能障碍。若肱动脉挫伤或受压，可有前臂缺血表现。

(3) 处理原则：手法复位外固定或切开复位内固定。术后早期进行康复治疗。及时处理前臂骨筋膜室综合征、肘内翻畸形或肘外翻畸形等并发症。

(4) 护理措施：做好病情观察，及时发现骨筋膜室高压的存在，避免出现 5P 征才发现异常；局部制动；功能锻炼。

3. 前臂双骨折　以青少年多见，易发生骨筋膜室综合征。

(1) 病因：直接暴力、间接暴力或扭转暴力。有时暴力因素复杂，难以分析确切因素。

(2) 临床表现：骨折局部可有一般表现和特征性表现。尺骨上 1/3 骨干骨折可合并桡骨小头脱位，称为孟氏骨折。桡骨下 1/3 骨折合并尺骨小头脱位，称为盖氏骨折。

(3) 处理原则：采取手法复位外固定，或切开复位内固定。

(4) 护理措施：做好病情观察；用吊带或三角巾将患肢托起；功能锻炼。

4. 桡骨远端骨折　指距桡骨下端关节面 3cm 以内的骨折。常见于有骨质疏松的中老年女性。

(1) 病因与分类：多由间接暴力引起。分为伸直型骨折（Colles 骨折）和屈曲型骨折（Smith 骨折）。

(2) 临床表现：可有骨折局部一般表现。伸直型骨折者有"银叉"畸形和"枪刺样"畸形。屈曲型骨折者腕部出现下垂畸形。

(3) 处理原则:采取手法复位外固定,或切开复位内固定。

(4) 护理措施:做好病情观察;局部制动;功能锻炼。

5. 股骨颈骨折 多发生在中老年人,以女性多见。

(1) 病因与分类:多因间接暴力引起。按骨折线部位可分为:①股骨头下骨折;②经股骨颈骨折;③股骨颈基底骨折。按骨折线方向可分为内收骨折和外展骨折。按移位程度采用 Garden 分型,可分为 I ~ IV 型。

(2) 临床表现:骨折局部可有一般表现和特征性表现。外展嵌插型骨折病人可能由受伤时的稳定骨折发展为不稳定骨折。内收型骨折者可有患肢缩短、外旋畸形,患侧大转子突出,局部压痛和纵向叩击痛。

(3) 处理原则:①非手术治疗:病人可穿防旋鞋,或下肢外展中立位皮肤牵引;②手术治疗:可行闭合复位内固定、切开复位内固定或人工关节置换术。

(4) 护理措施

1) 非手术治疗护理 / 术前护理:搬运时将髋关节与患肢整个平托起。卧床期间保持患肢外展中立位。不可侧卧,不可使患肢内收,坐起时不能交叉盘腿。牵引护理。功能锻炼。

2) 术后护理:观察病人意识状态,做好生命体征监测、引流管护理、术后并发症的观察和护理。术后早期避免屈髋超过 90° 和患肢内收内旋。术后 2~6 周循序渐进进行功能锻炼。

3) 健康教育:指导病人长期、循序渐进地进行患肢功能锻炼。人工关节置换术后,应警惕病人是否出现关节脱位、关节感染和关节磨损等表现。术后病人应避免屈髋大于 90°。

6. 股骨干骨折 股骨转子以下、股骨髁以上部位的骨折。

(1) 病因:直接暴力和间接暴力。

(2) 临床表现:骨折局部可有一般表现和特征性表现。失血量较多可能出现休克表现。损伤血管或神经时可有肢端血液循环、感觉和运动障碍。

(3) 处理原则:非手术治疗可用皮牵引或骨牵引,其中 3 岁以下儿童采用垂直悬吊皮肤牵引。损伤严重者行手术治疗。

(4) 护理措施:做好病情观察;牵引护理;功能锻炼。

7. 胫腓骨干骨折 指胫骨平台以下至踝以上部分发生的骨折。以青壮年和儿童居多。

(1) 病因与分类:可由直接暴力或间接暴力引起。分为胫腓骨干双骨折、单纯胫骨干骨折和单纯腓骨骨折 3 类,以前者最多见,后两者少见。

(2) 临床表现:骨折局部可有一般表现和特征性表现。开放性骨折可见骨折端外露。骨折还可伴有神经或血管损伤、骨筋膜室综合征、延迟愈合或不愈合等相应的表现。后期可能出现创伤性关节炎。

(3) 处理原则:可行手法复位外固定或牵引复位等非手术治疗,损伤严重者行手术治疗。

(4) 护理措施:做好病情观察,及时发现并发症;功能锻炼。

(四)脊柱骨折和脊髓损伤

1. 脊柱骨折 以胸腰段脊柱骨折最多见。

(1) 病因与分类:多因间接暴力引起,少数为直接暴力所致。颈椎骨折包括屈曲型损伤、垂直压缩型损伤、过伸型损伤和齿状突骨折 4 种类型。胸腰椎骨折按照形态分为压缩性骨折、爆裂骨折、Chance 骨折和骨折 - 脱位 4 种类型。

(2) 临床表现:骨折局部疼痛、腹痛、腹胀等。局部压痛和肿胀、活动受限和脊柱畸形等。严重者常合并脊髓损伤,或有重要脏器损伤。

(3) 处理原则:急救时首先抢救生命,再处理脊柱骨折。颈椎损伤者可采用颅骨牵引、Halo 架固定等非手术治疗,损伤严重者须手术治疗。胸腰椎损伤可采用手术治疗或非手术治疗。治疗期间应进行腰背肌锻炼。

(4) 护理措施:急救搬运时注意保持脊柱中立位,避免移位;观察和预防脊髓损伤;指导病人采取脊柱中立位卧位,定时翻身;进行腰背肌锻炼。

2. 脊髓损伤

(1) 病理:根据脊髓损伤的部位和程度可出现不同病理变化,包括:①脊髓震荡:是最轻微的脊髓损伤,只是脊髓功能的暂时性抑制;②不完全性脊髓损伤;③完全性脊髓损伤。

(2) 临床表现

1) 脊髓震荡:脊髓损伤平面以下发生弛缓性瘫痪,一般在数小时到数天后开始恢复,不留任何神经系统后遗症。

2) 不完全性脊髓损伤:病人可出现前脊髓综合征、后脊髓综合征、脊髓中央管周围综合征或脊髓半切征。

3) 完全性脊髓损伤:在脊髓休克期间表现为受伤平面以下弛缓性瘫痪。2~4 周后逐渐演变成痉挛性瘫痪。胸腰段脊髓损伤使下肢的感觉与运动功能产生障碍,称为截瘫。颈段脊髓损伤后,双上肢也有神经功能障碍,为四肢瘫痪,简称“四瘫”。上颈椎损伤时四肢均为痉挛性瘫痪,下颈椎损伤时上肢表现为弛缓性瘫痪,下肢仍为痉挛性瘫痪。

4) 脊髓圆锥损伤:会阴部皮肤鞍状感觉缺失,括约肌功能丧失致大小便不能控制和性功能障碍,双下肢的感觉和运动仍保留正常。

5) 马尾神经损伤:表现为损伤平面以下弛缓性瘫痪,有感觉及运动功能障碍及括约肌功能丧失,肌张力降低,腱反射消失。

(3) 脊髓损伤严重度分级:可作为脊髓损伤的自然转归和治疗前后对照的观察指标,目前较常用的是美国脊髓损伤学会 AISA 分级。

(4) 处理原则:非手术治疗包括固定和制动、甲泼尼龙冲击疗法和高压氧治疗。手术治疗只能解除对脊髓的压迫和恢复脊柱的稳定性,目前还无法使损伤的脊髓恢复功能。

(5) 护理措施

1) 非手术治疗护理 / 术前护理:心理护理;病情观察;并发症的护理:①呼吸衰竭与呼吸道感染:损伤越接近 C_4 越容易发生呼吸衰竭。呼吸道感染是晚期死亡常见原因,应做好病情观察、给氧、减轻脊髓水肿、保持呼吸道通畅、控制感染。②体温失调:颈脊髓损伤后容易发生,主要通过物理方式降温或复温。③泌尿系统感染或结石:留置或间歇导尿、排尿训练、预防泌尿系统感染、尿失禁护理和终身随访。④压力性损伤。

2) 术后护理:参见本章中的术后护理。

3) 健康教育:功能锻炼;间歇导尿;复诊指导。

(五) 骨盆骨折

1. 病因与分类　多由直接暴力挤压骨盆所致。

(1) 按骨折位置与数量分类:包括骨盆边缘撕脱性骨折、髂骨翼骨折、骶尾骨骨折和骨盆环骨折。

(2) 按骨盆环的稳定性分类:根据 Tile 分型分为 A 型(稳定型)、B 型(部分稳定型)和 C 型(不稳定型)。

(3) 按暴力的方向分类:包括暴力来自侧方(LC 骨折)、前方(APC 骨折)、垂直方向的剪力(VS 骨折)和混合方向(CM 骨折)的骨折。其中以 LC/APC-Ⅲ型骨折与 VS 骨折最严重,并发症也多见。

2. 临床表现　病人髋部肿胀、疼痛,不敢坐起或站立。有大出血或严重内脏损伤者可有低血压和休克早期表现。骨盆分离试验与挤压试验阳性。肢体长度不对称。会阴部瘀斑是耻骨和坐骨骨折的特有体征。

3. 处理原则　严密观察生命体征,做好急救处理。非手术治疗包括卧床休息和骨盆兜带悬吊固定。严重者手术治疗。

4. 护理措施　①先抢救生命,然后处理骨折;②体位和活动;③骨盆兜带悬吊牵引护理;④并发症的护理:预防和处理腹膜后血肿、膀胱或后尿道损伤、直肠损伤、神经损伤、脂肪栓塞与静脉栓塞等。

【习题】

(一) 选择题

A1/A2 型题

1. 长途行军导致第 2、3 跖骨骨折的原因是
   - A. 直接暴力
   - B. 间接暴力
   - C. 肌肉牵拉
   - D. 骨骼疾病
   - E. 疲劳性骨折

2. 下列属于不稳定性骨折的是
   - A. 青枝骨折
   - B. 横形骨折
   - C. 凹陷骨折
   - D. 斜形骨折
   - E. 嵌插骨折

3. 几乎所有骨折病人都会有的临床表现是
   - A. 畸形
   - B. 肿胀
   - C. 骨擦感
   - D. 骨擦音
   - E. 反常活动

4. 下列属于骨折局部特有体征的是
   - A. 疼痛
   - B. 肿胀
   - C. 畸形
   - D. 功能障碍
   - E. 发热

5. 骨折和关节损伤中最常见的并发症是
   - A. 关节僵硬
   - B. 急性骨萎缩
   - C. 创伤性关节炎
   - D. 缺血性骨坏死
   - E. 骨筋膜室综合征

6. 张先生,23 岁,前臂骨折复位行石膏绷带包扎后 1h,自觉手指剧痛,护士观察到其手指发凉发绀,不能自主活动,应首先考虑的原因是
   - A. 室内温度过低
   - B. 石膏绷带包扎过紧
   - C. 神经损伤
   - D. 体位不当
   - E. 静脉损伤

7. 骨折病人现场急救方法正确的是
   - A. 对伸出皮肤的骨折断端应现场还纳
   - B. 未确诊骨折者可暂不处理
   - C. 止血带持续扎紧不能放松
   - D. 对疑有脊柱骨折者应 1 人抱持搬运
   - E. 先处理张力性气胸,再固定前臂骨折

8. 关于骨折病人固定的叙述,**不正确**的是
   - A. 外展架有利于患肢消肿镇痛
   - B. 外固定器有利于处理伤口
   - C. 小夹板固定适用于开放性骨折
   - D. 切开复位内固定有利于早期活动
   - E. 石膏绷带可根据肢体形状塑形

9. 骨折病人采用石膏绷带固定最主要的目的是
   - A. 减少肿胀
   - B. 预防脱钙
   - C. 维持复位体位
   - D. 缩短愈合时间
   - E. 增加患肌力量

10. 万女士,27 岁,外伤造成肱骨干骨折合并桡神经损伤,其受伤早期最可能发生
    - A. 爪形手
    - B. 垂腕畸形
    - C. 银叉畸形
    - D. 腕关节僵硬
    - E. 枪刺样畸形

11. 肱骨髁上骨折最常见于
    - A. 小儿
    - B. 糖尿病人
    - C. 青壮年人
    - D. 老年女性
    - E. 骨质疏松者

12. 下列最有可能发生骨筋膜室综合征的骨折是
    - A. 骨盆骨折
    - B. 锁骨骨折
    - C. 肱骨干骨折
    - D. 胸椎骨折伴脱位
    - E. 尺桡骨干双骨折

13. 肱骨髁上骨折病人**不会**出现的临床表现是
    - A. 肘部肿胀
    - B. 肘后空虚感
    - C. 上臂成角畸形
    - D. 患肢不敢活动
    - E. 肘部剧烈疼痛

14. 李女士,62岁,右侧桡骨远端骨折,闭合复位后石膏绷带固定,第1周应鼓励其用患肢

    A. 炒菜   B. 伸屈手指   C. 扫地   D. 写字   E. 擦桌子

15. 王女士,58岁,因左侧股骨颈骨折接受了人工髋关节置换术,术后3个月内她可以采取的动作是

    A. 弯腰拾物   B. 盘腿   C. 系鞋带

    D. 坐高椅   E. 右腿跷二郎腿

16. 张女士,67岁,因跌倒致外展型股骨颈骨折,拟行患肢皮牵引治疗。护士应指导其采取的患肢体位是

    A. 外展中立位   B. 内收中立位   C. 外展外旋位

    D. 内收内旋位   E. 双腿并拢中立位

17. 王先生,33岁,因车祸造成左股骨干下 1/3 开放性骨折,远折端向后方移位,伴有腘动脉、腘静脉和腓总神经损伤,在病情观察中最重要的内容是

    A. 左下肢感觉功能   B. 左下肢运动功能   C. 左下肢反射功能

    D. 血压、脉搏和神志   E. 伤口感染情况

18. 股骨干骨折行垂直悬吊皮牵引治疗的患儿应**不超过**

    A. 1 岁   B. 2 岁   C. 3 岁   D. 4 岁   E. 5 岁

19. 对股骨干骨折患儿行双下肢垂直悬吊皮牵引时,其臀部应

    A. 卧于床面上   B. 以患儿拳头为准,距床面 1 拳距离

    C. 以成人拳头为准,距床面 1 拳距离   D. 以患儿拳头为准,距床面 2 拳距离

    E. 以成人拳头为准,距床面 2 拳距离

20. 张先生,39岁,骑马时坠落造成左股骨干骨折,行胫骨结节骨牵引治疗。为了预防过度牵引,应采取的措施是

    A. 抬高床尾   B. 左足抵床尾   C. 定时测定双腿长度

    D. 股四头肌舒缩练习   E. 定时放松牵引装置

21. 长骨骨折中最常见的骨折是

    A. 尺骨骨折   B. 桡骨骨折   C. 肱骨干骨折

    D. 股骨干骨折   E. 胫腓骨干骨折

22. 胫腓骨干骨折后,若断端复位不良,使关节面失去平行,骨折后期易发生

    A. 骨折不愈合   B. 创伤性关节炎   C. 腓总神经损伤

    D. 胫后动脉损伤   E. 骨筋膜室综合征

23. 吴女士,38岁,因交通意外致胫腓骨双骨折,行管型石膏固定。护士在交接班时,最应注意观察的是患肢是否发生了

    A. 石膏变形   B. 石膏污染   C. 骨折再移位

    D. 末梢循环不良   E. 压力性损伤

24. 张先生,23岁,坐汽车出行未系安全带,在交通事故中被甩出车外,导致颈部剧痛,四肢感觉和运动功能尚存,身体多处软组织损伤,此时急救搬运方法正确的是

    A. 立刻将其扶起   B. 专人托扶头部   C. 1 人背负搬运

    D. 2 人抱持搬运   E. 3 人徒手搬运

25. 在受伤当时即可因呼吸衰竭而死亡的是

    A. C_{1-2} 段脊髓损伤者   B. T_{1-2} 段脊髓损伤者   C. L_{1-2} 段脊髓损伤者

    D. 脊髓圆锥损伤者   E. 马尾神经损伤者

26. 脊髓半切征病人损伤平面以下同侧肢体的运动和深感觉消失,对侧肢体

    A. 运动和温觉丧失   B. 深感觉和温觉丧失   C. 运动和痛觉丧失

    D. 痛觉和温觉丧失   E. 痛觉和深感觉丧失

27. 某病人跳水时头部着地,造成颈髓损伤,四肢瘫痪,尿潴留,急诊入院。此时正确的泌尿系统护理措施是

  A. 自行排尿   B. 留置导尿   C. 膀胱灌注

  D. 间歇导尿   E. 定时膀胱冲洗

28. 单处骨折骨盆环完整者一般卧床时间为

  A. 1~2 周   B. 3~4 周   C. 2 个月   D. 3 个月   E. 6 个月

29. 单纯性耻骨联合分离且较轻者非手术治疗期间可用

  A. 骨盆牵引   B. 双下肢皮牵引   C. 双侧跟骨结节骨牵引

  D. 骨盆兜带悬吊牵引   E. 双侧胫骨结节骨牵引

30. 骨盆环单处骨折后采取骨盆兜带悬吊牵引时,正确的护理措施是

  A. 下肢绝对制动   B. 悬吊的臀部应接触床面   C. 定时放下兜带平卧休息

  D. 若兜带移位及时自行调整复位 E. 兜带应上抵髂骨翼,下达股骨大转子

A3/A4 型题

(1~3 题共用题干)

袁女士,26 岁,因左前臂双骨折行闭合复位后石膏管型固定,当日晚上出现左前臂肿胀疼痛逐渐加重,手部皮肤发白,皮温降低,牵拉手指时剧痛。

1. 此时护士应警惕该病人是否发生了

  A. 局部感染   B. 软组织损伤   C. 急性骨萎缩

  D. 脂肪栓塞综合征   E. 骨筋膜室综合征

2. 在进行术前准备的同时,下列处理措施中正确的是

  A. 按摩患肢   B. 热敷患肢   C. 局部理疗

  D. 抬高患肢   E. 松解 / 拆除石膏

3. 若未及时正确处理,病人可能会发生的最严重的后果是

  A. 关节僵硬   B. 创伤性关节炎   C. 损伤性骨化

  D. 缺血性肌挛缩   E. 缺血性骨坏死

(4~6 题共用题干)

张姓患儿,7 岁,玩耍中跌倒后出现右侧肘部肿胀、疼痛和肘部畸形,大哭,不肯让别人触碰右上肢,也不肯活动右上肢,被诊断为伸直型肱骨髁上骨折。

4. 有助于诊断的临床表现是

  A. 肘部肿胀   B. 肘部畸形   C. 肘部疼痛

  D. 大哭,不让别人触碰患肢 E. 不肯活动右上肢

5. 为了明确诊断,首选的辅助检查是

  A. 血钙检查   B. X 线检查   C. 超声检查   D. CT 检查   E. MRI 检查

6. 对该患儿的病情观察中最重要的是观察其有无

  A. 伤口感染   B. 皮肤划伤   C. 肱动脉损伤表现

  D. 正中神经损伤表现   E. 肘部软组织损伤表现

(7~10 题共用题干)

张女士,75 岁,外出买菜时跌倒,右手掌撑地后腕部剧烈疼痛和肿胀,不敢活动,被诊为 Colles 骨折。

7. 此骨折发生在距桡骨下端关节面

  A. 1cm 范围内   B. 2cm 范围内   C. 3cm 范围内

  D. 4cm 范围内   E. 5cm 范围内

8. 护士在接诊时发现该病人右手腕部有“银叉”畸形,提示其骨折远端有

  A. 旋转移位   B. 尺侧移位   C. 桡侧移位   D. 背侧移位   E. 掌侧移位

9. 骨折复位石膏固定后,护士对该病人健康教育内容正确的是
   A. 右手臂制动
   B. 抬高患肢,促进回流
   C. 石膏被污物污染后应在清水下冲洗
   D. 可将毛衣针伸入石膏内给皮肤挠痒
   E. 右手疼痛肿胀持续加重属正常现象,不必在意

10. 石膏固定 6 周后拆除,此时该病人最可能发生的并发症是
    A. 关节僵硬
    B. 创伤性关节炎
    C. 缺血性肌挛缩
    D. 骨化性肌炎
    E. 缺血性骨坏死

(11~13 题共用题干)

史女士,69 岁,在雪地上行走时不慎滑倒,臀部着地。受伤后其左大腿根部疼痛严重,不敢活动,无法自行站立行走,被紧急送往医院,确诊为"左股骨颈骨折"。

11. 该病人受伤的病因为
    A. 直接暴力　　B. 间接暴力　　C. 肌肉牵拉　　D. 骨骼疾病　　E. 疲劳性骨折

12. 该病人接受了人工全髋关节置换术,护士在出院指导时介绍功能锻炼方法,**不正确**的是
    A. 循序渐进
    B. 动静结合
    C. 以被动运动为主
    D. 范围由小到大
    E. 以不出现疼痛、疲劳为度

13. 护士应告诉她手术后 3 个月内可以进行的活动是
    A. 排便时使用坐便器
    B. 弯腰拾物
    C. 坐小板凳
    D. 爬山
    E. 上楼梯时患肢先上

(14~17 题共用题干)

王先生,25 岁,2h 前骑摩托车翻车致颈部受伤,被紧急送入院救治,确诊为 $C_{6\sim7}$ 脊髓损伤。

14. 此时对其病情监测中最重要的是观察
    A. 体温变化
    B. 脉搏变化
    C. 神志变化
    D. 血压变化
    E. 呼吸变化

15. 若病人目前行颅骨牵引治疗,牵引期间正确的护理措施是
    A. 抬高床尾 15~30cm
    B. 定时取下牵引锤放松颈部
    C. 身体纵轴与牵引绳呈一条直线
    D. 根据颈部感觉自行调节牵引重量
    E. 骨牵引针孔处若有血痂应及时清除

16. 受伤后在脊髓休克期内,对该病人泌尿系统的护理应采用
    A. 自行排尿
    B. 间歇导尿
    C. 留置导尿
    D. 尿潴留时插导尿管
    E. 膀胱冲洗

17. 为防止出现压力性损伤,最简便且有效的护理措施是
    A. 定时翻身
    B. 使用气垫床
    C. 保持皮肤清洁干燥
    D. 按摩受压部位的皮肤
    E. 保持床单位平整、清洁

(18~20 题共用题干)

荣先生,42 岁,工作中不慎被重物砸伤,造成骨盆环 3 处骨折,直肠破裂,入院后出现烦躁,面色苍白,脉搏加快,少尿等休克早期表现。

18. 此时正确的处理顺序是
    A. 骨折复位固定、抗休克、处理直肠破裂
    B. 抗休克、处理直肠破裂、骨折复位固定
    C. 骨折复位固定、处理直肠破裂、抗休克
    D. 抗休克、骨折复位固定、处理直肠破裂
    E. 处理直肠破裂、骨折复位固定、抗休克

19. 提示该病人有耻骨和坐骨骨折的特有体征是
    A. 腹部膨隆
    B. 肠鸣音减弱
    C. 会阴部瘀斑
    D. 双下肢不等长
    E. 腹膜刺激征阳性

20. 术前对该病人的病情监测中,最重要的是观察

    A. 勃起功能   B. 排尿功能   C. 排便功能

    D. 下肢运动和感觉   E. 血压、脉搏和神志

(二) 名词解释

1. 骨折

2. 截瘫

3. 脊髓震荡

4. 骨盆分离试验

(三) 简答题

1. 列举骨折常见的移位方式。

2. 简述影响骨折愈合的因素。

3. 列举前臂缺血性肌挛缩"5P"征。

4. 列举颅骨牵引病人保持有效牵引的护理措施。

(四) 病例分析题

1. 张女士,65 岁,晨练时跌倒,右手掌撑地后手腕部剧烈疼痛,不敢活动,遂来院就诊。体格检查:右手腕部明显肿胀和畸形。X 线检查示桡骨远端向背侧和桡侧移位,被诊断为桡骨下端伸直型骨折,给予右手腕部骨折复位及石膏绷带固定。

请问:

(1) 该病人桡骨下端向背侧和桡侧的移位会分别出现哪种典型畸形?

(2) 如何指导病人在骨折早期、中期和晚期进行功能锻炼?

2. 王先生,37 岁,建筑工人。2h 前在工作中不慎从高处坠落,背部剧烈疼痛,不敢活动,被送往医院就诊。经过检查,被诊为 T_{12} 椎体压缩骨折,行手术复位内固定治疗。诊治过程中该病人显得忧心忡忡,向护士询问手术后自己如何进行康复锻炼。

请问:

(1) 列举目前该病人存在的 2 个主要护理诊断 / 问题。

(2) 为了促进康复,如何指导该病人进行肢体活动和腰背肌功能锻炼?

【参考答案】

(一) 选择题

A1/A2 型题

1. E	2. D	3. B	4. C	5. A	6. B	7. E	8. C	9. C	10. B
11. A	12. E	13. B	14. B	15. D	16. A	17. D	18. C	19. B	20. C
21. E	22. B	23. D	24. B	25. A	26. D	27. B	28. B	29. D	30. E

A3/A4 型题

1. E	2. E	3. D	4. B	5. C	6. C	7. C	8. D	9. B	10. A
11. B	12. C	13. A	14. E	15. C	16. C	17. A	18. B	19. C	20. E

(二) 名词解释

1. 骨折是骨的完整性和连续性中断。

2. 截瘫是胸腰段脊髓损伤使下肢的感觉与运动功能障碍。

3. 脊髓震荡与脑震荡相似,脊髓震荡是最轻微的脊髓损伤。脊髓受到强烈震荡后发生超限抑制,脊髓功能处于生理停滞状态。在组织形态学上并无病理变化,只是暂时性功能抑制。

4. 骨盆骨折时,检查者双手交叉撑开两髂嵴,此时两骶髂关节的关节面更紧贴,而骨折的骨盆前环产生分离,如出现疼痛即为骨盆分离试验阳性。

（三）简答题

1. 常见的移位有 5 种，并常同时存在，即成角移位、侧方移位、缩短移位、分离移位和旋转移位。

2. 影响骨折愈合的因素包括：①全身因素：如年龄、营养和代谢因素、健康状况；②局部因素：如骨折的类型和数量，骨折部位的血液供应，软组织损伤程度，软组织嵌入以及感染等；③治疗方法：如反复多次的手法复位，骨折固定不牢固，过早和不恰当的功能锻炼，治疗操作不当等。

3. 无痛（painlessness），脉搏消失（pulselessness），皮肤苍白（pallor），感觉异常（paresthesia），肌肉麻痹（paralysis）。

4. 为了保持有效的颅骨牵引，应采取的护理措施包括：①保持反牵引力：抬高床头。②牵引重锤保持悬空：牵引期间，牵引方向与被牵引肢体长轴应呈直线，不可随意放松牵引绳，牵引重量不可随意增减或移除。③颅骨牵引时，检查牵引弓有无松脱，并拧紧螺母，防止其脱落。④避免过度牵引：通过 X 线检查了解骨折对位情况，及时调整牵引重量。

（四）病例分析题

1.（1）"银叉"畸形，"枪刺"样畸形。

（2）①早期：等长运动，如握拳，前臂肌肉绷紧和放松；②中期：等张运动，如肘关节屈曲和伸直运动；③后期：抗阻力运动，如手提重物、举哑铃等。

2.（1）①疼痛　与胸椎骨折有关；②知识缺乏：缺乏促进骨折后康复的知识。

（2）遵医嘱指导和鼓励病人早期开始腰背部肌肉锻炼，如臀部离开床面左右移动、五点支撑法、四点支撑法、三点支撑法、飞燕点水等。锻炼过程应循序渐进，直到可以正常下床活动。此外，还应定时进行全身各个关节的全范围被动或主动活动，每日数次，以促进血液循环，预防关节僵硬和肌肉萎缩。

【部分习题解析】

（一）选择题

A1/A2 型题

1. E　长期、反复、轻微的直接或间接损伤可致使肢体某一特定部位骨折，又称为疲劳性骨折。

2. D　不稳定性骨折是骨折端易移位或复位后易再移位的骨折，如斜形骨折、螺旋形骨折、粉碎性骨折等。

3. B　疼痛、肿胀和功能障碍是骨折局部的一般体征，所有骨折、软组织损伤或关节脱位等病人均可出现。

4. C　骨折局部特有体征包括畸形、反常活动、骨擦音或骨擦感。

5. A　关节僵硬是骨折和关节损伤中最常见的并发症。由于患肢长时间固定导致静脉和淋巴回流不畅，关节周围组织中浆液纤维性渗出和纤维蛋白沉积，发生纤维粘连，并伴有关节囊和周围肌肉挛缩，致使关节活动障碍。

6. B　石膏包扎后手指发凉、发绀，表明末梢循环受阻，常见于石膏绷带包扎过紧。

7. E　若骨折端已戳出伤口则不应现场复位，以免将污物带到伤口深处。凡疑有骨折者均应按骨折处理。止血带应适当定时放松。对疑有脊柱骨折者应保持脊柱中立位。急救时先抢救生命，再处理骨折。

8. C　小夹板固定适用于闭合性骨折。

9. C　石膏绷带固定最主要的目的是维持骨折复位后的体位。

10. B　肱骨干骨折若合并桡神经损伤，早期可出现垂腕畸形，拇指不能主动伸直，各手指的掌指关节不能背伸，前臂旋后障碍。

11. A　肱骨髁上骨折多发生于 10 岁以下儿童，占小儿肘部骨折的 30%~40%。

12. E　骨筋膜室综合征最好发于前臂掌侧和小腿。尺桡骨干双骨折后常导致复杂的移位，易发生骨筋膜室综合征。

13. B　肘关节后脱位时可有肘后空虚感，肱骨髁上骨折病人不会出现肘后空虚感。

14. B 第 1 周骨折断端尚未牢固连接,患肢无法负重,应鼓励病人进行肌肉等长运动。

15. D 术后 3 个月内应避免屈髋大于 90°,因此病人可以坐高椅。

16. A 外展型股骨颈骨折病人行皮牵引时应采取 30°外展中立位,避免患肢内收或外旋。

17. D 股骨干血运丰富,一旦骨折常有大量失血,容易发生失血性休克,因此接诊时应特别注意血压、脉搏和神志。

18. C 股骨干骨折行垂直悬吊皮牵引治疗的患儿应不大于 3 岁。

19. B 小儿采用垂直悬吊皮肤牵引时,将双下肢向上悬吊,牵引重量应使臀部离开床面有患儿一拳大小的距离。

20. C 牵引期间应定时观察和记录患肢的长度变化,并与健侧比较,防止牵引不利或牵引过度。

21. E 胫腓骨干骨折是发生在胫骨平台以下至踝上部分的胫腓骨骨折,是长骨骨折中最常见的一种,多见于青壮年和儿童。

22. B 若骨折对位对线不良,使关节面失去平行,改变了关节的受力面,易发生创伤性关节炎。

23. D 该病人胫腓骨干双骨折后,容易因患肢肿胀和石膏内空间受限而发生骨筋膜室综合征。若未被及时发现和处理,可导致肢端缺血甚至坏死,因此应高度重视。

24. B 颈椎损伤病人需有专人托扶头部,并使其与躯干保持一条直线,即保持脊柱中立位。

25. A C_{1-2} 脊髓损伤时病人往往因呼吸衰竭当场死亡。

26. D 脊髓半切征病人损伤平面以下同侧肢体的运动和深感觉消失,对侧肢体的痛觉和温觉消失。

27. B 在脊髓损伤后 48h 内留置导尿,持续开放尿管。

28. B 骨盆环单处骨折时无移位,以卧床休息为主,卧床 3~4 周或至症状缓解即可。

29. D 单纯性耻骨联合分离且较轻者可用骨盆兜带悬吊固定。

30. E 在保证牵引效果的前提下,下肢应适当进行肌肉舒缩、足部旋转屈伸等活动。悬吊重量以将臀部抬离床面为宜。不要随意放下或移动兜带。若兜带移位应报告医师处理。骨盆兜带的宽度应上抵髂骨翼,下达股骨大转子。

A3/A4 型题

1. E 骨筋膜室综合征最好发于前臂掌侧和小腿。临床表现为患肢持续性剧烈疼痛且进行性加重,麻木,肤色苍白,肢体活动障碍,被动活动时剧痛等。

2. E 若出现骨筋膜室综合征应立即松解 / 拆除外固定,并进行术前准备。

3. D 缺血性肌挛缩是骨筋膜室综合征的严重后果。

4. B 骨折局部特有体征包括畸形、反常活动、骨擦音或骨擦感,具有三者之一即可诊断为骨折。

5. B X 线检查对骨折的诊断和治疗具有重要价值,是最常用的检查方法。凡疑为骨折者都应常规进行 X 线检查,以了解骨折的部位、类型和移位等。

6. C 伸直型肱骨髁上骨折极易压迫或刺破肱动脉,加上损伤后局部严重肿胀,会影响远端肢体血液循环,导致前臂骨筋膜室综合征,应特别注意。

7. C Colles 骨折是发生在距桡骨下端关节面 3cm 以内的伸直型骨折。

8. D Colles 骨折由于远折端向背侧移位,从侧面看腕关节呈"银叉"畸形。

9. B 骨折早期患肢可发生肿胀,抬高患肢可促进回流,减轻肿胀。

10. A 由于患肢长时间固定,静脉和淋巴回流不畅,关节周围组织发生纤维粘连,同时关节囊和周围肌肉挛缩,容易导致关节僵硬。

11. B 由于外力直接作用于臀部,但通过力的传导在左股骨颈部位造成了骨折,因此属于间接暴力。

12. C 骨折病人的功能锻炼应以主动运动为主。

13. A 病人应尽量避免屈髋大于 90°和下肢内收超过身体中线,因此排便时应使用坐便器。

14. E C_{6-7} 脊髓损伤可能会因脊髓水肿的蔓延,波及膈神经中枢,从而产生呼吸功能障碍,危及生命。因此,应严密观察呼吸功能变化。

15. C 应将床头抬高 15~30cm 对抗牵引力;身体纵轴与牵引绳呈一条直线;保持牵引锤悬空,不可随意取下;牵引重量根据病情需要确定,不可随意增减;严禁去除针孔处的血痂,以免造成感染。

16. C 在脊髓休克期应留置尿管,持续开放导尿。

17. A 间歇性解除压迫是有效预防压力性损伤的关键,故在卧床期间应每 2~3h 轴线翻身一次。

18. B 应先抢救生命,如休克,再处理直肠破裂,最后处理骨盆骨折。

19. C 会阴部瘀斑是耻骨和坐骨骨折的特有体征。

20. E 骨盆骨折后可引起大量失血,导致腹膜后血肿和休克甚至死亡,后果严重,应重点观察血压、脉搏和神志,以判断是否发生出血或休克。

(庞　冬)

第四十章　关节脱位病人的护理

【重点和难点】

(一) 基本概念

关节脱位是指由于直接或间接暴力作用于关节,或关节有病理性改变,使骨与骨之间的相对关节面失去正常的对合关系。

(二) 临床表现

1. 关节脱位的共同表现

(1) 症状:关节疼痛、肿胀、局部压痛,关节功能障碍。

(2) 特有体征:①畸形;②弹性固定;③关节盂空虚。

(3) 并发症:早期全身可合并复合伤、休克等,局部可合并骨折和神经血管损伤;晚期可发生骨化性肌炎、骨缺血性坏死和创伤性关节炎等。

2. 不同部位关节脱位的特征性表现

(1) 肩关节脱位:肩关节脱位后,关节盂空虚,肩峰突出,肩部失去正常饱满圆钝的外形,呈"方肩"畸形;在腋窝、喙突下或锁骨下可触及肱骨头;Dugas 征阳性,即患肢肘部贴近胸壁,患手掌不能触及对侧肩;反之,患手掌已搭到对侧肩,则患肘不能贴近胸壁。

(2) 肘关节脱位:肘部变粗后突,前臂短缩,肘后三角关系失常。鹰嘴突高出内外髁,可触及肱骨下端。

(3) 髋关节脱位:不同方向的脱位体征有所区别。①后脱位:髋关节后脱位时,患肢呈屈曲、内收、内旋及短缩畸形。臀部可触及向后上突出移位的股骨头。约 10% 的髋关节后脱位会合并坐骨神经损伤,多表现为以腓总神经损伤为主的体征。②前脱位:髋关节呈明显外旋、轻度屈曲和外展畸形。

(三) 处理原则

1. 早期复位　以手法复位为主,最好在脱位后 3 周内进行,因为早期复位容易成功,且功能恢复好。若脱位时间较长,关节周围组织发生粘连,空虚的关节腔被纤维组织充填,常导致手法复位难以成功。若发生以下情况,考虑行手术切开复位:①关节腔内有骨折碎片或有软组织嵌顿影响复位;②脱位合并血管神经损伤和明显移位的骨折;③经手法复位失败或手法难以复位。关节脱位复位成功的标志是被动活动恢复正常、骨性标志恢复、X 线检查提示已复位。

2. 有效固定　即将复位后的关节固定于适当位置,以修复损伤的关节囊、韧带、肌肉等软组织。固定的时间视脱位情况而定,一般为 2~3 周。陈旧性脱位经手法复位后,固定时间适当延长。常见关节脱位固定方法具体如下:①肩关节脱位:单纯肩关节脱位,复位后腋窝处垫棉垫,用三角巾悬吊上肢,肩关节内收、内旋,保持肘关节屈曲 90°;关节囊破损明显或仍有肩关节半脱位者,将患侧手置于对侧肩上,上肢以绷带与胸壁固定,腋下垫棉垫。②肘关节脱位:复位后,用超关节夹板或长臂石膏托固定患肢于屈肘 90°功能位,再用三角巾悬吊于胸前,2~3周后去除固定。③髋关节脱位:用绷带将双踝暂时捆在一起,于髋关节伸直位下将病人搬运至床上,患肢作皮肤牵引或穿丁字鞋2~3周,不必做石膏固定,前脱位复位后保持患肢处于伸直、外展位,防止髋关节屈曲、内收、内旋。

3. 功能锻炼　鼓励早期活动,在固定期间经常进行关节周围肌肉和患肢其他关节的主动活动,防止肌肉萎缩及关节僵硬。功能锻炼过程中切忌粗暴的被动活动,以免增加损伤。

(四)护理措施

1. 体位　抬高患肢并保持患肢于关节的功能位,以利于静脉回流、减轻肿胀。

2. 缓解疼痛　①局部冷热敷:受伤24h内局部冷敷;受伤24h后,局部热敷以减轻肌肉痉挛引起的疼痛。②避免加重疼痛的因素:进行护理操作或移动病人时,托住患肢,动作轻柔,避免用力不当加重疼痛。③镇痛:应用心理暗示、转移注意力或松弛疗法等非药物镇痛方法缓解疼痛,必要时遵医嘱应用镇痛药物。

3. 病情观察　定时观察患肢远端血运、皮肤颜色、温度、感觉和活动情况等,若发现患肢苍白、发冷、肿胀、疼痛加剧,感觉麻木等,及时通知医师并配合处理。

4. 皮肤护理　使用石膏固定或牵引者,避免因固定物压迫而损伤皮肤。此外,髋关节脱位固定后需长期卧床者,鼓励其经常更换体位,预防压力性损伤。对于皮肤感觉功能障碍的肢体,防止烫伤和冻伤。

5. 心理护理　在生活上给予帮助,加强沟通,耐心开导,减轻其焦虑、恐惧,增强自信心,使其配合治疗。

6. 健康教育　向病人及家属讲解关节脱位治疗和康复的知识。固定期间进行关节周围肌肉收缩活动及邻近关节主动活动,切忌固定关节的被动运动;固定拆除后,逐步进行肢体的全范围功能锻炼,防止关节粘连和肌肉萎缩。习惯性反复脱位者,须保持有效固定并严格遵医嘱坚持功能锻炼,避免各种导致再脱位的原因。

【习题】

(一)选择题

A1/A2 型题

1. 肩关节脱位的特有体征是
    A. 肩部肿痛　　　　　　　　B. 肩部瘀斑　　　　　　　　C. 托马斯征阳性
    D. Dugas 征阳性　　　　　　E. 拾物试验阳性

2. 出现方肩畸形的原因是
    A. 锁骨骨折　　　　　　　　B. 上臂明显肿胀　　　　　　C. 关节盂空虚
    D. 肱三头肌撕裂伤　　　　　E. 肱骨外科颈骨折

3. 下列关节脱位的特有体征描述正确的是
    A. 肿胀,畸形,功能障碍　　　　　　　　B. 压痛,肿胀,瘀斑
    C. 畸形,反常活动,关节盂空虚　　　　　D. 畸形,弹性固定,关节盂空虚
    E. 畸形,反常活动,弹性固定

4. 万先生,30岁,车祸致右髋疼痛,且右下肢活动受限,呈屈曲、内收、内旋及短缩畸形。最有可能的诊断是
    A. 股骨颈骨折　　　　　　　B. 股骨转子骨折　　　　　　C. 骨内收肌扭伤
    D. 髋关节前脱位　　　　　　E. 髋关节后脱位

5. 关节脱位治疗手法复位适宜的时间是伤后
    A. 1周内　　　B. 2周内　　　C. 3周内　　　D. 4周内　　　E. 5周内

6. 关节脱位最常见的关节是
    A. 腕关节　　　B. 肩关节　　　C. 肘关节　　　D. 膝关节　　　E. 踝关节

7. 肩关节脱位最常见的类型是
    A. 盂上脱位　　　　　　　　B. 盂下脱位　　　　　　　　C. 前脱位
    D. 后脱位　　　　　　　　　E. 肩峰下脱位

8. 常用 Allis 法和 Stimson 法复位的关节脱位是
    A. 腕关节脱位　　　　　　　B. 肩关节脱位　　　　　　　C. 肘关节脱位
    D. 膝关节脱位　　　　　　　E. 髋关节脱位

9. 小儿肘关节脱位发病的高峰年龄是
    A. 6~8 岁　　　　　　　　　B. 8~10 岁　　　　　　　　C. 10~11 岁
    D. 11~12 岁　　　　　　　　E. 13~14 岁

10. 陈旧性关节脱位是指脱位时间超过
    A. 1 周　　　　B. 2 周　　　　C. 3 周　　　　D. 4 周　　　　E. 5 周

11. 关于关节脱位的处理原则，**错误**的是
    A. 以手法复位为主　　　　　　　　　　B. 功能锻炼以主动活动为主
    C. 功能锻炼时切忌粗暴的被动活动　　　D. 固定时间越长越好
    E. 一般固定 2~3 周

12. 外伤性髋关节脱位者，为避免发生股骨头缺血性坏死或因受压而变形，患肢**不能**负重的时间是
    A. 1 个月　　　B. 2 个月　　　C. 3 个月　　　D. 4 个月　　　E. 5 个月

13. 某确诊为肩关节前脱位 1 周的病人，其治疗上首选的方法是
    A. 悬吊牵引　　　　　　　　B. 皮肤牵引　　　　　　　　C. 骨牵引
    D. 手法复位外固定　　　　　E. 手术切开复位内固定

14. 治疗新鲜髋关节后脱位的措施，**不应**选择
    A. Allis 法手法复位
    B. 复位后持续皮牵引固定于伸直、外展位 2~3 周
    C. 早期进行股四头肌收缩活动及踝部功能锻炼
    D. 伤后 3 个月患肢不能负重，以免股骨头缺血坏死
    E. 即刻手术切开复位

15. 在髋关节后脱位复位时，正确的方法应该是
    A. 必须在全麻或椎管内麻醉下行手法复位
    B. 必须切开复位
    C. 不需行任何麻醉即可手法复位
    D. 必须在 X 线检查下进行复位
    E. 复位成功后必须行石膏外固定 2~3 周

16. 下列最易合并坐骨神经损伤的是
    A. 股骨颈骨折　　　　　　　B. 股骨转子间骨折　　　　　C. 髋关节前脱位
    D. 髋关节后脱位　　　　　　E. 胫腓骨骨折

17. 高先生，29 岁，外伤致左肩关节前脱位，经手法复位后固定，其肩关节固定的位置应为
    A. 肩关节置于内收、内旋位，屈肘 90°　　　B. 肩关节置于外展、外旋位，屈肘 90°
    C. 肩关节置于外展、内旋位，屈肘 90°　　　D. 肩关节置于外展、外旋，屈肘位
    E. 肩关节置于内收、内旋，伸肘位

18. 某确诊为髋关节脱位的病人，鉴别其是前脱位或后脱位的主要依据是
    A. 外伤史　　　　　　　　　　B. 外伤时的体位
    C. 外伤暴力的大小　　　　　　D. 髋关节 X 线正侧位片的表现
    E. 患髋肢体的畸形表现

19. 卢先生，42 岁，因驾车时追尾撞击致左髋关节脱位，被紧急送至医院。入院后行手法复位后，行持续左下肢皮牵引，牵引期间的护理措施**错误**的是
    A. 需抬高床尾　　　　　　　　　　　　B. 定时取下牵引锤放松下肢

C. 经常观察牵引装置是否正常,并维持其效能　　　D. 牵引过程中应指导病人进行功能锻炼

E. 调整牵引时,需检查牵引的有效性

20. 赵先生,20 岁,发生肩关节脱位,对其采取的护理措施**错误**的是

A. 脱位早期局部冷敷,超过 24h 局部热敷以减轻肌肉的痉挛

B. 协助医师及时复位

C. 定期检查患肢的感觉及运动

D. 复位早期指导手指爬墙锻炼

E. 及时给予心理安慰

A3/A4 型题

(1~5 题共用题干)

张先生,28 岁,因跌倒时右手掌着地,致肘关节肿、痛,不能活动 3h 急诊入院。体格检查:肘部变粗后突,前臂短缩,肘后三角相互关系失常,右拇指不能外展,不能对掌及对指。

1. 该病人可能的诊断是

A. 右肱骨髁上骨折　　　　　B. 右肘关节脱位　　　　　C. 右肩关节脱位

D. 右腕关节脱位　　　　　　E. 右桡骨骨折

2. 该病人可能并发

A. 桡神经损伤　　　　　　　B. 尺神经损伤　　　　　　C. 正中神经损伤

D. 桡骨小头脱位　　　　　　E. 尺骨骨折

3. 为明确受伤的类型、移位情况及有无合并骨折,最佳的办法是

A. X 线检查　　　B. CT　　　C. MRI　　　D. 手术探查　　　E. 体格检查

4. 该病人受伤后疼痛剧烈难忍,措施**不正确**的是

A. 伤后 24h 内,局部冷敷　　　　　　　B. 进行护理操作或移动病人时,应托住患肢

C. 采用心理暗示方法缓解疼痛　　　　　D. 避免使用吗啡

E. 受伤 24h 后,局部热敷

5. **不符合**病人情况的护理诊断/问题是

A. 有皮肤完整性受损的危险　　　B. 躯体移动障碍　　　　　C. 知识缺乏

D. 焦虑　　　　　　　　　　　　E. 便秘

(6~10 题共用题干)

刘女士,35 岁,乘车回家时因突然刹车,左膝部受撞击后致左髋关节不能活动,且左大腿后侧、小腿后侧及外侧和足部感觉消失,X 线检查显示有髋关节脱位合并髋臼骨折、股骨头骨折。

6. 该病人髋关节脱位的类型为

A. 中心脱位　　　　　　　　B. 前脱位　　　　　　　　C. 后脱位

D. 侧脱位　　　　　　　　　E. 下脱位

7. 该病人最佳的处理措施是

A. 立即采取闭合复位　　　　B. 早期切开复位　　　　　C. 对并发骨折采取外固定

D. 立即行骨牵引　　　　　　E. 立即行皮肤牵引

8. 髋关节脱位晚期容易发生的并发症是

A. 复发性脱位　　B. 股骨头坏死　　C. 异位骨化　　D. 脂肪栓塞　　E. 感染

9. 该病人复位后应持续皮牵引穿丁字鞋固定

A. 1~2 周　　　　B. 2~3 周　　　　C. 3~4 周　　　　D. 4~5 周　　　　E. 5~6 周

10. 有关该病人功能锻炼的说法,**错误**的是

A. 可配合热敷、理疗等方法促使关节功能恢复

B. 受伤早期要进行股四头肌舒缩活动

    C. 固定患肢后其他未固定的关节只能被动活动

    D. 不可粗暴搬拉肢体,以免增加损伤

    E. 解除固定后可逐渐加大关节活动范围

(11~15 题共用题干)

方姓患儿,男性,6 岁。因路滑向后跌倒,跌倒时右肘部着地,跌倒后肩关节疼痛难忍,不能活动,固定于轻度外展内旋位。体征右肩部关节盂空虚,肩峰突出,呈"方肩"畸形。

11. 该病人可能的诊断是

    A. 右肱骨髁上骨折　　　　B. 右肘关节脱位　　　　C. 右肩关节脱位

    D. 右腕关节脱位　　　　　E. 右桡骨骨折

12. 该病人首要的处理措施是

    A. 手法复位　　　　　　　B. 手术切开复位　　　　C. 肢体重力复位

    D. 骨牵引复位　　　　　　E. 皮肤牵引复位

13. 针对该诊断,最常用的复位方式是

    A. Hippocrates 法　　　　B. Allis 法　　　　　　C. Barlow 法

    D. 石膏固定　　　　　　　E. 手术复位

14. 此类关节脱位最常见的原因是

    A. 直接损伤　　　　　　　B. 间接损伤　　　　　　C. 先天性关节囊松弛

    D. 病理性损伤　　　　　　E. 习惯性损伤

15. 该病人复位后应用吊带悬吊固定的时间是

    A. 2 周　　　　B. 3 周　　　　C. 4 周　　　　D. 5 周　　　　E. 6 周

(二) 名词解释

1. 关节脱位

2. Dugas 征阳性

3. 髋关节后脱位

(三) 简答题

1. 简述关节脱位的特有体征。

2. 肘关节脱位手术复位后如何指导病人进行康复锻炼?

3. 简述肩关节脱位复位后的固定方法。

4. 简述肘关节脱位的临床表现。

(四) 病例分析题

1. 王姓患儿,7 岁,跌倒后肘关节局部疼痛、肿胀明显,肘部变粗后突,前臂短缩,肘后三角关系失常。

请问:

(1) 该患儿如何进行关节复位?

(2) 该患儿还可能出现哪些神经或血管的损伤?

(3) 针对此患儿,应采取哪些护理措施?

2. 周先生,45 岁,因车祸致右髋部剧烈疼痛,活动障碍。既往体健。初步诊断为:右髋关节后脱位。予手法复位后行持续右下肢皮牵引。

请问:

(1) 该病人可能存在护理问题有哪些?

(2) 该病人皮牵引的护理要点是什么?

(3) 如何指导病人功能锻炼?

【参考答案】

（一）选择题

A1/A2 型题

1. D　　2. C　　3. D　　4. E　　5. C　　6. B　　7. C　　8. E　　9. E　　10. B

11. D　12. C　13. D　14. E　15. A　16. D　17. A　18. E　19. B　20. D

A3/A4 型题

1. B　　2. C　　3. A　　4. D　　5. E　　6. C　　7. B　　8. B　　9. B　　10. C

11. C　12. A　13. A　14. B　15. B

（二）名词解释

1. 关节脱位是指由于直接或间接暴力作用于关节，或关节有病理性改变，使骨与骨之间的相对关节面失去正常的对合关系。

2. Dugas 征阳性是指将病侧肘部紧贴胸壁时，手掌搭不到健侧肩部，或手掌搭在健侧肩部时，肘部无法贴近胸壁。

3. 髋关节后脱位是髋关节脱位最常见的脱位类型，常见于暴力使大腿急剧内收、内旋，致股骨头受杠杆作用冲破关节囊向后方薄弱区脱出，造成后关节囊撕裂、髋臼后缘或股骨头骨折、坐骨神经挫伤或牵拉伤等。

（三）简答题

1. 关节脱位的特有体征有：畸形、弹性固定、关节盂空虚。

2. 肘关节脱位手术复位后康复锻炼的方法为：①拆线后，每日取下石膏托数次，作肘关节伸屈活动，逐渐增加频度及力量。②待肘关节已恢复部分有力的自主活动后，可以白天去掉石膏，做功能锻炼及理疗，晚上睡觉时仍用石膏托保护，共 6~8 周。

3. 肩关节脱位复位后的固定方法有：①单纯肩关节脱位，复位后腋窝处垫棉垫，用三角巾悬吊上肢，肘关节屈曲 90°。②关节囊破损明显或仍有肩关节半脱位，应将患侧手置于对侧肩上，上肢以绷带与胸壁固定，腋下垫棉垫。

4. 肘关节脱位的临床表现为：①症状：肘关节局部疼痛、肿胀，功能受限。肘关节处于半屈曲位，病人以健手支托患肢前臂。②体征：肘部变粗后突，前臂短缩，肘后三角关系失常。鹰嘴突高出内外髁，可触及肱骨下端。若局部明显肿胀，则可能出现正中神经或尺神经损伤，亦可出现动脉受压的临床表现。

（四）病例分析题

1. (1) 小儿肘关节脱位须在镇静、镇痛甚至采用局部或全身麻醉后，才能进行闭合复位。患儿 8 岁以上，故取仰卧位，在远侧牵引下，前臂旋后、肘关节屈曲可获得复位。

(2) 可能出现正中神经或尺神经损伤，亦可出现动脉受压的临床表现。

(3) 护理措施主要包括体位护理、疼痛护理、病情观察、皮肤护理、心理护理、健康教育等。

2. (1) 该病人可能存在的护理问题：①疼痛；②躯体移动障碍；③有牵引效能降低或失效的可能；④潜在并发症：深静脉血栓、压力性损伤、便秘。

(2) 皮牵引的护理要点：①告知病人维持牵引体位，不随意增减牵引重量，牵引肢体若出现局部疼痛、麻木应及时向医务人员反映等；②经常观察牵引装置是否正常，并维持其效能。如牵引架有无倾斜、牵引砝码是否悬空、牵引绳有无被压、滑轮是否灵活等情况，发现异常应及时纠正；③每班检查足跟及内外踝皮肤的完整性，可局部加棉垫保护；④观察患肢末梢血液循环及活动、感觉情况；⑤指导病人进行功能锻炼，防止患肢及健肢肌肉萎缩、关节僵硬、下肢深静脉栓塞、压力性损伤、坠积性肺炎等并发症。

(3) 指导病人进行功能锻炼的方法：①牵引后行患肢踝泵运动；②3d 后进行抬臀练习；③去除皮牵引后，用双拐练习步行。2~3 个月内患肢不负重，以免缺血的股骨头因受压而塌陷。

【部分习题解析】

（一）选择题

A1/A2 型题

1. D　肩关节脱位后 Dugas 征阳性，即患肢肘部贴近胸壁，患手掌不能触及对侧肩；反之，患手掌已搭到对侧肩，则患肘不能贴近胸壁。

2. C　肩关节脱位后，由于关节盂空虚，肩峰突出，肩部失去正常饱满圆钝的外形，呈"方肩"畸形。

3. D　畸形、弹性固定、关节盂空虚是关节脱位的特有体征。

4. E　髋关节后脱位时，患肢呈屈曲、内收、内旋及短缩畸形。

5. C　关节脱位以手法复位为主，最好在伤后 3 周内进行。早期复位容易成功，功能恢复好。

6. B　盂肱关节是全身活动范围最大的关节，由肱骨头和肩胛盂构成。由于肱骨头面大，肩胛盂关节面小而浅，关节囊和韧带松弛薄弱，虽有利于肩关节活动，但也使关节结构不稳定，故最容易发生脱位。肘关节脱位的发生率仅次于肩关节脱位。

7. C　由于肩关节前下方组织薄弱，以前脱位多见。

8. E　髋关节脱位，常用的复位方法为 Allis 法和 Stimson 法。

9. E　小儿肘关节脱位占肘关节损伤的 3%~6%，发病高峰年龄在 13~14 岁，即骺板闭合后。

10. B　陈旧性脱位为脱位时间超过 2 周。

11. D　固定的时间根据具体脱位情况而定，一般为 2~3 周；陈旧性脱位经手法复位后，固定时间应适当延长。

12. C　髋关节脱位病人 3 个月内患肢不能负重，以免发生股骨头缺血性坏死或因受压而变形。3 个月后进行 X 线检查，显示无股骨头坏死时才可完全负重活动。

13. D　新鲜脱位以手法复位后固定为主，最好在脱位后 3 周内进行，因为早期复位容易成功，且功能恢复好。

14. E　新鲜髋关节脱位治疗以手法复位为主，最好在脱位后 3 周内进行。

15. A　髋关节脱位后力争在 24h 内、麻醉状态下进行闭合复位，常用的复位方法有提拉法（Allis 法）和悬垂法（Stimson 法）。

16. D　髋关节后脱位时常造成关节囊撕裂、髋臼后缘或股骨头骨折，有时合并坐骨神经挫伤或牵拉伤。

17. A　肩关节脱位复位后腋窝处垫棉垫，用三角巾悬吊上肢，肩关节置于内收、内旋位，保持肘关节屈曲 90°。

18. E　髋关节后脱位时，患肢呈屈曲、内收、内旋及短缩畸形，髋关节前脱位时髋关节呈明显外旋、轻度屈曲和外展畸形，患肢很少短缩，合并周围骨折损伤也较少见。

19. B　髋关节脱位行皮牵引时为持续牵引，不可定时取下牵引锤放松下肢。

20. D　复位后用三角巾悬吊患肢于胸前，可指导病人健侧缓慢推动患肢外展和内收活动；3 周后指导病人进行弯腰、垂臂、甩肩锻炼；4 周后指导病人进行手指爬墙和手高举摸顶锻炼。

A3/A4 型题

1. B　肘关节脱位的临床表现是：肘关节局部疼痛、肿胀、功能受限。肘关节处于半屈近于伸直位，病人以健手支托患肢前臂。肘部变粗后突，前臂短缩，肘后三角相互关系失常。

2. C　右拇指不能外展，不能对掌及对指，形成"猿手"畸形，证明伤及正中神经。

3. A　X 线检查是明确受伤的类型、移位情况及有无合并骨折的最佳办法。

4. D　疼痛剧烈可以遵医嘱应用吗啡镇痛。

5. E　因病人是上肢受伤，不会长期卧床，故便秘发生可能性小。

6. C　发生交通事故时，病人处于坐位，膝、髋关节屈曲，暴力使大腿急剧内收、内旋，以致股骨颈前缘抵于髋臼前缘而形成一个支点，股骨头因受杠杆作用冲破后关节囊而导致髋关节向后方脱出。

7. B 合并髋臼骨折、股骨头骨折的髋关节脱位应早期切开复位。

8. B 髋关节脱位晚期容易发生的并发症是股骨头坏死。

9. B 髋关节复位后用绷带将双踝暂时捆在一起,于髋关节伸直位下将病人搬运至床上,患肢作皮肤牵引或穿丁字鞋 2~3 周。

10. C 固定患肢后其他未固定的关节除被动活动外,更鼓励主动活动。

11. C "方肩"畸形是肩关节脱位的特征性表现。

12. A 在进行充分临床评估的基础上,应用镇痛药和镇静药后方可进行闭合复位。常用的方法包括手牵足蹬法、悬垂法等

13. A 肩关节脱位的最常用复位方法为 Hippocrates 法。

14. B 间接损伤是肩关节处前脱位最常见的原因。

15. B 急性肩关节前脱位复位后,用吊带悬吊固定 3 周;随后开始逐步康复训练。

(赵丽萍)

第四十一章 手外伤及断肢/指再植病人的护理

【重点和难点】

(一)基本概念

1. 断肢/指再植 是对离断的肢/指体采用显微外科技术对其进行清创、血管吻合、骨骼固定以及修复肌腱和神经,将肢/指体重新缝合到原位,使其完全存活并恢复一定功能的精细手术。

2. 完全性断肢/指 没有任何组织相连或虽有残存的少量组织相连,清创时必须切除者称为完全性断肢/指。

3. 不完全性断肢/指 凡伤肢/指断面有主要血管断裂合并骨折脱位,伤肢/指断面相连的软组织少于断面总量的 1/4,伤肢/指断面相连皮肤不超过周径的 1/8,不吻合血管,伤肢/指远端将发生坏死者称为不完全性断肢/指。

4. 动脉危象 是断肢/指再植后动脉血供中断,表现为患肢颜色变苍白,皮温下降,毛细血管回流消失,指/趾腹切开不出血。

5. 静脉危象 是断肢/指再植后静脉回流障碍,表现为指/趾腹由红润变成暗紫色,且指/趾腹张力高,毛细血管回流加快,皮温从略升高而逐渐下降,指/趾腹切开立即流出暗紫色血液,不久又流出鲜红色血液,且流速较快,指/趾腹由紫逐渐变红。

(二)手外伤

1. 损伤原因及特点

(1)刺伤:进口小,损伤深,可伤及深部组织并引起感染。

(2)切割伤:伤口一般较整齐,污染较轻,伤口出血较多。伤口深浅不一,常造成重要的深部组织如神经、肌腱、血管的切断伤。严重者导致指端缺损、断指或断肢。

(3)钝器伤:引起组织挫伤、皮肤裂伤,严重者可导致皮肤撕脱,肌腱、神经损伤和骨折。

(4)挤压伤:门窗挤压可仅引起指端损伤;车轮、机器滚轴挤压,可致广泛的皮肤撕脱甚至全手皮肤脱套伤,多发性开放性骨折和关节脱位,以及深部组织严重破坏,有时甚至发生手指或全手毁损性损伤。

(5)火器伤:伤口极不整齐,损伤范围广泛,常致大面积皮肤及软组织缺损和多发性粉碎性骨折,易发生感染。

2. 处理原则

(1)急救处理:包括止血、创口包扎、局部固定和迅速转运。

(2) 处理损伤:①早期彻底清创和组织修复:一般争取在伤后 6~8h 内进行彻底清创,清创后尽可能一期修复手部的肌腱、神经、血管、骨等组织;避免损伤重要组织,缩短手术时间,减少出血;从浅层到深层,顺序将各种组织进行清创;创缘皮肤不宜切除过多,特别是手掌及手指,避免缝合时张力过大;清创后应尽可能地修复深部组织,影响手部血液循环的血管损伤应立即修复;骨折、关节脱位应立即复位、固定。②闭合创口:创口整齐,无明显皮肤缺损者采用直接缝合,但创口纵行越过关节、与指蹼边缘平行或与皮纹垂直者,应采用 Z 字成形术的原则,改变创口方向;包扎伤口、用石膏托将患肢固定。③术后处理:术后根据组织损伤和修复情况进行相应的固定:肌腱缝合后固定 3~4 周,神经修复固定 4 周左右,骨折复位后固定 4~6 周。固定拆除后应积极进行主动和被动功能锻炼,促进功能恢复。

(3) 控制感染:合理使用抗生素、破伤风抗毒血清预防和控制感染。

(4) 消肿镇痛:运用镇痛药、消肿药等药物治疗。

3. 护理评估重点　从皮肤、肌腱、神经、血管、骨关节等 5 方面进行损伤的检查:①皮肤损伤:包括创口的部位和性质、皮肤缺损的估计、皮肤活力的判断。②肌腱损伤:包括手的休息位的改变、功能丧失和典型的畸形。③神经损伤:正中神经损伤主要表现为"猿手"畸形,尺神经损伤表现为"爪形手"畸形,桡神经损伤表现为"垂腕"畸形。④血管损伤:手部血液循环状况和血管损伤可通过手指的颜色、温度、毛细血管回流试验和血管搏动来判断。⑤骨关节损伤:主要看局部疼痛、肿胀及功能障碍情况,应结合 X 线检查。

4. 护理措施

(1) 急救护理

1) 止血:局部加压包扎是手部创伤最简便而有效的止血方法;大血管损伤所致大出血时采用止血带止血。

2) 创口包扎:用无菌敷料或清洁布类包扎伤口,创口内不要涂药水或撒敷消炎药物。

3) 局部固定、迅速转运:就地取材,因地制宜,采用木板、竹片、硬纸板等。固定范围应达腕关节以上。

(2) 术前护理:以缓解疼痛和心理护理为主,应指导病人采取平卧位,患手高于心脏,注意局部保暖;预防感染;纠正休克。

(3) 术后护理:包括病情观察,环境护理,饮食指导,用药护理等,重点是伤指 / 肢护理和功能锻炼。

1) 伤指 / 肢护理:①包扎伤口时用柔软敷料垫于指蹼间,游离植皮处应适当加压。②用石膏托于腕关节功能位、掌指关节屈曲位、指间关节微屈位固定患肢。固定时间依修复组织的性质而定。③术后 10~14d 拆除伤口缝线,组织愈合后尽早拆除外固定,需二期修复的深部组织,在 1~3 个月内进行修复。

2) 功能锻炼:术后第 3d 开始进行手指功能锻炼,指掌关节伸屈与肩关节的上举外展及内收屈曲活动,肘关节屈伸活动(植皮者不宜早期活动),功能锻炼时注意活动度,避免血管、神经、肌腱吻合口断裂。

(4) 健康教育:讲卫生,及时修剪指甲,保持伤口周围皮肤清洁;注意营养和康复训练;避免再次损伤;定期复查。

(三) 断肢 / 指再植

1. 再植条件　断肢 / 指再植成功与否取决于病人的全身情况、肢体损伤程度、再植时限和离断平面等。

2. 处理原则

(1) 现场急救:包括止血、包扎、断肢 / 指保存和迅速转送。对不完全断离的肢体,包扎止血后,用夹板固定。完全离断的断肢 / 指原则上暂不做任何无菌处理,禁忌冲洗、涂药或用溶液浸泡,应采用干燥冷藏的方法保存。到医院后,将患肢 / 指刷洗消毒后用肝素盐水从动脉端灌注冲洗后,用无菌敷料包好,放在无菌盘内,置入 4℃冰箱冷藏。

(2) 断肢 / 指再植程序:彻底清创、重建骨的连续性、缝合肌腱、重建血液循环、缝合神经、闭合创口、包扎。

3. 护理措施

(1) 术前护理:主要是心理护理,环境准备和病情观察。

(2) 术后护理:重点是术后并发症(休克、急性肾衰竭,血管危象和伤口感染)的护理以及功能锻炼。

1) 休克的护理:①预防:术中和术后应补充血容量。②病情观察:除一般休克征象以外,还应严密观察有无神志改变和神经系统体征,以便及早发现休克迹象。③处理:积极采取抗休克措施,如输血、输液维持收缩压在 100mmHg 以上;若发生中毒性休克而危及病人生命时,应及时截除再植的肢体。

2) 急性肾衰竭的护理:①病情观察:观察病人尿量,测定尿比重,详细记录液体出入量;同时观察病人神志,有无水肿、心律失常、恶心、呕吐、皮肤瘙痒等尿毒症症状。②处理:如每日排尿量不足 500ml 或每小时尿量不足 30ml,及时通知医师予以利尿等处理。

3) 血管危象的护理:断肢 / 指再植病人术后 48h 内可能发生血管危象。①原因:血管痉挛和栓塞。②表现:动脉血供中断(动脉危象);动脉血供不足;静脉回流障碍(静脉危象)。③预防:平卧 10~14d,抬高患肢,使之处于略高于心脏水平;再植肢体局部用落地灯照射使肢体加温;应用麻醉性镇痛药;适当应用抗凝解痉药物;禁烟。④病情观察:观察指标包括皮肤温度及颜色、毛细血管回流试验、指 / 趾腹张力和指 / 趾端侧方切开出血等。⑤处理:一旦发现动脉危象应立即解开敷料,解除压迫因素,应用解痉药物、高压氧治疗,经短时间观察仍未见好转应立即手术探查取出血栓,切除吻合口重新吻合,以确保再植肢 / 指体存活;一旦发生静脉危象,首先解除血管外的压迫因素,完全松解包扎,如血液循环无好转,再拆除部分缝线,清除积血降低局部张力,指腹侧方切开放血,必要时手术探查。

4) 伤口感染的护理:患肢 / 指伤口愈合前,保持局部干燥清洁,敷料浸湿后及时更换。如有高热应打开创口观察是否有局部感染。

5) 功能锻炼:断肢 / 指再植病人术后功能锻炼不可操之过急。术后 4 周内,可用红外线理疗等方法,促进淋巴回流、减轻肿胀、促进伤口一期愈合。未制动的关节可做轻微的伸屈活动,以免因长期制动而影响关节活动;术后 4~6 周,应以练习患肢 / 指伸屈、握拳等动作;被动活动时动作要轻柔,并对再植部位进行妥善保护;术后 6~8 周,应加强受累关节各方面的主动活动,患手做提、挂、抓的使用练习,配合理疗、中药熏洗等,促进肢体运动和感觉功能的恢复。

(3) 健康教育:注意安全,加强劳动保护;戒烟;注意保暖;加强功能锻炼;定期复查。

【习题】

(一) 选择题

A1/A2 型题

1 下列手外伤的术后处理中,**错误**的是

    A. 抬高患肢防止肿胀   B. 注射破伤风抗毒血清

    C. 包扎时用纱布隔开手指同时露出指尖   D. 术后用石膏托将手固定于伸直位

    E. 用抗生素预防感染

2. 手部关节皮肤切割伤的处理原则**不正确**的是

    A. 最好在止血带下进行清创   B. 清创术,应在伤后 6~8h 内进行

    C. 切除皮缘宁多勿少,以防感染   D. 伤后超过 24h,可行二期处理

    E. 创口争取一期缝合

3. 手外伤后创口出血,在转送途中,最简便有效的止血方法是

    A. 手压法   B. 患肢抬高   C. 扎止血带

    D. 局部加压包扎   E. 钳夹止血

4. 手外伤清创术应争取在伤后多长时间进行

    A. 6~8h   B. 10~12h   C. 14~16h   D. 18~20h   E. 22~24h

5. 下列选项中,**不属于**断肢 / 指急救范畴的是

    A. 迅速转运   B. 包扎   C. 保存断肢 / 指

    D. 清创   E. 止血

6. 断肢再植术后病人出现动脉危象的表现是

    A. 皮肤温暖   B. 皮色暗紫   C. 指腹肿胀

    D. 动脉搏动存在   E. 毛细血管充盈时间延长超过 2s

7. 断肢再植术后病人出现静脉回流障碍的表现是

    A. 皮温上升   B. 皮色苍白   C. 指腹塌陷

    D. 毛细血管充盈时间缩短   E. 动脉搏动减弱或消失

8. 断肢再植术后病人的护理方法**不正确**的是

    A. 功能锻炼应循序渐进   B. 术后早期以改善血液循环及消除肿胀为主

    C. 术后 6~8 周以无负荷功能锻炼为主   D. 6~8 周后加强患肢活动和感觉训练

    E. 患肢平放、制动

9. 断指再植术后防止血管痉挛和预防血栓形成的最重要措施是

    A. 肢体保暖   B. 适当应用血管舒张剂和抗凝剂

    C. 注意镇痛   D. 禁止吸烟

    E. 静脉滴注低分子右旋糖酐

10. 张先生,46 岁,因工伤致左拇指完全离断,断指再植术后开始无负荷主动运动为主的功能锻炼的时间是

    A. 术后即刻   B. 术后 1 周   C. 术后 2~3 周

    D. 术后 4~6 周   E. 术后 6~8 周

11. 刘先生,52 岁,车祸导致右前臂完全离断,现场处理的方法正确的是

    A. 用无菌生理盐水冲洗   B. 断面涂擦抗生素药液   C. 75% 乙醇浸泡

    D. 布料包裹   E. 干燥冷藏保存

12. 李女士,25 岁,断肢再植术后出现急性肾衰竭,其原因**不包括**

    A. 长时间低血压   B. 肢体挤压伤   C. 泌尿系统感染

    D. 肢体并发感染   E. 断肢肢体缺血时间长

13. 刘先生,20 岁,右手示指近侧指间关节破坏严重,考虑日后难以恢复活动功能,清创后应将该关节固定于

    A. 保护位   B. 休息位   C. 伸直位

    D. 极度屈曲位   E. 功能位

14. 张先生,30 岁,右腕部切割伤 2h 就诊。检查:拇指对掌功能障碍。最可能的损伤为

    A. 桡神经损伤   B. 正中神经损伤   C. 尺神经损伤

    D. 桡神经浅支损伤   E. 拇长屈肌腱损伤

15. 吴先生,43 岁,在工作中右手中指和示指被机器压断。此时的急救措施中正确的是

    A. 将机器倒转,拉出断指   B. 止血带扎紧断指近端不能放松

    C. 现场即应用干净清水冲洗断指   D. 保存时断指直接放入冰块中

    E. 无菌敷料包裹断指后放入清洁塑料袋内,再放入带冰块的容器中

A3/A4 型题

(1~3 题共用题干)

赵先生,62 岁,摔倒后右手支撑地面,腕部肿痛,活动障碍。

1. 对该病人宜采取的治疗措施是

    A. 手法复位、弹力绷带外固定   B. 应用外固定支架   C. 石膏外固定

    D. 切开复位内固定   E. 骨牵引

2. 该病人可能的诊断是

    A. 腕舟骨骨折   B. 月骨脱位   C. 掌骨骨折

    D. 桡骨骨折   E. 豆状骨骨折

3. 一般通过 X 线检查确诊的时间是伤后

    A. 1 周   B. 2 周   C. 3 周   D. 4 周   E. 5 周

(4~6 题共用题干)

刘先生,20岁,入院3h,左手中指掌指关节处掌面有宽2cm的锐器刺伤,体格检查发现中指呈伸直位,感觉障碍,手指苍白发凉,Allen试验阳性。

4. 该病人的诊断考虑为

    A. 皮肤裂伤   B. 手指不完全离断伤   C. 开放性指骨骨折

    D. 手指固有神经损伤   E. 左中指屈指肌腱、两侧固有神经和指动脉开放性损伤

5. 该病人的处理措施是

    A. 清创后,修复神经,吻合动脉,肌腱二期修复

    B. 清创后,修复屈指肌腱、神经,吻合动脉缝合伤

    C. 清创后,修复肌腱和神经

    D. 清创后,修复肌腱,吻合动脉,神经二期修复

    E. 清创后,缝合伤口,其他组织二期修复

6. 若该病人术后26h突然出现中指色泽发白、凉,皮温较健指低1.5℃,指腹发瘪,此时应采取的措施是

    A. 患肢抬高,保温   B. 应用镇静,镇痛药   C. 臂丛麻醉

    D. 立即手术探查吻合的指动脉   E. 应用抗血管痉挛药物

(7~8 题共用题干)

邱先生,45岁,工作中右手中指和示指被卡在机器中。

7. 取出伤指的正确方法是

    A. 停机将机器拆卸后取出   B. 用力拉出   C. 先将伤指离断再取出

    D. 将机器局部锯断取出   E. 将机器倒转取出

8. 断肢运送到医院后,正确的处理措施是

    A. 用肝素盐水灌注断肢

    B. 冲洗后内用无菌干纱布,外用湿纱布将断肢包好

    C. 包好的断肢应保存于冰水中

    D. 断肢应放入冰箱冷冻保存

    E. 两断肢可装在同一袋中保存

(9~10 题共用题干)

方先生,25岁,右腕部被锐器切割伤8h,已行消毒包扎,注射抗生素和破伤风抗毒素等处理。检查发现右小指不能外展

9. 最可能的诊断是

    A. 骨间肌损伤   B. 屈指肌腱损伤   C. 桡神经损伤

    D. 尺神经损伤   E. 正中神经损伤

10. 应采取的治疗措施是

    A. 观察   B. 二期缝合   C. 延期缝合

    D. 一期清创   E. 二期清创

(11~16 题共用题干)

赵先生,30岁,因工伤致左手拇指、示指和中指完全离断1h,同事将其断指用布包裹,与病人一同送达医院,行断指再植手术。

11. 该病人断指再植时限最长为

    A. 5h   B. 6h   C. 8h   D. 10h   E. 12~24h

12. 断指再植术后,患肢保温方法为

    A. 局部加盖棉被   B. 提高室温   C. 局部烤灯照射

    D. 使用热水袋   E. 红外线照射

13. 导致再植断指血管危象的原因**不包括**

 A. 肢体受寒　　　　　　B. 肢体抬高　　　　　　C. 血管栓塞

 D. 肢体肿胀　　　　　　E. 局部血肿

14. 术后第 1d,病人出现断指胀痛,皮肤苍白,皮温降低,首先采取的措施是

 A. 局部加温　　　　　　B. 使用镇痛药　　　　　C. 抬高肢体

 D. 松解敷料　　　　　　E. 急诊手术

15. 下列术后用药中与血管痉挛的预防**无关**的是

 A. 曲马多　　　　　　　B. 妥拉苏林　　　　　　C. 复方罂粟碱

 D. 头孢呋辛酯　　　　　E. 山莨菪碱

16. 再植断指血管危象好发时间为术后

 A. 4h 内　　　　B. 8h 内　　　　C. 12h 内　　　　D. 24h 内　　　　E. 48h 内

(二) 名词解释

1. 不完全性断肢 / 指

2. 完全性断肢 / 指

3. 动脉危象

(三) 简答题

1. 简述手外伤现场急救的措施。

2. 简述手外伤术后护理要点。

3. 简述断肢再植后预防血管危象的方法。

4. 简述断肢再植病人功能锻炼的原则和方法。

(四) 病例分析题

1. 王先生,20 岁,因工伤致右手示指不完全离断 2h 入院。病人 2h 前因操作机器不慎导致右手示指不完全离断,局部骨折外露,指节麻木,活动受限,急送医院就诊。体格检查:一般情况可,T 36.5℃,P 90 次 /min,R 20 次 /min,BP 130/80mmHg。右手示指近节中段不全离断,仅掌侧部分皮肤相连。断端出血,皮缘整齐,骨折端外露。远端皮肤苍白,感觉丧失,甲床无充盈。急诊行断指再植手术,术后 7h,护士发现病人断指肿胀明显,颜色变暗紫色,指腹张力高,皮温高于健侧。

请问:

(1) 该病人符合断指再植的条件包括哪些?

(2) 该病人离断手指应如何保存?

(3) 目前病人出现什么问题? 护士应采取什么护理措施?

2. 冯先生,35 岁,工伤致前臂不完全性离断。入院后给予断肢再植手术,术后第 2d,护士发现病人患肢颜色苍白,皮温明显低于健侧。

请问:

(1) 目前病人出现什么问题? 应如何处理?

(2) 如何预防该情况再次发生?

【参考答案】

(一) 选择题

A1/A2 型题

1. D　　2. C　　3. D　　4. A　　5. D　　6. E　　7. D　　8. E　　9. A　　10. D

11. E　　12. C　　13. E　　14. B　　15. E

A3/A4 型题

1. C　　2. A　　3. B　　4. E　　5. B　　6. D　　7. A　　8. A　　9. D　　10. D

11. E　　12. C　　13. B　　14. D　　15. D　　16. E

（二）名词解释

1. 肢/指体骨折或脱位,伴 2/3 以上软组织断离、主要血管断裂,如果不修复血管远端肢/指体将发生坏死的,称为不完全性断肢/指。

2. 没有任何组织相连或虽有残存的少量组织相连,清创时必须切除者称为完全性断肢/指。

3. 动脉危象是断肢/指再植后动脉血供中断,表现为患肢颜色变苍白,皮温下降,毛细血管回流消失,指/趾腹切开不出血。

（三）简答题

1. ①止血:局部加压包扎是手部创伤最简便而有效的止血方法,大血管损伤所致大出血才采用止血带止血。②创口包扎:用无菌敷料或清洁布类包扎伤口,防止创口进一步被污染,创口内不要涂用药水或撒敷消炎药物。③局部固定:转运过程中,无论伤手是否有明显骨折,均应适当加以固定,以减轻病人疼痛和避免进一步加重组织损伤。固定器材可就地取材,因地制宜,采用木板、竹片、硬纸板等。固定范围应达腕关节以上。

2. ①病情观察:包括生命体征及患肢末端皮肤的颜色、温度、局部感觉和运动情况的观察。②环境护理:保持室温 22~25℃,使局部血管扩张、改善末梢循环;局部保暖,可用烤灯距离 30~40cm 局部照射,避免烫伤。③饮食指导:病人宜高热量、高蛋白、高维生素、高铁、粗纤维饮食,忌食肥腻、煎炸等食物。④伤指/肢护理:包扎伤口时用柔软敷料垫于指蹼间,以免汗液浸泡皮肤而发生糜烂,游离植皮处应适当加压。用石膏托将患肢固定,以利修复组织的愈合。一般应于腕关节功能位、掌指关节屈曲位、指间关节微屈位固定。术后 10~14d 拆除伤口缝线,组织愈合后尽早拆除外固定。⑤用药护理:及时、准确执行医嘱,正确使用解痉、抗凝药物,注意观察药物不良反应。⑥功能锻炼:指导病人抬高患肢,早期活动,术后第 3d 开始进行手指功能锻炼,指掌关节伸屈与肩关节的上举外展及内收屈曲活动,肘关节屈伸活动(植皮者不宜早期活动),功能锻炼时注意活动度,避免血管、神经、肌腱吻合口断裂。

3. ①体位:抬高患肢/指使之处于略高于心脏水平,以利静脉回流,减轻肢/指体肿胀。术后病人平卧 10~14d,勿侧卧,勿起坐,保持大小便通畅;②肢体加温:再植肢体局部用落地灯照射;③镇痛:应用麻醉性镇痛药;④抗凝解痉:适当应用抗凝解痉药物;⑤禁烟。

4. 要遵循循序渐进、主动的原则,不可操之过急,按计划进行。术后 3 周左右,未制动的关节可做轻微的伸屈活动。术后 4~6 周,应以练习患肢/指伸屈、握拳等动作;被动活动时动作要轻柔,并对再植部位进行妥善保护。术后 6~8 周应加强受累关节各方面的主动活动,患手做提、挂、抓的使用练习。

（四）病例分析题

1. (1) 该病人符合断指再植条件包括:①年轻男性,全身情况良好;②离断时间仅 2h;③属于刀割伤,断面整齐,污染较轻,血管、神经、肌腱等重要组织的挫伤轻,再植成活率高,效果好。

(2) 离断手指保存方法:先将患指刷洗消毒,再用肝素盐水从动脉端灌注冲洗血管,之后用无菌敷料包好,放在无菌盘上,置入 4℃冰箱冷藏。

(3) 目前病人出现了静脉血管危象;首先解除血管外的压迫因素,完全松解包扎,如血液循环无好转,可拆除部分缝线,清除积血降低局部张力,并应用臂丛神经麻醉或解痉药物。无效者,应立即手术。

2. (1) 该病人发生了动脉危象。处理:一旦发现动脉危象应立即解开敷料,解除压迫因素,应用解痉药物、高压氧治疗,经短时间观察仍未见好转应立即手术探查,取出血栓,切除吻合口重新吻合,以确保再植肢/指体存活。

(2) 预防方法:嘱病人禁烟,患肢抬高。注意保温,遵医嘱使用麻醉性镇痛药和抗凝解痉药物。

【部分习题解析】

（一）选择题

A1/A2 型题

1. D　手外伤后,手应该置于功能位,手腕部伸 20°~25°,掌指关节及指间关节微屈,保证这个功能位对病情的恢复具有很好的促进作用。

2. C　手外伤清创时,创缘皮肤不宜切除过多,特别是手掌及手指,避免缝合时张力过大。

3. D　局部加压包扎是手部创伤最简便而有效的止血方法。

4. A　清创越早,感染机会越少,疗效越好。一般应争取在伤后6~8h内进行。

5. D　止血包扎、断肢/指保存、迅速转运属于急救范畴,清创属于再植程序。

6. E　皮肤由红润变苍白、皮温降低、指腹塌陷、毛细血管充盈时间延长超过2s,动脉搏动减弱或消失,提示动脉痉挛或栓塞,即动脉危象。

7. D　皮色暗紫、皮温下降、指腹肿胀及毛细血管充盈时间缩短(小于1s)、动脉搏动存在提示静脉回流受阻,即静脉危象。

8. E　患肢应适当限制活动,抬高患肢至略高于心脏水平,有利于静脉回流,但不宜过高以免影响血供。

9. A　断指再植术后防止血管痉挛和预防血栓形成的最重要的措施是肢体保暖,而禁止吸烟、应用镇痛药、血管舒张剂及抗凝剂只是辅助措施。

10. D　手术后3周内为软组织愈合期,护理重点是预防感染,可进行理疗、按摩,以改善血液循环及消除肿胀。手术后4~6周开始为无负荷功能锻炼期,此期骨折愈合不牢,只能做患肢屈伸、握拳活动以防止关节僵直、肌肉萎缩和粘连。手术后6~8周,骨折已愈合,护理重点是以促进神经功能恢复和瘢痕软化为主,加强患肢活动和感觉训练,同时可配合理疗及药物。

11. E　离断的肢体原则上暂不做任何无菌处理,禁忌冲洗、涂药或用溶液浸泡,应采用干燥冷藏的方法保存。用无菌敷料或清洁布类将断肢/指包好后放入塑料袋内,再将其放入加盖的容器中,四周加放冰块低温保存。

12. C　主要原因是长时间低血压、肢体挤压伤、断离肢体缺血时间长、清创不彻底肢体并发感染等。

13. E　手部关节破坏,日后难以恢复功能者,手部各关节应固定于功能位。

14. B　正中神经损伤主要表现为拇指对掌功能障碍及拇、示指捏物功能障碍,称为"猿手"畸形。

15. E　如断肢仍卡在机器中,要停机将机器拆卸后取出断肢,严禁强行拉出断肢或将机器倒转,以免加重断肢的损伤。用止血带止血时应注意定时放松,以免压迫过久引起肢体坏死。对离断的肢体现场不做无菌处理,严禁冲洗、浸泡、涂药,尽快用无菌或清洁敷料包裹离断的肢体,并立即干燥冷藏保存。避免离断肢体直接与冰块接触。

A3/A4型题

1. C　根据受伤时的状况判断为腕部骨折,宜采用石膏固定。

2. A　该病人摔倒后右手支撑地面,腕部肿痛,判断为腕舟骨骨折。

3. B　2周后,由于骨折部位的骨质吸收会使骨折线更加明显,比较容易确认。

4. E　根据伤情,中指伸直位提示中指屈指肌腱损伤;感觉障碍、手指苍白发凉、Allen试验阳性提示有神经和血管损伤。

5. B　伤后3h进行清创,清创时应尽可能地修复深部组织,恢复重要组织如肌腱、神经、骨关节的连续性,以便尽早恢复功能。

6. D　中指色泽发白、凉,皮温较健指低,指腹发瘪,考虑动脉供血不足,应立即手术探查吻合的指动脉。

7. A　如断肢仍卡在机器中,要停机将机器拆卸后取出断肢,严禁强行拉出断肢或将机器倒转,以免加重断肢的损伤。

8. A　当离断肢体送到医院后,迅速送至手术室并用肝素盐水灌注,冲洗后以无菌湿纱布包好,外用干纱布包好,放在无菌容器中,再放入冰箱内冷藏,严禁冷冻。如为多指离断,分别包好并做好标记以便按手术进程逐个取出,减少热缺血时间。

9. D　小指外展肌为尺神经支配。

10. D　损伤8h内,且伤口早期已采取防治感染的措施,宜一期清创并探查修复神经。

11. E　再植的时限与断肢/指的平面有明显关系,一般以6~8h为限。该病人为断指再植,断肢耐缺血时间稍长,可延长至伤后 12~24h。

12. C 再植肢体局部用落地灯照射,既有利于血液循环观察,也有利于局部保温。一般用的 600~1 000W 侧照灯,照射距离 30~40cm。

13. B 肢体受寒可致血管痉挛,血管内血栓可阻断血流,肢体肿胀和局部血肿导致血管受压。抬高肢体有利于静脉血液回流,可减轻肢体肿胀,与血管危象无关。

14. D 该病人可能出现了动脉危象,应立即松解敷料,解除压迫因素,再采用镇痛或解痉药物,若不能缓解,应手术探查。

15. D 曲马多为镇痛药,同时也可以解除血管痉挛;妥拉苏林、复方罂粟碱、山莨菪碱是解痉药物;头孢呋辛酯是抗生素。

16. E 一般术后 48h 内易发生血管危象,如未及时处理,将危及再植肢体的成活。

(高　丽)

第四十二章　椎间盘突出症病人的护理

【重点和难点】

(一) 基本概念

1. 颈椎间盘突出症　指由于退行性变、颈部创伤等因素引起纤维环破裂,髓核从破裂处脱出,刺激或压迫颈神经根或脊髓等组织而引起相应的症状和体征。

2. 胸椎间盘突出症　指由于胸椎间盘突出,继而出现胸椎节段退变,出现椎管狭窄等造成胸段脊髓、神经根受压所导致的以胸背部疼痛、感觉障碍、无力等为主要症状的临床病症。

3. 腰椎间盘突出症　是指腰椎间盘发生退行性变以后,由于椎间盘变性、纤维环破裂、髓核组织突出刺激和压迫马尾神经或神经根所引起的一种综合征,是腰腿痛最常见的原因之一。

(二) 颈椎间盘突出症

1. 病因　主要包括颈椎间盘退行性变、颈椎慢性劳损、头颈部外伤。

2. 临床表现

(1) 中央突出型

1) 症状:不同程度的四肢无力,且下肢重于上肢,表现为步态不稳;严重时可出现四肢不完全性或完全性瘫痪,大小便功能障碍,表现为尿潴留和排便困难。

2) 体征:不同程度的肢体肌力下降;深、浅感觉异常,可因椎间盘突出内节段不同而显示不同的平面;肢体肌张力增高,腱反射亢进,并出现病理现象。

(2) 侧方突出型

1) 症状:后颈部疼痛、僵硬、活动受限;颈部后伸时疼痛加剧,并向肩臂部放射;一侧上肢有放射疼痛或麻木。

2) 体征:颈部活动受限;病变节段相应椎旁压痛、叩痛;臂丛牵拉试验阳性;受累的脊神经支配区感觉异常、肌力减退、肌肉萎缩、反射改变等。

(3) 旁中央突出型:除有侧方突出型颈椎间盘突出症的症状、体征外,还可有不同程度的单侧脊髓受压症状,表现为患侧下肢无力,活动不便,踩棉花样感等。

3. 处理原则

(1) 非手术治疗:原则是去除压迫因素,消炎镇痛,恢复颈椎稳定性。包括:①枕颌带牵引;②佩戴颈围;③推拿按摩;④理疗;⑤药物治疗:如非甾体抗炎药、肌松剂、镇静剂等。

(2) 手术治疗:当病人出现以下情况时,考虑手术治疗:①神经症状反复发作,经非手术治疗无效者;

②上肢症状重于颈部症状,且经至少6周的保守治疗无效者;③出现明显脊髓压迫症状且呈进行性加重者;④影像学表现有明确的椎间盘突出,与临床表现相一致。手术方法主要包括颈椎前路手术和颈椎后路手术。

4. 护理措施

(1) 术前护理:心理护理;加强术前训练,包括呼吸功能训练、气管和食管推移训练、俯卧位训练;加强安全护理,以防步态不稳而摔倒。

(2) 术后护理:①病情观察:包括生命体征、伤口敷料、伤口引流管、疼痛情况,重点观察病人呼吸系统和神经系统的变化情况等。②体位护理:病人取平卧位,颈部稍前屈,两侧颈肩部置沙袋以固定头部,侧卧位时枕与肩宽同高;搬动或翻身时,保持头、颈和躯干在同一平面上,维持颈部相对稳定。③并发症的护理:预防和处理呼吸困难、出血、脊髓神经损伤、吞咽困难及植骨块脱落、移位等。④功能锻炼:指导肢体能活动的病人做主动运动,以增强肢体肌肉力量;肢体不能活动者,病情许可时,协助并指导其做各关节的被动活动,以防肌肉萎缩和关节僵硬。

(3) 健康教育:①在日常生活、工作、休息时注意纠正不良姿势,保持颈部平直;②睡眠时使头颈部保持自然仰伸位、胸部及腰部保持自然曲度、双髋及双膝略呈屈曲,注意保暖;③选择合适枕头及床垫;④避免外伤。

(三) 胸椎间盘突出症

1. 病因 脊柱外伤和慢性损伤是最常见的原因;脊柱姿势的改变,如先天和后天的驼背畸形;胸椎及椎间盘的退行性改变。

2. 临床表现

(1) 后外侧突出型:只单侧神经根受压,无脊髓受压症状,表现为剧烈的疼痛,早期多表现为非特异性胸背痛,随病情进展,疼痛呈放射性,屈颈或腹压增加时疼痛加剧。

(2) 中央突出型:因脊髓直接受压,临床首先出现运动功能障碍,同时存在疼痛及感觉异常,有时可出现截瘫。

3. 处理原则

(1) 非手术治疗:适用于年轻及症状较轻者。主要措施包括:①休息;②胸部制动;③镇痛消炎。

(2) 手术治疗:适用于以脊髓损害为主要临床表现或经非手术治疗无效者。常用的手术方式有前入路椎间盘切除术、经椎弓根侧后方潜式减压术、胸腔镜下椎间盘切除术、肋骨横突切除入路椎间盘切除术和经后入路椎间盘切除术。

4. 护理措施

(1) 非手术治疗的护理/术前护理:视病情需要绝对卧床休息、一般休息或限制活动量;佩戴胸部支具;有效镇痛;心理护理;术前准备。

(2) 术后护理:①病情观察包括生命体征、伤口敷料、疼痛等方面。②术后平卧,2h后可通过轴线翻身侧卧。③伤口引流管护理。④胸腔闭式引流管护理。⑤早期行床上肢体功能锻炼,术后3d后可戴胸部支具下床活动。⑥并发症的护理:脊髓或神经根损伤者,立即予以脱水、激素、营养神经类药物治疗;脑脊液漏者,适当抬高床尾,去枕卧位7~10d;遵医嘱使用抗生素;必要时探查伤口,行裂口缝合或修补硬脊膜;切口内血肿者,进行切口血肿探查术,清除血肿。

(3) 健康教育:日常生活中尽量减少负重,搬运重物时采用正确的姿势;坐位时尽量采用有靠背垫的椅子。

(四) 腰椎间盘突出症

1. 病因 主要包括腰椎间盘退行性变、损伤、妊娠、遗传因素等。

2. 临床表现

(1) 症状:①腰痛;②下肢放射痛:典型表现为从下腰部向臀部、大腿后方、小腿外侧直至足部的放射痛,伴麻木感;③马尾综合征:鞍区感觉迟钝,大小便功能障碍。

(2) 体征:腰椎侧凸、腰部活动受限;棘突旁侧1cm处有深压痛、叩痛、骶棘肌痉挛;直腿抬高试验及加强试验阳性;感觉、运动及反射功能减弱。

3. 处理原则

(1) 非手术治疗:适用于初次发作、病程较短且经休息后症状明显缓解,影像学检查无严重突出者。方法包括:①卧床休息;②药物治疗;③运动疗法;④皮质激素硬膜外注射;⑤髓核化学溶解法;⑥骨盆牵引;⑦手法治疗:如理疗、推拿、按摩。

(2) 手术治疗

1) 手术指征:①椎间盘突出症诊断明确,经6~12周系统的保守治疗无效,或保守治疗过程中反复发作;②疼痛剧烈,处于强迫体位,影响工作和生活;③出现单根神经受累或马尾神经症状;括约肌功能障碍,表现为肌肉瘫痪或出现直肠、膀胱症状。

2) 手术类型:①传统开放性手术;②显微外科椎间盘摘除术;③微创椎间盘摘除术;④植骨融合术;⑤人工椎间盘置换术。

4. 护理措施

(1) 术前护理:①卧床;②佩戴腰围;③保持有效牵引;④心理护理。

(2) 术后护理:①病情观察;②术后平卧,2h后轴线翻身;③引流管护理;④功能锻炼:宜早期进行,包括四肢肌肉、关节的功能锻炼、直腿抬高锻炼、腰背肌锻炼、行走训练等;⑤并发症的护理:预防和处理神经根粘连和脑脊液漏。

(3) 健康教育:①指导病人采取正确卧、坐、立、行和劳动姿势;②加强劳动保护;③加强营养;④积极参加体育锻炼。

【习题】

(一) 选择题

A1/A2 型题

1. 某病人经医师诊断为颈椎间盘突出症,该病发生发展的主要因素是
   A. 急性损伤　　　　　　B. 工作不良姿势　　　　C. 先天性颈椎管狭窄
   D. 颈椎退行性变　　　　E. 慢性损伤

2. 颈椎间盘突出症常见于
   A. 颈3~颈4,颈4~颈5　　B. 颈4~颈5,颈5~颈6　　C. 颈5~颈6,颈6~颈7
   D. 颈6~颈7,颈7~胸1　　E. 颈4~颈5,颈6~颈7

3. 对颈椎间盘突出症诊断具有重要价值的是
   A. X线检查　　　　　　B. CT　　　　　　　　　C. MRI
   D. 肌电图　　　　　　　E. 椎动脉造影

4. 以下属于颈椎间盘突出症手术指征的是
   A. 神经症状发作早期
   B. 上肢症状重于颈部症状,且经至少2周的保守治疗无效者
   C. 出现明显脊髓压迫症状且呈进行性加重者
   D. 影像学表现有椎间盘突出,与临床症状不相符
   E. 颈椎间盘突出症仅表现为神经根性症状者

5. 颈椎间盘突出症病人行枕颌带牵引时,牵引的重量一般为
   A. 1kg　　　　　　　　B. 2~6kg　　　　　　　C. 7~8kg
   D. 9~10kg　　　　　　E. 11~12kg

6. 颈椎前路手术病人术后最危急的并发症是
   A. 术后出血　　　　　　B. 植骨块脱落、移位　　C. 呼吸困难
   D. 下肢深静脉血栓　　　E. 脊髓神经损伤

7. 某颈椎前路术后病人出现了呼吸急促、张口呼吸等呼吸困难表现,该并发症发生时间多在术后

    A. 1d   B. 1~3d   C. 3~5d   D. 5~7d   E. 7~10d

8. 腰椎间盘突出症多发生在

    A. 腰 1~ 腰 2,腰 2~ 腰 3   B. 腰 2~ 腰 3,腰 3~ 腰 4   C. 腰 3~ 腰 4,腰 4~ 腰 5

    D. 腰 1~ 腰 2,腰 4~ 腰 5   E. 腰 4~ 腰 5,腰 5~ 骶 1

9. 腰椎间盘突出症术后病人体位护理正确的是

    A. 2h 后通过轴线翻身侧卧   B. 2h 后通过轴线翻身俯卧   C. 4h 后通过轴线翻身侧卧

    D. 6h 后通过轴线翻身俯卧   E. 6h 后通过轴线翻身侧卧

10. 腰椎间盘突出症术后病人做直腿抬高训练的时间一般是术后

    A. 第 1d   B. 第 2d   C. 第 3d   D. 第 4d   E. 第 5d

11. 某腰椎间盘突出症病人术后出现了脑脊液漏,伴有头疼、恶心等不适症状,以下护理措施正确的是

    A. 半坐卧位   B. 抬高床尾   C. 给予镇痛药

    D. 慎用抗生素   E. 加强腰背部功能锻炼

12. 腰椎间盘突出症术后的常见并发症为

    A. 神经根粘连   B. 切口感染   C. 术后出血

    D. 截瘫   E. 窒息

13. 胸椎间盘突出症最常见的病因是

    A. 脊柱急慢性损伤   B. 先天或后天驼背畸形

    C. 胸椎及椎间盘的退行性改变   D. 妊娠

    E. 吸烟

14. 关于腰椎间盘突出症的手术指征,下面正确的是

    A. 不明原因的椎间盘突出症   B. 有腰痛,但经休息后可缓解

    C. 马尾神经损害,出现大、小便障碍   D. 保守治疗 4 周无效

    E. 合并腰椎管狭窄

15. 导致腰椎间盘突出症发生的主要内因是

    A. 年龄   B. 外伤   C. 妊娠

    D. 椎间盘退行性改变   E. 腰骶部先天发育异常

16. 某病人经医师诊断为腰椎间盘突出症,该病人最早出现的症状是

    A. 下肢反射痛   B. 间歇性跛行   C. 腰痛

    D. 马尾综合征   E. 腰部活动受限

17. 某腰椎间盘突出症非手术治疗期间采取骨盆牵引,其牵引重量一般为

    A. 1~2kg   B. 3~4kg   C. 5~6kg   D. 7~15kg   E. 16~20kg

18. 以下关于腰椎间盘突出症保守治疗措施,正确的是

    A. 绝对卧床休息 3 周   B. 骨盆间断牵引优于持续牵引

    C. 早期、足量应用抗生素   D. 运动疗法可缓解疼痛

    E. 皮质激素硬膜外注射每周 1 次,共 5 次

19. 护士指导腰椎间盘突出症病人早期直腿抬高训练的目的是预防

    A. 腰背肌萎缩   B. 伤口感染   C. 骨质疏松

    D. 血肿形成   E. 神经根粘连

20. 王先生,32 岁,抬重物时突然出现腰痛并伴有左下肢的放射痛,体格检查:左侧小腿外侧针刺感觉减退,左足跚趾背伸力量减弱,跟腱反射正常,考虑其腰椎间盘突出的部位为

    A. 腰 1~ 腰 2   B. 腰 2~ 腰 3   C. 腰 3~ 腰 4   D. 腰 4~ 腰 5   E. 腰 5~ 骶 1

A3/A4 型题

(1~5 题共用题干)

张先生,72 岁,近 2 个月来颈部疼痛、僵硬,经常感觉一侧上肢有放射疼痛或麻木,双下肢无力,步态不稳,有踩棉花样感觉,曾有 2 次猝倒病史,每次跌倒后神志清楚。体格检查:双下肢肌力Ⅳ级,张力增高,腱反射亢进。

1. 此病人可能存在
   A. 中央突出型颈椎间盘突出症
   B. 侧方突出型颈椎间盘突出症
   C. 旁中央突出型颈椎间盘突出症
   D. 胸椎间盘突出症
   E. 腰椎间盘突出症

2. 对该病人进行健康教育,重要的是
   A. 加强营养
   B. 纠正不良姿势
   C. 加强颈部功能锻炼
   D. 注意抬高床头
   E. 绝对卧床休息至疼痛消失

3. 此病人住院期间应预防
   A. 走失
   B. 跌倒
   C. 自杀
   D. 坠床
   E. 压力性损伤

4. 病人经保守治疗无效后决定行手术治疗,术前指导重要的是
   A. 仰卧位训练
   B. 观察镇痛药的副作用
   C. 绝对卧床休息
   D. 吹气球训练
   E. 行头部转动活动

5. 病人术后护理措施,正确的是
   A. 术后 1d 开始颈部活动
   B. 绝对卧床休息 3 周
   C. 术后 3~5d,易出现呼吸困难
   D. 术后 3~5d,可戴支具下床活动
   E. 训练控制大、小便的能力

(6~10 题共用题干)

刘先生,20 岁,学生,既往有抑郁症病史,1 个月前跌倒后出现腰痛及左下肢疼痛,近 10d 有间歇性跛行,体格检查:腰椎前屈受限、直腿抬高试验阳性。辅助检查:X 线检查示腰椎间盘突出,MRI 检查示纤维环完全破裂,髓核突入椎管。

6. 此病人发病的原因可能为
   A. 椎间盘退行性改变
   B. 长期震动
   C. 外伤
   D. 遗传
   E. 吸烟

7. 此病人腰椎间盘突出症的分型为
   A. 膨出型
   B. 突出型
   C. 脱出型
   D. 游离型
   E. 经胫骨突出型

8. 此病人目前首选治疗方法应为
   A. 卧床休息
   B. 戴腰围
   C. 牵引
   D. 药物治疗
   E. 手术

9. 此病人最突出的护理诊断 / 问题是
   A. 疼痛
   B. 躯体移动障碍
   C. 焦虑
   D. 营养失调
   E. 便秘

10. 此病人住院期间应预防
    A. 走失
    B. 跌倒
    C. 自杀
    D. 坠床
    E. 压力性损伤

(11~15题共用题干)

周女士,48岁,因腰痛2年、左下肢麻木1个月入院,经检查确诊为腰椎间盘突出症并腰椎管狭窄,此病人既往有糖尿病病史。完善相关检查后在全麻下行腰椎间盘突出症髓核摘除、椎管减压术,术后留置伤口引流管及导尿管。术后第3d,病人出现头痛、呕吐,24h引流液为300ml,为淡黄色液体。

11. 此病人术后出现的并发症可能是
    A. 颅内压增高   B. 脑脊液漏   C. 感染
    D. 凝血功能障碍   E. 神经根粘连

12. 此病人的常见并发症有
    A. 颅内压增高   B. 糖尿病   C. 感染
    D. 凝血功能障碍   E. 神经根粘连

13. 此病人的术后饮食指导包括
    A. 低维生素   B. 高脂肪   C. 高蛋白
    D. 高糖   E. 流食

14. 此病人应采取的体位是
    A. 头低足高位   B. 头高足低位   C. 仰卧中凹位
    D. 平卧位   E. 侧卧位

15. 护士应采取的护理措施,正确的是
    A. 取半坐卧位   B. 观察、记录引流液的颜色、性状及量
    C. 慎用抗生素   D. 加强腰背部功能锻炼
    E. 鼓励病人多咳嗽

(二) 名词解释

1. 颈椎间盘突出症

2. 腰椎间盘突出症

3. 直腿抬高试验阳性

4. 马尾综合征

(三) 简答题

1. 简述颈椎间盘突出症的分类及其主要临床表现。

2. 试述颈椎间盘突出症病人的健康教育。

3. 简述腰椎间盘突出症的功能锻炼内容。

(四) 病例分析题

1. 李先生,55岁,手部发麻4个月,四肢无力、行走不稳10d,有踩棉花样感觉,经MRI检查诊断为旁中央型颈椎间盘突出症,为求手术治疗入院。完善相关术前检查后,行"颈椎前路椎体次全切、内固定植骨融合术"。术后第2d突然出现呼吸费力、张口呼吸、口唇发绀等呼吸困难的表现。体格检查:P 96次/min,R 28次/min,P 120/72mmHg,血氧饱和度为90%。病人伤口敷料干燥,引流管内20h共引流出血性液体30ml。

请问:

(1) 颈椎术后出现呼吸困难的常见原因是什么?

(2) 目前的急救护理措施有哪些?

2. 王女士,45岁,因腰痛3个月,大小便失禁10h入院。入院后予以留置导尿管,MRI检查显示腰椎间盘突出症并马尾神经损伤。完善相关检查后急诊在全麻下行腰椎间盘髓核摘除术,术后伤口留置引流管1根。

请问:

(1) 该病人术后可能出现哪些护理诊断/问题?

(2) 术后该如何护理该病人?

【参考答案】

（一）选择题

A1/A2 型题

1. D 2. B 3. C 4. C 5. B 6. C 7. B 8. E 9. A 10. A
11. B 12. A 13. A 14. C 15. D 16. C 17. D 18. D 19. E 20. D

A3/A4 型题

1. C 2. B 3. B 4. D 5. D 6. C 7. B 8. E 9. A 10. C
11. B 12. E 13. C 14. A 15. B

（二）名词解释

1. 颈椎间盘突出症指由于退行性变、颈部创伤等因素引起纤维环破裂,髓核从破裂处脱出,刺激或压迫颈神经根或脊髓等组织,并引起相应的症状和体征。

2. 腰椎间盘突出症是指腰椎间盘发生退行性变以后,由于椎间盘变性、纤维环破裂、髓核组织突出刺激和压迫马尾神经或神经根所引起的一种综合征,是腰腿痛最常见的原因之一。

3. 病人平卧,膝关节伸直,被动直腿抬高下肢,至60°以内即出现放射痛,称为直腿抬高试验阳性。

4. 马尾综合征指突出的髓核或脱垂的椎间盘组织压迫马尾神经,出现双下肢及会阴部疼痛、感觉减退或麻木,甚至大小便功能障碍。

（三）简答题

1. (1) 中央突出型:症状为不同程度的四肢无力,且下肢重于上肢,表现为步态不稳;严重时可出现四肢不完全性或完全性瘫痪,大小便功能障碍,表现为尿潴留和排便困难。体征为不同程度的肢体肌力下降;深、浅感觉异常,可因椎间盘突出内节段不同而显示不同的平面;肢体肌张力增高,腱反射亢进,并出现病理现象。

(2) 侧方突出型:症状为后颈部疼痛、僵硬、活动受限;颈部后伸时疼痛加剧,并向肩臂部放射;一侧上肢有放射疼痛或麻木。体征为颈部活动受限;病变节段相应椎旁压痛、叩痛;臂丛牵拉试验阳性;受累的脊神经支配区感觉异常、肌力减退、肌肉萎缩、反射改变等。

(3) 旁中央突出型:除有侧方突出型颈椎间盘突出症的症状、体征外,还可有不同程度的单侧脊髓受压症状,表现为患侧下肢无力,活动不便,踩棉花感等。

2. 纠正不良姿势,加强功能锻炼;注意颈部保暖;选择合适枕头及床垫;避免外伤。

3. (1) 四肢肌肉、关节的功能练习:卧床期间坚持定时作四肢关节的活动,以防关节僵硬。

(2) 直腿抬高练习:术后第1d开始进行股四头肌的舒缩和直腿抬高练习,以防神经根粘连。

(3) 腰背肌锻炼:根据术式及医嘱,指导病人锻炼腰背肌,以增加腰背肌肌力、预防肌肉萎缩和增强脊柱稳定性。

（四）病例分析题

1. (1) 病人目前出现呼吸困难的原因可能有:切口内出血压迫气管;喉头水肿压迫气管;术中损伤脊髓或移植骨块松动、脱落压迫气管等。

(2) 目前的急救护理措施有:立即通知医师,配合医师检查呼吸困难的原因;加大氧流量,听诊有无痰鸣音,如若有痰,及时拍背,协助病人咳出,必要时予以氧气雾化吸入及吸痰;床旁备气管切开包,做好气管切开及再次手术的准备;做好病人的心理护理。

2. (1) 护理诊断／问题如下:①疼痛 与椎间盘突出压迫神经、肌肉痉挛及术后切开疼痛有关;②躯体移动障碍 与疼痛、运动能力减弱有关;③焦虑 与大小便失禁及担心术后预后有关;④潜在并发症:神经根粘连、脑脊液漏等。

(2) 术后护理:观察病情;监测生命体征;体位护理;加强引流液的观察;引流管护理;并发症的护理;功能锻炼。

【部分习题解析】

(一) 选择题

A1/A2 型题

1. D 颈椎间盘突出症的病因包括:颈椎间盘退行性变、急性损伤、慢性损伤。颈椎间盘退行性变是颈椎间盘突出症发生发展的主要因素。

2. B 颈椎间盘突出症好发部位为颈 4~ 颈 5,颈 5~ 颈 6。

3. C MRI 检查对颈椎间盘突出症的诊断具有重要价值,可清楚显示椎间盘突出和脊髓受压。

4. C 出现明显脊髓压迫症状且呈进行性加重者是手术适应证,其他情况可先采用非手术治疗法进行治疗。

5. B 枕颌带牵引可解除肌肉痉挛,增大椎间隙,减少椎间盘的压力,使嵌顿于小关节内的滑膜皱襞复位,减轻对神经、血管压迫和刺激。牵引重量为 2~6kg。

6. C 呼吸困难是前路手术最危急的并发症。

7. B 颈椎前路术后呼吸困难多发生于术后 1~3d。

8. E 腰椎间盘突出症多发生在脊柱活动度大,承重较大或活动较多的部位,以腰 4~ 腰 5 及腰 5~ 骶 1 多见,发生率约占 90%。

9. A 腰椎间盘突出症术后平卧,2h 后可以轴线翻身侧卧。

10. A 腰椎间盘突出症手术后第 1d 开始即可进行股四头肌的舒缩和直腿抬高锻炼,每分钟 2 次,抬放时间相等,每次 15~30min,每日 2~3 次,以能耐受为限,逐渐增加抬腿幅度,以防神经根粘连。

11. B 病人出现脑脊液漏时采取的措施主要是适当抬高床尾,去枕卧位 7~10d;监测及补充电解质;观察脑脊液的颜色、性状及量,定期更换引流袋,遵医嘱按时使用抗生素预防颅内感染的发生。

12. A 腰椎间盘突出症手术常见的并发症为脑脊液漏和神经根粘连。

13. A 脊柱外伤和慢性损伤是胸椎间盘突出症最常见的原因,如从高处坠落、摔倒、旋转扭伤等。

14. C 马尾神经损害,出现大、小便障碍是手术适应证,其他可先行非手术治疗。

15. D 导致腰椎间盘突出症的原因既有内因也有外因,内因主要是腰椎退行性变,外因则有外伤、劳损、受寒受湿等。

16. C 腰痛是最早出现的症状。疼痛范围主要是在下腰部及腰骶部,多为持久性钝痛。

17. D 骨盆牵引重量一般为 7~15kg,持续 2 周;也可采用间断牵引法,每日 2 次,每次 1~2h,但效果不如前者。

18. D 腰椎间盘突出症目前不主张长期卧床,主要原因是不能降低疼痛程度和促进功能恢复。在康复医学专业人员的指导下的运动疗法可缓解疼痛并改善功能。

19. E 术后第 1d 开始进行股四头肌收缩和直腿抬高锻炼,以能耐受为限;逐渐增加抬腿幅度,以防神经根粘连。

20. D 腰椎间盘突出症腰 5 神经根受累时,小腿外侧和足背痛、触觉减退;足踇趾背伸肌力减退。

A3/A4 型题

1. C 旁中央突出型颈椎间盘突出症除有侧方突出型颈椎间盘突出症的症状、体征外,还可有不同程度的单侧脊髓受压症状,表现为患侧下肢无力,活动不便,踩棉花感等。

2. B 对颈椎间盘突出症病人健康教育的重点是纠正不良姿势,其他选项不准确。

3. B 病人有过猝倒史,应谨防病人再次跌倒。

4. D 术前指导病人练习深呼吸、行吹气泡或吹气球等训练,以增加肺通气功能。

5. D 一般术后第 1d,开始进行各关节的主被动功能锻炼;术后 3~5d,引流管拔除后,可戴支具下床活动。

6. C 外伤是腰椎间盘突出的重要因素,特别是儿童与青少年的发病与之密切相关。

7. B 纤维环完全破裂,髓核突入椎管为突出型的表现。

8. E 椎间盘突出症突出型病人常需手术治疗。

9. A 由于髓核突出、压迫和刺激纤维环外层及后纵韧带,超过 90% 的病人有腰痛的表现,也是最早出现的症状。疼痛范围主要是在下腰部及腰骶部,多为持久性钝痛。同时,一侧下肢坐骨神经区域放射痛也是本病的主要症状,多为刺痛。

10. C 该病人既往有抑郁症病史,住院期间应预防自杀。

11. B 由头痛,呕吐,24h 引流液为 300ml 可以判断为脑脊液瘘。

12. E 腰椎间盘突出症髓核摘除、椎管减压术后常见并发症为神经根粘连和脑脊液漏。

13. C 术后应注重高蛋白、高维生素、高纤维素、多种矿物质、低脂、低胆固醇饮食。

14. A 发生脑脊液漏时,应适当抬高床尾,去枕卧位 7~10d。

15. B 有脑脊液漏的病人应注意观察、记录引流液的颜色、性状及量,尽量减少用力咳嗽、打喷嚏等动作,防止发生颅内感染。

(李 津)

第四十三章 骨与关节感染病人的护理

【重点和难点】

(一) 急性血源性化脓性骨髓炎

1. 概念 身体其他部位化脓性病灶中的细菌经血流传播引起骨膜、骨皮质和骨髓的急性化脓性炎症称急性血源性化脓性骨髓炎。

2. 病因 本病最常见的致病菌是溶血性金黄色葡萄球菌。

3. 病理特点 脓肿、骨质破坏、骨吸收和死骨形成,同时出现反应性骨质增生。早期以骨质破坏为主,晚期以死骨形成为主。

4. 临床表现

(1) 症状:①全身中毒症状,起病急骤,体温达 39℃ 以上,有寒战,小儿可有烦躁不安、呕吐或惊厥等,重者有昏迷或感染性休克。②局部症状,患肢剧痛,因疼痛抗拒做主动与被动活动;局部红、肿、热、压痛;可有骨膜下脓肿。

(2) 体征:局部皮肤温度增高,患儿常因疼痛而啼哭,易发生病理性骨折。

5. 辅助检查

(1) 实验室检查:白细胞计数、红细胞沉降率、C 反应蛋白均会升高,病人高热寒战时抽血培养,可提高血培养阳性率。

(2) 局部脓肿分层穿刺:可抽出脓液、混浊液或血性液,若涂片中发现多是脓细胞或细菌,即可明确诊断,同时可做细菌培养和药物敏感试验。

(3) 影像学检查:起病 2 周后,X 线检查表现为层状骨膜反应和干骺端稀疏,继之出现干骺端散在虫蚀样骨破坏,骨皮质表面形成葱皮状、花边状或放射状致密影。

6. 处理原则 早期诊断与治疗。目前骨与关节感染的治疗主要遵循 3 个基本原则:抗生素治疗、手术治疗和辅助治疗。

(1) 抗生素治疗:早期足量联合应用抗生素治疗。发病 5d 内抗生素治疗多可控制炎症。获得细菌培养及药敏监测结果后,再调整对细菌敏感的抗生素。并持续应用至少 3 周,直至体温正常,局部红、肿、热、痛等症状消失,红细胞沉降率和 C 反应蛋白水平必须正常或明显下降后,停用抗生素。

(2) 手术治疗:手术的目的在于引流脓液、减压或减轻毒血症状,防止急性骨髓炎转变为慢性骨髓炎。

手术治疗宜早,最好在抗生素治疗48~72h仍不能控制局部炎症时进行手术,也有主张提前为36h。手术方式分为局部钻孔引流术、开窗减压引流术和闭式引流术。

(3) 辅助治疗

1) 基础辅助治疗:①补液,维持水、电解质和酸碱平衡;②高热期间予以降温;③营养支持;④必要时少量多次输新鲜血、血浆或球蛋白;⑤患肢用皮牵引或石膏托固定于功能位。

2) 新型辅助治疗:高压氧、电磁场、冲击波、超声波、脂质体和生长因子。

7. 护理措施

(1) 术前:维持正常体温;缓解疼痛;避免意外伤害。

(2) 术后:①保持有效引流:妥善固定,保持引流通畅,引流管留置3周、体温下降、引流液连续3次培养阴性、引流液清亮无脓时,先将冲洗管拔除,3d后再考虑拔除引流管;②功能锻炼。

(二) 慢性血源性化脓性骨髓炎

1. 病理特点　病灶区域内有死骨、无效腔、骨性包壳和窦道。

2. 临床表现　静止期可无症状,急性发作时有疼痛和发热。长期病变使患肢增粗变形,邻近关节畸形。可见经久不愈的瘢痕和窦道。

3. 处理原则　手术治疗为主,原则是清除死骨和肉芽组织、消灭无效腔和切除窦道。

(三) 化脓性关节炎

1. 病理过程　可分为3个阶段:浆液性渗出期、浆液纤维素性渗出期和脓性渗出期。

2. 临床表现　全身中毒症状严重。病变关节处疼痛剧烈。浅表关节病变可见局部红、肿、热及关节积液,压痛明显,皮温升高。深部关节病变局部红、肿、热、压痛多不明显,但关节内旋受限,常处于屈曲、外展、外旋位。

3. 处理原则　早期诊断、早期治疗是治愈感染、保全生命和关节功能的关键。

(四) 骨与关节结核

1. 概述

(1) 病理分型:可分为单纯性骨结核、单纯性滑膜结核和全关节结核3种类型。

(2) 临床表现:①症状:可有低热、乏力、盗汗、消瘦、食欲差和贫血等症状,也可出现急性感染症状。偶发关节隐痛,活动时疼痛加重。②体征:关节积液与畸形,脓肿与窦道,脊柱结核的寒性脓肿会压迫脊髓而产生肢体瘫痪。

(3) 处理原则:骨与关节结核应采用综合的治疗方法,其中抗结核药物治疗贯穿于整个治疗过程,在治疗中占主导地位。

1) 非手术治疗:①全身支持疗法:充分休息,避免劳累,加强营养。②抗结核药物治疗:遵循早期、联合、适量、规律和全程应用的原则。目前常用的一线抗结核药物为:异烟肼(INH,又称雷米封)、利福平(RFP)、吡嗪酰胺(PZA)、链霉素(SM)、乙胺丁醇(EMB)。主张联合用药,异烟肼与利福平为首选药物。对于骨关节结核,主张疗程不得少于12个月,必要时可延长至18~24个月。③局部制动。④局部注射。

2) 手术治疗:脓肿切开引流,病灶清除术,其他手术。

2. 脊柱结核

(1) 临床表现:①全身症状:可有午后低热、食欲差、消瘦、盗汗、疲乏、贫血等。②局部疼痛:多为轻微钝痛,疼痛可沿脊神经放射。③主要体征:姿势异常、脊柱畸形、压痛和叩击痛、寒性脓肿和窦道以及截瘫。

(2) 处理原则:彻底清除病灶,解除神经压迫,重建脊柱稳定性,矫正脊柱畸形。

(3) 护理措施:缓解疼痛;改善营养状况;维持有效的气体交换;抗结核药物治疗的护理;功能锻炼;健康教育。

3. 髋关节结核

(1) 临床表现:①症状:全身中毒症状和疼痛;②体征:压痛、窦道形成、畸形、跛行,4字试验阳性、髋关节过伸试验阳性和托马斯(Thomas)征阳性。

(2) 处理原则:手术治疗和非手术治疗。

4. 膝关节结核

(1) 临床表现：①症状：患儿可因夜间突发疼痛而产生夜啼、易哭闹等特有表现；②体征：压痛、肿胀、跛行、寒性脓肿和窦道、畸形。

(2) 处理原则：主要包括非手术治疗和手术治疗。

【习题】

(一) 选择题

A1/A2 型题

1. 慢性血源性骨髓炎"死骨"形成需要的时间是
　　A. 2 周　　　　　　B. 6 周　　　　　　C. 8 周　　　　　　D. 12 周　　　　　　E. 16 周

2. 急性血源性化脓性骨髓炎最常见的致病菌是
　　A. 溶血性链球菌　　　　　　B. 大肠埃希菌　　　　　　C. 白色葡萄球菌
　　D. 溶血性金黄色葡萄球菌　　E. 嗜血流感杆菌

3. 急性血源性化脓性骨髓炎的好发部位为
　　A. 儿童长骨干骺端　　　　　B. 脊柱　　　　　　C. 长骨骨干
　　D. 髂骨　　　　　　　　　　E. 股骨近端

4. 急性化脓性骨髓炎病人发病 2 周后，最常见的 X 线表现为
　　A. 虫蚀样骨质破坏　　　　　B. 无变化　　　　　　C. 反应性骨增生
　　D. 偏心性溶骨性破坏　　　　E. 出现 Codman 三角

5. 急性血源性化脓性骨髓炎的主要临床表现为
　　A. 发热，早期局部无明显红肿及压痛
　　B. 发热，局部轻微肿胀剧痛，深压痛
　　C. 发热，局部红肿，活动困难并有剧痛
　　D. 低热，局部肿胀，皮温增高，静脉怒张
　　E. 低热，局部弥漫性肿胀，疼痛不明显，穿刺可见金黄色混浊液体

6. 急性血源性化脓性骨髓炎 X 线检查晚期的主要改变为
　　A. 软组织肿胀　　　　　　B. 虫蚀样骨质破坏　　　　　　C. 骨吸收
　　D. 死骨形成　　　　　　　E. 骨膜增生

7. 以下关于急性血源性化脓性骨髓炎抗生素使用原则的叙述**不正确**的是
　　A. 早期　　　　　　　　B. 联合　　　　　　　　C. 足量
　　D. 使用 3~5d　　　　　E. 根据细菌培养和药物敏感试验结果选用敏感抗生素

8. 急性血源性骨髓炎切开引流术后为保持引流通畅，冲洗管的输液瓶应高于伤口
　　A. 50cm　　　　　　　　B. 60~70cm　　　　　　C. 71~80cm
　　D. 81~100cm　　　　　　E. 101~120cm

9. X 线检查可见三角状或葱皮样骨膜反应，提示病人可能的诊断是
　　A. 急性骨髓炎　　　　　　B. 化脓性关节炎　　　　　　C. 慢性骨髓炎
　　D. 骨结核　　　　　　　　E. 骨软骨瘤

10. 化脓性关节炎最常见的致病菌是
　　A. 肺炎杆菌　　　　　　　B. 大肠埃希菌　　　　　　C. 溶血性链球菌
　　D. 金黄色葡萄球菌　　　　E. 流感杆菌

11. 骨结核好发于
　　A. 成年男性　　　　　　　B. 儿童和青少年　　　　　　C. 老年人
　　D. 成年女性　　　　　　　E. 青壮年

12. 为了防止骨与关节结核病人出现病理性骨折,局部制动的时间为
    A. 小关节固定 4 周,大关节固定 6 周　　　　B. 小关节固定 4 周,大关节固定 8 周
    C. 小关节固定 4 周,大关节固定 12 周　　　　D. 小关节固定 6 周,大关节固定 12 周
    E. 小关节固定 6 周,大关节固定 8 周

13. 不同部位脊柱脓肿有不同的流注途径,胸椎结核多表现为
    A. 咽后壁脓肿　　　　　B. 腰大肌脓肿　　　　　C. 椎旁脓肿
    D. 骶前脓肿　　　　　　E. 腘窝脓肿

14. 骨与关节结核最常见于
    A. 髋关节　　　　B. 膝关节　　　　C. 踝关节　　　　D. 脊柱　　　　E. 骨盆

15. 脊柱结核最常见于
    A. 颈椎　　　　B. 胸椎　　　　C. 腰椎　　　　D. 骶骨　　　　E. 尾骨

16. 慢性骨髓炎病人的典型表现是
    A. 起病急骤　　　　　　　　B. 患肢变细变形　　　　　　C. 皮温增高、明显红肿
    D. 窦道反复流出臭味脓液　　E. 高热、寒战、食欲减退

17. 急性血源性骨髓炎最常见的发病群体为
    A. 儿童　　　　B. 青少年　　　　C. 中年　　　　D. 老年　　　　E. 女性

18. 急性血源性骨髓炎在出现 X 线改变后,全身和局部症状消失,抗生素应继续应用至少多长时间
    A. 1 周　　　　B. 2 周　　　　C. 3 周　　　　D. 4 周　　　　E. 5 周

19. 全关节结核是指
    A. 关节软骨、骨端及滑膜均受累　　　　B. 骨组织破坏严重
    C. 关节的全部滑膜组织有结核病变　　　D. 关节软骨受累
    E. 关节腔内积液增多并混浊

20. 脊柱结核病人在服用抗结核药物异烟肼的过程中,护士要重点观察病人有无出现
    A. 恶心、呕吐　　　　　B. 末梢神经炎　　　　　C. 过敏反应
    D. 牙龈出血　　　　　　E. 耳鸣、听力异常

A3/A4 型题

(1~4 题共用题干)

李姓患儿,13 岁,因外伤后右小腿肿痛、活动受限 6d,加重伴寒战、高热 2d 入院。患儿 6d 前踢足球摔倒后导致右小腿碰伤,当时即感疼痛,能忍,未予治疗。2d 后疼痛加重,行走困难,入院前 2d 患儿出现发热,体温 38.2℃。今日出现寒战、高热,体温达 40℃伴右大腿剧痛。右小腿 X 线检查未见异常。

1. 该患儿最有可能的医疗诊断是
   A. 慢性骨髓炎　　　　　B. 化脓性关节炎　　　　　C. 急性骨髓炎
   D. 骨结核　　　　　　　E. 骨肿瘤

2. 该患儿在应用抗生素治疗时,下列**错误**的是
   A. 早期用药　　　　　　　　　　　　　B. 联合用药
   C. 根据药物敏感试验结果调整用药种类　D. 体温恢复正常 3d 后,应停止应用抗生素
   E. 大剂量抗生素治疗效果不佳时,应考虑局部钻孔引流

3. 该患儿应用大剂量抗生素治疗 3d,效果不佳,此时应考虑
   A. 应用皮牵引　　　　　B. 停止应用抗生素　　　　　C. 局部开窗减压引流
   D. 输注血液　　　　　　E. 应用石膏托固定

4. 该患儿采用局部持续冲洗与引流时,可以考虑拔管的情况是
   A. 疼痛减轻　　　　　B. 引流液连续培养 3 次为阴性　　　C. 局部疼痛消失 3d
   D. 体温恢复正常 3d 后　E. X 线显示无异常改变

（5~8题共用题干）

张先生，20岁，1年前因左大腿外伤性手术治疗，伤口愈合后又反复破溃、流脓，局部有瘢痕和窦道，伤口周围皮肤有色素沉着和湿疹样皮炎。病人目前发热，T39.5℃，伤口局部流脓，并可见经破溃处排出的小碎骨片。

5. 为进一步明确诊断，首选的检查是

  A. X线　　　　　　　　　　B. B超　　　　　　　　　　C. MRI

  D. 核素扫描　　　　　　　　E. 血管造影

6. 该病人首先应考虑为

  A. 急性骨髓炎　　　　　　　B. 慢性骨髓炎　　　　　　　C. 急性化脓性关节炎

  D. 慢性化脓性关节炎　　　　E. 慢性蜂窝织炎

7. 本病的基本病理变化是

  A. 以骨皮质破坏为主　　　　B. 以骨松质破坏为主　　　　C. 呈反应性骨增生

  D. 呈偏心性溶骨性破坏　　　E. 病灶内有死骨、无效腔和窦道

8. 病人左下肢用石膏托固定，其目的是

  A. 缓解肢体疼痛　　　　　　B. 减轻局部肿胀　　　　　　C. 防止病理性骨折

  D. 减少脓液生成　　　　　　E. 防止炎症扩散

（9~11题共用题干）

臧女士，30岁，左膝关节红、肿、热、痛2周，伴高热、寒战。体格检查：左膝关节肿胀、拒压，浮髌试验阳性，周围白细胞计数 20×10^9/L，红细胞沉降率增快，CRP升高，关节液检查可见白细胞。

9. 结合病人临床症状和体征，最可能的诊断是

  A. 左膝关节类风湿关节炎　　B. 左胫骨外上髁炎　　　　　C. 左膝关节化脓性关节炎

  D. 左膝关节结核　　　　　　E. 左膝关节骨性关节炎

10. 为缓解该病人左膝关节疼痛采取的措施中，**不妥**的是

  A. 患肢定期活动　　　　　　B. 抬高患肢并制动　　　　　C. 转移病人注意力

  D. 使用镇痛药　　　　　　　E. 移动患肢时应注意支撑与支托

11. 若对该病人采用非手术治疗，下列措施**不正确**的是

  A. 局部制动　　　　　　　　　　　　B. 必要时少量多次输新鲜血

  C. 增加能量和蛋白质摄入　　　　　　D. 维持水电解质酸碱平衡

  E. 病情加重时应选用单一抗菌药治疗

（12~15题共用题干）

周女士，43岁，因腰背部疼痛3个月，加重1个月入院。病人于3个月前搬抬重物后出现腰部疼痛，休息后可缓解。1个月前疼痛较前加重，休息后稍缓解。发病以来有午后低热，夜间盗汗，易劳累，食欲减退。体格检查：腰椎3~4椎体棘突处有压痛和叩击痛，拾物试验阳性。

12. 该病人最可能的诊断为

  A. 腰椎压缩性骨折　　　　　B. 腰椎肿瘤　　　　　　　　C. 强直性脊柱炎

  D. 腰椎结核　　　　　　　　E. 腰椎间盘突出症

13. 该病人冷脓肿最可能流注到

  A. 咽后壁　　　B. 锁骨上窝　　　C. 腹股沟　　　D. 腰椎旁　　　E. 骶前

14. 若采取手术治疗，术前应至少使用抗结核药物治疗

  A. 1周　　　　B. 2周　　　　　C. 3周　　　　D. 4周　　　　E. 8周

15. 对于该病人的护理，**不正确**的是

  A. 鼓励病人进食高热量、高蛋白、高维生素饮食　　B. 病人有腰背痛时，应严格卧床休息

  C. 加强腰椎功能锻炼，避免腰肌萎缩　　　　　　　D. 若脊柱不稳，可指导病人佩戴腰围

  E. 指导病人正确服用抗结核药物

（16~19 题共用题干）

许姓患儿,14 岁。右膝部疼痛不适,活动后加剧,休息后可缓解,近 2 个月来常感午后低热、乏力、盗汗、食欲差、消瘦,最近 2 周膝关节疼痛加剧,肿胀。

16. 病人最有可能患有
    A. 膝关节结核　　　　　　B. 膝关节脱位　　　　　　C. 急性血源性骨髓炎
    D. 膝关节肿瘤　　　　　　E. 髌骨骨折

17. 为明确诊断,最可靠的辅助检查是
    A. X 线检查　　　　　　　B. CT 检查　　　　　　　C. MRI 检查
    D. 关节镜检查　　　　　　E. 核素扫描

18. 该病人以下体格检查表现为阳性的是
    A. 4 字试验　　　　　　　B. 托马斯试验　　　　　　C. 髋关节过伸试验
    D. 拾物试验　　　　　　　E. 浮髌试验

19. 以下**不适合**该病人病情治疗和护理的项目是
    A. 大剂量抗生素　　　　　B. 高热量、高蛋白、高维生素、易消化饮食
    C. 患肢制动　　　　　　　D. 防跌倒
    E. 心理护理

（二）名词解释

1. 化脓性骨髓炎

2. 寒性脓肿

3. 拾物试验阳性

4. 托马斯征

（三）简答题

1. 急性血源性化脓性骨髓炎切开引流后如何保持有效引流?

2. 简述慢性血源性化脓性骨髓炎的临床特点。

3. 简述脊柱结核病人的护理要点。

4. 简述什么是 4 字试验阳性。

（四）病例分析题

1. 李姓患儿,10 岁,因车祸外伤致右侧股骨干闭合性骨折石膏托固定 1 个月,高热、寒战 1d 收入院。7d 前突然出现发热、头痛,咽痛,自行服用酚麻美敏片后体温降至正常。1d 前又出现高热,寒战,伴右大腿下端持续性剧烈疼痛,不能活动。体格检查:T 40.5℃,P 113 次 /min,R 26 次 /min,BP 108/75mmHg。右大腿下端轻度肿胀,压痛阳性。血常规:WBC $20×10^9$/L,中性粒细胞占比 85%,血清 CRP106mg/L（正常水平≤20mg/L）,红细胞沉降速率为 66mm/h（正常值≤20mm/h）。

请问:

（1）该患儿目前的主要护理诊断 / 问题是什么?

（2）如何缓解该患儿的疼痛?

2. 周女士,43 岁,因胸背部疼痛 2 个月,加重 1 个月入院。病人于 2 个月前搬抬重物后出现胸部疼痛,休息后可缓解。1 个月前疼痛较前加重,休息后稍缓解。发病以来有午后低热,夜间盗汗,易劳累,食欲减退。体格检查:胸椎 9~10 椎体棘突处有压痛和叩击痛。胸椎 X 线显示胸 9~10 椎体破坏、塌陷,局部后凸畸形。CT 示胸椎 9~10 椎体大部破坏、椎间死骨、椎旁脓肿,椎体塌陷。实验室检查:C- 反应蛋白偏高,结核抗体弱阳性。

请问:

（1）该病人疼痛的原因是什么?

（2）若该病人进行病灶清除术,术后主要存在的护理问题是什么?

(3) 如何对该病人进行健康教育?

3. 周姓患儿,5岁,主诉:突然出现畏寒,高热39.5℃,寒战、头痛、口干3d,右小腿上端持续性剧烈疼痛,不能活动1d。体格检查:右小腿上端轻度肿胀,压痛明显。实验室检查:血白细胞$19×10^9$/L,中性粒细胞占95%。

请问:

(1) 为明确诊断,应再做哪项检查?

(2) 该患儿可能的诊断是什么?

(3) 可采取哪些措施来帮助病人维持正常体温?

【参考答案】

(一) 选择题

A1/A2 型题

1. B　　2. D　　3. A　　4. A　　5. B　　6. D　　7. D　　8. B　　9. C　　10. D

11. B　　12. C　　13. C　　14. D　　15. C　　16. D　　17. A　　18. C　　19. A　　20. B

A3/A4 型题

1. C　　2. D　　3. C　　4. B　　5. A　　6. B　　7. E　　8. C　　9. C　　10. A

11. E　　12. D　　13. C　　14. B　　15. C　　16. A　　17. D　　18. E　　19. A

(二) 名词解释

1. 化脓性骨髓炎:是化脓性细菌感染引起的骨膜、骨皮质和骨髓组织的炎症。

2. 寒性脓肿:骨与关节结核若病变关节骨质破坏,病灶部位积聚大量脓液、结核性肉芽组织、死骨和干酪样坏死物质,易形成脓肿,由于缺乏红、热、压痛等急性炎症表现,被称为寒性脓肿或冷脓肿。

3. 拾物试验阳性:病人从地上拾物时,因弯腰动作受限而以屈膝、屈髋、挺腰姿势下蹲拾物,称拾物试验阳性。

4. 托马斯征:这是一种检查髋关节有无屈曲畸形的方法,其方法是病人仰卧于检查桌上,检查者将其健侧髋骨、膝关节完全屈曲,使膝部尽量贴近前胸,此时腰椎前凸,完全消失而使腰背部平贴于床面者为阳性。

(三) 简答题

1. 急性血源性化脓性骨髓炎切开引流后保持有效引流应做到:

(1) 妥善固定引流装置,拧紧各连接接头防止松动脱出。

(2) 保持引流管通畅:①保持引流管与一次性负压引流袋/瓶连接紧密,并处于负压状态,以保持引流通畅;②切开引流术后病人一般会放置2条引流管做持续冲洗与吸引,冲洗管的输液瓶高于伤口60~70cm,引流袋/瓶低于伤口50cm,以利引流;③观察引流液的颜色、性状和量,保持出入量的平衡;④根据冲洗后引流液的颜色和清亮程度调节灌洗速度;⑤拔管指征:引流管留置3周,或体温下降,引流液连续3次培养阴性,引流液清亮,即可拔除引流管。

2. 慢性血源性化脓性骨髓炎的临床特点:

(1) 症状:在病变静止期可无症状,急性发作时有疼痛和发热。

(2) 体征:患肢表面粗糙,肢体增粗变形,邻近关节畸形。周围皮肤有色素沉着或湿疹样皮炎,局部可见经久不愈的伤口和窦道,偶有小的死骨片经窦道排出。当机体抵抗力下降时,可引起急性发作。可出现肌肉萎缩和病理性骨折。

3. 脊柱结核病人的护理要点:缓解疼痛;改善营养状况;维持有效的机体交换;抗结核药物治疗的护理;合理功能锻炼;健康教育。

4. "4"字试验可检查髋关节的屈曲、外展、外旋运动,方法是病人平卧于检查桌上,患肢屈髋、屈膝,将外踝置于健侧髌骨上方,检查者下压病人患侧膝部,因疼痛而膝部不能接触床面者为阳性。

(四) 病例分析题

1.(1) 该患儿目前的主要护理问题是:

1) 体温过高　　与化脓感染有关。

2) 急性疼痛　与化脓性感染有关。

3) 组织完整性受损　与化脓性感染和骨质破坏有关。

(2) 缓解患儿疼痛的方法有：制动患肢；转移注意力；应用镇痛药。

2. (1) 该病人疼痛的原因是：结核分枝杆菌侵犯胸 9~10 椎体，造成胸 9~10 椎体骨质破坏，脓液聚集过多，压迫脊神经，引起胸 9~10 椎体骨、滑膜和关节破坏，从而引起疼痛。

(2) 病灶清除术后存在主要问题有：①慢性疼痛　与骨关节结核病变有关；②营养失调：低于机体需要量　与食欲缺乏和结核长期消耗有关；③低效性呼吸型态　与胸椎结核有关；④躯体移动障碍　与疼痛和关节功能障碍有关；⑤潜在并发症：抗结核药物毒性反应。

(3) 健康教育：体位指导、用药指导、功能锻炼。

3. (1) 可再做脓肿分层穿刺：抽出脓液或涂片中发现脓细胞或细菌时即可明确诊断。同时做细菌培养和药物敏感试验。

(2) 该患儿的诊断是急性血源性化脓性骨髓炎。

(3) 可采取的措施包括：

1) 控制感染：配合医师尽快明确致病菌。使用抗生素前或寒战时抽取血培养，配合医师行局部脓肿分层穿刺，及时送检标本。遵医嘱应用抗生素，以控制感染和发热。用药时注意：①合理安排用药顺序，注意药物浓度和滴入速度，保证药物在单位时间内有效输入；②注意病人用药后有无副作用和毒性反应；③警惕双重感染的发生，如假膜性肠炎和真菌感染引起的腹泻。

2) 降温：病人发热且体温较高时，鼓励病人多饮水，可用冰袋、温水擦浴、冷水灌肠等措施进行物理降温，以防高热惊厥发生。遵医嘱使用退热药物，观察并记录用药后的体温变化。

3) 卧床休息：病人高热期间，卧床休息，以保护患肢和减少消耗。

【部分习题解析】

(一) 选择题

A1/A2 型题

1. B　"死骨"形成是慢性骨髓炎的标志，一般需要 6 周时间。

2. D　急性血源性化脓性骨髓炎最常见的致病菌是溶血性金黄色葡萄球菌，其次为 β 溶血性链球菌。

3. A　由于儿童长骨干骺端骨滋养血管为终末血管，血流缓慢，容易使细菌滞留，引发急性感染，因此儿童长骨干骺端为急性血源性化脓性骨髓炎的好发部位。

4. A　急性血源性化脓性骨髓炎病人发病 2 周后，最常见的 X 线表现为虫蚀样改变。

5. B　急性血源性化脓性骨髓炎的主要临床表现为发热，体温达 39℃以上，伴寒战；局部早期为轻微肿胀，剧痛，当脓肿进入骨膜下时，局部有深压痛。

6. D　急性血源性化脓性骨髓炎 X 线检查早期以虫蛀样骨质破坏为主，晚期以死骨形成为主。

7. D　急性血源性化脓性骨髓炎抗生素的使用原则为早期联合足量使用广谱抗生素，根据细菌培养选择敏感抗生素，并持续应用至少 3 周。

8. B　急性血源性骨髓炎切开引流术后为保持引流通畅，冲洗管的输液瓶应高于伤口 60~70cm。

9. C　慢性骨髓炎 X 线检查可见骨膜掀起有新生骨形成，可见三角状或葱皮样骨膜反应。

10. D　化脓性关节炎最常见的致病菌是为金黄色葡萄球菌，约占 85%，其次分别为白色葡萄球菌、淋病奈瑟菌、肺炎球菌和肠道杆菌等。

11. B　骨结核好发于儿童和青少年，30 岁以下的病人约占 80%。

12. C　为了防止骨与关节结核病人出现病理性骨折，预防和矫正畸形，一般小关节固定 4 周，大关节要延长至 12 周左右。

13. C　椎旁脓肿聚集至一定容量后，压力增大，可穿破骨膜沿肌筋膜间隙向下方流注，在远离病灶的部位出现脓肿。胸椎结核多表现为椎旁脓肿。

14. D 脊柱结核的发病率居全身骨与关节结核的首位,约占 50%。

15. C 结核好发于负重大、活动多、易于发生损伤的部位,在脊柱中腰椎负重和活动度最大,结核发病率最高,其次是胸椎、颈椎。

16. D 慢性骨髓炎病人一般都贫血、消瘦、营养不良,很少出现高热、寒战。在病变静止期多无明显改变,可见患肢增粗、畸形、窦道周围有皮肤色素沉着、瘢痕及窦道。在急性发作期,患肢红肿疼痛、压痛明显,已经闭合的窦道破溃,流出臭味脓液或小死骨片,同时伴有全身感染中毒表现。

17. A 急性血源性骨髓炎 80% 以上为 12 岁以下的儿童。

18. C 急性血源性骨髓炎在出现 X 线改变后,全身和局部症状消失,抗生素应继续应用至少 3 周,直至体温正常,局部红、肿、热、痛等症状消失,红细胞沉降率和 C 反应蛋白水平必须正常或明显下降后,停用抗生素。

19. A 全关节结核是指关节软骨、骨端及滑膜均受累。

20. B 异烟肼的不良反应为末梢神经炎、肝脏损害和精神症状;利福平和吡嗪酰胺的不良反应为胃肠道反应和肝脏损害;链霉素主要损害第Ⅷ对脑神经、肾脏和引起过敏反应;乙胺丁醇的不良反应为球后视神经炎和末梢神经障碍。

A3/A4 型题

1. C 该病人出现寒战、高热,体温达 40℃伴右大腿剧痛,且右小腿 X 线检查未见异常,结合临床表现和 X 线检查,病人患急性骨髓炎。

2. D 急性血源性化脓性骨髓炎抗生素的使用原则为早期联合足量使用广谱抗生素,根据细菌培养选择敏感抗生素,并持续应用至少 3 周。

3. C 当病人应用大剂量抗生素治疗 2~3d 炎症未能控制时,应考虑局部钻孔引流或开窗减压引流。

4. B 局部钻孔引流术后持续冲洗与引流拔管指征为:引流管留置 3 周,或体温下降,引流液连续 3 次培养阴性,引流液清亮,即可拔除引流管。

5. A 该病人可能为慢性骨髓炎,为明确诊断,可首选 X 线检查,观察有无三角状或葱皮样骨膜反应和死骨形成。

6. B 该病人伤口反复破溃、流脓,局部有瘢痕和窦道,局部流脓,并可见经破溃处排出的小碎骨片,伤口周围皮肤有色素沉着和湿疹样皮炎。这些均为慢性骨髓炎的临床表现。

7. E 慢性骨髓炎的基本病理变化为病灶内有死骨、无效腔、骨性包壳和窦道。

8. C 为了防止骨髓炎病人出现病理性骨折,一般会采取石膏或夹板进行肢体制动。

9. C 该病人左膝关节红、肿、热、痛 2 周,伴高热、寒战。周围白细胞计数 20×10⁹/L,升高,红细胞沉降率增快,C 反应蛋白升高,关节液检查可见白细胞,这些均为化脓性关节炎的表现。

10. A 为缓解该病人左膝关节疼痛可采取抬高患肢并制动,转移病人注意力,应用镇痛药,移动患肢时应注意支撑与支托,在病变急性期,应暂时制动。

11. E 化脓性关节炎的非手术治疗方法包括:早期、足量、全身性使用广谱抗生素,一般需联合用药。加强全身支持治疗,适量输血或血制品,改善营养状况,摄入高蛋白、富含维生素的饮食。

12. D 该病人搬抬重物后出现腰部疼痛,发病以来有午后低热,夜间盗汗,易疲累,食欲减退。腰椎第 3、4 椎体棘突处有压痛和叩击痛,拾物试验阳性。这些均为腰椎结核的临床表现。

13. C 腰椎结核脓液聚集在腰大肌鞘内,可沿髂腰肌筋膜流注到腹股沟部、小转子甚至腘窝部。

14. B 脊柱结核病人术前应至少使用抗结核药物治疗 2 周。

15. C 腰椎结核病人在有腰背痛时应严格卧床休息,腰部应制动,避免活动,以减少局部压迫和刺激加重疼痛。

16. A 病人近 2 个月来常感午后低热、乏力、盗汗、食欲差、消瘦,最近 2 周膝关节疼痛加剧,肿胀,这些均提示患儿可能患有膝关节结核。

17. D 膝关节滑膜结核的发病率最高,关节镜检查对膝关节滑膜结核早期诊断具有独特价值。

18. E 单纯滑膜结核可见关节普遍肿胀,关节内渗液多时浮髌试验可为阳性。

19. A 骨结核的全身治疗包括充分休息,给予高营养食物和服用抗结核药物,治疗期间应防止跌倒,以免发生病理性骨折。该病病程长,同时应做好心理护理。骨结核的治疗应早期、联合、适量、规律和全程应用抗结核药物,而不是大剂量抗生素。

(罗翔翔)

第四十四章　骨肿瘤病人的护理

【重点和难点】

(一) 概述

1. 概念　发生在骨内或起源于各种骨组织成分的肿瘤,以及由其他脏器恶性肿瘤转移到骨骼的肿瘤统称为骨肿瘤。

2. 发病特点　骨肉瘤多见于儿童和青少年,骨巨细胞瘤多见于成人,而骨髓瘤多见于老年人。骨肿瘤常生长于长骨的干骺端,如股骨远端、胫骨近端和肱骨近端。

3. 临床表现

(1) 症状

1) 疼痛:疼痛是生长迅速的骨肿瘤最显著的症状。恶性骨肿瘤为持续性剧痛,夜间明显,并有局部压痛。良性骨肿瘤生长缓慢,多无疼痛或仅有轻度疼痛。

2) 压迫症状:肿块巨大时,可压迫周围组织引起相应症状,如位于骨盆的肿瘤可引起机械性梗阻,表现为便秘与排尿困难;脊柱肿瘤可压迫脊髓,出现截瘫。

3) 病理性骨折:肿瘤生长可破坏骨质,轻微外力引发病理性骨折常为某些骨肿瘤的首发症状,也是恶性骨肿瘤和骨转移瘤的常见并发症。

4) 其他:晚期恶性骨肿瘤可出现贫血、消瘦、食欲下降、体重下降、低热等全身症状。恶性骨肿瘤可经血流和淋巴向远处转移,如肺转移。

(2) 体征

1) 肿块和肿胀:恶性骨肿瘤局部肿块和肿胀常发展迅速,表面可有皮温增高和浅静脉怒张。良性骨肿瘤生长缓慢,病程较长,通常被偶然发现。

2) 功能障碍:位于长骨干骺端的骨肿瘤多邻近关节,由于疼痛、肿胀和畸形,可使关节肿胀和活动受限。

4. 处理原则　良性肿瘤以手术切除为主。恶性肿瘤采用以手术为主,化疗、放疗和生物治疗为辅的综合治疗。

(二) 恶性骨肿瘤

恶性骨肿瘤包括骨肉瘤、软骨肉瘤、骨纤维肉瘤、Ewing 肉瘤、恶性淋巴瘤、骨髓瘤等,其中骨肉瘤发病率最高,其次为软骨肉瘤。

骨肉瘤多见于儿童和青少年,常生长于长骨的干骺端,如股骨远端、胫骨近端和肱骨近端。

1. 临床表现　疼痛,有压痛;局部肿胀、肿块;病理性骨折;局部皮温高,静脉怒张;关节活动功能受限;跛行;肺转移发生率较高。

2. 处理原则　骨肉瘤的治疗原则遵循"诊断 - 术前化疗 - 手术 - 术后再化疗"的过程。目前,手术(截肢或保肢)仍是骨肉瘤治疗的主要方式。

3. 护理措施

(1) 术前护理:心理护理,疼痛护理,化疗副作用的护理。

(2) 术后护理

1) 促进关节功能恢复:①术后抬高患肢高于心脏水平,促进静脉和淋巴回流,预防肢体肿胀。②保持肢体功能位,预防关节畸形。膝部手术后,膝关节屈曲 5°~10°;髋部手术后,髋关节保持外展中立位,防止发生髋关节脱位。③术后早期卧床休息,避免过度活动,以后可根据康复状况开始床上活动和床旁活动。④教会病人正确应用助行器、拐杖、轮椅等辅助器械。

2)提供康复相关知识。

3)预防病理性骨折。

4)截肢术后的护理:①体位:术后 24~48h 抬高患肢;下肢截肢者,每 3~4h 俯卧 20~30min,并将残肢以枕头支托,用力下压。②手术切口及引流管护理:术后放置引流管可以减轻手术部位的肿胀及瘀斑,缓解疼痛,降低感染风险。一般建议 24h 引流量 <50ml 可以拔除引流管。③并发症的护理:a. 出血:床旁应常规放置止血带,渗血较多者,可用棉垫加弹性绷带加压包扎;出血量较大时,以沙袋压迫术区或在出血部位的近心端扎止血带压迫止血,并告知医师,配合处理。b. 伤口感染:术后按时换药,观察伤口渗出情况。若伤口剧痛或跳痛并伴体温升高,局部有波动感,可能有术区深部感染,应报告医师及时查找原因,调整抗生素种类及剂量,必要时行局部穿刺或及时拆除缝线,充分引流。c. 幻肢痛:绝大多数截肢病人在术后相当长的一段时间内感到已切除的肢体仍然有疼痛或其他异常感觉。可通过以下方法缓解疼痛:尽早佩戴义肢,早期功能锻炼和下床行走;心理护理;药物镇痛;手术治疗:截肢残端神经阻滞术、残端探查术或脊髓神经镇痛术可有效缓解幻肢痛;其他:可轻叩残端,进行残端按摩,或用理疗、封闭的方法消除幻肢痛。④残肢功能锻炼:一般术后 2 周,伤口愈合后开始功能锻炼。

(三)骨巨细胞瘤

潜在恶性或低度恶性肿瘤,多见于成人。临床表现为疼痛、局部肿胀及压痛、皮温增高,可触及局部肿物,压之有乒乓球样感觉,病变邻近关节活动受限。处理原则以手术为主。

(四)良性骨肿瘤

良性骨肿瘤包括骨软骨瘤、骨样骨瘤、软骨瘤等,其中骨软骨瘤发病率最高,多为原发性骨肿瘤。骨软骨瘤多见于 10~20 岁青少年。肿块常位于股骨远端、胫骨近端或肱骨近端。有单发性及多发性 2 种。多发性骨软骨瘤可妨碍骨的生长发育,常合并骨骼发育异常,并有家族遗传史,有恶变倾向。

【习题】

(一)选择题

A1/A2 型题

1. 骨肉瘤好发的部位是

    A. 脊椎   B. 胫骨近端   C. 肱骨远端

    D. 股骨近端   E. 桡骨小头

2. 关于恶性骨肿瘤的临床表现,下列描述**错误**的是

    A. 无痛性肿块   B. 局部可有压痛   C. 血沉增快

    D. 碱性磷酸酶增高   E. 一般有骨膜反应

3. 李先生,20 岁,发现左股骨远端肿块 1 个月,X 线显示左股骨远端有边界不清的骨质破坏区。为明确骨肿瘤的诊断,下列最有价值的检查是

    A. X 线检查   B. MRI   C. 核素骨显像

    D. 碱性磷酸酶测定   E. 组织病理检查

4. 病人 X 线可见 Codman 三角,可能的诊断为

    A. 脂肪肉瘤   B. 骨肉瘤   C. 皮质旁肉瘤

    D. 骨髓瘤   E. 骨巨细胞瘤

5. 关于骨肿瘤保肢手术后的护理措施,下列描述**不正确**的是

    A. 术后抬高患肢,预防肿胀

    B. 髋部手术,髋关节保持内收位

C. 膝部手术后,膝关节屈曲 10°

D. 术后早期卧床休息,避免过度活动

E. 术前指导下肢手术病人进行股四头肌等长收缩运动

6. 下列属于潜在或低度恶性骨肿瘤的是

A. 骨髓瘤   B. 骨肉瘤   C. 骨囊肿

D. 骨软骨瘤   E. 骨巨细胞瘤

7. 良性骨肿瘤 X 线常表现为

A. 呈多处虫蛀状   B. 骨密度不均匀

C. 边界不清,可见软组织阴影   D. 可见 Codman 三角

E. 边界清楚,可见骨性突起

8. 股骨下端肿痛,局部皮温高,静脉怒张,X 线显示股骨远端有边界不清的骨质破坏区,有三角状骨膜反应。病人可能的诊断是

A. 内生骨软骨瘤   B. 骨肉瘤   C. 骨巨细胞瘤

D. 骨软骨瘤   E. 骨髓瘤

9. 关于骨软骨瘤的临床表现,下列**不正确**的是

A. 多见于年轻人   B. 好发于干骺端   C. 随年龄增长而持续发展

D. 骨性包块生长缓慢   E. 绝大多数无自觉症状

10. 骨巨细胞瘤的 X 线改变主要为

A. 骨质虫蛀样改变   B. 可见 Codman 三角   C. 长骨干骺端有骨性突起

D. 可见日光射线形态   E. 长骨骨骺偏心性溶骨破坏,呈肥皂泡样改变

11. 关于骨巨细胞瘤放疗的护理,**错误**的是

A. 心理护理   B. 多晒太阳   C. 预防感染

D. 每周检查白细胞和血小板   E. 遵医嘱使用血制品增强抵抗力

12. 骨肉瘤最容易转移到

A. 肝   B. 胃   C. 肺   D. 大脑   E. 肾

13. 关于截肢术后的体位护理,**不正确**的是

A. 下肢截肢者,每 3~4h 俯卧 20~30min

B. 膝下截肢者,仰卧位时,不可在膝下垫枕,以免造成膝关节屈曲挛缩

C. 侧卧时应取健侧卧位

D. 术后残肢应用夹板或牵引固定在功能位

E. 下肢截肢者,应将下肢固定在外展位

14. 辛先生,28 岁。左膝外上方逐渐隆起半年,膝关节屈曲功能良好;X 线显示左股骨远端有骨性突起,基底部窄小成蒂,软骨帽和滑囊不显影,无明显骨膜反应。可能的诊断是

A. 骨髓炎   B. 骨结核   C. 骨肉瘤

D. 骨囊肿   E. 骨软骨瘤

15. 王女士,35 岁,诊断为骨巨细胞瘤,拟行放射治疗,为预防感染,**错误**的是

A. 每天查 1 次血常规   B. 严格执行无菌操作   C. 指导病人注意个人卫生

D. 外出时注意保暖   E. 鼓励多进食有营养的食物

16. 为了更好地适配义肢,截肢残端应塑形为

A. 圆形   B. 椭圆形   C. 圆锥形   D. 扁形   E. 方形

17. 张姓患儿,14 岁,诊断为左胫骨近端骨肉瘤,术前进行化疗,首选的输注途径为

A. 7 号头皮针   B. 中心静脉置管   C. 8 号头皮针

D. 22G 留置针   E. 24G 留置针

18. 患儿万某,14 岁,诊断为右股骨下端骨肉瘤,术前进行化疗,化疗过程中白细胞计数降至 $1.0×10^9$/L,首先应

    A. 加强营养   B. 继续化疗   C. 保护性隔离

    D. 服用利血生   E. 少量多次输注血浆

19. 刘先生,21 岁,诊断为左胫骨上端骨肉瘤并肺转移,行膝上截肢术,术后卧床期间残肢体位应保持

    A. 整体抬高床尾,患肢外展中立位   B. 患肢下垫枕抬高

    C. 外展外旋位   D. 患侧臀下垫枕抬高,患肢外展中立位

    E. 内收伸直位

A3/A4 型题

(1~4 题共用题干)

张女士,25 岁,发现左股骨远端肿块 2 个月,局部皮肤表面静脉怒张,皮温略高;X 线显示左股骨远端有边界不清的骨质破坏区,骨膜增生呈放射状阴影,诊断为骨肉瘤,行左膝上截肢术。

1. 术前最重要的是协助病人

    A. 安静休息   B. 加强上肢肌及左下肢肌肉力量练习

    C. 倾听病人主诉   D. 向病人解释疼痛的原因

    E. 告诉病人可能出现幻肢痛

2. 病人截肢术后返回病房,护士首先应注意的是

    A. 更换敷料   B. 立即采取俯卧位

    C. 床旁备止血带   D. 保持患侧卧位

    E. 倾听病人主诉

3. 为防止截肢术后左髋关节挛缩,护士应协助病人采取的护理措施是

    A. 使用床上拉手进行练习   B. 每 3~4h 俯卧 20~30min

    C. 仰卧位,残肢垫枕   D. 鼓励病人尽可能多坐床旁椅

    E. 对残肢进行按摩、理疗

4. 截肢术后,病人感觉左足部疼痛而不愿离床活动。最恰当的护理诊断是

    A. 自我认同紊乱   与身体状况改变有关   B. 躯体移动障碍   与手术有关

    C. 活动耐力下降   与疲乏无力有关   D. 体像紊乱   与肢体缺失有关

    E. 应对无效   与幻肢痛有关

(5~8 题共用题干)

刘先生,20 岁。右股骨远端肿胀疼痛 1 个月,局部表皮温度高,浅表静脉怒张;X 线显示右股骨远端有边界不清的骨质破坏区,可见三角状骨膜反应。

5. 该病人首先应考虑为

    A. 骨髓炎   B. 骨结核   C. 骨囊肿

    D. 骨肉瘤   E. 骨巨细胞瘤

6. 下列关于本病特点的陈述正确的是

    A. 常为良性   B. 可能为继发性肿瘤   C. 通常侵犯长骨干骺端

    D. 通常侵犯老年人   E. 以化疗为主

7. 若病人进行化疗,下列护理措施**不正确**的是

    A. 严防药液外渗

    B. 化疗药物现配现用

    C. 一般经静脉给药化疗

    D. 若药液外渗,应立即停止注药,局部热敷理疗

    E. 联合使用多种药物时,每种药物之间应用等渗溶液隔开

8. 提示需要停止化疗的表现是

    A. 恶心、呕吐

    B. 面部色素沉着

    C. 脱发

    D. 白细胞升至 $18 \times 10^9/L$

    E. 白细胞降至 $3 \times 10^9/L$、血小板降至 $50 \times 10^9/L$

（9~12 题共用题干）

王女士，38 岁，左膝关节外上方肿痛 4 个月，左膝关节伸屈活动受限。X 线显示左股骨远端有骨质破坏灶，边缘膨胀，中央有肥皂泡样改变，向内已超过中线，远端距关节面不足 1cm，无骨膜反应。

9. 本病应首先考虑为

    A. 骨髓炎   B. 骨结核   C. 骨肉瘤

    D. 骨囊肿   E. 骨巨细胞瘤

10. 有利于疾病确诊的检查是

    A. 血清碱性磷酸酶增高   B. 放射性核素骨扫描   C. CT

    D. 血沉增快   E. 局部穿刺活组织检查

11. 本病术前护理**错误**的是

    A. 保持病人情绪稳定，减轻焦虑与恐惧

    B. 疼痛较轻者可不予理睬

    C. 疼痛严重者遵医嘱使用镇痛药以减轻疼痛

    D. 对于骨质破坏严重者，应用小夹板或石膏托固定患肢

    E. 给卧床病人变动体位时，动作要轻柔

12. 若病人行膝关节置换术，术后膝关节应采取的体位是

    A. 屈曲 90°   B. 抬高 30°   C. 外旋 20°   D. 屈曲 10°   E. 伸直位

（13~16 题共用题干）

辛先生，35 岁，主诉左侧大腿下端疼痛，局部肿胀及压痛，皮温增高，活动受限，压之有乒乓球样感觉，经 X 线检查：骨骺端处偏心性溶骨性破坏，无骨膜反应、骨皮质膨胀变薄。

13. 本病最可能的诊断是

    A. 骨髓炎   B. 骨结核   C. 骨肉瘤

    D. 骨囊肿   E. 骨巨细胞瘤

14. 其典型体征为

    A. 压之有乒乓球样感觉   B. 邻近关节活动受限   C. 压痛

    D. 皮温增高   E. 局部肿物

15. 本病除了好发于股骨下端外，还常见于

    A. 股骨上端   B. 胫骨上端   C. 胫骨下端

    D. 肱骨上端   E. 肱骨下端

16. 本病行病灶刮除填塞骨水泥，术后护理**错误**的是

    A. 观察伤口有无出血、水肿   B. 观察局部皮温和肢端血运

    C. 抬高患肢，促进静脉回流   D. 保持引流通畅，观察引流液

    E. 术后第 1d 开始膝关节屈伸锻炼

（17~22 题共用题干）

患儿赵某，13 岁，左膝关节肿痛 1 个月，诊断为左股骨下端骨肉瘤，术前行化疗，瘤体缩小后行根治性瘤段切除。术后留置引流管，手术当晚 2h 引出鲜红色血性液体 300ml。体格检查：BP 85/50mmHg，P 105 次/min，HR 20 次/min。

17. 该病人可能出现了
    A. 伤口感染
    B. 残端血管破裂
    C. 伤口裂开
    D. 幻肢痛
    E. 残端血肿

18. 护士应立即采取的急救措施是
    A. 大腿近端止血带止血
    B. 报告医师
    C. 应用止血药
    D. 应用抗生素
    E. 夹闭引流管

19. 病人目前的首优护理问题为
    A. 体液不足
    B. 活动耐力下降
    C. 急性疼痛
    D. 焦虑
    E. 知识缺乏

20. 在救治过程中,应保持尿量至少大于
    A. 10ml/h
    B. 20ml/h
    C. 30ml/h
    D. 40ml/h
    E. 50ml/h

21. 关于该病人的补液原则,**错误**的是
    A. 及时
    B. 快速
    C. 足量
    D. 先胶后晶
    E. 估算补液量

22. 为病人扩容时,首选的液体是
    A. 5% 葡萄糖溶液
    B. 10% 葡萄糖溶液
    C. 平衡盐溶液
    D. 生理盐水
    E. 血浆

(二) 名词解释

1. Codman 三角

2. 幻肢痛

3. 骨软骨瘤

4. 日光射线形态

(三) 简答题

1. 简述骨肉瘤的临床表现。

2. 简述骨肉瘤病人截肢术后功能锻炼的原则和方法。

3. 简述骨巨细胞瘤术后的护理。

(四) 病例分析题

1. 刘先生,19岁,左膝关节外上方肿痛3个月,加重1周来诊。体格检查:左膝部弥漫性包块,边界不清,压痛明显,局部皮温高,可见静脉怒张,左膝关节屈曲,不能伸直。X线检查:左股骨下端骨质呈浸润性破坏,有溶骨现象,可见明显的 Codman 三角。肺纹理清晰。经医师诊断此病需手术治疗,病人及家属担心手术及疾病预后。

请问:

(1) 该病人的护理问题有哪些?

(2) 病人在全麻下行左膝上截肢术,术后出现幻肢痛。病人疼痛的原因是什么? 如何对疼痛进行评估?

(3) 幻肢痛的护理要点有哪些?

2. 李先生,21岁,左膝关节疼痛、肿胀1个月,在外院行推拿、理疗等局部物理治疗未见明显好转,近期肿胀明显,疼痛加重,夜间不能入睡。体检:左膝部弥漫性包块,边界不清,压痛明显,局部皮温高,左膝关节屈曲,不能伸直。X线检查:左股骨下端骨质呈浸润性破坏,有溶骨现象,可见明显的 Codman 三角。肺部X线未见明显阴影,肺部纹理清晰。诊断为骨肉瘤,拟行根治性瘤段切除术。

请问:

(1) 术后体位摆放有什么要求?

(2) 术后可能出现哪些并发症?

(3) 如何进行康复指导?

【参考答案】

（一）选择题

A1/A2 型题

1. B	2. A	3. E	4. B	5. B	6. E	7. E	8. B	9. C	10. E
11. B	12. C	13. E	14. E	15. A	16. C	17. B	18. C	19. E	

A3/A4 型题

1. B	2. C	3. B	4. E	5. D	6. C	7. E	8. C	9. E	10. E
11. B	12. D	13. E	14. A	15. B	16. E	17. B	18. A	19. A	20. C
21. D	22. C								

（二）名词解释

1. Codman 三角：肿瘤生长顶起骨外膜，骨膜下产生新骨，表现为三角状骨膜反应阴影，称 Codman 三角。

2. 幻肢痛：截肢病人在术后相当长的一段时间内感到已切除的肢体仍然有疼痛或其他异常感觉，称为幻肢痛。

3. 骨软骨瘤是一种常见的、软骨源性的良性骨肿瘤，是位于骨表面的骨性突起物，顶面有软骨帽，中间有髓腔。

4. 因肿瘤生长迅速，超出骨皮质范围，同时血管随之长入，肿瘤骨与反应骨沿放射状血管方向沉积，表现为"日光射线"形态。

（三）简答题

1. 骨肉瘤的临床表现：疼痛和局部肿胀；肿块和压痛；局部皮温高，静脉怒张；关节功能障碍；病理性骨折；肺转移。

2. 骨肉瘤病人截肢术后功能锻炼的原则和方法：①术前 2 周，与病人讨论功能锻炼的方法，指导下肢手术病人做股四头肌等长收缩锻炼；②术后 48h 开始做肌肉的等长收缩，促进血液循环，防止关节粘连；③行人工关节置换术者，术后一般不需要外固定，2~3 周后开始关节的功能锻炼；④术后 3 周可进行患处远侧和近侧关节的活动；术后 6 周，进行重点关节的活动，加大活动范围；⑤有条件时可辅助理疗、利用器械进行活动。

3. 骨巨细胞瘤术后护理：促进关节功能恢复：体位护理，病情观察，功能锻炼；放疗并发症的预防和护理：心理护理，放射性皮炎，骨髓抑制。

（四）案例分析题

1. (1) 该病人可能的护理问题有：

1) 躯体移动障碍　与疼痛、关节功能受限及制动有关。

2) 活动无耐力　与恶病质、长期卧床及化疗等有关。

3) 体象紊乱　与截肢和化疗引起的副作用有关。

(2) 病人疼痛的原因可能是由于术前肿瘤压迫周围组织造成的剧烈疼痛对大脑皮层中枢刺激形成兴奋灶，术后短时间内未能消失所致。评估肢体疼痛的程度、性质、持续时间，加重或缓解疼痛的相关因素。

(3) 幻肢痛的护理要点有：①尽早佩戴义肢；②心理护理；③药物镇痛；④手术治疗；⑤其他：对于幻肢痛持续时间长的病人，可轻叩残端，进行残端按摩，或用理疗、封闭的方法消除幻肢痛。

2. (1) 术后抬高患肢至高于心脏水平，保持膝关节屈曲 5°~10°，预防关节畸形。早期卧床休息，避免过度活动。

(2) 并发症：出血、伤口感染、幻肢痛。

(3) 术前进行上肢肌力、腹肌、健侧下肢肌力锻炼，练习床上翻身和大小便。术后早期进行股四头肌功能锻炼和踝关节运动，术后 2 周开始进行关节功能锻炼，术后 3~4 周协助使用助行架下床活动。

【部分习题解析】

（一）选择题

A1/A2 型题

1. B　骨肉瘤好发于长骨干骺端，如股骨远端、胫骨近端。

2. A　恶性骨肿瘤的肿块常伴压痛。

3. E　组织病理学检查是确诊骨肿瘤的唯一可靠检查。

4. B　骨肉瘤的 X 线常可见 Codman 三角。

5. B　骨肿瘤髋部手术后需保持髋关节外展中立、内旋位，防止发生内收外旋脱位。

6. E　骨巨细胞瘤为交界性或行为不确定的肿瘤，属于潜在或低度恶性骨肿瘤。

7. E　良性骨肿瘤 X 线呈膨胀性骨病损，密度均匀，边界清楚，有时可见骨性突起。

8. B　X 线显示有三角状骨膜反应，且股骨下端肿痛，局部皮温高，静脉怒张，为骨肉瘤的可能性大。

9. C　骨软骨瘤好发于长骨的干骺端，当骨骺线闭合后，骨软骨瘤也停止生长，不会随年龄增长而持续发展。

10. E　骨巨细胞瘤的 X 线表现为长骨骨骺处偏心性、溶骨性破坏，可呈"肥皂泡"样改变。

11. B　骨巨细胞瘤放疗期间应注意保护照射部位皮肤，防止日光直接照射，以防出现放射性皮炎。

12. C　病人右股骨远端肿块，局部皮肤表面静脉怒张，皮温高，X 线显示边界不清的骨质破坏区，骨膜增生呈放射状阴影，骨肉瘤可能性大。

13. E　下肢截肢者，应将下肢固定在内收伸直位。

14. E　骨软骨瘤 X 线检查常显示有骨性突起，基底部窄小成蒂，软骨帽和滑囊不显影，无明显骨膜反应。

15. A　放射治疗的病人应每周复查 1 次血常规。

16. C　残端最好塑形为圆锥形，便于穿戴义肢。

17. B　化疗一般选择深静脉或中心静脉置管进行输注。

18. C　由于抗肿瘤药物对骨髓的抑制，病人常有白细胞计数下降、血小板计数减少的现象，当白细胞计数降至 3.5×10^9/L 时，需暂停给药，当白细胞降至 1.0×10^9/L 时，需保护隔离。

19. E　膝上截肢术后卧床期间残肢应保持内收伸直位，避免关节屈曲挛缩。

A3/A4 型题

1. B　骨肉瘤左膝上截肢术病人，术前应加强上肢肌及腹肌力量练习，为术后尽早下床做准备。

2. C　病人截肢术后早期可能出现残端血管破裂或血管结扎缝线脱落造成大出血，因此应在床旁备止血带。

3. B　为防止截肢术后左髋关节挛缩，应指导病人每 3~4h 俯卧 20~30min，保持残肢伸直后伸。

4. E　病人截肢术后感觉左足部疼痛而不愿离床活动，主要是幻肢痛引起的舒适问题。

5. D　X 线显示右股骨远端有边界不清的骨质破坏区，可见三角状骨膜反应，此为骨肉瘤的 X 线表现。

6. C　该病人患有骨肉瘤，为原发性恶性骨肿瘤，该病常侵犯 10~20 岁青少年，男性多于女性，好发部位为长管状骨干骺端，以手术治疗为主。

7. D　化疗时若药液外渗，应立即停止注药，外渗 24h 内应局部冷敷，以减轻疼痛和预防组织坏死，促进血管收缩，减少药液向周围组织扩散。

8. E　化疗时若白细胞降至 3×10^9/L、血小板降至 50×10^9/L 应停药，做好保护性隔离，预防交叉感染。

9. E　骨巨细胞瘤的 X 线常显示骨质破坏灶，边缘膨胀，中央有肥皂泡样改变。

10. E　局部穿刺活组织检查是肿瘤确诊的唯一可靠指标。

11. B　疼痛较轻者，可采用放松疗法、理疗等缓解疼痛。

12. D　膝关节置换术后应采取膝关节屈曲 5°~10° 的功能体位，防止关节挛缩。

13. E　X 线示右股骨下端有破坏灶,边缘膨胀,中央有肥皂泡样改变,向内超过中线,远端距关节面不足 1cm,无骨膜反应。这是骨巨细胞瘤的 X 线表现。

14. A　骨巨细胞瘤的典型体征为压之有乒乓球样感觉。

15. B　骨巨细胞瘤特别好发于股骨下端和胫骨上端。

16. E　术后 1~2 周逐渐开始膝关节活动。

17. B　病人出现了血压下降,脉搏增快,2h 引流液 300ml,说明出现了残端血管破裂出血。

18. A　该病人出现了残端血管破裂出血,应立即在大腿近端绑扎止血带止血,然后再报告医师,必要时协助手术。

19. A　病人 2h 引流液 300ml,出现了血压下降,脉搏增快等休克表现,因此首优的护理问题为体液不足。

20. C　休克病人在救治过程中应始终保持尿量 >30ml/h,保证足够的血容量。

21. D　休克病人的补液原则为及时、快速、足量,先晶后胶,估算补液量。

22. C　为休克病人扩容时,首选晶体液,特别是平衡盐溶液更加符合生理需要。

（罗翔翔）